El libro de la
detoxificación milagro

ROBERT MORSE

El libro de la detoxificación milagro

Alimentos crudos y plantas
para una completa regeneración celular

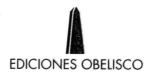

EDICIONES OBELISCO

Si este libro le ha interesado y desea que le mantengamos informado
de nuestras publicaciones, escríbanos indicándonos qué temas son de su interés
(Astrología, Autoayuda, Ciencias Ocultas, Artes Marciales, Naturismo,
Espiritualidad, Tradición...) y gustosamente le complaceremos.

Puede consultar nuestro catálogo en www.edicionesobelisco.com

*Los editores no han comprobado la eficacia ni el resultado de las recetas,
productos, fórmulas técnicas, ejercicios o similares contenidos en este libro.
Instan a los lectores a consultar al médico o especialista de la salud ante
cualquier duda que surja. No asumen, por lo tanto, responsabilidad alguna
en cuanto a su utilización ni realizan asesoramiento al respecto.*

Colección Salud y Vida natural
EL LIBRO DE LA DETOXIFICACIÓN MILAGRO
Robert Morse

1.ª edición: enero de 2017

Título original: *The Detox Miracle Sourcebook*

Traducción: *Francisca Tomás*
Maquetación: *Marga Benavides*
Corrección: *Sara Moreno*
Diseño de cubierta: *Enrique Iborra*

© 2010, Robert Morse M. D,
(Reservados todos los derechos)
Derechos de traducción cedidos a través de Deanna Leah, HBG Productions, Chico, USA.
© 2017, Ediciones Obelisco, S. L.
(Reservados los derechos para la presente edición)

Edita: Ediciones Obelisco, S. L.
Collita, 23-25. Pol. Ind. Molí de la Bastida
08191 Rubí - Barcelona - España
Tel. 93 309 85 25 - Fax 93 309 85 23
E-mail: info@edicionesobelisco.com

ISBN: 978-84-9111-174-0
Depósito Legal: B-20.695-2016

Printed in India

Este libro está dedicado en primer lugar a Dios, que es por lo que vivo e intento manifestar en cada momento de mi existencia. Dios es el poder sanador supremo. También reconozco la jerarquía establecida por Dios, que abarca a todos los seres maestros vivos y ascendidos, santos, salvadores y ángeles que ayudan a mantener el equilibrio de la creación divina. Por último, está dedicado a los miembros de mi equipo personal que han trabajado cientos de horas, a lo largo de los años, para hacer posible que este libro salga la luz.

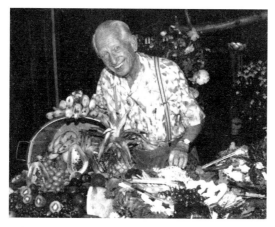

El Dr. Bernard Jensen disfrutando de la abundancia de
alimentos crudos de la naturaleza.

A menos que incluyamos en la Constitución la libertad total para la práctica de la medicina, llegará un día en que la medicina se organizará como una dictadura encubierta para restringir el arte de la curación a una clase de hombres y denegando esos mismos privilegios al resto, lo que constituirá la Bastilla de la ciencia médica.

— DR. BENJAMIN RUSH,
firmante de la Declaración de Independencia

Nadie puede superar un problema de salud utilizando la misma mentalidad que creó el problema.

— THOMAS EDISON

En la salud no hay enfermedad.
No encontrarás cáncer en tejidos sanos.

— ROBERT MORSE, *doctor en Nutrición*

Agradecimientos

Un reconocimiento especial a mi buen amigo el doctor Bernard Jensen, que pasó los últimos sesenta años de su vida luchando contra la ignorancia humana en el campo de la verdadera nutrición y vitalidad. Su trabajo pionero en iridología, «La ciencia maestra», es conocido en todo el mundo. Hemos pasado muchas horas hablando juntos de vitalidad y longevidad.

Un reconocimiento especial a mi amigo el doctor Rudy Splavic, médico naturista, que podía apreciar un cabello bajo siete hojas de papel. Fue uno de los estudiantes personales del doctor Stone en el arte de la polaridad y la manipulación. Su extraordinario conocimiento es profundamente reconocido y se le echará mucho de menos.

Agradezco a las siguientes personas sus esfuerzos, pioneros en salud y otros campos relacionados. Ellos son verdaderamente Dios-hombres y Dios-mujeres por derecho propio: profesor Arnold Ehret (mucosidad y conciencia de la detoxificación); profesor Hilton Hotema (George Clements) (abogado de frugívoro); Bernard McFadden (ayuno y curación energética); Ann Wigmore (zumo de hierba de trigo); Herbert M. Shelton (ayuno y alimentos crudos); doctor John Tilden (toxemia); Stanley Burroughs (zumo de limón en ayunas); doctor John Christopher (máster pionero en herboristería); Ladean Griffin (pionero de la salud); Norman W. Walker (terapia de zumos crudos); Bruce Copen, doctor (naturopatía); Paul Bragg (ayuno y alimentos crudos); John Hoxey (pionero plantas y salud); C. L. Kervran (transmutaciones biológicas); Benedict Lust (fundador de naturopatía); doctor Rife (pionero de cáncer y virus); Hereward Carrington (frugívoro pionero); grupo «Nature's First Law» (renovando la conciencia de comer alimentos crudos); Tompkins y Bird (energética de los alimentos); Sebastian Kneipp (hidroterapia); John W. Keim (sanador amish); J. H. Rausse (hidroterapia y nutrición);

Jethro Kloss (sanador herbario); Paul Twitchell (mapeo de los cielos); Darwin Gross (un verdadero maestro); doctor Harvey Kellogg (detoxificación) y T. C. McDaniel (química).

Un agradecimiento especial a Brenda, Tony, Kathie, Theresa y Jennifer por toda su ayuda y valiosa asistencia para unificar de forma coherente esta información y por ayudar a mantener a nuestra organización como una verdadera compañía de Dios.

Hay tantos grandes sanadores y científicos que posiblemente no podría mencionar a todos. Envío mis más humildes disculpas a aquéllos a quienes no he mencionado. Un gran sanador o científico no se deja arrastrar por los condicionamientos de la humanidad o por los sistemas monetarios. Más bien, él o ella siguen adelante en la búsqueda de la verdad para que todos puedan beneficiarse.

Introducción

Bienvenido al fantástico viaje hacia la vitalidad. La salud es uno de nuestros bienes más preciados y muchos se refieren al cuerpo como un templo, o como un vehículo que transporta el verdadero Yo mientras estamos en este planeta. Sin embargo, con frecuencia tratamos mejor a nuestros coches que a nuestros cuerpos.

La información contenida en este libro no proviene de estudios de doble ciego, de hechos y cifras tergiversadas de agencias de tratamiento, o de investigaciones científicas «compradas y pagadas». Escribí este libro basándome en treinta años de experiencia propia y en la observación clínica de miles de pacientes que usaron mis programas para vencer sus estados de toxicidad y enfermedades.

Básicamente, tenemos dos opciones cuando desarrollamos una enfermedad: **tratamiento** o **detoxificación**. Si elegimos el tratamiento, tenemos otras dos opciones: la primera es la **medicina *alopática* (farmacéutica)**, el enfoque médico o químico establecido. La segunda opción es la **medicina *natural* (tradicional)**, que usa productos de fuentes naturales o hierbas para tratar los síntomas. Si elegimos el enfoque alopático para «combatir» la enfermedad, es importante comprender que la medicina alopática sólo ofrece tres tipos de tratamiento para cualquier enfermedad: **medicina química, radiación o cirugía.**

Las empresas farmacéuticas gastan mucho dinero en el desarrollo de medicamentos y en la formación de médicos (alopáticos) sobre el uso de estas medicinas químicas en presencia de la enfermedad. Pero «curar» la enfermedad (en el sentido de eliminar la causa y no sólo los síntomas) no forma parte de este tipo de pensamiento. Las enfermedades son incurables en el enfoque alopático, que es una modalidad basada por completo en el «tratamiento». Las medicinas químicas se usan para todo, desde un simple dolor de cabeza o fiebre, hasta estados degenerativos como la enfermedad de Parkinson o el cáncer.

La segunda forma de tratamiento en el método de la medicina alopática consiste en un tipo de quemadura o radiación. Este método se usa en la mayoría de los procedimientos diagnósticos (rayos X, por ejemplo) y en algunos procedimientos de tratamiento, especialmente, pero no sólo, con el cáncer.

El tercer método que puede usar la profesión médica alopática para tratar un problema o enfermedad es la cirugía. La cirugía es simplemente la extirpación del tejido «malo» que está causando el problema. Si la enfermedad es cáncer de mama, sencillamente, se extirpa la mama y la paciente está «curada».

La medicina natural, o lo que llamaré «medicina tradicional», es diferente al enfoque alopático. La medicina natural sencillamente trata la enfermedad con productos naturales (hechos con sustancias provenientes de animales, plantas o minerales) o con hierbas encontrados en la naturaleza. La ciencia de la medicina natural lleva entre nosotros cientos de miles de años, de una u otra forma.

La mayoría de las sustancias usadas en la medicina natural no tienen efectos secundarios nocivos, mientras que la mayoría de las medicinas químicas tienen efectos secundarios dañinos en algún grado. Sin embargo, justo es decir que algunos productos naturales usados sin el conocimiento adecuado pueden hacer daño. El suplemento de calcio en presencia de deficiencia de paratiroides, por ejemplo, puede generar piedras o un exceso de calcio libre. En general, los procedimientos de diagnóstico usados en la medicina natural incluyen la iridología, kinesiología, pulsaciones, análisis de cabello o tejidos y muchas otras que no son, en absoluto, invasivas ni dañinas para el paciente.

La mayoría de los sistemas de salud de hoy en día, incluyendo la alopatía, naturopatía y la medicina homeopática, son modalidades basadas en tratamientos. Tratar los síntomas *nunca* cura las «causas». Hasta que no se haga efectiva una cura genuina siempre sufriremos de alguna forma. La alternativa al tratamiento es la *naturopatía verdadera (detoxificación),* una ciencia de la naturaleza poco conocida que ha sido usada durante cientos de años para cientos de miles de personas y animales en todo el mundo. Ha devuelto la salud y la vitalidad a sus estados físicos, emocionales y mentales. La detoxificación incluye las ciencias químicas, bioquímicas, la botánica y la física y siempre ha sido la clave para la verdadera curación. Por esa razón, la detoxificación debe ser clave para la medicina natural de hoy, pero ha sido olvidada en nuestro moderno mundo del «tratamiento».

La detoxificación no es un sistema de tratamiento ni una forma de hacer desaparecer los síntomas; es un sistema de curación que aborda la causa de la enfermedad. Implica entender que el cuerpo es el que sana y que la energía está en la esencia de la curación. También arroja luz sobre la verdadera causa de la enfermedad: la destrucción de la energía. La energía o la destrucción de la energía es el resultado de lo que comemos, bebemos, respiramos, ponemos en nuestra piel y de lo que pensamos y sentimos. Éstas son las seis formas que tenemos de estar sanos y vitales o enfermos y débiles.

La naturopatía es la manera más pura de curación. Sus procedimientos y sus herramientas de diagnóstico no son invasivas en absoluto y en su esencia se encuentran la alcalinización y la detoxificación, que serán explicadas en profundidad en este libro. *El libro de la detoxificación milagro* trata de esta segunda opción, de la verdadera curación mediante la detoxificación y las ciencias relacionadas. Sin embargo, el enfoque que tomamos nunca pone a la ciencia por encima de los poderes de Dios y la naturaleza, ya que la ciencia es sólo el estudio de *lo que ya existe*.

Mi éxito contra enfermedades crónicas y degenerativas con la verdadera detoxificación ha tenido reconocimiento mundial. De cada 100 personas que nos vienen con diferentes tipos de cáncer, aproximadamente el 70 por 100 se cura, el 20 por 100 no puede seguir el programa y el 10 por 100 está demasiado avanzado o no quiere vivir. Nuestro éxito con la regeneración de lesiones de la médula espinal también es impresionante: una mujer de treinta y dos años que tenía rota la espina cervical superior (una rotura de la médula, C3-C4) hacía doce años vino a nuestra clínica. A los once meses tenía total sensibilidad y movimiento en todo su cuerpo. Un joven amish que había tenido un accidente con un tractor que le había dejado tetrapléjico en el nivel C4-C5 recuperó en seis meses la sensibilidad de los dedos de los pies.

Una de las partes más difíciles de este programa es el trabajo con la mente. Al igual que con los ordenadores, se obtiene lo que se introduce. Este libro te proporcionará la información más actual y completa que necesites para tu mente y, de esta manera, formarte sobre el milagroso sistema de curación de tu cuerpo. Trata de la fisiología, la química, la física y la nutrición de forma que puedas entenderlo y usarlo de manera inmediata. También te animará a «cambiar la mente» de un pensamiento tóxico a uno natural y puro.

La mayoría de las personas viven para comer; quisiera que comenzaras a pensar en *comer para vivir,* y este libro te enseñará cómo hacerlo. Lo que se come tiene un efecto inmediato sobre la salud, y así lo he probado durante años sobre cientos de pacientes. He visto una y otra vez como el cuerpo limpiaba el cáncer. También se eliminan la diabetes, las enfermedades coronarias y la artritis. He visto lesiones de la médula espinal recuperadas y daños de nervios debidos a apoplejía, esclerosis múltiple y similares que se curaban.

No existe la magia o el misterio para la salud o la enfermedad. ¡La enfermedad es un proceso natural! Cuando entendemos cómo funciona el cuerpo y por qué fallan los tejidos en el cuerpo, entendemos qué causa los síntomas de la enfermedad y cómo revertirlos.

Este libro te llevará a un viaje con muchas paradas importantes en el trayecto. Aprenderás sobre la especie a la que pertenece tu cuerpo físico, cómo funciona tu cuerpo, la naturaleza de la enfermedad y, finalmente, qué es la salud. Una de las premisas de este libro es que la salud es realmente sencilla y pasamos mucho tiempo y gastamos mucho dinero tratando de obtenerla. *El libro de la detoxificación milagro* te ayudará a entender tu especie y te alentará a comer en armonía con tus procesos anatómico, fisiológico y bioquímico. Ello te dará vitalidad y una vida libre de enfermedades.

¡Concédete el tiempo y la disciplina para *volver a vivir mediante la detoxificación!* Pon corazón, autodisciplina y alma en ello. La detoxificación será una de las mejores cosas que hagas para ti mismo en tu vida.

NOTA: Este libro ha sido escrito tanto para profesionales de la medicina como para profanos en la materia, por lo que algunos capítulos tienen más base científica que otros. Me he dicho a mí mismo: «¡Simplifica!». Ignora los capítulos que puedan ser difíciles para ti al principio. Vuelve luego y léelos para entender mejor tu cuerpo y su funcionamiento. El cuerpo es una máquina muy compleja, pero mantenerlo sano es muy sencillo.

Un viaje personal

Crecí en un pequeño pueblo de Indiana. La dieta típica de esta parte del país consistía en muchos productos lácteos, azúcares refinados, cereales y, por supuesto, carne tres veces al día. Los productos lácteos y los azúcares refinados crean mucosidad y, consecuentemente, me hice adicto a las gotas nasales porque mis cavidades sinusales siempre estaban obstruidas. También desarrollé un grave estreñimiento que me condujo a tener hemorroides sangrantes. Con todo ello vino la migraña, cada tres días más o menos. Cuando iba de un especialista a otro, las historias que escuchaba, con las hipótesis sobre la causa de estos graves dolores de cabeza, me parecían de chiste. La obesidad era otro efecto secundario de este tipo de dieta. Si no hubiera estado conscientemente conectado con Dios en esta etapa temprana, la depresión me hubiera vencido. Mi amor por Dios y la vida siempre ha dominado mi vida, ofreciéndome dicha interior.

A finales de los sesenta me convertí en consumidor de alimentos crudos. Leía libros de Ehret, Jensen, Hotema, McFaddin, Tilden (*véase* la bibliografía) y de otra docena de grandes sanadores, sobre conceptos de sentido común de no destruir los alimentos que se comen antes de comerlos. Leí sobre las técnicas de respiración y la capacidad de vivir de oxígeno, hidrógeno, carbono, nitrógeno, etcétera. Ya que todos los elementos están compuestos, en primer lugar, de estos átomos más ligeros, tenía sentido para mí que si nuestra conciencia estaba en el lugar adecuado, podíamos sobrevivir en este nivel. Las almas que sobreviven en este nivel se conocen como «comedores de Dios». Como lo que yo más deseaba era conocer a Dios, esto se adecuaba perfectamente a lo que quería. Decidí que quería vivir en zonas remotas e intentar llegar a este nivel de conciencia. Al convertirme en eremita comencé el proceso de eliminar los alimentos pesados y de bajas vibraciones, incluyendo la carne y los cereales. También quería dejar de comer verduras, lo que me dejó con una dieta sólo de fruta y frutos secos. Finalmente, decidí alejarme de los alimentos productores de ácidos, así que dejé de comer frutos secos. Con tal selección me había convertido en lo que se llama «frutariano» o «frugívoro». Vivía exclusivamente de fruta fresca sin procesar.

Mi objetivo era intentar vivir sólo de aire puro. Había leído sobre una monja católica que vivió en las montañas del Tíbet y sólo comía nieve y sobre otras personas que habían llegado a obtener el mismo refinado nivel de supervivencia. Para ir en esta dirección, mi siguiente paso fue limitar mi ingesta de fruta a sólo una clase. Según mi plan, después de varios meses con sólo una clase de fruta podía cesar de ingerir comida como la conocemos y alcanzar mi objetivo. Por supuesto, éste era un enfoque muy radical para tener la experiencia de Dios, pero me había decidido a ello y tenía una fuerte auto-disciplina. Leí mucho la obra del profesor Hotema sobre el poder de las naranjas ecológicas como alimento completo, así que decidí que ésta sería mi única fruta.

EL MÉTODO NATURAL

1. La salud natural (naturaleza) no es medicina alternativa. La salud natural es la medicina tradicional.
2. El método natural tiene más de cientos de miles de años. La medicina química tiene sólo 125 años de edad.
3. Desde el advenimiento de la medicina química, la enfermedad se ha disparado.
4. La medicina sólo debe consistir en remedios naturales que alcalinicen, limpien y regeneren el cuerpo.

Fui frugívoro durante cuatro años aproximadamente, de los cuales seis meses viví exclusivamente de naranjas. Había descubierto un huerto de naranjas ecológicas creado por una persona a la que consideraba un espíritu elevado. La naturaleza debía estar cuidándome en ese período porque este huerto tuvo una cosecha excepcional y el horticultor pudo suministrarme naranjas navel todo el año.

Durante este período de frugívoro comencé a sentir la autenticidad de la obra de Arnold Ehret sobre el tremendo poder de rejuvenecimiento del cuerpo. Me cortaba y no sentía dolor. No sangraba y la herida se curaba en un día o dos. ¡Recuerda que mi objetivo era dejar de comer naranjas y vivir del aire exclusivamente! El problema fue que los niveles de energía estaban tan altos que no podía quedarme en mi cuerpo. Viajaba «fuera de mi cuerpo» hacia algunos de los magníficos mundos divinos que existen más allá de la experiencia humana normal. Sentía que me fundía con Dios, quedándome «yo» detrás. Me convertí en infinito. No tenía puntos de referencia porque no quería ni deseaba nada. Estaba totalmente pleno. Mi amor por Dios y por toda la vida se intensificó mucho más de lo que pueda expresar. La dificultad estribaba en que yo era joven físicamente e inmaduro para este nivel de entendimiento con Dios. Como ya no podía comunicarme en este mundo, especialmente con los seres humanos, decidí, por mi supervivencia, que tenía que «conectarme a la tierra» y enseñar a otros sobre el tremendo poder de curación de los alimentos crudos y sobre el infinito conocimiento que cada uno de nosotros posee. Así que, después de varios años viviendo en zonas remotas, volví a la «civilización». Ya sabía que quería dedicar mi vida a ayudar a otros a que rejuvenecieran, y a enseñar la belleza de Dios a un mundo que necesita de ambos.

A partir de ese momento, he abierto varias tiendas de alimentos naturales y he obtenido títulos universitarios en bioquímica, naturopatía y máster en iridología y en herboristería. Desde entonces enseño sobre Dios y sobre la vitalidad y he viajado por todo el mundo compartiendo con otros la magia y los secretos de la salud. Tuve una pequeña clínica en Portugal durante años y represente a Estados Unidos varias veces en simposios internacionales.

Hace veinticinco años abrí una clínica sanitaria que aún dirijo. Basándome en mi experiencia puedo decir que no hay enfermedades incurables, sólo personas incurables. También he pasado muchos años trabajando en medicina de urgencias, que era una de mis aficiones, y he visto actuar tanto a la medicina alopática como a la medicina tradicional (botánica). Aunque la medicina de urgencias es estupenda, la medicina alopática, en general, mata a cientos de miles de personas al año, mientras que la medicina tradicional (o medicina botánica) salva a cientos de miles de vidas al año. Te invito a que te unas a mí para aprender y usar las leyes naturales de Dios para curar y rejuvenecer.

Mi trabajo se ha inspirado y apoyado en el trabajo del doctor Bernard Jensen, sanador de renombre mundial y autor de muchos libros sobresalientes (*véase* la bibliografía). Hace años, el doctor Jensen me consultó sobre la salud de su mujer y nos convertimos en amigos. Reconocimos de inmediato un vínculo espiritual al compartir una pasión similar y el compromiso por una misión de amor y de sanación. *El libro de la detoxificación milagro* refleja nuestras experiencias y puntos de vista sobre la verdadera curación.

Busca siempre la verdad. Abre tu corazón completamente a Dios. Si deseas algo, deseas a Dios. Todo lo demás vendrá. Sé y da amor siempre. Vuelve a vivir (en todos tus cuerpos), física, emocional, mental y espiritualmente.

NOTA: Para términos desconocidos, *véase* el glosario.

El comienzo

10 maneras de tener éxito

Mientras te preparas para usar la información presentada en este libro, aquí te ofrecemos un resumen general. Esto es lo que se necesita para tener éxito. Estos diez principios o recomendaciones te ayudarán enormemente a alcanzar el éxito y la salud y vitalidad que deseas del proceso de detoxificación y regeneración. Estos puntos se tratarán en profundidad cuando continúes tu trabajo con este libro.

1. La dieta es la clave número uno del éxito. Lo que comes, bebes, respiras y pones sobre la piel es la manera de introducir el mundo exterior hacia el interior. Estudia y aprende los conceptos sobre la dieta de alimentos crudos que están en este libro. Cuanto mayor sea la cantidad de verduras (ensaladas) y frutas naturales que comes, mayor éxito tendrás. Si tienes cáncer, lesión de médula espinal, esclerosis múltiple, párkinson o cualquier otro estado crónico o degenerativo, necesitarás consumir una dieta alimenticia sólo de frutas y verduras crudas (ensaladas) 100 por 100.

2. Pide ayuda a profesionales sanitarios con experiencia en el uso de alimentos crudos y otros procedimientos de detoxificación natural, como el ayuno. Especialmente con enfermedades como el cáncer y otros estados crónicos degenerativos es beneficioso tener guía y apoyo durante el proceso de sanación. En última instancia eres responsable de ti mismo, pero hay recursos muy valiosos para ayudarte en este viaje hacia la salud dinámica.

3. Busca a un experto en la «lectura» del iris (ciencia conocida como iridología). Es uno de los análisis de tejidos blandos más importantes. Te ofrecerá un mapa de tus fortalezas y debilidades. También te indicará las acumulaciones químicas y congestivas (linfáticas). Es inapreciable para ayudar a abordar las deficiencias de glándulas y de órganos. Recomiendo para ello un programa (fórmula) herbario. Usa hierbas para tratar las deficiencias celulares y para limpiar el sistema linfático, el tracto gastrointestinal y los pulmones. *(Véase* «Guía de recursos» para empresas de plantas medicinales que suministran estas fórmulas).

   Casi el 100 por 100 de la humanidad tiene deficiencias glandulares. Para definir la tuya, empieza este proceso realizando el cuestionario de autoevaluación «Lo que tu cuerpo te dice» en el capítulo 5.

Usa la prueba de estudio de la temperatura basal (apéndice A) sobre la función de la tiroides para definir tu nivel de función de la tiroides. Es de extrema importancia al considerar la utilización del calcio y el metabolismo.

Si tienes la tensión arterial alta o muy baja, sabes que tienes deficiencias de las glándulas suprarrenales. Comprueba el cuestionario de autoevaluación para determinar otros efectos secundarios de deficiencias de las glándulas suprarrenales.

4. «Mueve» siempre tu sistema linfático. Todos tenemos un sistema linfático estancado en mayor o menor grado. Todas las células necesitan comer y excretar y el sistema linfático es el sistema de saneamiento. Los ganglios linfáticos son las fosas sépticas. ¡Mantenlas limpias! Usa una fórmula herbaria para los riñones y come mucha fruta. Limpia y mejora tu tracto gastrointestinal con alimentos crudos y una fórmula herbaria restaurativa intestinal. Evita laxantes o purgantes, acidophilus, bifidophilus o cualquier otra flora intestinal. Tu flora intestinal se recuperará sola. El ejercicio (caminar o nadar) es muy importante para mover el sistema linfático, especialmente en tus extremidades inferiores.

   ¡Suda! Tu piel es tu órgano más grande para eliminar residuos. Mantenla limpia y estimulada con cepillos para la piel, duchas normales así como de alternancia caliente y fría, y sudando.

5. Necesitarás usar durante un mes una fórmula herbaria para parásitos (*véase* «Guía de recursos» al final del libro para encontrar recomendaciones de empresas de plantas medicinales). Ello te ayudará a eliminar las lombrices más grandes, trematodos, etcétera. También te ayudará a reducir los microorganismos (cándida, bacterias, etcétera) que afectan al apetito.

6. Limpia tu hígado y mejora tu páncreas durante un mes antes de comenzar el programa de detoxificación. *Véase* el capítulo 8 para sugerencias de cómo ayudar y limpiar estos órganos con hierbas y fórmulas herbarias. Si tienes diabetes o estás excesivamente delgado, probablemente, necesitarás tres meses.

7. Si sigues un tratamiento químico, no te preocupes. Hay muy pocas interacciones posibles con este programa y estas fórmulas herbarias. Si tomas medicación para la tensión alta, simplemente, controla tu tensión. Este programa puede bajar tu tensión rápidamente. Ten sentido común. Si tu tensión arterial es baja, bajarla más con medicinas químicas no es lo más acertado.

8. Si tu tensión arterial es baja, debes trabajar para normalizarla mejorando y regenerando tus glándulas suprarrenales. La diabetes (tipo II) es fácil de vencer en la mayoría de los casos. Si se trata con insulina, vigila los azúcares en la sangre. El mismo principio se aplica a la presión alta.

9. Al detoxificarte y regenerarte, tu cuerpo pasará por síntomas de «crisis de curación». Esto es normal, natural y positivo. A medida que entiendas la crisis de curación, comprenderás lo que realmente son las «enfermedades» *(véase* el capítulo 5). Recuerda que los síntomas de las enfermedades tienen dos orígenes: congestión y deficiencia celular.

10. Finalmente: ¡actitud, actitud y actitud! Disfruta de lo que haces. Recuerda siempre por qué estás trabajando para tener un cuerpo (o vehículo físico) saludable. El cuerpo es la movilidad en este mundo físico. Muchas de las deficiencias han sido transmitidas genéticamente. La toxicidad puede haberse desarrollado en el útero, así que dale tiempo para liberarla. Una salud dinámica en este mundo no ocurre de la noche a la mañana. Algunas veces es un trabajo arduo, pero merece la pena. Te conecta con la vida, con el amor y con Dios.

¡Que Dios te bendiga!

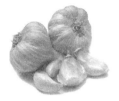

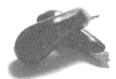

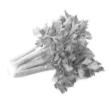

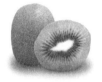

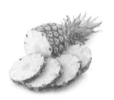

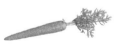

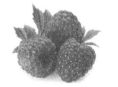

CAPÍTULO UNO

Entender a nuestra especie

Siempre me preguntan por mis secretos para regenerar y devolver la vitalidad al cuerpo físico. Hay cientos de libros sobre salud y nutrición, muchos de los cuales son variaciones sobre hipótesis de otros autores o ideas antiguas, que nunca parecen cambiar. Algunas son simplemente tonterías. En las estanterías de las librerías cercanas encontrarás libros sobre los tipos de sangre, hiperdosificación de vitaminas y minerales, dietas ricas en proteínas y similares. Según mi experiencia, algunos de estos programas son muy tóxicos para el cuerpo y matan a muchas personas todos los años.

Creo que la salud es mucho menos compleja de lo que indican estos libros. Mi enfoque es sencillo: **come los alimentos que son biológicamente adecuados para tu especie.** Esto puede parecer muy simplificado o totalmente confuso, pero dediquemos un minuto a explorar y definir qué tipo de especie somos.

Imagínate situado en algún lugar de las selvas o planicies de África. Observa el vasto paisaje y los elefantes, jirafas, ciervos, hipopótamos, monos, chimpancés, serpientes, pájaros de todas clases, leones, guepardos y muchos otros animales. Si te hago una sencilla pregunta: «¿A cuál de estos animales nos parecemos los «homo sapiens?», ¿a cuál elegirías? Los primates, por supuesto. Son frugívoros, como nosotros. Ahora bien, muchos pueden pensar que ésta es una comparación demasiado simplista sobre la que sentar nuestras bases. Bien, entonces vamos a matar (nunca lo haría) a un animal de cada especie para llevarlo al laboratorio. Vamos a diseccionar a cada animal, analizar su anatomía y fisiología para determinar a cuál nos parecemos más los humanos, internamente.

La lista que viene a continuación designa las cuatro clases de vertebrados (carnívoros, omnívoros, herbívoros y frugívoros) señalando las diferencias entre ellos.

Nota: Recuerda consultar el glosario para términos desconocidos.

MÓDULO 1.1 ✳ Diferencias anatómicas y fisiológicas de los vertebrados

CARNÍVOROS

Incluye:
Gatos, guepardos, leones, etcétera
Dieta:
Principalmente carne, algunas verduras, hierbas y pasto
Aparato digestivo:
Lengua – muy dura (para tirar y romper)
Glándulas salivales – no
Estómago – estructura sencilla; pequeñas bolsas redondas; fuertes jugos gástricos
Intestino delgado – corto y suave
Hígado – 50 por 100 más grande que el de los humanos; muy complejo, con cinco cavidades diferentes; flujo biliar pesado para jugos gástricos pesados
Sistema de evacuación:
Colon – suave, sin protuberancias, capacidad mínima de absorción
Tracto gastrointestinal – tres veces el tamaño de la columna vertebral

Extremidades (miembros):

Manos (delantera superior) – tipo garras

Pies (parte inferior) – tipo garras

Cuadrúpedos – caminan sobre las cuatro extremidades

Sistema tegumental:

Piel – 100 por 100 cubierta de pelo

Glándulas sudoríparas – usan la lengua y tienen glándulas sudoríparas sólo en las almohadillas de los pies

Sistema esquelético:

Dientes – incisivos delanteros, molares detrás con grandes caninos para romper

Mandíbulas – unidireccional, únicamente movimiento de arriba abajo

Cola – sí

Sistema urinario:

Riñones – (orina) ácida

OMNÍVOROS

Incluye:

Aves (incluyendo pollos, pavos, etcétera), cerdos y perros

Dieta:

Algo de carne, verduras, frutas, raíces y algunas cortezas

Aparato digestivo:

Lengua – de suave a áspera

Glándulas salivales – hipoactivas

Estómago – ácido gástrico moderado (HCL y pepsina)

Intestino delgado – algo sacular, lo que explica su capacidad para comer verduras

Hígado – complejo y grande, en relación al de los humanos

Sistema de evacuación:

Colon – más corto que el humano; capacidad mínima de absorción

Tracto gastrointestinal – diez veces el tamaño de la columna vertebral

Extremidades (miembros):

Manos – pezuñas, garras y zarpas

Pies – pezuñas, garras y zarpas

Cuadrúpedos – caminan sobre las cuatro extremidades; excepto las aves que sólo tienen dos patas.

Sistema tegumental:

Piel – suave, aceitosa, pelo o plumas

Glándulas sudoríparas – mínimas; sólo alrededor del hocico (cerdos) y en las almohadillas de los pies (perros); ninguna en las aves

Sistema esquelético:

Dientes – caninos como colmillos o pico

Mandíbulas – multidireccional

Cola – sí

Sistema urinario:

Riñones – (orina) ácida

HERBÍVOROS

Incluye:

Caballos, vacas, ovejas, elefantes, jirafas, ciervos, etcétera

Dieta:

Verduras, hierbas, algunas raíces y cortezas

Aparato digestivo:

Lengua – moderadamente dura

Glándulas salivales – la digestión alcalina comienza con ellas

Estómago – alargado, anillado y el más complejo (por lo general tiene un mínimo de cuatro bolsas o estómagos); débiles jugos gástricos

Intestino delgado – largo y anillado para una absorción más extensa

Hígado – similar al de los humanos (ligeramente con mayor capacidad)

Sistema de evacuación:

Colon – largo y anillado para una absorción más extensa

Tracto gastrointestinal – treinta veces el tamaño de la columna vertebral

Extremidades (miembros):

Manos (delantera superior) – pezuñas

Pies (parte inferior) – pezuñas

Cuadrúpedos – caminan sobre las cuatro extremidades

Sistema tegumental:

Piel – poros con pelo cubriendo todo el cuerpo

Glándulas sudoríparas – incluyen millones de conductos para perspirar

Sistema esquelético:

Dientes – veinticuatro molares, cinco en cada lado de la mandíbula y ocho incisivos (dientes de cortar) en la parte delantera

Mandíbulas – multidireccional, movimiento de arriba abajo y de lado a lado, hacia delante y hacia atrás, creando un efecto de molienda

Cola – sí

Sistema urinario:

Riñones – (orina) alcalina

FRUGÍVOROS

Incluye:

Humanos y primates (simios, chimpancés y monos)

Dieta:

Principalmente fruta, frutos secos, semillas, verduras y hierbas

Aparato digestivo:

Lengua – suave, usada principalmente como pala

Glándulas salivales – la digestión alcalina comienza con ellas

Estómago – alargado con dos compartimentos

Intestino delgado – anillado para una absorción más extensa

Hígado – sencillo y de tamaño medio, no grande y complejo como el de los carnívoros.

Sistema de evacuación:

Colon – anillado para una absorción más extensa

Tracto gastrointestinal – doce veces el tamaño de la columna vertebral

Extremidades (miembros):

Manos (parte superior) – dedos para recoger, pelar y romper

Pies (parte inferior) – dedos

Caminan erguidos sobre dos extremidades

Sistema tegumental:

Piel – poros con poco pelo

Glándulas sudoríparas – incluyen millones de conductos para perspirar

Sistema esquelético:

Dientes – treinta y dos dientes: cuatro incisivos (cortar), dos caninos (puntiagudos), cuatro pequeños molares (premolares) y seis molares (no hay grandes caninos ni dientes tipo colmillo)

Mandíbulas – multidireccional, dimensional, movimiento de arriba abajo, hacia arriba y hacia abajo, hacia atrás y hacia adelante, de lado a lado, etcétera.

Cola – algunos

Sistema urinario:

Riñones – (orina) alcalina

Después de analizar y observar las estructuras anatómicas y los procesos fisiológicos de diferentes especies, llegamos a la misma conclusión: los humanos son frugívoros, nos guste o no.

La humana es la única especie que está confusa en cuanto a su dieta. De niños sabemos instintivamente qué queremos comer. Puedo llenar una mesa con todos los tipos de alimentos que comen los humanos y poner a un niño pequeño delante. ¿Adivina hacia que alimentos se dirigirá? Hacia las frutas y las flores, los alimentos de mayor energía y color. La razón es que somos frugívoros, no omnívoros. Si los humanos fueran realmente carnívoros, disfrutarían con un animal vivo, destrozándolo y comiéndolo tal como está… y no conozco a mucha gente que disfrute de eso.

No es difícil entender que necesitamos empezar a comer lo que demanda nuestra constitución biológica. Además, tenemos que darnos cuenta de que ningún animal cocina su comida antes de comerla. En los zoos se aprendió hace años a no dar comida cocinada a los animales porque se ponían enfermos y morían. No conozco a ningún veterinario que anime a las personas a alimentar a sus mascotas con la comida que sirven en la mesa. ¿Por qué? Muy sencillo. Nuestras mascotas tendrían las mismas enfermedades que nosotros. Cocinar tus alimentos los destruye. Cambia la química y reduce gravemente la energía eléctrica.

Dios pensó los alimentos para la vida, no para la muerte. Dios es vida, energía, amor y felicidad. Desde luego podemos tener la otra parte: depresión, ira, odio y ego. La elección siempre es nuestra. Un cuerpo físico vital y saludable puede hacer que nuestro cuerpo mental y emocional sea saludable. La salud crea conocimiento y disfrute para la vida, algo que la mayoría de las personas han perdido.

La humanidad entera tiene la misma biología. Nuestros procesos fisiológicos y nuestra constitución anatómica son los mismos, ya seamos de China, de la India o de América. Sin embargo, la conciencia (el conocimiento), el nivel de actividad y las partes del cuerpo usadas hacen que haya diferencias en el tipo de alimentos que consumimos o que ansiamos. No hagamos complicado estar sano. Hagámoslo sencillo. La comida puede atarte a este mundo o hacerte libre. Si nunca has tenido la experiencia, comienza ahora el viaje hacia un nuevo mundo de vitalidad. Busca la liberación de las cadenas de las adicciones alimentarias que minan tu salud y crean vínculos con los aspectos más bajos de Dios.

Te invito a ser vital de nuevo y a disfrutar de las recompensas de la vida. Reacondiciona tu mente y vuelve a entrenar tus emociones para disfrutar de la sencillez de comer frutos naturales, verduras, frutos secos y semillas. Entiende a tu especie y come los alimentos que te ayudarán a tener un cuerpo saludable.

«Los antiguos griegos, antes de la época de Licurgo, no comían otra cosa que fruta» (Plutarco) y «todas las generaciones llegaban a la edad de 200 años».

ONOMÁCRITO DE ATENAS

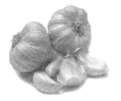

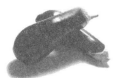

CAPÍTULO DOS

¿Cómo funciona el cuerpo?

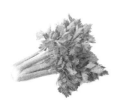

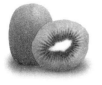

Cualquier alma en un cuerpo físico entenderá las operaciones fundamentales del cuerpo. «¿Por qué comemos y qué ocurre con los alimentos que tomamos?» es la pregunta que nos tenemos que hacer. Cuando entendamos la respuesta empezaremos a apreciar la esencia de la salud y la enfermedad.

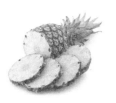

El consumo de alimentos es vital –la gran mayoría de las formas de vida de este planeta necesitan consumir algún tipo de «alimento» para existir y mantener su expresión, y la mayoría de las personas morirían si dejaran de comer, aunque ha habido unas pocas excepciones a esta regla. Unos pocos individuos han consumido sólo aire, consistente en carbono, oxígeno, hidrógeno y nitrógeno (estos elementos son los azúcares, grasas y proteínas a una frecuencia más intensa). Este escenario, sin embargo, es muy raro y hay que estar conectado espiritualmente para lograrlo. Personalmente, nunca he conocido a nadie que pudiera hacerlo, aunque he conocido a maestros y profesores espirituales sumamente sensibles.

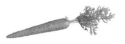

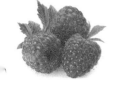

Comemos para tener energía adicional. Sabemos que nuestras células son ciudades dentro de ellas mismas y entidades conscientes; cada célula conoce sus tareas específicas. Sabemos que el espíritu –la fuerza de la vida, la conciencia, o como queramos llamarlo– es la fuerza interior que sostiene y moldea la vida en formas y le da su conciencia. Sin embargo, las células necesitan una fuente de energía externa para sostener su actividad.

La mayoría de las personas mastican y tragan la comida sin pensar en cómo o por qué se utiliza en el cuerpo. *Asumimos que si es comestible, el cuerpo puede utilizarla.* Esto no es así de simple. Este capítulo investigará las formas que tiene el cuerpo de descomponer y usar los alimentos que comemos y cómo elimina los productos derivados de estos alimentos.

Comer, digerir, absorber, utilizar y eliminar son procesos constantes y en desarrollo. Cuando uno o más de estos procesos se dañan, el cuerpo en su totalidad comienza a sufrir. Puede que los síntomas principales tarden años en aparecer, pero aparecerán. Sin embargo, siempre hay signos en el camino, como el cansancio, la obesidad, la delgadez excesiva, bolsas debajo de los ojos, erupciones, estreñimiento o diarrea, por nombrar sólo algunos.

MÓDULO 2.1 ✳ Los cuatro procesos básicos

DIGESTIÓN

En primer lugar, cuando consumimos cualquier alimento, éste tiene que pasar por un proceso de «digestión» o proceso por el cual el cuerpo descompone las estructuras del alimento para crear materiales y combustible. El cuerpo precisa de estas materias primas para que la energía funcione y también para construirse y repararse.

La descomposición de los alimentos se consigue mediante la acción de las enzimas, que comienza en la boca, donde los hidratos de carbono, azúcares y grasas comienzan su digestión alcalina. También el estómago produce una enzima digestiva llamada pepsina, una enzima ácida liberada por el HCL (ácido clorhídrico) para la digestión inicial de la proteína. El resto de la digestión tiene lugar en el intestino delgado, alcalino. Cuando los alimentos no son descompuestos adecuadamente, debido a un páncreas, estómago y tracto intestinal deficientes, o por una mala combinación de alimentos, se puede sentir la formación de gases originados por la fermentación o la putrefacción. Cuanto mayor sea el problema de gases, peor es la dieta elegida.

El cuerpo descompone los alimentos que comemos en lo siguiente: las **proteínas** se descomponen en aminoácidos para la creación y reparación de materiales. Los **hidratos de carbono** (almidones y azúcares complejos) se descomponen en azúcares simples para formar combustible. Las **grasas** se descomponen en ácidos grasos y glicerol, para crear, reparar y para otras necesidades de emergencia.

Es importante recordar que tenemos enzimas digestivas alcalinas en la boca para la digestión de los hidratos de carbono y de las grasas. Tenemos enzimas digestivas ácidas (pepsina) en el estómago para la digestión inicial de las proteínas. Luego tenemos enzimas digestivas alcalinas en el páncreas y en la primera parte del intestino delgado para completar el trabajo de las proteínas, almidones, azúcares y grasas. También es importante entender que la mayoría de los procesos son de naturaleza **alcalina**.

La digestión es el primer proceso que debe tener lugar en un cuerpo sano y muchas personas fallan precisamente en eso. Si estás muy delgado o careces de tejido muscular adecuado, hay muchas probabilidades de que tu cuerpo no esté digiriendo (descomponiendo) los alimentos adecuadamente.

ABSORCIÓN

Una vez que los alimentos se han descompuesto, tenemos que absorber estos materiales de construcción, combustibles y otros componentes que incluyen: sales de tejidos, vitaminas, taninos, alcaloides, flavinas y otros. Estos componentes son transportados ahora por la sangre hasta las células para crear energía, estimulación, desarrollo y reparación, o son almacenados para un uso posterior. La absorción se logra mediante vellosidades (proyecciones en forma de dedo en la superficie de ciertas membranas) y pequeños poros a lo largo de las membranas mucosas del intestino delgado y grueso. Esta absorción debería ser sencilla, pero el intestino de la mayoría de las personas está afectado por una sustancia espesa gomosa llamada «**placa mucoide**». Esta placa espesa, que se desarrolla en el tracto gastrointestinal, está formada por gluten, mucosa, proteínas extrañas y otros productos alimenticios derivados que actúan como aglutinador más que como nutrición. Los azúcares refinados, cereales, carnes y productos lácteos son los alimentos más responsables de la formación de esta placa. Esta «placa mucoide» hace que los componentes nutricionales de nuestros alimentos no sean absorbidos adecuadamente por el cuerpo. (He visto a pacientes que eliminaban cubos de esta placa «negra» de sus intestinos).

La mayoría de las personas fallan, de algún modo, en la segunda fase de la utilización de los alimentos, debido a la placa mucoide congestiva. De nuevo, si estás delgado, malnutrido o careces del tejido muscular adecuado, debes considerar un problema de mala absorción.

UTILIZACIÓN

Debemos llevar nutrición al interior de nuestras células. El sistema sanguíneo y sus vías (el sistema vascular) son el sistema de transporte. La mayor parte de la nutrición absorbida debe pasar inspección por el hígado, que puede crear otros cambios químicos, almacenar nutrientes o pasarlos intactos al resto del cuerpo para la utilización. El número de procesos que puede llevar a cabo el hígado es milagroso. Puede crear sus propios aminoácidos, trasformar los azúcares en grasa y viceversa. Puede crear o destruir.

Ahora un pequeño secreto. Aquí radica la importancia de ácido y alcalino. Si el cuerpo (incluyendo la sangre) se hace más ácido, nuestra nutrición se hace aniónica (coagulando). Es decir, nuestros materiales de construcción (grasas, combustible, minerales y otros componentes) comienzan a pegarse o aglomerarse. La mayoría de los alimentos que toman los humanos normalmente tienen formación ácida. La acidez, que produce calor, causa inflamación en las paredes de las vías cardiovasculares y en todo el cuerpo. Los lípidos (grasas) comienzan a adherirse a las paredes de los vasos sanguíneos esperando amortiguar la inflamación. Pero la unión de los lípidos también causa piedras de lípidos, como las piedras de riñón y de vesícula. El colesterol es el lípido antiinflamatorio más común que usa el cuerpo para combatir esta inflamación. Cuando los tejidos se vuelven ácidos y se inflaman, el hígado produce más colesterol para combatirlo. Pero esto significa que los niveles de colesterol en la sangre comienzan a elevarse. También los minerales comienzan a unirse y a formar piedras «como rocas» que se manifiestan como piedras de riñón, espolones y similares.

Las paredes de las membranas celulares tienen pequeños agujeros que no permiten que se absorba esta nutrición «grumosa». Cuando los glóbulos rojos de la sangre comienzan a formar grumos bloqueando el transporte de oxígeno o su utilización, se crea la inanición de las células, que causa estados de hipoactividad de las glándulas y los órganos, pérdida de energía sistémica, pérdida de tejido muscular y finalmente, la muerte.

Muchas glándulas suministran hormonas, esteroides y similares para ayudar en la utilización. Al ser estas glándulas hipoactivas, como se describió anteriormente, la utilización del calcio y otros constituyentes se ve afectada, creando muchos síntomas de enfermedad. Por ejemplo, uno de los trabajos del calcio es ayudar al transporte de nutrientes a través de las paredes de las membranas celulares. Cuando la glándula tiroidea se vuelve hiperactiva, la absorción del calcio se ralentiza o se para, con un efecto dominó que causa la inanición de las células. Esto, por supuesto, hace que los tejidos se debiliten más y el ciclo empeore cada vez más, hasta la muerte. La mayor parte de las personas fallan en la utilización de sus nutrientes de un modo u otro.

ELIMINACIÓN

Lo que se introduce debe, en gran medida, salir. Si sale como entró, es un problema. (No se debe ver ningún alimento sin digerir en las heces, excepto el maíz). Cuando los elementos de los alimentos se descomponen en sus formas más simples para ser utilizados por las células, hay muchos subproductos derivados de este proceso –incluyendo gases, ácidos, desechos celulares, proteínas sin digerir y materiales no usados, como vitaminas y minerales– que necesitan abandonar el cuerpo.

El cuerpo siempre trata de eliminar, a veces, de maneras que no entendemos. Un ejemplo serían los síntomas de resfriados y de gripe, cuando se experimentan estornudos, tos, sudor, dolor, fiebre y diarrea. Estos síntomas son procesos de eliminación usados por el cuerpo para purgarse de mocos, parásitos, toxinas y similares.

Si no eliminamos nuestros desechos, creamos congestión *intersticial* (alrededor de las células) e *intracelular* (dentro de las células), causando más deterioro celular y muerte. Una buena eliminación significa mover el intestino tres veces al día, orinar adecuadamente, sudar y respirar bien. Todos fallamos en esta categoría de una u otra manera. Al corregir la digestión, la absorción, la utilización y la eliminación podemos recuperar nuestra energía, crear vitalidad, dinamismo y vivir una vida libre de enfermedades.

MÓDULO 2.2 ✳ Los sistemas del cuerpo

Estructuras y funciones

El cuerpo físico se compone de muchos sistemas que lo mantienen vivo y en buen estado en un esfuerzo conjunto. Estos sistemas crean los órganos, las glándulas, el suministro de sangre, los tejidos linfáticos, los músculos, los huesos, etcétera. Cada sistema tiene que realizar su propio trabajo para apoyar la totalidad. Como se dijo anteriormente, estos sistemas dependen el uno del otro para el funcionamiento, el mantenimiento y la reparación del cuerpo como entidad global.

La infraestructura del cuerpo humano es como una sociedad: el sistema glandular es el gobierno. El sistema nervioso (eléctrico) es la autopista de la información, sin la que la comunicación entre las ciudades (células, órganos y glándulas) estaría dañada. El departamento de policía consiste en pequeñas células inmunes llamadas linfocitos (glóbulos blancos), neutrófilos, basófilos y macrófagos. Para más protección tenemos al ejército, que son las células NK *(natural killer,* células asesinas naturales), y las células grandes T y B. Por supuesto hay fábricas, como el hígado, la medula ósea, las glándulas y algunos órganos. La recogida de basura y la eliminación de residuos son realizadas por el sistema linfático, el colon, los riñones, los pulmones y la piel. Sin embargo, sin los obreros generales, una sociedad sólo tendría jefes y no podría hacerse nada. La mayor parte de las células del cuerpo actúan como obreros. Estas células constituyen todos los sistemas, incluyendo el sistema esquelético (los huesos), el sistema muscular y los tejidos conectivos.

La mayoría de los alimentos son suministrados externamente con lo que alimentamos el cuerpo. Sin embargo, muchos nutrientes son cultivados por «agricultores» llamados bacterias. Es mediante su acción y técnicas de transmutación como se producen muchas coenzimas (vitaminas o ayudantes).

Bajando a un mundo más pequeño encontramos a las propias células. Cada célula es una diminuta ciudad en sí misma, un microcosmos de una sociedad más grande: el cuerpo. Los mundos de Dios son solamente un reflejo unos de otros, ya que todas las formas y estructuras de vida requieren otras formas y estructuras de vida para existir. La conciencia o el conocimiento que hay detrás de todas las cosas es la fuerza motora.

En las siguientes páginas de esta sección he detallado los diferentes sistemas y las estructuras y funciones que componen el cuerpo físico.

SISTEMA CIRCULATORIO

Estructuras – El corazón, el sistema vascular (arterias, capilares y venas) y la sangre (también parte del sistema digestivo).

Funciones – El sistema circulatorio se compone de las vías dentro del cuerpo por las que circula la fuerza vital física del cuerpo. Distribuye nutrientes, materiales de construcción y combustible para la vida y la actividad celular; trabaja junto con el sistema linfático quitando del cuerpo desechos metabólicos y de otra índole; ayuda a mantener el cuerpo alcalino; se usa para regular la temperatura corporal, y lleva oxígeno para la oxidación (reacción antioxidante y de transmutación biológica).

SISTEMA DIGESTIVO

Estructuras – La boca y las glándulas salivales, el estómago, el intestino delgado (duodeno, yeyuno e íleon), páncreas, hígado y vesícula.

Funciones – El sistema digestivo emplea acciones mecánicas (dientes) y químicas (enzimáticas) para romper los alimentos gruesos y compuestos y convertirlos en estructuras simples para la absorción y utilización. Permite la transmutación biológica y bioquímica de los elementos y los complejos en compuestos o sustancias más usables o almacenables.

SISTEMAS DE ELIMINACIÓN

Estructuras – Colon, sistema linfático, sistema urinario, sistema inmune y sistema tegumentario (la piel).

Funciones – La eliminación de residuos y derivados del metabolismo y la digestión. La eliminación de patógenos y mucosidad del sistema linfático. La eliminación del exceso de agua.

El sistema de eliminación abarca otros sistemas, que son sistemas completos en sí mismos: **el sistema intestinal, el sistema linfático, el sistema urinario, el sistema tegumentario y el sistema inmune.**

Sistema intestinal (colon)

Estructuras – Hay cinco secciones en el colon. La primera sección, con válvulas y conectada al yeyuno (intestino delgado), se llama ciego. Luego está la parte ascendente, que sube contra la gravedad hacia la parte baja del pulmón derecho y la zona del hígado. La parte transversal atraviesa el abdomen hacia la parte izquierda. Luego se curva hacia abajo convirtiéndose en la parte descendente. Luego vuelve a curvarse y se convierte en la parte sigmoidea. Finalmente, se curva por última vez y termina en la parte rectal. El colon humano medio tiene una longitud de 152 a 182 centímetros.

Funciones – Los residuos y subproductos de la digestión son eliminados por medio del intestino grueso (llamado colon). El sistema linfático también elimina una tercera parte o más de sus residuos a través del colon. Los residuos del metabolismo que entran en la sangre y el sistema linfático son transportados a los riñones, la piel y el colon para ser eliminados posteriormente. El colon es verdaderamente «la red de alcantarillado» y debe estar en un buen estado de salud para que todo el cuerpo esté en buen estado de salud.

Sistema linfático

Estructuras – Bazo, timo, apéndices, amígdalas, ganglios linfáticos, vasos linfáticos y fluido linfático.

Funciones – El sistema linfático es uno de los sistemas más vitales del cuerpo. Su tarea incluye eliminar los residuos celulares, el exceso de grasas solubles de los compuestos del tracto intestinal y servir como «casa» para el sistema inmune. Crea glóbulos blancos y anticuerpos y es el campo de batalla de «lo bueno contra lo malo», donde las células inmunes luchan contra los patógenos, incluyendo las bacterias, los hongos, los virus y otros intrusos indeseados. El sistema linfático transporta también nutrientes a varias partes del cuerpo. Sirve tanto a la «fuerza policial» como a parte del sistema séptico del cuerpo. Se congestiona mucho con un exceso de mucosidad y linfa de productos lácteos y azúcares refinados y complejos. Esto causa un tipo de congestión que pasa inadvertida a muchas personas excepto cuando las cavidades sinusales o los tejidos pulmonares lo muestran.

Sistema urinario

Estructuras – Riñones, vejiga, uréter y uretra.
Funciones – La filtración y eliminación de exceso de H_2O, nutrientes y residuos metabólicos y subproductos del cuerpo es la tarea del sistema urinario. Ayuda a regular el equilibrio sodio/potasio y trabaja el equilibrio ácido-alcalino. La orina es alrededor de un 95 por 100 de residuos y un 5 por 100 de sustancias disueltas.

Sistema tegumentario

Estructuras – Piel, uñas, glándulas sudoríparas y glándulas sebáceas.
Funciones – Este sistema ofrece protección y cobertura externa para el cuerpo físico. La piel es el órgano de eliminación más grande del cuerpo y ayuda a la eliminación de residuos y subproductos del metabolismo. El sistema tegumentario mantiene la temperatura corporal.

Sistema inmunitario

ESTRUCTURAS – El sistema linfático, que incluye el timo y el bazo, la medula ósea, las células inmunes (linfocitos, monocitos, basófilos, macrófagos, linfocitos T, células B, etcétera), el hígado y los parásitos (consumidores de toxinas).
Funciones – Proteger el cuerpo de patógenos (enemigos extraños), antígenos (proteínas extrañas), parásitos y similares que pudieran dañarlo o destruirlo. El sistema inmunitario es realmente la fuerza policial del cuerpo.

SISTEMA GLANDULAR (ENDOCRINO)

Estructuras – La glándula pituitaria, la glándula pineal, la tiroides, el timo, las glándulas suprarrenales, el páncreas (incluyendo los islotes de Langerhans o pancreáticos), las glándulas dentro de la mucosa intestinal, los ovarios y los testículos.
Funciones – La regulación de todas las actividades del cuerpo desde la respiración, la respuesta nerviosa y los cambios de temperatura, hasta la elimina-

ción. Todo ello se realiza a través de las hormonas, los neurotransmisores, los esteroides y similares. El sistema glandular también está vinculado a nuestro cuerpo emocional y mental.

SISTEMA MUSCULAR

Estructuras – Los músculos, los tendones y el tejido conectivo.
Funciones – El movimiento, la fuerza y el apoyo al esqueleto. El transporte de calor.

SISTEMA NERVIOSO

Estructuras – El cerebro, la médula espinal (sistema nervioso central), el sistema nervioso autónomo, los órganos sensoriales (ojos, oídos, nariz, nervios olfativos, etcétera).
Funciones – El sistema nervioso es verdaderamente la autopista de la información del cuerpo. Se divide en dos sistemas principales: el sistema nervioso autónomo (SNA) y el sistema nervioso central (SNC). El sistema autónomo se divide, a su vez, en dos ramas: el sistema simpático y el parasimpático.

SISTEMA REPRODUCTOR

Estructuras – Testículos, ovarios, esperma, óvulos, glándulas mamarias y glándula prostática. El sistema reproductivo funciona en conjunción con el sistema glandular.
Funciones – Reproducción por medio de la concepción, la continuación y la mejora (supuestamente) de una especie.

SISTEMA RESPIRATORIO

Estructuras – Pulmones, tráquea, bronquios, tubos bronquiales y alvéolos.

Funciones – Ingestión de la principal fuente de energía del cuerpo: el «oxígeno». El oxígeno permite que la oxigenación tenga lugar en el cuerpo. El sistema respiratorio elimina el dióxido de carbono, ayuda a regular el equilibrio ácido-base del cuerpo y proporciona al cuerpo hidrógeno, carbono y nitrógeno. Estos elementos son el alimento básico para la vida.

SISTEMA ESQUELÉTICO

Estructuras – Todos los huesos y cartílagos que componen el cuerpo físico. Hay 206 huesos en el cuerpo humano: la cabeza, veintinueve huesos; las extremidades superiores, sesenta y cuatro huesos; el tronco, cincuenta y un huesos; las extremidades inferiores, sesenta y dos huesos.

Funciones – El sistema esquelético da forma y estructura al cuerpo físico. También permite varios movimientos de las extremidades. Nuestros huesos son a menudo fuente de calcio cuando no deberían.

MÓDULO 2.3 ✳ Las células

En los módulos 2.1 y 2.2 hemos establecido las bases al presentar los sistemas generales del cuerpo. Los módulos 2.5-2.13 detallan cada uno de estos sistemas (circulatorio, inmunitario, glandular, etcétera), los órganos y las glándulas que los componen, así como las funciones relacionadas.

Sin embargo, antes de tratar los sistemas, órganos y glándulas, comencemos por el principio: las células. De la misma forma que toda la creación está formada por átomos, nuestro cuerpo –huesos, tejidos, órganos y glándulas– está formado por células.

El cuerpo tiene más de 75 billones de células, cada una tan particular como cada uno de nosotros. Cada una realiza una función determinada, mientras que todas trabajan juntas en armonía para formar una conciencia social (corporal). En otras palabras, todas las células dependen unas de otras y trabajan juntas para la vida y la función del cuerpo.

De la misma manera que el microcosmos es un reflejo del macrocosmos, un cuerpo es el reflejo de cada una de las células, siendo cada una una sociedad en sí misma. Cada célula es en realidad como una ciudad autosostenible, al cuidado de todas sus propias funciones, con dos excepciones. Todas las células necesitan una **fuente externa de energía** (o conexión) con este mundo y todas necesitan **eliminar sus residuos**. Examinemos la «ciudad» o «universo» de las células.

Hay muchos sistemas o estructuras diferentes dentro de una ciudad (como el departamento de carreteras, por ejemplo) que realizan funciones específicas dirigidas a la supervivencia y productividad de la ciudad. Lo mismo ocurre dentro de cada célula. Tiene un tribunal (**núcleo**) donde se guarda todo el historial (la información genética). Dentro del tribunal (núcleo) hay funcionarios del gobierno (**nucléolos**) que llevan a cabo las actividades diarias y las necesidades que requiere «el personal en el terreno» (**ribosomas**). Todo lo dicho determina la individualidad de las células y sus funciones.

La atmósfera y la sustancia viva de la célula se llaman **citoplasma**. La ciudad (o célula) está rodeada y protegida por una pared y un sistema de puertas llamado **membrana de plasma** o **membrana de pared celular**. Esta pared «celular» tiene guardias que permiten o prohíben el paso de sustancias hacia la célula.

El tribunal (núcleo) también está rodeado por una pared protectora y funcional llamada **envoltura nuclear**. Hay obreros que llevan información (sustancias) desde el tribunal (núcleo) hasta la ciudad y desde la ciudad (cuerpo o citoplasma) hasta el núcleo. Estos obreros se llaman **retículo endoplasmático** (RE).

Sustancias extracelulares = sustancias fuera de las células
Sustancias intracelulares = sustancias dentro de las células

El **aparato de Golgi** se llama así por Camillo Golgi (las personas que descubren cosas le ponen su nombre). Golgi fue un histólogo italiano que descubrió la función de esta acumulación de sacos ligados por membranas dentro de las células, que actúan como fábricas. Recogen, modifican, empaquetan y distribuyen las proteínas y los lípidos fabricados por el retículo endoplasmático. Estas proteínas están presentes en grandes cantidades en el páncreas, las glándulas salivales, el hígado y otros órganos.

En nuestras ciudades tenemos transportistas y servicios de almacenamiento. En las células se llaman **vesículas**. Las **vesículas secretoras** se desprenden del aparato de Golgi con los materiales fabricados por el retículo endoplasmático y los llevan a la pared de la membrana celular exterior, donde este material es vertido o llevado hacia el cuerpo. Algunas vesículas actúan como tanques de almacenamiento hasta que el producto «creado» o «manufacturado» se necesita. Ejemplo de ello es la hormona **insulina**, almacenada en la vesícula de las células beta del páncreas. Cuando sube el nivel de glucosa en la sangre, estas vesículas liberan en la sangre la insulina guardada para ayudar a la utilización de la glucosa.

Como en cualquier ciudad, necesitamos protección de los invasores. Las células que actúan como protección del cuerpo se llaman **células inmunes**. Dentro de cada célula, los **lisosomas** son vesículas que contienen diversas **enzimas** usadas para el saneamiento intracelular y las funciones de eliminación (digestiva). Los **macrófagos** (los glóbulos blancos, por ejemplo) ingestan bacterias (antígenos o patógenos). Los lisosomas dentro de las células «comen» o «digieren» (rompen) y destruyen a los invasores.

Ahora, ¿qué es una ciudad sin energía? La central eléctrica para las células es su **mitocondria**. Son **orgánulos** en forma de judía o de vara (órganos o estructuras especializadas) que producen, almacenan y liberan **trifosfato de adenosina (ATP)**. Es la fuente de energía para la mayoría de las reacciones químicas dentro de la célula. La mitocondria usa oxígeno (metabolismo oxidativo) que permite la producción de ATP.

Las porciones óseas de las células (o «estructuras» de la ciudad) se llaman **citoesqueleto**, que está hecho de proteínas (aminoácidos encadenados y ligados). Dentro del citoesqueleto hay varias estructuras y todas juegan un papel en su flexibilidad, forma y tamaño. Se llaman microtúbulos, microfilamentos y filamentos intermedios.

Merece la pena mencionar que algunas células tienen **cilios**, que son extensiones en forma de vello en la pared de la membrana exterior. Pueden variar en número desde uno a miles. Su tarea coordinada es mover la mucosidad. Se puede ver especialmente en el tracto respiratorio, donde la mucosidad es segregada por la mucosa linfática del revestimiento de los pulmones y los bronquios. La acción de los cilios permite al cuerpo mantener los pulmones libres de polvo u otras partículas que puedan dañar o afectar sus funciones.

Algunas células tienen las llamadas microvellosidades, que son proyecciones de la pared de la membrana celular exterior. Ello ocurre especialmente en las células de las paredes intestinales y de los riñones, donde se necesita más absorción de los nutrientes.

Ahora ya puedes darte cuenta de que una célula «actúa como» y está «creada como» una ciudad. Todos los mundos (las creaciones) de Dios son un reflejo unos de otros, desde el **macrocosmos** (el mundo más grande), hasta el **microcosmos** (el más pequeño).

Para entender la naturaleza de las células, también es importante comprender las diferentes formas en que los nutrientes o los elementos pueden entrar a través de la pared de la membrana celular. Básicamente, hay dos condiciones, **difusión u ósmosis,** que permiten este proceso.

¿CÓMO SE INTRODUCEN LOS NUTRIENTES EN LAS CÉLULAS?

DIFUSIÓN

Las moléculas o sustancias cambian de mayor concentración de partículas a menor concentración en una solución. Un ejemplo común de ello es cómo se dispersa un terrón de azúcar en un vaso de agua.

ÓSMOSIS

Es un tipo de difusión en la que las moléculas o sustancias cambian de una solución menos concentrada a una solución más concentrada o fluido. La ósmosis y el índice de ósmosis dependen de varios factores que facilitan esta acción. Primero, y principalmente, la presión osmótica en cada lado de la pared de la membrana celular; en segundo lugar, la permeabilidad de la membrana, y en tercer lugar el potencial eléctrico en la pared de la membrana y sus poros.

Un gran porcentaje de ósmosis y difusión «dirigida» requiere un «transportista activo». Un transportista activo significa que se usa un «transportista» (como un autobús) para ayudar al movimiento de una molécula o sustancia a través de la pared de la membrana celular. Un ejemplo de ello es la **insulina,** que transporta la glucosa hacia las células. Fíjate que este tipo de actividad requiere una pequeña cantidad de energía, ya que es un transporte activo, no pasivo. Esta energía proviene de la célula mitocondria en forma de ADP (difosfato de adenosina), que proviene del ATP (trifosfato de adenosina) almacenado. El transportista puede ser una hormona, proteína, esteroide o mineral.

TIPOS DE DIVISIÓN CELULAR

MEIOSIS
Una célula se divide con sólo la mitad de los cromosomas de la célula relacionada somática o no reproductiva. (Estas células se reemplazan).

MITOSIS
Cada una de las células se divide con el mismo número de cromosomas que la célula madre o célula somática. (Estas células se crean).

Cuando se busca la curación verdadera, la salud y la vitalidad, debe pensarse, por lo tanto, celularmente. **La curación debe darse a nivel celular para que se produzca una salud y vitalidad duradera.** Desde el punto de vista espiritual, toda vida, sin importar lo pequeña o grande que sea (desde átomos hasta universos), cuando se manifiesta físicamente, ha de tener un cuerpo mental (porción mental) y un cuerpo emocional (porción astral). Esto es así para cada una de las células, así como para todas las plantas, todos los animales y para todo tu cuerpo. Hay un buen ejemplo documentado por Christopher Bird y Tom Hopkins en su libro *La vida secreta de las plantas* que nos cuenta la capacidad de las plantas para sentir y recordar. Esta capacidad se hace más evidente en los animales y aún más en los seres humanos.

Las células responden a estímulos externos no sólo desde las hormonas, los minerales, los azúcares, las proteínas y similares; su capacidad para funcionar se ve afectada enormemente por el pH del cuerpo (acidosis), por la congestión, por el tipo de alimentos consumidos y por el consumo químico. También responden a pensamientos y emociones (sentimientos). Estos tipos de pensamientos y sentimientos que tenemos, albergamos o llevamos con nosotros juegan un papel fundamental en el funcionamiento de las células. Para disfrutar de un completo estado de salud y vitalidad es necesario limpiar (desintoxicar) tu cuerpo, tu mente y tus emociones, para de esta forma liberarte.

Al dividirse la célula madre, se forman los tejidos, luego los órganos y las glándulas, y así sucesivamente. Hay **dos tipos de división celular: meiosis y mitosis.** Mediante la meiosis y la mitosis el cuerpo crece y se repara. Examinemos ahora el agrupamiento de las células llamadas tejidos.

MÓDULO 2.4 * Los tejidos

La mayor parte de tus células individuales están agrupadas para formar los tejidos. Luego, los tejidos pueden agruparse para formar órganos y glándulas. Hay **cuatro tipos primarios de tejidos** que constituyen, revisten, soportan, protegen o controlan las estructuras básicas del cuerpo.

TIPOS DE TEJIDOS

Epitelial – Cubre la superficie y revestimiento de las cavidades del cuerpo o de las glándulas. Se encuentra en el tracto digestivo, los pulmones, los vasos sanguíneos, etcétera.

Conectivo – Este tipo de tejido es de apoyo y mantiene unidos los órganos, las células y las glándulas.

Muscular – Estos tejidos soportan la estructura de tu sistema esquelético y se usan para el movimiento de varias estructuras, incluyendo tus extremidades.

Nervioso – Estos tejidos forman tu autopista de la información, el sistema nervioso. Estos tejidos están muy cargados y permiten que tengan lugar transmisiones eléctricas.

LA ENFERMEDAD NO EXISTE EN LOS TEJIDOS SANOS

Cuando los tejidos, los órganos o las glándulas fallan al hacer su trabajo, se establece un efecto dominó por todo el cuerpo que causa síntomas de diferentes enfermedades.

Salud dinámica = tejidos sanos

Regeneración de tejidos =

alcalinización + detoxificación + nutrición + energía = salud dinámica

---

Recuerda que todos nuestros tejidos están formados por células individuales y cada una de ellas requiere nutrición, energía y una buena eliminación.

Examinemos ahora los órganos y las glándulas de cada sistema corporal.

MÓDULO 2.5 ✳ El sistema cardiovascular y sanguíneo

CORAZÓN

Tu corazón es un órgano de cuatro cavidades que recibe y almacena con un sistema de válvulas que permite la entrada y la salida de sangre. Tienes dos cavidades a la derecha y dos cavidades a la izquierda. Las cavidades superiores se llaman **aurículas** y las inferiores, más grandes, se llaman **ventrículos**. La nueva sangre oxigenada llega de las arterias pulmonares a la aurícula superior izquierda y va a través de la válvula mitral hacia la cavidad izquierda inferior (ventrículo izquierdo), luego pasa al cuerpo para alimentarse y oxigenarse. Esta sangre vuelve después del largo viaje a través del sistema vascular, de vuelta a la aurícula superior derecha, luego hacia el ventrículo derecho y después hacia los pulmones para obtener más oxígeno. Tus glándulas suprarrenales juegan un papel fundamental en el bombeo del corazón y en su ritmo. Se dice que el corazón es una bomba, pero en realidad obtiene su presión de los pulmones.

SISTEMA VASCULAR

Aunque las arterias, los capilares y las venas no son órganos ni válvulas, son un vínculo para todas las células del cuerpo, incluyendo aquellas que forman los órganos y las glándulas. Su trabajo consiste en llevar combustible vital y materiales de construcción a todas las células. Tu sistema vascular lleva tu fuerza de la vida física, la sangre. La sangre se usa para transportar nutrición, hormonas, enzimas, oxígeno, antioxidantes, etcétera. Trabaja con tu sistema linfático para ayudar a eliminar residuos celulares y metabólicos y puede afectar espectacularmente a tu temperatura corporal. La salud de tus células depende de la salud y la fortaleza de tu sistema vascular y de la sangre que fluye por él.

Vasos sanguíneos: arterias, capilares, venas

Arterias – Llevan sangre nueva oxigenada (que es también «rica en nutrientes») de tus pulmones, vía las arterias pulmonares, al corazón; luego, por el cuerpo a todas las células, los tejidos, los órganos y las glándulas.

Capilares – Son vasos sanguíneos diminutos que conectan las arterias más pequeñas (llamadas **arteriolas**) al comienzo de las venas más pequeñas (llamadas **vénulas**). El oxígeno y otros elementos son intercambiados por dióxido de carbono, otros gases y residuos metabólicos. Son transportados por el sistema venoso de vuelta a tus pulmones, riñones y colon para su eliminación. Las paredes capilares sanguíneas están formadas por una única capa de células escamosas (**endotelio**).

Venas – Como se dijo anteriormente, tu sistema venoso devuelve dióxido de carbono, residuos celulares y otras toxinas de las células y las zonas intersticiales a los pulmones y otros órganos para ser eliminados. Es un ciclo constante que funciona día y noche, 365 días al año, hasta la muerte. Una dieta ácida, un exceso de alimentos «pegajosos» (como los almidones refinados), sustancias químicas, metales pesados, minerales y una carencia de utilización del calcio (por una tiroides hipoactiva), todo ello causa daño a este sistema vital. Tus paredes vasculares son sensibles a la inflamación por ácidos que se ingestan o que son subproductos del metabolismo. Si esta inflamación no es revisada por los esteroides (de las glándulas suprarrenales), puede causar placas de colesterol. Ello conduce a una oclusión (bloqueo) que puede provocar ataques cardíacos, derrames, necrosis y muerte sistémica.

SANGRE

La sangre y la clorofila son los néctares líquidos de la vida; la fuerza vital se condensa en nutrientes, combustible, materiales de construcción y reparación y similares. Sin ellos, las plantas, los animales y la vida humana terminarían. Todos los seres de la naturaleza tienen algún tipo de «sangre» o «fuerza vital» que sostiene su cuerpo físico.

Tu sangre consiste en elementos formados y plasma. Los **elementos formados** incluyen los glóbulos rojos (eritrocitos), los glóbulos blancos (leucocitos) y las plaquetas (trombocitos). El **plasma** está formado por un 92 por 100 de agua y un 8 por 100 de varias sustancias que incluyen nutrientes, proteínas, iones, gases, subproductos metabólicos, etcétera. El cuadro de la página 50 te ofrece una visión de conjunto de lo que contiene el suero sanguíneo.

La sangre contiene dos tipos básicos de células: **eritrocitos** y **leucocitos.**

Eritrocitos

Los eritrocitos son **glóbulos rojos.** Son rojos por su contenido de **hemoglobina.** La parte *hemo* de la hemoglobina lleva un átomo de hierro unido a una molécula de oxígeno que le da el color rojo. La globina (una proteína) se une al dióxido de carbono. Los eritrocitos transportan oxígeno y dióxido de carbono. Combinadas con la hemoglobina, estas células transportan el 97 por 100 de oxígeno sistémico y el 92 por 100 de dióxido de carbono sistémico. Una enzima llamada **anhidrasa carbónica,** que se encuentra en los eritrocitos, cataliza (cambia) el dióxido de carbono en hidrógeno e iones bicarbonato. Ello se produce con el fin de transportarlos, ya que el dióxido de carbono baja el pH del cuerpo, haciéndolo más ácido. Los pulmones convierten el hidrógeno y los iones bicarbonato en dióxido de carbono. El dióxido de carbono puede exhalarse ahora sin crear excesiva acidosis en el cuerpo.

Leucocitos

Los leucocitos son **glóbulos blancos;** son células inmunes y se tratarán en la sección del sistema inmunitario de este capítulo. Los cuatro tipos de leucocitos son: **neutrófilos, linfocitos, monocitos (macrófagos), eosinófilos** y **mastocitos.**

Los eritrocitos y los leucocitos son derivados de las llamadas **células madre.** Tu sangre lleva muchas sustancias que son vitales para la salud del cuerpo a través de las células. También lleva residuos metabólicos y celulares y subproductos.

Tu cuerpo siempre busca mantener el **equilibrio alcalino/ácido.** La alcalinidad domina todos los fluidos y tejidos, excepto en el estómago. Tu sangre juega un papel vital en este proceso de equilibrio, desde la descomposición del dióxido de carbono hasta el suministro a los electrólitos, esteroides (lípidos), etcétera. Uno de los mejores ejemplos de este proceso de equilibrio es la manera en que los glóbulos rojos, mediante la anhidrasa carbónica, convierten hidróxido de carbono celular y sistémico (ácido) en iones bicarbonato (alcalino) y luego los vuelven a convertir en dióxido de carbono cuando llegan a los pulmones.

Como se afirmaba anteriormente, los humanos pertenecen a la especie frugívora, que es una especie alcalina. El cuadro anterior señala dónde predominan los fluidos alcalinos en el cuerpo humano y los efectos dañinos de la acidosis en diversas zonas.

COMPOSICIÓN DEL SUERO SANGUÍNEO

ELEMENTOS FORMADOS

Agua	92%
Proteínas	8%
albúminas	58%
globulinas	38%
fibrinógeno	4%

Otros constituyentes (solutos)
- nutrientes
- iones
- gases
- residuos y subproductos
- hormonas, neurotransmisores

PLASMA

Eritrocitos – glóbulos rojos (de 4 a 6 millones); llevan hemoglobina, con oxígeno e iones de hidrógeno (conversión de CO_2); neutraliza el monóxido de carbono.

Leucocitos – glóbulos blancos; células inmunes (de 5000 a 9000)

neutrófilos	60 a 80%
linfocitos	20 a 40%
eosinofilos	1 a 4%
monocitos	3 a 8%

Plaquetas – (200.000 a 500.000)

FLUIDOS DE LAS ESPECIES ALCALINAS

FLUIDO	ÁCIDO O ALCALINO	EFECTOS DE LA ACIDOSIS
saliva	alcalino	afta (herpes)
orina	alcalino	infecciones en el tracto urinario, en los riñones o cáncer en la vejiga
estómago	ácido	úlceras (gastritis), cáncer de estómago
intestinos	alcalino	úlceras (enteritis y colitis); cáncer intestinal
sangre	alcalino	muerte

Cuando tu dieta es predominantemente generadora de ácido, tus hormonas se desequilibran, entonces, lo que has comido fermenta y se pudre en lugar de digerirlo adecuadamente, y se produce mucosidad excesiva e inflamación. Tu sangre se vuelve tóxica y tu sistema linfático se obstruye. Muchos denominan a esto **enfermedad**.

Mantén siempre tu cuerpo alcalino, libre de tóxicos, y limpio; tanto internamente, como externamente. Esto crea la verdadera salud y vitalidad.

MÓDULO 2.6 ✳ El sistema digestivo

BOCA Y GLÁNDULAS SALIVALES

La boca ofrece la mecánica (los dientes) y descomposición de la enzima inicial de las fuentes de alimentos en complejos más pequeños y más simples. Las glándulas salivales segregan **amilasa** (tialina), que es una enzima digestiva alcalina para la descomposición del almidón y los hidratos de carbono. Esta enzima hidroliza el almidón y el glicógeno en maltosa.

ESTÓMAGO

El estómago está localizado entre el esófago y el duodeno (la primera parte del intestino delgado). Está situado por debajo del diafragma y a la derecha del bazo. Una parte del estómago está debajo del hígado. Los alimentos llegan a la parte superior del estómago por la válvula esfínter pilórica. La pared del estómago tiene cuatro capas; la envoltura interior o mucosa contiene glándulas tubulares simples que segregan los jugos gástricos, algunas segregan pepsinógeno y otras HCL (clorhidrato). También hay células que segregan mucosidad.

Cuando vemos, olemos o imaginamos comida, provocamos la secreción de jugos gástricos. La presencia real de alimentos estimula la producción de la hormona gastrina en el estómago, que a su vez desprende más jugos gástricos.

La digestión de las proteínas comienza en el estómago cuando el clorhidrato convierte el pepsinógeno en pepsina, que luego descompone las estructuras proteínicas complejas en estructuras más pequeñas llamadas **peptonas.** Esto es un proceso digestivo ácido. Si no hay ninguna proteína en el alimento que se consume, el estómago actúa como compartimento temporal para la digestión de la grasa y de los hidratos de carbono. Estos alimentos comienzan a digerirse en la boca con jugos digestivos alcalinos, amilasa (tialina), etcétera. Si la proteína está presente, entonces, los ácidos del estómago neutralizan estas enzimas hasta que estos alimentos llegan al duodeno, donde son reactivados y añadidos.

El estómago actúa como una cápsula de difusión prolongada que permite digerir la comida (o ser descompuesta) de manera que el cuerpo pueda usarla apropiadamente. El estómago actúa mediante el control hormonal y nervioso. El estómago puede absorber principalmente alcohol y agua, incluyendo infusiones de hierbas y algunos jugos de frutas y verduras.

Desde el punto de vista espiritual, el estómago refleja el plexo solar, que es el centro de la zona nerviosa que alimenta la cabeza (parte superior) y las extremidades medias e inferiores. La debilidad del estómago puede debilitar todo el cuerpo, afectando a las emociones (puede favorecer el miedo), las demandas de oxígeno, la conciencia, dolores de cabeza y otros estados.

INTESTINO DELGADO

El intestino delgado constituye la primera parte de la estructura intestinal. El intestino delgado es más delgado en diámetro que el colon, pero es de cuatro a seis veces más largo. Hay tres secciones diferentes que constituyen el intestino delgado y cada una tiene su propia tarea.

Duodeno

Esta primera sección del intestino delgado tiene aproximadamente de 20 a 28 cm de longitud. Recibe las enzimas digestivas a través del conducto biliar común, bicarbonato de sodio alcalinizante del páncreas y bilis alcalinizante de la vesícula/el hígado. La mayor parte de esta sección del intestino delgado es principalmente digestiva y alcalinizante. La secreción de hormonas también es una función del duodeno.

Es importante entender que las paredes del intestino delgado están hechas de pliegues circulares (o **vellosidades**). La mucosa se pliega en estas vellosidades o microvellosidades para incrementar la superficie de absorción de los intestinos. Tienen la apariencia de ondas que permiten al cuerpo el máximo potencial para digerir y absorber la nutrición.

Existen glándulas llamadas **lieberkuhns** en la base de muchas de las vellosidades (en el duodeno), que segregan hormonas y enzimas digestivas.

HORMONAS DEL DUODENO

PÉPTIDOS
Estimulan la liberación de peptidasas para finalizar la digestión final de las proteínas en aminoácidos.
SECRETINA
Estimula el bicarbonato de sodio y la bilis para la alcalinización y la descomposición de la grasa.
COLECISTOQUININA
Estimula las enzimas pancreáticas y contrae la vesícula para la extracción de la bilis.

ENZIMAS DEL DUODENO

PEPTIDASA
Completa la descomposición de la proteína en aminoácidos.
SACARASA, MALTASA Y LACTOSA
(Lactosa sólo hasta los tres años). Transforma azúcares complejos en monosacáridos o azúcares simples.

Yeyuno

La segunda parte del intestino delgado tiene unos 2,5 metros de largo. El duodeno y el yeyuno componen las dos quintas partes del intestino delgado. Las enzimas digestivas del duodeno actúan sobre la mayor parte de las partículas de los alimentos. Tiene lugar ahora la absorción de los nutrientes vitales al descomponer las enzimas digestivas las partículas de los alimentos en su forma más simple.

Íleon

La tercera parte tiene aproximadamente entre 4,5 y 9 metros de longitud y compone las tres quintas partes inferiores del intestino delgado. La mayor parte de los subproductos de la digestión son ahora aminoácidos (bloques de construcción), monosacáridos (combustible), ácidos grasos (aceite y combustible), glicerol, vitaminas y minerales. Ahora son absorbidos o mezclados con agua para continuar su camino hacia el colon. Esta mixtura líquida pasa a la primera parte del intestino grueso conocido como ciego, primera sección de la porción ascendente.

PÁNCREAS

El páncreas es una glándula endocrina y exocrina y está situado en posición horizontal detrás del estómago y delante de la primera y la segunda vértebra lumbar. La cabeza del páncreas está pegada al duodeno (intestino delgado) y la cola llega al bazo.

El cuerpo del páncreas tiene muchas glándulas exocrinas, que tienen sus propios conductos dirigidos al principal conducto pancreático, que se une al conducto biliar común. El conducto biliar común se vacía en el duodeno (la primera parte del intestino delgado). Por todo el tejido de la glándula exocrina existen masas de células llamadas islotes de Langerhans. Son los sistemas endocrinos del páncreas.

Esta parte endocrina del páncreas se explicará más adelante en este capítulo con la totalidad del sistema de glándulas endocrinas. Como ahora estamos tratando la digestión, examinaremos la parte exocrina del páncreas, la parte del conducto. Estas glándulas suministran la mayoría de las enzimas digestivas que se necesitan para descomponer los alimentos. También suministran bicarbonato de sodio, una sustancia alcalinizante llamada **quimo**, necesaria para alcalinizar los contenidos del estómago. Este quimo está lleno de ácido clorhídrico (HCL) y pepsina. En el duodeno se une el bicarbonato de sodio y la bilis de la vesícula para activar las enzimas digestivas alcalinas del páncreas y de la pared intestinal. Si el contenido del estómago no puede ser alcalinizado, la digestión propiamente dicha se para. Entonces, el alimento fermenta y se pudre causando un exceso de gas. Esto causa la pérdida del valor nutricional de los alimentos.

La mezcla de enzimas y bicarbonato de sodio se llama **jugo pancreático**. El jugo pancreático tiene un pH de 8,4 a 8,9 y es alcalino. El jugo pancreático es estimulado por dos hormonas, la **secretina** y la **colecistoquinina**, producidas por la mucosa duodenal. Este jugo pancreático fluye por el principal conducto pancreático hacia el conducto biliar común y luego hacia el duodeno. El jugo pancreático incluye el bicarbonato de sodio (alcalino) y las enzimas: **tripsinógena, quimotripsinógena, amilasa** y **lipasa**.

El páncreas es uno de tus órganos vitales. La acidosis y los agentes químicos dañinos lo destruyen. Lo que destruye el hígado destruye también el páncreas. Desde el punto de vista espiritual, el páncreas está unido al proceso del pensamiento y a cómo se manifiesta.

EL JUGO PANCREÁTICO Y SU FUNCIÓN

BICARBONATO DE SODIO
Alcalinizante y activador de enzimas (neutraliza el ácido del estómago).

TRIPSINÓGENO
Una enzima que es transformada en tripsina en el duodeno.

QUIMOTRIPSINÓGENO
Una enzima que es transformada en quimotripsina en el duodeno. (La tripsina y la quimotripsina completan la digestión de proteínas, convirtiendo las peptonas en los péptidos. A partir de aquí, los péptidos se descomponen [de la pared intestinal] por la proteasa en aminoácidos: los bloques básicos de construcción de estructuras de proteínas).

AMILASA
Una enzima que descompone (hidroliza) el almidón (maltosa) o los azúcares complejos (di y polisacáridos) en monosacáridos o azúcares simples.

LIPASA
Enzima que emulsiona (divide) las grasas en ácidos grasos y glicerol.

HÍGADO

Tu hígado puede compararse a una enorme fábrica de agentes químicos que satisface a toda una ciudad sus necesidades funcionales (metabólicas). Se dice que serían precisas más de 200 hectáreas de terreno para la construcción de tal fábrica. El hígado tiene tantas funciones diferentes que los investigadores aún no las han descubierto todas. Baste decir que deberíamos cuidar a este preciado órgano.

El hígado es el órgano más grande de tu cuerpo y lleva a cabo el mayor número de funciones. Está situado en el lado derecho por debajo del diafragma, al nivel de la parte inferior del esternón. La parte baja del hígado es cóncava y cubre el estómago, el duodeno (la primera parte del intestino delgado), la flexura hepática del colon (la parte superior derecha), la glándula suprarrenal derecha y la parte superior del riñón derecho.

Tu hígado tiene cuatro lóbulos y está cubierto por una membrana fibrosa dura y espesa llamada **cápsula de Glisson.**

Todos tus vasos sanguíneos y conductos hepáticos entran en el hígado por el hilio. En el hígado existen muchos pequeños conductos biliares intrahepáticos que conducen al principal conducto hepático, que se une al conducto cístico desde la vesícula y luego forman el «conducto biliar común». Entonces, este conducto biliar común entra en la parte superior de tu intestino delgado, llamado **duodeno,** en la papila de Vater. Es la principal zona digestiva del cuerpo.

Las partes funcionales de tu hígado son los lóbulos del hígado, que consisten en células del hígado (hepatocitos), permeadas por capilares sanguíneos llamados sinusoides. Las sinusoides están alineadas con las células Kupffer (macrófagos), que son las células inmunes del hígado.

Cuatro tareas básicas

El hígado tiene cuatro tareas básicas, de las que surgen muchas funciones. Las tareas son:

ALMACENAJE Y DISTRIBUCIÓN – El hígado almacena varios aminoácidos obtenidos de la digestión, luego los reconstruye para formar proteínas esenciales. El hígado convierte el exceso de glucosa en glicógeno (grasa almacenada), luego convierte el glicógeno almacenado en glucosa de nuevo cuando el cuerpo necesita combustible extra. El hígado también almacena y distribuye varias vitaminas, incluyendo la vitamina A, D, E y K (tus vitaminas liposolubles). El hígado también almacena varios minerales, incluyendo hierro y cobre.
CONVERSIONES, SÍNTESIS, TRANSMUTACIONES BIOLÓGICAS – El hígado almacena glicógeno, y cuando cae el nivel de glucosa en la sangre, convierte esta grasa almacenada (glicógeno) en glucosa de nuevo. Si las reser-

vas de glicógeno son escasas, convertirá otras grasas, e incluso aminoácidos almacenados, en glucosa. Ello muestra que la prioridad del cuerpo es la necesidad de combustible para crear energía (glucosa/fructosa).

El hígado convierte el amoníaco de un consumo excesivo de proteína en la urea, que luego se elimina por los riñones. El hígado sintetiza la vitamina K y otros factores coagulantes, incluyendo la protrombina y el fibrinógeno. Sintetiza los aminoácidos no esenciales para las funciones de crecimiento y reparación.

El colesterol se sintetiza para su uso en las paredes de las membranas celulares, para la producción de esteroides y para fines antiinflamatorios. Se produce una transmutación de varios minerales en otros elementos. Un ejemplo de ello es la sílice, que se transmuta en calcio. El hígado también sintetiza albúmina y globulina, que son transportadores de moléculas.

LA FUNCIÓN DEL HÍGADO

METABOLISMO DE AMINOÁCIDOS
- Síntesis de aminoácidos no esenciales.
- Convierte aminoácidos en glucosa (energía) si se necesita. (No se recomienda permitir al cuerpo obtener más energía de la necesaria).
- Forma urea del exceso de aminoácidos y amoníaco.

METABOLISMO DE HIDRATOS DE CARBONO
- Convierte los monosacáridos (que no sean glucosa) en glucosa.
- El exceso de glucosa se convierte y se almacena como glicógeno y viceversa.

METABOLISMO DE LA GRASA
- El colesterol se sintetiza para el crecimiento de nuevas células y la producción de esteroides.
- Se sintetizan las lipoproteínas, que transportan la grasa.
- Los ácidos grasos se convierten en grupos de acetilenos o cetonas, usados para energía.
- Los pigmentos biliares, incluida la bilirrubina, se forman a partir de la hemoglobina de los glóbulos rojos.
- Se sintetiza la bilis para emulsiones grasas y contenidos estomacales alcalinos.

SECRECIÓN – Tu hígado produce y segrega aproximadamente un litro de bilis al día. La bilis es un emulsionante graso y un agente alcalino.

DETOXIFICACIÓN – Las células inmunes (Kupffer) del hígado digieren bacterias, virus y otros agentes patógenos en la sangre desde el tracto digestivo. Un hígado sano puede metabolizar hormonas, drogas químicas y otros agentes químicos hasta cierto punto. Sin embargo, nuestra ingestión diaria de estas sustancias es más de lo que la mayoría de los hígados pueden soportar. El hígado también produce enzimas para ayudar en el proceso de detoxificación antes indicado.

Puedes ver por las anteriores funciones y procesos lo que hace tu hígado y lo importante que es mantenerlo sano. La acidosis, el alcohol, los agentes químicos, los medicamentos, etcétera, son muy dañinos para el hígado. Casi todos los medicamentos, especialmente los productos con alquitrán, como la aspirina, destruyen gravemente los tejidos. Es tu hígado, ¡envíale amor y sé bueno con él!

Tu hígado también está unido a la mente de maneras todavía no comprendidas por muchas personas. Cuando el hígado está inflamado y tiene deficiencia en sus funciones, así está tu mente. Ello puede producir baja autoestima y enojo. Recuerda que el cuerpo se desarrolla y funciona según se lo trata. Sé bueno contigo mismo.

VESÍCULA

Tu vesícula biliar es un saco en forma de pera que se encuentra en la parte inferior del lóbulo derecho del hígado. Tu vesícula es un «tanque de retención» de la bilis, producida en el hígado. Al almacenarse la bilis en la vesícula, el cuerpo elimina agua de ésta, haciéndola más concentrada.

Como la bilis se necesita para fines digestivos, se mueve por un conducto de 7,5 cm, llamado conducto cístico, hasta el conducto hepático, que luego forma el conducto biliar común. El conducto hepático se vacía luego en el duodeno (la primera parte del intestino delgado).

La **bilis** se usa como alcalinizante, antiinflamatorio y emulsionante de grasas. Trabaja con la lipasa pancreática para descomponer las moléculas grandes de grasa. La bilis contiene bilirrubina, biliverdina, colesterol, sustancias orgánicas e inorgánicas y sales, lecitina, mucina, etcétera.

La **colecistoquinina (pancreozina)** es una hormona de la pared intestinal (del duodeno) que causa la contracción de la vesícula, liberando bilis.

La colecistoquinina (pancreozina) está provocada por grasas en el intestino delgado.

Resumen

Los tejidos del canal alimentario, llamado tracto digestivo, están formados por varias capas de células. La primera capa se llama la membrana mucosa; cubre todos los pasajes y cavidades del cuerpo que tienen contacto con el oxígeno. Esta membrana mucosa está compuesta por células epiteliales, también llamadas mucosa, que segregan humedad o mucosidad para ayudar a la protección y las funciones de los órganos respectivos. También tenemos la submucosa o membrana basal; luego, el tejido muscular liso y el conectivo. La mayor parte de la mucosidad de la mucosa proviene de las glándulas de Brunner, situadas en la submucosa.

Consumimos comida y bebida con el propósito de obtener combustible y para construir y reparar materiales. Básicamente, la mayoría de los elementos y de los compuestos se usan como fuente de energía para el cuerpo. Todos los alimentos y las bebidas deben descomponerse en sustancias nutricionales o sustancias más simples de manera que el cuerpo pueda absorberlas y usarlas. Las paredes de las membranas celulares tienen poros microscópicos de forma que sólo los elementos más simples pueden entrar; de lo contrario, podrían entrar partículas grandes y causar un daño celular.

Físicamente, sin embargo, la mayoría de los subproductos de la digestión, si han sido descompuestos correctamente en sus formas más simples, pueden ser absorbidos, a través de las vellosidades, en el lecho capilar (sanguíneo). La sangre actúa como transportadora, llevando los nutrientes hacia el hígado, construyendo bloques y combustible, luego hacia el corazón y finalmente liberándolos hacia el sistema general para sus necesidades. Los subproductos de la digestión incluyen aminoácidos, monosacáridos (azúcares simples), ácidos grasos, gliceroles, vitaminas y minerales, etcétera.

MÓDULO 2.7 ✳ Los sistemas de eliminación

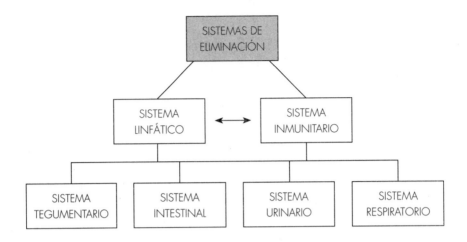

SISTEMA LINFÁTICO

Los sistemas inmunitario y linfático trabajan juntos ofreciendo al cuerpo protección y eliminación respectivamente. Ambos están en la categoría de «sistemas de eliminación», pero cada uno es un sistema separado. Examinemos cada uno de estos sistemas y cómo funcionan, por separado y en equipo.

El sistema linfático actúa como tu sistema séptico. No sólo ofrece protección a las células, sino que también sirve para eliminar residuos. Las células comen y excrementan como nosotros, sólo que a una escala mucho menor. La sangre lleva la nutrición y el combustible a las células y el sistema linfático elimina los subproductos y los residuos causados por la metabolización de estos nutrientes y el combustible.

El sistema linfático está compuesto por el líquido linfático, los vasos linfáticos, los ganglios linfáticos, el bazo y el timo.

El líquido linfático
El líquido linfático es un líquido alcalino y traslúcido que fluye de las células hacia los vasos linfáticos. Tu líquido linfático actúa como el agua que lleva los residuos desde tu cuarto de baño al sistema séptico.

El líquido linfático elimina aproximadamente el 10 por 100 del total del líquido suministrado por el sistema sanguíneo a las células. El líquido linfático es el medio o «plasma» que transporta un gran número de sustancias que necesitan ser eliminadas de las células, además de sustancias que son usadas para proteger las células. Esto incluye:

- Exceso de proteínas no usadas (incluidas la albúmina y la globulina, etcétera)
- Sales e iones
- Gases y tóxicos, residuos metabólicos
- Urea
- Grasas (posiblemente compuestos antiinflamatorios)
- Glucosa
- Hormonas, esteroides y enzimas
- Nutrientes sin utilizar, especialmente las vitaminas artificiales
- Parásitos (bacterias, etcétera)
- Toxinas químicas, sulfamidas, medicamentos químicos, etcétera
- Minerales (inutilizables por las células)
- Células inmunes, fundamentalmente linfocitos (células T y B, especialmente), macrófagos (monocitos), etcétera
- Células corporales moribundas (debido a atrofia o acidosis)
- Grasas procedentes del intestino delgado y del hígado que son absorbidas por pequeños vasos linfáticos llamados **quilíferos.**

No existe un «corazón» para bombear y hacer presión en el sistema linfático, de forma que el líquido linfático se mueve por medio de los siguientes métodos:

- Estímulos reflejados de los cambios de presión del sistema vascular sanguíneo.
- La contracción de los músculos esqueléticos, activados por medio del movimiento y del ejercicio.
- Estimulación por la contracción del músculo liso.

La presión arterial baja (glándulas suprarrenales), la falta de ejercicio o un estilo de vida inactivo, el intestino afectado, la piel y los riñones congestionados, pueden ser la causa de que el sistema linfático se obstruya.

El consumo excesivo de proteínas (muchas de las cuales son abrasivas [extrañas] para el cuerpo), ácidos y sustancias que crean mucosidad (leche, azúcares complejos, etcétera) también pueden cargar tu sistema linfático causando congestión y estancamiento. Todo ello junto crea una reacción y una carga inmune pesada, además de autointoxicación celular que conduce a una hipoactividad celular y a la muerte. En mi opinión, es ahí donde se origina el cáncer.

Los vasos linfáticos

Los vasos linfáticos se extienden por todo el cuerpo imitando a los vasos sanguíneos, excepto que son más grandes. Los capilares linfáticos (y los capilares sanguíneos) se extienden por casi todas las zonas intersticiales de todas las células. No se encuentran en la médula espinal, ni en la epidermis (parte exterior de la piel), ni en los cartílagos ni en el sistema nervioso central.

El plasma sanguíneo que sale de los vasos capilares alimenta y transporta factores energéticos a las células. Los residuos de las células provenientes de la metabolización de estos elementos son expulsados en lo que se ha convertido en el líquido intersticial, que es recogido en los pequeños capilares del sistema linfático. Los pequeños capilares desembocan en vasos linfáticos más grandes (venas con válvulas) y en los ganglios linfáticos y los órganos de depuración, como el bazo, el hígado, las amígdalas y el apéndice, etcétera. El lecho vascular linfático se mueve por todo el cuerpo de la misma manera que lo hacen los vasos sanguíneos.

El conducto torácico, que comienza en el abdomen, actúa como un saco agrandado que recibe vasos linfáticos de las extremidades (miembros) inferiores y la zona pélvica, incluyendo el estómago y los intestinos. Este conducto torácico sube por el tórax, recogiendo vasos linfáticos de las costillas (zona intercostal), luego va por la zona subclavia izquierda (tronco), donde retrocede y drena las extremidades superiores izquierdas. La yugular izquierda también drena aquí, lo que permite que la parte izquierda de la cabeza y el cuello drenen debidamente. La parte derecha de la cabeza, el cuello y el tórax drenan o están conectadas con el conducto linfático derecho.

Al fluir la linfa por los vasos linfáticos hacia las venas subclavias, pasa por los ganglios linfáticos, que contienen macrófagos para fagocitar (consumir o destruir) bacterias u otros patógenos (antígenos). Cuando el líquido linfático se limpia, se neutraliza y se filtra, vuelve a entrar en el flujo de sangre en la yugular interna y en las venas subclavias derecha e izquierda.

Los ganglios linfáticos

Tenemos miles de pequeños tanques sépticos llamados ganglios linfáticos. Los ganglios linfáticos son tanques de retención en forma de judía, o «tanques sépticos», usados por el sistema linfático para filtrar, neutralizar, unir y destruir patógenos (toxinas), antígenos, etcétera. Consisten en una red de fibrinas que sirve de filtro para las células linfáticas. Los nódulos linfáticos varían de tamaño y están formados por:

- Linfocitos (incluyendo células T y B)
- Neutrófilos
- Células de plasma
- Macrófagos (grandes cantidades)
- Antígenos
- Anticuerpos

La principal red, o grupo de ganglios linfáticos, está en:

- El cuello, la parte superior del hombro y la zona del pecho. Sirve de filtro para la cabeza (nódulos cervicales).
- Las axilas, que filtran la zona torácica (pecho) y las extremidades superiores (nódulos axilares).
- La zona de las ingles para la pelvis y las piernas (nódulos inguinales).
- Mesenterio o zona abdominal (filtra el tracto gastrointestinal).

Cuando el sistema linfático se sobrecarga con toxinas, parásitos, células debilitadas por acidosis, mucosidad, residuos metabólicos, etcétera, tus ganglios linfáticos se agrandan y se hinchan. Tus amígdalas son un magnífico ejemplo de ello. Los productos lácteos y los azúcares refinados producen mucha mucosidad, que, a su vez, causa problemas de congestión (incluyendo los senos nasales, los bronquios y los pulmones, etcétera). Cuando las amígdalas se inflaman por sobrecarga, algunos de los síntomas son dolor de garganta, inflamación y mucosidad. El resfriado y la gripe son otros síntomas de congestión que necesita salir.

Cuando los doctores quitan las amígdalas por falta de comprensión sobre la congestión y el sistema linfático, provocan una reacción en cadena. Quitar las amígdalas causa una carga en el sistema linfático (en los tejidos de alrededor) que lleva a tener rigidez en el cuello, deterioro de la columna cervical, acumulación de presión en el cerebro, los oídos, los ojos (glaucoma), etcétera. Muchos doctores no saben cómo ayudar al cuerpo a descongestionarse por sí mismo.

La detoxificación es la única respuesta verdadera a este problema. La eliminación de los tejidos y el tratamiento de los síntomas con sulfamidas (antibióticos) sólo acentúan el problema.

El bazo

Tu bazo es un órgano de color rojo semioscuro de forma oval. Está situado en la parte izquierda (cuadrante izquierdo superior), a la izquierda detrás del estómago.

En el estado embrionario, el bazo sirve para crear los glóbulos rojos y los blancos. Sin embargo, poco después del nacimiento, el bazo sólo produce linfocitos y monocitos. El bazo está lleno del tipo de linfocitos llamados macrófagos, que eliminan patógenos y toxinas de todo tipo de la sangre y la linfa.

El bazo actúa como reserva donde se almacena la sangre para emergencias. El bazo también destruye células viejas debilitadas y tóxicas, creando bilirrubina de la hemoglobina. La bilirrubina le da a la bilis su particular color.

Mantener tu bazo sano ayuda a mantener sano el sistema inmune, linfático y sanguíneo. En círculos espirituales, el bazo refleja la mente inferior (llamada «mente causal»), donde la dualidad o creación empieza realmente. Tu bazo es el vehículo para las matemáticas universales que afectan tu cuerpo físico. Su color espiritual es el naranja.

La glándula timo

El timo será tratado más tarde en este capítulo, en la sección del sistema endocrino. Sin embargo, baste decir que es una glándula que madura y prepara las células B para convertirlas en células T y ayudantes de las células T, que son parte de nuestras células NK *(natural killer)*, células asesinas naturales. Son una respuesta con mediación celular a los patógenos.

Resumen: El sistema linfático

El cuerpo físico es una ciudad en sí misma. El sistema inmunitario y el linfático actúan como una fuerza policial y un departamento de saneamiento, juntos en un mismo paquete. El sistema linfático recoge la basura de cada casa de la ciudad (cada célula); la basura varía, desde luego, dependiendo del «estilo de vida» de cada casa/célula. El sistema linfático, junto con las células inmunitarias, tiene la tarea de proteger y mantener tu cuerpo limpio.

Muchos alimentos que la gente come habitualmente atascan y sobrecargan el sistema linfático. Los resfriados, las gripes, las alergias, la congestión sinusal, la bronquitis, los tejidos pulmonares –incluyendo la neumonía y el asma (con deficiencia suprarrenal)– junto con las paperas, los tumores, las úlceras, los linfomas, las erupciones cutáneas, la caspa, etcétera, no son sino un sistema linfático congestionado, sobrecargado.

Todos los productos lácteos (pasteurizados o naturales), los hidratos de carbono refinados (azúcares complejos), los irritantes (los pimientos, los refrescos de cola, etcétera), los productos químicos tóxicos, las proteínas extrañas (carnes, etcétera) causan una respuesta linfática de la mucosa, o sea, una producción excesiva de mucosidad. Además, estas sustancias pueden ser dañinas para las células, especialmente invitando a una invasión de parásitos. La tarea del sistema linfático es tratar de parar este ataque «terrorista» en los tejidos del cuerpo. Sin embargo, una vez que el cuerpo está bombardeado por esta mucosidad del sistema linfático, la misma mucosidad se convierte en un problema. Puede bloquear la función celular causando hipoactividad del órgano o la glándula respectiva.

De nuevo, podemos ver un ejemplo de esta respuesta en la reacción del cuerpo a los lácteos. Sus proteínas son tan abrasivas, concentradas y dañinas que su ingestión crea una mucosidad excesiva. La reacción en cadena hace que se sienta la mucosidad en la cavidad sinusal, la garganta y los pulmones. Ello causa la pérdida del sentido del olfato, del gusto y del oído e impide la respiración. También congestiona la glándula tiroidea, y finalmente afecta a todo el cuerpo de multitud de formas. Es una ironía que tomemos leche para obtener calcio cuando sus efectos pueden conducir a la incapacidad del cuerpo para utilizar el calcio.

Desde el punto de vista espiritual, tu sangre y tu sistema linfático son un reflejo del espíritu. Nos mejora y nutre, pero también nos limpia y nos educa. Si está saturado o estancado, estamos saturados y estancados. Se instala la enfermedad y puede llegar la muerte.

Limpia y abre todas las vías del interior y deja que el espíritu fluya (la sangre y la linfa) sin obstrucciones. Ello te traerá un sentido de bienestar inimaginable.

El sistema inmunitario es la fuerza policial del cuerpo. Ofrece protección contra los invasores (parásitos) y las toxinas. Sin el sistema inmunitario no podrías vivir en el planeta. (¿Recuerdas el «chico de la burbuja», que no tenía ningún sistema inmunitario?).

Dos tipos de sistemas inmunitarios

Tenemos dos tipos de sistemas inmunitarios en funcionamiento: **el sistema inmunitario extracelular y el sistema inmunitario intracelular.**

El sistema inmunitario extracelular – La inmunidad extracelular protege los órganos internos, las glándulas y los tejidos. Protege las condiciones fuera de las células. Este tipo de inmunidad se ha llamado «adaptativa», «innata», «humoral» o «medidora de anticuerpos». Sin embargo, en realidad, todos son el mismo tipo, mecánicos.

De manera sencilla, la inmunidad extracelular comienza en el momento de la concepción con la memoria pasada genéticamente a las células a partir de los padres, que fijan el modelo inmunitario para el niño.

Este tipo de inmunidad es realmente adaptativo, ya que el sistema inmunitario tiene una mente como nosotros. Puede comprender, recordar y dar protección contra invasores y toxinas día a día, creando inmunidad. Se «entrena» a sí mismo para estar preparado la próxima vez que se produzca una invasión similar. En esto se observa la belleza del trabajo de Dios.

El sistema inmunitario intracelular – La inmunidad intracelular existe dentro de la célula; a ello se le llama «inmunidad mediada por las células». Este tipo de inmunidad significa la reacción de las células T a los productos químicos liberados por las propias células.

La reacción celular a la inmunidad

Cada uno de estos dos sistemas de protección (el extracelular y el intracelular) ofrece una reacción específica.

La reacción extracelular – La reacción inmunitaria de los anticuerpos (humoral) consiste en linfocitos de células-B de plasma, producidos como respuesta a antígenos destructivos con la subsiguiente formación de anticuerpos. Este tipo de respuesta crea generalmente inmunidad al tipo especial de antígenos y se considera una reacción extracelular.

La reacción intracelular – La reacción de la inmunidad mediada por las células (respuesta celular) es la producción de células T por el timo como respuesta a antígenos extraños que necesitan ser eliminados. Esta reacción se llama inmunidad intracelular.

El sistema inmunitario responderá de una de estas dos formas, dependiendo de lo que se explicó anteriormente. La primera respuesta, o **reacción primaria,** es la reacción inicial a los invasores. Es una respuesta lenta pero profunda en la que son creados anticuerpos linfocitos T y B para atacar a los patógenos invasores o extendidos (microorganismos).

La segunda respuesta, o **reacción secundaria** es la respuesta de las células T y B que habían presentado batalla anteriormente a estos antígenos o patógenos específicos. Entonces, estas células pueden buscar y destruir invasores conocidos porque están familiarizados con ellos y saben cómo destruirlos.

Ambas respuestas están diseñadas para neutralizar o eliminar las células destructivas o patógenos (toxinas o parásitos). Están determinadas por la necesidad de **una respuesta inmune no específica o una respuesta inmune específica.**

- *Respuesta inmune no específica* – (Inflamación) La respuesta de los tejidos y las células a una herida de cualquier origen. El origen incluye productos químicos, traumatismos, organismos invasores, etcétera.

- *Respuesta inmune específica* – Una respuesta mucho más fuerte que tiene lugar cuando la inflamación no es lo suficientemente fuerte o no es la adecuada para manejar la herida o la invasión. Esta respuesta está directamente bajo el control de las células T y B.

En resumen, el sistema inmunitario se deshace de invasores no deseados de dos formas: **fagocitosis** e **inflamación.** La inflamación puede ser local (celular) o sistemática (en muchos lugares del cuerpo).

Fagocitosis – La ingestión, neutralización o destrucción de sustancias extrañas, incluyendo los microorganismos, sus partes, las toxinas, así como las células corporales debilitadas o muertas y las células invadidas por parásitos. Las células que crean fagocitosis se llaman **fagocitos.** Los **neutrófilos** y **macrófagos** componen la gran parte de estos tipos de células.

Inflamación –

- *La inflamación local* se limita a una zona específica. Presenta rojez, hinchazón y calor debido a la dilatación del sistema vascular (sanguíneo).

Puede haber dolor en estas zonas debido a la hinchazón y a las reacciones químicas en los receptores nerviosos.

- *La inflamación sistémica* a menudo no se nota hasta que se produce la destrucción. El desequilibrio hormonal, las dietas que producen formación de ácidos y la ingestión de productos químicos pesados en la comida, el aire y los cosméticos crean este tipo de inflamación. La mayoría de las veces, esta inflamación pasa desapercibida hasta que se comienza a sentir una hipoactividad de los tejidos, las glándulas y los órganos. Cuando las glándulas fallan al hacer su trabajo, se crea un efecto dominó causando muchos síntomas de enfermedades.

Como se afirmaba previamente, los sistemas linfático e inmunitario trabajan juntos como si fueran un único sistema. Los tejidos linfáticos, los órganos y los procesos están encargados de la identificación, el transporte y la eliminación de **antígenos** o **patógenos**. Este sistema también es responsable de producir la respuesta inmunitaria.

Básicamente, hay **dos líneas de defensa** de las que tu cuerpo se tiene que proteger de sustancias extrañas, incluidos microorganismos no deseados: son **defensas mecánicas (estructurales) y químicas (mediadas)**.

Defensas mecánicas (estructurales) – La piel, la membrana mucosa, las lágrimas, la saliva, los ácidos estomacales y la orina. La protección específica está afectada por el «sistema de inmunidad de la mucosa» de la mucosa de la cobertura respiratoria, genitourinaria y gastrointestinal, que tiene grupos de células linfoides, incluyendo linfocitos y macrófagos.

Defensas químicas (mediadores) – Estos catalizadores químicos son sustancias que usa el cuerpo para provocar una reacción inmunitaria innata. Algunos productos químicos forman barreras en la pared de la membrana celular para detener la invasión de los parásitos. Las células también producen enzimas llamadas liposomas, diseñadas para digerir o matar invasores parásitos.

- *Lisozima* – (enzimas) en las lágrimas, en el sudor y en la saliva, mata varios microorganismos.
- *Mucosidad* – producida por la membrana mucosa, envuelve y suministra glóbulos blancos que son diseñados para fagocitar, neutralizar o destruir antígenos y patógenos.
- *Histamina* – sustancias químicas (desprendidas por microorganismos o células dañadas) que atraen leucocitos para ayuda de emergencia.

- *Prostaglandinas* – ácido graso no saturado basado en carbono 20, biológicamente activo. Las prostaglandinas tiene multitud de funciones, incluyendo vasodilatación y metabolismo de glucosa. Son mediadoras de muchos procesos químicos.
- *Leucotrienos* – estimulan la inflamación al dilatar el sistema vascular (capilares, etcétera). También incrementan la permeabilidad vascular (la capacidad para segregar células sanguíneas, nutricionales e inmunitarias a través de las paredes de los capilares, etcétera). La permeabilidad vascular permite que los fibrinógenos y las proteínas entren en el flujo linfático alrededor de la célula. El fibrinógeno se convierte en fibrina, que luego es usada para bloquear las zonas afectadas. Los leucotrienos también estimulan la fagocitosis mediante los macrófagos y atraen glóbulos blancos para ayuda de emergencia.
- *Interferonas* – tipo de proteína que protege las células de la invasión de virus. Se pegan a las paredes celulares y estimulan la producción de la célula de propiedades antivíricas (proteínas).
- *Cininas* – atraen a los glóbulos blancos.
- *Complemento* – un grupo de proteínas (proteínas de complemento) que atraen a los glóbulos blancos.

Para entender el estado autoinmunitario, examinemos más profundamente tu sistema inmunitario interno.

Como ya sabemos, tu sistema inmunitario interno está diseñado para eliminar células débiles y parasitarias. Las células tienen «marcadores» (antígenos) en la superficie que las identifican por lo que son. Estos marcadores las identifican como células «propias» o células «no propias».

Antígenos

Los antígenos son sustancias que crean una reacción inmunitaria. Los antígenos son proteínas u oligosacáridos (compuestos formados por un sacárido). Hay dos tipos de antígenos: **antígenos propios** y **antígenos extraños**.

Antígenos propios – Son sustancias (proteínas, etcétera) creadas por las células para estimular una reacción inmunitaria. Estos tipos de antígenos generalmente son parte de una pared de la membrana celular y actúan como «marcadores» o señales para la reacción celular inmunitaria. Estos tipos de antígenos se llaman también **autoantígenos**.

Antígenos extraños – Son sustancias o parásitos introducidos en el cuerpo desde el exterior. Éstos incluyen:

- Microorganismos
- Partículas (fragmentos) de microorganismos
- Ácidos
- Elementos químicos de todo tipo
- Proteínas que son extrañas o inservibles para el cuerpo
- Espinas, astillas, cristal, etcétera

Todas las cosas de la creación son únicas, sin embargo, hay muchas similitudes. Nuestro planeta alberga numerosas razas humanas y especies de plantas y animales cuyos tipos se identifican por la forma, el color y las marcas. Lo mismo ocurre con las células y sus paredes celulares (la piel exterior), y cada célula es única en sí misma.

Las paredes celulares están formadas por proteínas (aminoácidos encadenados), colesterol (protección contra la inflamación) y fosfolípidos. Cuando una célula se debilita, estas proteínas y antígenos cambian y envían una señal para la destrucción de las células. El cuerpo externo o pared celular, cambia del mismo modo que la piel cambia cuando las células que la componen comienzan a fallar.

La reacción celular inmunitaria a los antígenos (Reacción de células B)

Linfocitos – Con el fin de activar una reacción inmunitaria específica, tus linfocitos deben ser activados. Esta activación está desencadenada por un antígeno (una señal). Los linfocitos tienen receptores vinculados a los antígenos en sus superficies. Estos receptores son específicos y están diseñados para vincularse a antígenos específicos.

Interleucina – La interleucina, producida y liberada por macrófagos y células T auxiliares, estimulan los linfocitos para dividirse una vez que los antígenos son capturados (vinculados) hacia los linfocitos (célula inmunitaria). Luego:

- El antígeno es procesado (neutralizado y descompuesto) por macrófagos y células B.

- Los macrófagos presentan los antígenos procesados a las células T auxiliares. Se libera interleucina y causa la división de las células T auxiliares, incrementando así su número.
- Las células T auxiliares se combinan con las células B (que procesaron originalmente el antígeno) y dan como resultado la formación de células que producen anticuerpos contra los antígenos.

El rol de los «marcadores» de las proteínas

- Identificar una célula por tipo y estado de salud (fuerte y débil).
- Estimular la producción de anticuerpos mediante los linfocitos B para neutralizar o destruir la célula.
- Estimular la respuesta de los citotóxicos (sustancias químicas que destruyen las células) por medio de granulocitos, monocitos y linfocitos.

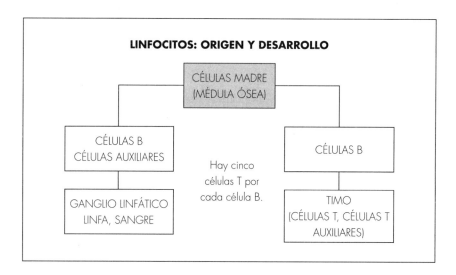

Las células normales del cuerpo que se dañan o debilitan pueden aparecer como antígenos extraños, invitando a una respuesta inmunitaria por parte de los macrófagos, neutrófilos, monocitos, etcétera. Ello estimula la producción de anticuerpos por parte de los linfocitos B para neutralizar o destruir la célula si fuera necesario. También estimula respuestas citotóxicas por parte de los granulocitos, monocitos y linfocitos.

Es aquí cuando se crea la ilusión «autoinmunitaria»; cuando una célula cambia su morfología por la acidosis, la influencia química tóxica, etcétera, esto cambia la señal a las células inmunitarias (la policía), consideradas ahora antígenos extraños o células que pueden afectar a otras células y necesitar ser eliminadas.

Reacción mediada por anticuerpos

Anticuerpos – Cuando el cuerpo se expone a antígenos (parásitos, toxinas, etcétera), activa las células B, que producen anticuerpos. Estos anticuerpos se vinculan a los antígenos y en el proceso destruyen toxinas. Los anticuerpos se encuentran en los fluidos del cuerpo. Por eso este tipo de inmunidad se llama inmunidad extracelular (fuera del cuerpo). Los anticuerpos pueden vincularse a los macrófagos, basófilos y mastocitos.

Los anticuerpos son **glicoproteínas** en forma de Y producidas por linfocitos B (células B) en respuesta a la presencia de antígenos. Cada anticuerpo está formado por cuatro cadenas de polipéptidos (dos o más aminoácidos) que crean el vínculo para la adhesión de antígenos. Se los considera **inmunoglobulinas** (formados por muchos anticuerpos diferentes). Casi todos los anticuerpos, excepto los heredados (basados en los grupos sanguíneos), son creados por la unión de células B con antígenos extraños.

Los anticuerpos se llaman **globulinas gamma**. Se encuentran grandes cantidades en el plasma (sangre) donde existen otras proteínas, como la albúmina, etcétera. Los anticuerpos se llaman también inmunoglobulinas (IQ) porque son proteínas globulinas relacionadas con el sistema inmunitario.

Reacción primaria – (de 3 a 14 días)
- Los antígenos activan las células B.
- Las células B multiplican y crean células de memoria B. Estas células producen anticuerpos (proteínas en forma de Y).

Reacción secundaria – (de horas a 3 días)
- Se produce cuando el cuerpo está expuesto a antígenos conocidos, es decir, antígenos con los que el cuerpo ha batallado y a los que reconoce. Estos antígenos crean por lo tanto una reacción inmediata de la célula B a partir de la célula de memoria B.
- Esta reacción rápida crea incluso más células de memoria B, aumentando así la inmunidad. Las células de memoria son la base para la inmunidad adaptable.

Los anticuerpos neutralizan o destruyen los antígenos:
- Iniciando lisis (rompiendo y destruyendo al invasor).

ANTICUERPOS BÁSICOS O INMUNOGLOBULINAS		
ANTICUERPO	%	FUNCIÓN
IgG	80% +	Inactiva/desactiva o se vincula a antígenos; aumenta el número de fagocitos; da protección inmunitaria al feto; detecta complementos (proteínas).
IgM	10%	Se vincula a antígenos; actúa como receptor de vínculos sobre las células B; activa los complementos. Es, frecuentemente, el primer anticuerpo por reacción de los antígenos.
IgA	15%	Inactiva los antígenos. Se encuentra en la saliva, las lágrimas y las membranas mucosas. Ofrece protección en la piel. También se encuentra en el calostro y en la leche materna.
IgE	< 1%	Unido a los mastocitos y los basófilos para estimular la inflamación.
IgD	< 1%	Actúa como receptor de vínculo sobre las células B.

- Neutralizando toxinas de actividad bacteriana.
- Fagocitosis (ingiriendo, neutralizando y destruyendo).
- Fomentando la aglutinación de antígenos.
- Evitando que los antígenos se adhieran a las células anfitrionas.

Los anticuerpos directamente o indirectamente...

- Detectan antígenos o se vinculan a ellos.
- Aumentan la fagocitosis.
- Aumentan la inflamación.
- Activan las proteínas de complemento.

Sistema inmunitario de mediación celular

El sistema inmunitario de mediación celular corresponde a la protección de células T de tus células. Las células T protegen el interior de los espacios intercelulares de microorganismos como virus y algunas bacterias. Las células T, como las células B, tienen receptores vinculados a antígenos en la superficie y son expertas en reconocer antígenos celulares.

Reacción primaria – Los antígenos activan células T, las cuales entonces empiezan a dividirse y a crear células T citotóxicas (citolítica). Las células T citotóxicas producen citosinas, o linfocinas, que son proteínas (péptidos) que fomentan una respuesta inmunitaria adicional al incrementar la formación de células T, la participación de macrófagos, etcétera.

Las células T no pueden reconocer antígenos extraños sin la ayuda del procesamiento de macrófagos, etcétera. Ello ayuda a diferenciar las células T entre tipos de antígenos. Las células T auxiliares (llamadas células T4) segregan interleucina, que estimula la actividad de células B y otros linfocitos T.

Reacción secundaria – La reacción de la célula T secundaria proviene de las células memoria T. Tus células memoria T funcionan como tus células memoria B en cuanto «recuerdan» una exposición anterior a los antígenos y han creado «anticuerpos» para combatirlos.

PROCESAMIENTO DE MACRÓFAGOS

FASE 1

- Los macrófagos ingieren antígenos mediante endocitosis y los descomponen en varios trozos pequeños.
- Cada trozo se «sella» con una proteína (el complejo mayor de histocompatibilidad [CMH]).
- Estos trozos de antígenos están preparados, ahora, para unirse a las células T auxiliares.
- La fagocitosis de las células B es similar a la fagocitosis de macrófagos.

FASE 2

- Macrófagos y células B procesan antígenos.
- Los macrófagos segregan interleucina 1.
- La interleucina estimula las células T para producir interleucina 2.
- La interleucina estimula las células T auxiliares para dividirlas.
- Las células T auxiliares estimulan las células B.

LOS GLÓBULOS BLANCOS

NEUTRÓFILOS

Definición: Fagocita microorganismos y otras sustancias
% de glóbulos blancos: 60-80%

Reacción: Inflamación
Lugar de maduración: Médula ósea roja
Zona de células maduras: Sangre, tejido conectivo y linfático
Segregan: Histamina, proteínas de complementos, leucotrienos, cininas e interferón
Tipo de inmunidad: Innata (de nacimiento)

LINFOCITOS (CÉLULAS B)

Definición: Produce anticuerpos y otras sustancias químicas responsables de la destrucción de microorganismos
% de glóbulos blancos: 20-40 %
Reacción: Protección extracelular (exterior) de antígenos (virus, bacterias, productos químicos)
Lugar de maduración: Médula ósea roja, bazo, ganglios linfáticos
Zona de células maduras: Sangre, tejido conectivo y linfático
Segregan: Anticuerpos
Tipo de inmunidad: Mediada por anticuerpos

LINFOCITOS (CÉLULAS T)

Definición: Produce anticuerpos y otras sustancias químicas responsables de la destrucción de microorganismos
% de glóbulos blancos: 0-40 %
Reacción: Protección intracelular (interior) de antígenos (parásitos, tumores), también conocidos como destructores de tumores
Lugar de maduración: Médula ósea roja, bazo, ganglios linfáticos
Zona de células maduras: Glándula timo
Segregan: Tejidos
Tipo de inmunidad: Mediada por células

EOSINÓFILOS

Definición: Libera sustancias químicas que reducen la inflamación y ataca ciertos parásitos del tipo de las lombrices
% de glóbulos blancos: 1-4 %
Reacción: Inflamación
Lugar de maduración: Médula ósea roja
Zona de células maduras: Sangre, tejido conectivo y linfático
Segregan: Histamina, proteínas de complementos, leucotrienos, cininas e interferón
Tipo de inmunidad: Innata

BASÓFILOS

Definición: Libera histamina, que produce inflamación; también libera heparina, que evita la formación de coágulos
% de glóbulos blancos: 0,5-1 %
Reacción: Inflamación

Lugar de maduración: Médula ósea roja

Zona de células maduras: Sangre, tejido conectivo y linfático

Segregan: Histamina, proteínas de complemento, leucotrienos, cinina e interferón

Tipo de inmunidad: Innata

MONOCITOS (MACRÓFAGOS)

Definición: Células fagocíticas en la sangre que se convierten en macrófagos dentro de los tejidos, que fagocitan bacterias, fragmentos de células, células muertas y otras toxinas en el interior de los tejidos

% de glóbulos blancos: 3-8%

Reacción: Fagocitosis

Lugar de maduración: Varios tejidos del cuerpo

Zona de células maduras: Sangre, tejido conectivo y linfático

Segregan: Enzimas, lisomas, quimiocinas, citocinas, radicales O_2

Tipo de inmunidad: Innata

MASTOCITOS

Definición: Esencial para la reacción inflamatoria en el tejido conectivo, bajo la piel y en la mucosa de tracto intestinal y los tejidos respiratorios. Ayuda a estimular la inflamación mediante la liberación de varias sustancias químicas. Están mediados por 1gE

% de glóbulos blancos: 0%

Reacción: Inflamación

Lugar de maduración: Varios tejidos del cuerpo

Zona de células maduras: Tejido conectivo, piel, mucosa, y tejido gastrointestinal

Segregan: Histamina, proteinasa, prostaglandina, leucotrienos, cinina, interferones, complementos

Tipo de inmunidad: Innata

Creación de células inmunitarias

GLÓBULOS BLANCOS – Tus células inmunitarias se llaman glóbulos blancos, de los cuales hay muchos tipos. La médula espinal produce los glóbulos blancos como defensa interna primaria del cuerpo. Estas células luego son enviadas a través del sistema linfático para madurar o para ser transformadas en células más grandes o más específicas.

Los tejidos linfáticos, incluyendo el bazo, el timo y los ganglios linfáticos, son los responsables del crecimiento, la maduración y la activación de los glóbulos blancos. El crecimiento y la función de las células inmunitarias están regulados por citocinas, que son proteínas y actúan como mediadores del crecimiento. Existen más de cien tipos diferentes de citocinas producidas por los glóbulos blancos, incluyendo las interleucinas, los interferones, factores de necrosis tumoral, etcétera.

Examinemos algunas de las células inmunitarias más importantes que tu cuerpo usa como defensa. Los **macrófagos** son **monocitos** que han dejado la circulación y se han asentado y madurado en los tejidos. Los macrófagos se encuentran en gran número en las amígdalas, el bazo, y los ganglios linfáticos. El 50 por 100 o más de los macrófagos del cuerpo se encuentran en el hígado y se llaman células de Kupffer. Sin embargo, se encuentran en todas partes, incluyendo el cerebro y la sangre. Actúan como barredores que limpian al avanzar. Los macrófagos y los neutrófilos son las principales células fagocíticas del sistema inmunitario (ingieren y destruyen).

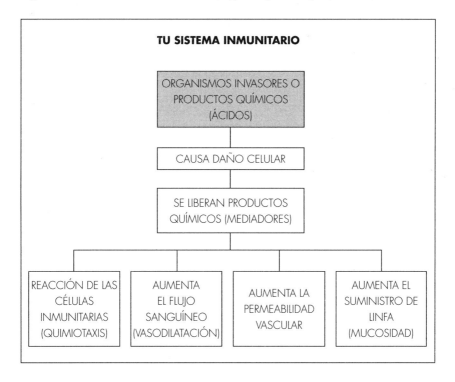

Las **células asesinas naturales** (células NK, *natural killer)* son un tipo de linfocito procesado en la médula ósea que representa el 1-5 por 100 de todos los linfocitos. Son consideradas las principales células inmunitarias. Su función es destruir tumores o células infectadas por virus. Son parte del sistema inmunitario innato porque no responden a la memoria y no son específicas en su respuesta. Sólo reconocen una clase específica, no un tipo específico de célula.

Resumen: El sistema inmunitario

Tu cuerpo está diseñado por naturaleza para protegerse de los invasores, incluyendo los parásitos, los productos químicos, etcétera. Incluso los alimentos que son dañinos, cuando se toman, tienen una reacción inmunitaria y linfática.

Tu cuerpo en su globalidad y cada célula que lo forma tiene conocimiento (conciencia). Tu sistema inmunitario aprende a reconocer invasores antiguos y almacena esta información en células de memoria. Esto tiene lugar desde la concepción (memoria de los padres) y continúa durante la exposición al mundo exterior. El cuerpo y los órganos están cubiertos de una «piel» o membrana diseñada para protegerlos inicialmente (mecánicamente). Desde aquí, las células inmunitarias (inmunes) y sus productos químicos están diseñadas para «comer» o destrozar estos invasores de una forma u otra.

Hay muchos tipos diferentes de células inmunitarias, cada una con su particular área de especialización. Tenemos y desarrollamos nuestro sistema inmunitario desde los siguientes puntos:

- *Activo natural* – (naturaleza) tu innata y adaptativa respuesta inmune.
- *Activo artificial* – (vacuna) inmunidad creada por el suministro artificial de patógenos o antígenos de forma que el cuerpo pueda crear inmunidad a partir de la fuente suministrada.
- *Pasivo natural* – de la madre al feto a través de la placenta. Transferido a individuos no inmunes.
- *Pasivo artificial* – transferido de animales vacunados a humanos.

La naturaleza no procrea al débil; si lo hiciera, la naturaleza no se sostendría. Ello también es verdad para el cuerpo y las células que lo forman.

Los síndromes autoinmunes no son más que el fuerte eliminando al débil. Teniendo esto en cuenta, la mejor medida a tomar en «enfermedades» o estados de hipoactividad o debilidad es siempre fortalecer, fortalecer y fortalecer a uno mismo y a sus células. ¡Limpia tu cuerpo de todos los productos químicos, las toxinas, la pus, la mucosidad y los parásitos (la variedad dañina) y recupera la salud!

APARATO INTESTINAL (COLON)

El intestino grueso, o lo que se denomina el colon, está compuesto **por seis partes: ciego, colon ascendente, colon transverso, colon descendente, sigmoideo y recto.** El colon medio tiene entre 150 y 180 centímetros. El colon tiene forma de U invertida y se extiende por el perímetro del abdomen. Tiene también pliegues circulares. El colon absorbe principalmente agua, micropartículas de minerales y vitaminas.

El colon no segrega enzimas digestivas; sin embargo, tiene lugar algún tipo de digestión de las bacterias. Las partículas de los alimentos y los subproductos de la digestión en el estómago y en el intestino delgado se mezclan en el colon y la mayor parte del agua es reabsorbida de manera que se forma una sólida masa por eliminación. La mucosidad del sistema linfático también se echa en el colon para su eliminación. El colon tiene glándulas que segregan mucosidad en la submucosa para ayudar también a la eliminación.

El colon tiene una relación eléctrica con todos los órganos y los tejidos principales del cuerpo. La comunidad científica actual todavía no ha descubierto esta parte de la fisiología del colon, ni del tejido intestinal y su relación con los otros tejidos del cuerpo.

APARATO URINARIO

Riñones

Generalmente los humanos tienen dos riñones. Sin embargo, he visto a mucha gente que ha nacido con tres. Tus riñones tienen forma de oreja y son de color marrón púrpura. Están situados detrás de la cavidad abdominal, uno a cada lado de la columna vertebral.

La parte superior de los riñones está enfrente de la vértebra torácica número doce. Cada riñón pesa, aproximadamente, 142 g y mide 11,5 cm de largo por 6,7 cm de ancho y 2,5 cm de grosor. Los nefrones microscópicos constituyen la parte estructural y funcional de los riñones.

Como en la mayoría de los órganos, y especialmente en las glándulas, tienen una parte externa –llamada córtex– y una parte interna –la médula–. La orina se forma en los nefrones, formados por un corpúsculo renal y un túbulo con forma de pirámide larga. La parte exterior (córtex) de los riñones contiene la mayoría de los lechos capilares, que son los tejidos de filtración entre la sangre y los nefrones. Esta zona participa en la filtración y la reabsorción.

La orina consiste en muchos subproductos de metabolismo, como urea, amoníaco, iones de hidrógeno, creatinina, toxinas químicas, medicamentos, vitaminas sintéticas y minerales, etcétera.

Estos residuos (orina) viajan por esta pirámide (túbulos de nefrones) hacia la parte interna o médula, donde se introducen en conductos llamados conductos papilares que se vacían en las reservas renales (cálices). De aquí la orina baja a través del uréter hasta la vejiga.

Como puedes ver, los riñones forman parte del sistema de evacuación. Forman orina del plasma sanguíneo y juegan un papel importante en la regulación de la sangre y, por lo tanto, en todos los fluidos corporales. Ayudan a eliminar los residuos tóxicos y metabólicos.

Los riñones son muy sensibles a la acidosis de las carnes, té, café, chocolate y bebidas gaseosas carbonadas. Mucha gente consume este tipo de «alimentos» (toxinas) que, después de un tiempo, le traen molestias y dolores en la parte media y baja de la espalda.

Uréter

Tubos que van desde los riñones hasta la vejiga.

Vejiga

Tu vejiga es un tanque colector o saco para la orina en su salida de los riñones.

La eliminación de la orina de la vejiga se llama «micción», «evacuación» u «orinar».

Uretra

El tubo que va desde la vejiga a la parte externa del cuerpo.

SISTEMA TEGUMENTARIO (PIEL)

Tu piel es el órgano más grande del cuerpo. También es el mayor órgano eliminador, eliminando, cada día, tantos residuos corporales como los riñones, el intestino y los pulmones. La piel es obviamente la cobertura externa de tu cuerpo. Ofrece protección contra el ambiente externo y los parásitos.

Tu piel tiene dos divisiones principales o capas separadas. La primera división es la capa más profunda y se llama dermis. Los tejidos subcutáneos están debajo de la dermis, que contiene las arterias, venas, nervios y glándulas que alimentan la piel.

La segunda división glandular o capa es la epidermis o parte más superficial. Esta parte tiene cuatro o cinco capas diferentes, dependiendo de la situación. Tus manos y pies tienen una piel gruesa por la actividad de estas partes. Has escuchado los dichos «Tiene la piel gruesa» o «Tiene la piel fina». Ahora ya sabes de dónde viene esta referencia. A continuación presentamos un resumen de la epidermis comenzando por la capa más externa de la piel:

- Capa córnea (desde unas pocas células hasta 50 células de profundidad)
- Capa translúcida
- Capa granular
- Capa espinosa
- Capa basal o germinal

Tu piel está formada por una serie de células llamadas queratinocitos porque crean una sustancia dura llamada queratina, que se encuentra en las uñas, el pelo y cualquier tejido calloso. Los queranocitos germinan en la capa basal o germinal de la epidermis, se mueven y maduran a través de varias capas hasta que alcanzan sus últimos días en la capa más superficial, la capa córnea.

Tu piel tiene muchas funciones, incluyendo la regulación de la temperatura del cuerpo. Ello se consigue con las arteriolas (vasos sanguíneos) y las glándulas sudoríparas. La piel es también el mayor órgano sensorial, que expresa tanto sensaciones internas como externas.

Desde el punto de vista espiritual, tu piel está sujeta a tu ego o cuerpo étnico. Te da individualidad. Está unida al hígado, reflejo de la mente. Ambos trabajan en paralelo afectando a los procesos de pensamiento del individuo.

En la detoxificación, siempre se limpia el hígado para limpiar la piel. Mantén tu piel siempre limpia, ya que ello ayudará a su función como uno de tus órganos de eliminación. Además, una piel limpia te hace sentir limpio.

La enfermedad no es la presencia de algo malo, sino la falta de presencia de algo esencial.

Dr. Bernard Jensen

MÓDULO 2.8 ✳ El sistema glandular endocrino

El sistema glandular endocrino es el sistema más desatendido del organismo, pese a ser algo así como su «ordenador central». Le dice a tus células qué tienen que hacer y cuánto han de funcionar mediante la liberación de hormonas como esteroides, neurotransmisores, serotoninas, enzimas, etcétera.

Básicamente tenemos dos tipos de glándulas: (1) las **glándulas endocrinas,** que son glándulas sin conducto que producen secreciones internas (hormonas, etcétera) y las descargan directamente en la sangre y el sistema linfático para que circulen por todo el cuerpo, y (2) las **glándulas exocrinas,** que, como las glándulas salivales, producen secreciones externas que se dirigen directamente, o a través de un conducto, a las células epiteliales. Es difícil decir cuál es la glándula más importante que tenemos, porque todos los tejidos del cuerpo están interrelacionados. Sin embargo, aproximadamente el 75 por 100 de todos los síntomas de «enfermedad» pueden atribuirse a un fallo del sistema glandular endocrino. Esto puede incluir la falta de aprovechamiento adecuado del calcio, dando lugar a escoliosis, depresión, debilidad del tejido conjuntivo, venas varicosas, hemorroides, hernias y aneurismas, así como la escasez de producción de esteroides, que provoca fibroquistes, fibromialgia, fibromas, quistes, placas de colesterol y otras afecciones.

Tus principales glándulas endocrinas son las glándulas suprarrenales, el páncreas, el timo, la tiroides/paratiroides, los testículos, los ovarios y la gran glándula maestra, la pituitaria. Hasta hace diez o veinte años, observábamos la presencia de enfermedades crónicas o degenerativas, sobre todo en personas mayores, debido al fallo de estas glándulas. Hoy en día, debido a nuestros estilos de vida, dietas y especialmente a debilidades genéticas, estas glándulas están tan debilitadas que incluso hay niños que tienen enfermedades crónicas y degenerativas. Examinemos cada una de las glándulas endocrinas y sus funciones.

GLÁNDULA PITUITARIA

La pituitaria es la «glándula maestra», uno de los principales ordenadores de nuestro organismo. Libera sustancias parecidas a las hormonas, que estimulan a otras glándulas endocrinas y tejidos para que produzcan o liberen determinadas hormonas, esteroides, neurotransmisores, etcétera. La estructura de la pituitaria está dividida en dos partes: el lóbulo posterior, que es una derivación de parte del cerebro, y el lóbulo anterior, que es una consecuencia de la faringe. La pituitaria está unida al hipotálamo de tu cerebro, bajo el cual está alojada (detrás de los ojos, en el centro de la cabeza).

Al ser la glándula maestra, la pituitaria controla algunas de las funciones de la mayoría de las demás glándulas. Cuando se debilita, puede afectar al conjunto del organismo, provocando una reacción en cadena y generando múltiples síntomas. La glándula pituitaria puede afectar a la tiroides o a las glándulas suprarrenales de manera positiva o negativa. Es importante que comprendamos estas posibilidades reflejas para poder tratar correctamente nuestros puntos débiles y obtener así mejores resultados.

Algunos de los efectos más trascendentales de una glándula pituitaria debilitada incluyen afecciones neurológicas como esclerosis múltiple, párkinson y parálisis cerebral (por falta de estímulo de la corteza suprarrenal), así como hipotiroidismo, hipofunción ovárica, crecimiento subactivo o superactivo de tejidos o células, envejecimiento rápido, diabetes y problemas de lactancia.

La parte central del colon transverso (intestino grueso) guarda relación con la pituitaria y el cerebro. Esta parte del intestino se ve afectada, intoxicada y debilitada a menudo, liberando toxinas directamente a la glándula pituitaria. Al ser uno de los primeros órganos del cuerpo, que se forma en las etapas embrionarias de la vida, el tracto gastrointestinal está vinculado a todos los tejidos del organismo de una manera que todavía no entendemos. Sabemos que en las fases embrionarias, la médula espinal y los tejidos intestinales constituyen la primera manifestación de la zona de la cabeza. Cuando se abre la célula del embrión, este tejido intestinal se convierte en el origen de la mayoría de nuestros órganos y glándulas. **Este tejido intestinal se convierte en el tracto gastrointestinal del feto,** creando una relación dinámica entre dicho tracto y el resto del organismo. Por esta razón, es fundamental que limpiemos y fortalezcamos el tracto gastrointestinal mediante un programa de detoxificación, es decir, si queremos que la regeneración de las glándulas y del cuerpo en su conjunto sea un éxito real.

GLÁNDULA PINEAL

La glándula pineal es una glándula pequeña, plana y cónica que se encuentra alojada detrás y justo encima de las cejas (conectada al techo del tercer ventrículo del cerebro). La investigación científica todavía no ha permitido revelar muchas cosas sobre esta glándula endocrina. Sabemos que sintetiza melatonina, una hormona que nos relaja y ayuda en el proceso del sueño. La melatonina puede afectar a la piel y la pigmentación del cabello. Es inhibida por la luz que penetra en la retina. La glándula pineal se rige por la luz (interna y externa).

En círculos espirituales denominan a esta glándula el «tercer ojo», *«tisra til»* o la «décima puerta». Se considera la ventana a los cielos –el ojo del cielo– y es un punto en que muchos se concentran durante la meditación.

GLÁNDULAS TIROIDES Y PARATIROIDES

La tiroides está formada por dos lóbulos que se encuentran en la parte delantera del cuello. La paratiroides consiste en cuatro o más glándulas pequeñas ubicadas detrás de la tiroides.

Desde que muchas personas optan por consumir productos lácteos «cocinados» y azúcares refinados (que generan mucha mucosidad), sufren congestión en el conjunto de las cavidades sinusales, la cabeza, la garganta, los bronquios y los pulmones. Las glándulas tiroides y paratiroides, que están ubicadas en la zona de la garganta, también se congestionan y se vuelven hiperactivas o, en la mayoría de los casos, hipoactivas (subactivas). Por observaciones clínicas, se sabe que los análisis de sangre que muestran niveles de hormonas tiroideas T4, T3 y TSH son muy inexactos en la determinación de la función tiroidea. He incluido la **prueba de la temperatura basal** en el apéndice A porque es un indicador general mejor de la función tiroidea.

La misión de las glándulas tiroides y paratiroides incluye la mejora de los siguientes procesos: el metabolismo; la capacidad de las células para absorber y aprovechar la glucosa; el metabolismo de las proteínas para el crecimiento; la utilización de las grasas; la velocidad y fuerza de los latidos del corazón; la frecuencia y profundidad de la respiración; y la tasa de absorción del calcio de la sangre, los intestinos, los huesos y los riñones. La tiroides y paratiroides también se interrelacionan con otras glándulas, pero está poco estudiado.

Los síntomas de hipotiroidismo (insuficiencia tiroidea) incluyen: pérdida de masa ósea, crecimiento óseo inadecuado, uñas quebradizas y estriadas, alopecia, manos y pies fríos, fobia al clima frío, arritmias cardíacas, ataques de corazón, depresión, debilidad del tejido conectivo, escoliosis de la columna, artritis, fatiga, metabolismo lento, obesidad, sofocos, calambres, espasmos, mixedemas y problemas de crecimiento.

Los síntomas del hipertiroidismo (exceso de actividad de la tiroides) incluyen bocio, ojos saltones, hiperactividad, tirotoxicosis y problemas relacionados con el crecimiento excesivo.

Puesto que la tiroides y la paratiroides afectan a la capacidad del organismo para absorber el calcio, creemos que los problemas óseos, los trastornos depresivos y las debilidades del tejido conectivo pueden eliminarse mediante la regeneración de las glándulas tiroides y paratiroides. El hipertiroidismo es fácil de superar mediante la desintoxicación. No permitas nunca que un médico te destruya o extirpe la glándula tiroides por motivos de hiperactividad. Las glándulas tiroides y paratiroides son vitales para tu bienestar de maneras muy diversas, que afectan mucho a tu calidad de vida.

GLÁNDULA TIMO

La glándula timo consiste en dos lóbulos simétricos de color gris rosáceo, de aspecto plano, que se encuentran en el centro del esternón (mediastino), delante y encima del corazón. Cada lóbulo de la glándula timo presenta a su vez varios lóbulos. Sin embargo, como ocurre con muchas glándulas, existe una corteza (parte exterior) y una médula (parte interior). La parte exterior está llena de tejidos linfoides que contienen numerosas células, llamadas timocitos. La médula tiene algunos timocitos, pero está formada mayormente por grandes corpúsculos (de Hassall).

La glándula timo se considera la glándula maestra del sistema inmunitario. En los niños es de gran tamaño, pero mengua mucho con la edad. Debido a la dieta y al estilo de vida, la glándula timo puede quedar casi totalmente atrofiada en la vejez.

Tu glándula timo es fundamental para la maduración de las células linfoides llamadas células T. Se trata de linfocitos (glóbulos blancos) de tamaño pequeño a mediano que forman parte de una categoría de células inmunitarias llamadas células NK *(natural killer,* asesinas naturales). Estas células, junto con las células B (células de la médula ósea), son las fuerzas de choque de las defensas del organismo. Tienen una importancia vital, ya que son el origen de la inmunidad inducida por las células, es decir, la que no está controlada por anticuerpos. La inmunidad inducida por las células es crucial para ayudar al cuerpo a combatir la invasión de mohos, levaduras, hongos, bacterias, virus, etcétera. Mantén tu timo y el resto del cuerpo siempre sano. Recuerda que los fuertes sobreviven y los débiles perecen.

GLÁNDULAS SUPRARRENALES

Encima de cada riñón está situada una glándula suprarrenal y, si exceptuamos la pituitaria, tal vez las glándulas suprarrenales sean las más importantes del cuerpo. Esto es así por dos razones. En primer lugar, producen neurotransmisores, que son esenciales para el funcionamiento del cerebro y los nervios. Entre estos neurotransmisores está la epinefrina (adrenalina), la norepinefrina y la dopamina, que afectan al sistema nervioso simpático y parasimpático, conectando o desconectando las respuestas nerviosas. Esto afecta a casi todos los tejidos del organismo, incluido el corazón, el sistema vascular, los intestinos, la piel y los riñones. Los sistemas nerviosos simpático y parasimpático comprenden las dos divisiones del sistema nervioso autónomo (SNA), que regula las acciones inconscientes (involuntarias) de los tejidos, como la dilatación y constricción de la pupila, los latidos del corazón y la respiración.

Una tensión arterial baja (sistólica inferior a 118) siempre es un indicador de debilidad suprarrenal, al igual que al menos el 50 por 100 de los casos de hipertensión arterial también reflejan debilidad suprarrenal (medular). **Una tensión arterial sana es de 120-130 sistólica (valor superior) y 60-70 diastólica (valor inferior).** Entre los efectos a largo plazo de la debilidad de la médula suprarrenal se incluyen, aunque no son los únicos: asma, esclerosis múltiple, párkinson, parálisis cerebral, ataques de pánico, timidez e impaciencia.

La segunda razón de la importancia de las glándulas suprarrenales tiene que ver con la corteza (la parte exterior), que produce esteroides u hormonas de tipo cortical. Estas hormonas incluyen glucocorticoides (cortisol y cortisona para el aprovechamiento de los hidratos de carbono); aldosterona (que regula nuestros electrólitos, sodio y potasio); estradiol (un estrógeno), y progestinas (incluida la progesterona). Muchos de estos esteroides actúan como compuestos antiinflamatorios, que son vitales para combatir los procesos inflamatorios del cuerpo. Estos esteroides afectan a los tejidos musculares, nerviosos, gastrointestinales y cardiovasculares.

El cortisol, por ejemplo, es una hormona catabólica (esteroidea) que inicia el cambio y activa el metabolismo. También contribuye a la conversión de grasa y proteína en glucosa. El cortisol es uno de los esteroides (glucocorticoide) de las glándulas suprarrenales que interviene en la inflamación. Los procesos catabólicos (de descomposición) en el cuerpo suelen generar acidosis y, por tanto, inflamación. El proceso puede causar una inflamación generalizada y dañar muchos tejidos. Este deterioro estimula a las glándulas suprarrenales a incrementar la producción de cortisol, lo cual puede agravar la inflamación.

Asimismo, una producción excesiva de cortisol en las glándulas suprarrenales puede afectar a la tensión arterial al incrementar o reducir la pérdida de sodio a través de la orina, dado que el cortisol intensifica la descomposición de las proteínas y reduce la síntesis de éstas. Afecta a todos los demás tejidos del organismo, especialmente al tejido muscular. Todo esto se debe a la acidosis y conduce a la enfermedad y la degeneración. El cortisol afecta al envejecimiento de la piel, promueve la osteoporosis al reducir las hormonas estimulantes de la tiroides, lo que a su vez merma la producción de la hormona tiroidea, dando lugar, finalmente, al hipotiroidismo. No olvidemos que la glándula tiroides es responsable de la utilización del calcio por el organismo. La cafeína, el agua carbonada y el té también pueden favorecer la producción excesiva de cortisol.

Todas estas hormonas de tipo esteroideo se sintetizan a partir del colesterol, que también actúa o es utilizado por el cuerpo como agente o lípido antiinflamatorio. Todo ocurre por alguna razón. Si el colesterol se acumula en las paredes vasculares o en los tejidos, ¿qué nos dice esto? Recuerda que el colesterol es un agente o lípido antiinflamatorio. Si se acumula en el cuerpo, o si el hígado produce demasiado, significa que tienes demasiada inflamación en el cuerpo.

Puesto que la mayoría de las personas optan, predominantemente, por consumir una dieta generadora de ácidos, se produce un exceso de acidez (acidosis), tanto sistémica como celular. Acidosis e inflamación son prácticamente lo mismo. A las dietas acídicas se añaden las hormonas de tipo ácido. Las mujeres producen testosterona y mucho estrógeno, que son hormonas de tipo ácido. Cada mes se generan grandes cantidades de estrógeno ovárico, que rompe el recubrimiento interior de la pared uterina, dando lugar al ciclo menstrual. Los hombres también producen las hormonas ácidas testosterona y androsterona. Se trata de hormonas de tipo agresivo y provocan muchos cambios celulares, desde el fallo hasta el crecimiento acelerado de un tejido…, de toda clase de tejidos, desde el vello (púbico, facial, etcétera) hasta los músculos. Estas hormonas afectan al comportamiento sexual, potencian el flujo sanguíneo y provocan erecciones. El organismo contrarresta, de forma natural, estas hormonas de tipo ácido en el hombre y la mujer con la producción de progesterona y otros esteroides, que son antiinflamatorios y se generan en las glándulas suprarrenales. Cuando existe una sobreproducción de hormonas de tipo ácido, o éstas no se ven contrarrestadas por esteroides, pueden originar inflamación en los tejidos.

Puedes empezar a darte cuenta de cómo se desarrolla la inflamación en el cuerpo debido a la dieta y el desequilibrio hormonal (a raíz de la debilidad glandular). Esta inflamación comporta el fallo y la muerte de los tejidos. Ésta es la razón por la que es fundamental que nuestro sistema glandular endocrino funcione debidamente y se mantenga en equilibrio. Cuando las glándulas endocrinas se vuelven hipo o hiperactivas, se producen síntomas patológicos.

Como puedes ver, cuando la inflamación no se controla por la actividad esteroidea adecuada, la inflamación comienza a endurecerse y destruir los tejidos. Una inflamación prolongada conduce a la destrucción de los tejidos, dando lugar a la muerte (celular) de éstos.

Otro factor sumamente importante, como he dicho antes, es la inflamación del sistema vascular (vasculitis, flebitis, etcétera) a causa de dietas excesivamente ácidas. Cuando las glándulas suprarrenales no producen suficientes esteroides para combatir la inflamación, vemos que el cuerpo emplea el colesterol directamente. Esto hace que nuestro sistema vascular quede ocluido (bloqueado) debido a las placas de colesterol.

PÁNCREAS

(*Véase también* «El sistema digestivo», módulo 2.6)

Tu páncreas es una glándula tanto endocrina como exocrina, lo que significa que produce hormonas (insulina) que se introducen directamente en la sangre (parte endocrina), y otras sustancias (enzimas, etcétera) que se secretan a través conductos (parte exocrina).

- La parte endocrina está formada por células llamadas **islotes de Langerhans,** que secretan diversas sustancias parecidas a las hormonas que ayudan al cuerpo en el aprovechamiento de nutrientes y factores energéticos. Las diversas células que comprenden los islotes de Langerhans son:

89

- Las **células alfa** secretan glucagón, que incrementa los niveles de glucosa en la sangre al estimular al hígado para convertir el glucógeno almacenado en glucosa. El glucagón también potencia la utilización de grasas y de los aminoácidos sobrantes para obtener energía.
- Las **células beta** secretan insulina, que reduce los niveles de glucosa en la sangre. La insulina actúa como «conductora» que transporta la glucosa a través de las membranas celulares. Facilita la conversión de glucosa en glucógeno y se cree que participa en la síntesis de los aminoácidos.
  - Las **células delta** secretan somatostatina, que inhibe:
    - la secreción de glucagón
    - la secreción de insulina
    - una hormona del crecimiento de la parte anterior de la glándula pituitaria
    - la secreción de gastrina del estómago

OVARIOS

Los ovarios son dos glándulas en forma de almendra que se encuentran en las hembras de algunas especies y que desempeñan una función doble. Por una parte, producen las células reproductivas (ovocitos) y, por otra, producen hormonas. En la mujer, los ovarios se encuentran a cada lado de la cavidad pélvica, conectados con el útero. Cada ovario consta de dos partes: el córtex (o parte exterior) y la médula (o parte interior).

El córtex (parte exterior) está formado principalmente por dos tipos de folículos (pequeñas bolsas). Cada folículo (o bolsa) contiene un ovocito y una pequeña glándula endocrina amarilla (corpus luteum). Esta glándula (corpus luteum) secreta estrógeno y progesterona. Conviene señalar que se precisan prohormonas de las glándulas suprarrenales para que se produzca la progesterona adecuada en el corpus luteum. La hormona estimuladora del folículo (FSH en inglés) del hipotálamo induce la secreción del ovocito (huevo). La hormona secretora de estrógeno –la hormona luteinizante (LH)– proviene de la parte anterior de la glándula pituitaria. Ambas son fundamentales para una correcta ovulación.

El estrógeno es una hormona de tipo ácido que estimula los tejidos de muchas maneras. La manera más importante es la estimulación del recubrimiento interior del útero para que sangre cada mes, provocando la menstruación. También se utiliza para el desarrollo y mantenimiento de rasgos sexuales secundarios, como el tamaño y la forma de los senos. El estrógeno afecta a la forma del cuerpo femenino. Las hembras también producen una forma de estrógeno en el hígado, las células grasas y las glándulas suprarrenales.

HORMONAS

Uno de los principales problemas a los que te enfrentas tú o tu médico es saber cómo conseguir que los tejidos (incluidos órganos y glándulas) respondan una vez que se han vuelto hipoactivos, especialmente si se hallan en estado crónico o degenerativo. Es una cuestión que todos los médicos deberían plantearse. Lo que no quieres es tratar los síntomas derivados de dicha hipoactividad, especialmente porque complementan el subproducto (hormonas, enzimas, esteroides, neurotransmisores, etcétera) que los tejidos (glándulas) producen y aportan al organismo.

Ejemplos de esto son hormonas como el estrógeno (ovárico) o la tiroxina (tiroides). Cuando complementas lo que aporta el cuerpo de forma natural, el tejido en cuestión deja de producirlo. He aprendido que cuando uno toma levotiroxina sódica (una forma sintética de la tiroxina), la glándula tiroides se debilita todavía más. Esto sucede con todas las hormonas, incluidas la dehidroepiandrosterona, la melatonina, etcétera. No hemos de aportar una hormona (o sustancia) que el cuerpo necesita producir, pues de lo contrario éste pierde la capacidad de producir esas sustancias. Esto se debe a que el cuerpo no ve la necesidad de producir esos catalizadores si ya están presentes. Al final, la glándula correspondiente se debilita todavía más.

El estrógeno siempre ha de contrarrestarse mediante un esteroide llamado progesterona, que se produce en los ovarios y las glándulas suprarrenales. La progesterona necesita una prohormona, la dehidroepiandrosterona, producida en las glándulas suprarrenales, para ser generada correctamente. Por tanto, cuando las glándulas suprarrenales están hipoactivas, esto puede afectar a la producción y secreción de progesterona, con lo que la mujer tiene predominio de estrógeno. Esto causa un efecto dominó, generando acidosis celular extensiva y provocando la aparición de quistes ováricos, fibromas uterinos, problemas fibroquísticos, cáncer y otras afecciones.

Mantén siempre las glándulas sanas, pues ellas regulan la mayor parte de las funciones del organismo.

TESTÍCULOS (GÓNADAS)

El macho tiene dos testículos de forma ovalada, ubicados en el escroto. Son las glándulas reproductivas masculinas y forman parte del sistema glandular endocrino. En los testículos se producen células reproductivas llamadas espermatozoides. Estas glándulas también producen testosterona e inhibina.

La testosterona es secretada por las células intersticiales llamadas «células de Leydig» y la inhibina por las células sustentaculares. Hay que decir en este punto que la testosterona (esteroide) es parecida al estrógeno en su modo agresivo de provocar cambios celulares. La progesterona es un esteroide de tipo cortical producido en las glándulas suprarrenales, que contrarresta el estrógeno y la testosterona, especialmente cuando provocan inflamación. La testosterona también se produce en la corteza de las glándulas suprarrenales de machos y hembras.

La testosterona acelera el crecimiento y el funcionamiento celular y estimula el flujo sanguíneo. Tiene características similares al estrógeno en el sentido de que afecta a los rasgos sexuales secundarios. También afecta a:

- erecciones
- crecimiento y desarrollo adecuado de los órganos sexuales masculinos
- voz más grave
- mayor desarrollo muscular
- desarrollo excesivo del vello púbico, facial y corporal
- distribución de la grasa
- muchas relaciones metabólicas

Resumen: El sistema glandular endocrino

Todas las glándulas endocrinas son vitales para la salud y el bienestar del cuerpo físico. Baste decir que cada tejido de tu cuerpo interactúa con todos los otros tejidos. Por eso debemos contemplar el cuerpo como un todo global, que trabaja para el propio bienestar. Todo lo que hace sirve para asegurar su supervivencia.

Estudia y aprende cuáles son las funciones de tus glándulas endocrinas. Te será de gran ayuda. Hemos de aprender los caminos y secretos de esta increíble máquina consciente que es capaz de funcionar como un coche nuevo si la mantenemos limpia y alimentada adecuadamente con los materiales y combustibles idóneos. Busca las respuestas en la naturaleza, no en la ciencia. Recurre a la ciencia para tratar de cubrir las lagunas de información que te puedan surgir para comprender cómo funciona. De todos modos, siempre da un paso atrás y trata de ver tu cuerpo como un conjunto y saber cómo funcionaría en la naturaleza. Existe un dicho antiguo que ilustra esto: «Los árboles no te dejan ver el bosque». Si siempre estás mirando los árboles, a veces no aprecias la belleza del bosque. El conjunto es mucho más que sus partes (pese a que las partes conformen el conjunto), es decir, olvida lo que crees saber sobre la salud y observa la naturaleza y cómo opera. Aprenderás mucho más sobre la verdad de las cosas, en particular sobre la manera de recobrar la salud.

Como he señalado más arriba, en el 75 por 100 de todas las enfermedades interviene una glándula endocrina. Tras consumir alimentos tóxicos y ácidos durante generaciones, en muchos casos, hemos debilitado el sistema glandular hasta el punto de provocar su atrofia.

La mayoría de los humanos no piensan en el fortalecimiento de sus células, de modo que trasladan genéticamente tejidos debilitados de generación en generación. El problema es que cada generación es más débil que la anterior. Observa el estado de nuestros niños: vienen a este mundo con debilidades glandulares crónicas y degenerativas. Ningún medicamento del mundo puede parar esto. ¡La salud es la única respuesta!

Como se ha dicho anteriormente, tus glándulas son los jefes (o controladores y reguladores) de las células, tejidos y órganos del cuerpo. Cuando se tornan hiper o hipoactivas, puede que se produzcan muchos cambios celulares. Esto puede tener un efecto sumamente acidificante en los tejidos, provocando respuestas linfáticas e inmunes. Éste es especialmente el caso del estrógeno, la testosterona y la aldosterona. Una exposición prolongada sin amortiguadores de cortisona y progesterona puede generar fibroquistes en los tejidos, además de atrofia (destrucción) tisular y cáncer.

HORMONAS GLANDULARES Y SUS FUNCIONES

La siguiente es una descripción de tus glándulas endocrinas y las hormonas, esteroides y neurotransmisores que producen. Las hormonas, esteroides y neurotransmisores determinan cómo, qué, dónde y por qué se desarrollan ciertas interacciones entre los constituyentes y las células. También son catalizadores y actúan como antiinflamatorios y proliferadores celulares. Algunos son catabólicos y dan lugar a la descomposición de tejidos y nutrientes, mientras que otros son anabólicos o reconstructores, contribuyendo a la utilización de los nutrientes. Conoce tu cuerpo y aprende cómo funciona. Hazlo de forma sencilla, piensa por ti mismo y siempre pregunta: «¿Qué ocurre –y por qué– si una glándula falla y no desempeña su función? ¿Qué consecuencias tendrá esto?».

GLÁNDULA	HORMONA	FUNCIÓN
Pituitaria anterior-parte frontal	GH (STH) – hormona del crecimiento	Incrementa la síntesis de proteínas y los niveles de glucosa en la sangre y libera ácidos grasos de las células. Regula la división celular.
Pituitaria anterior-parte frontal	TSH (TTH) – hormona estimulante de la tiroides (tirotrópica)	Incrementa la secreción de hormonas de la tiroides (tiroxina y triyodotironina).
Pituitaria anterior-parte frontal	ACTH – hormona adreno-corticotrópica	Incrementa la secreción de glucocorticoides (hormonas de tipo esteroideo) de la corteza adrenal. Afecta a cambios de pigmentación de la piel, etcétera.
Pituitaria anterior-parte frontal	MSH – hormona estimulante de melanocitos	Incrementa la producción de melanina de los melanocitos (determina el color de la piel).
Pituitaria anterior-parte frontal	LH – hormona luteinizante	Estimula la ovulación y la secreción de progesterona y estrógeno por el corpus luteum en los ovarios.
Pituitaria anterior-parte frontal	LH (ICSH) – hormona luteinizante	Estimula la síntesis de testosterona y la producción de células de esperma en los testículos.

Pituitaria anterior-parte frontal	FSH – hormona estimulante de folículos	Estimula la secreción de estrógeno en los ovarios. Promueve la producción de células de esperma en los testículos.
Pituitaria anterior-parte frontal	Prolactina (lactogénica)	Estimula la producción y secreción de leche.
Pituitaria posterior-parte dorsal	ADH – hormona antidiurética	Incrementa la reabsorción de agua de los riñones.
Pituitaria posterior-parte dorsal	Oxitocina	Incrementa las contracciones uterinas, la producción de leche y su disponibilidad en las glándulas mamarias.
Glándula tiroides	Tiroxina (T4) y triyodotironina (T3)	Acelera el metabolismo (digestión, oxidación, etcétera). Afecta al crecimiento y desarrollo normal.
Glándula tiroides	Calcitonina	Afecta a la absorción de calcio, previniendo el desgaste óseo (osteoporosis).
Glándula paratiroides	PTH – hormona paratiroidea	Esencial para tener los niveles normales de calcio en la sangre (incentiva la descomposición ósea para mantener el nivel de calcio en la sangre, el metabolismo fosfórico y la síntesis de vitamina D).
Glándulas suprarrenales Médula	Neurotransmisores – epinefrina, norepinefrina, dopamina, acetilcolina	Produce y secreta neurotransmisores, incrementando o reduciendo el rendimiento cardíaco, el flujo de sangre a los tejidos, la respuesta neurológica (afecta a las células de músculos, esqueleto y nervios). Incrementan la disponibilidad de glucosa y ácidos grasos en la sangre para aumentar la energía sistémica y celular.

Glándulas suprarrenales Córtex	Mineralocorticoides (aldosterona)	Regula los electrólitos, incrementa el transporte de sodio y la excreción (eliminación) de potasio. Puede afectar a la retención de agua, a las glándulas sudoríparas, los intestinos y las glándulas salivales.
Glándulas suprarrenales Córtex	Glucocorticoides – cortisol, hidrocortisona, corticosterona	Importante en el metabolismo del agua, muscular, SNC, huesos, tracto gastrointestinal, cardiovascular y hematológico. Actúa principalmente en el metabolismo de hidratos de carbono, controla el metabolismo de aminoácidos y grasas. Antiinflamatorio, inhibe la respuesta inmune.
Glándulas suprarrenales Córtex	Andrógenos – testosterona, adrenosterona (masculinización)	Esteroide masculino que afecta a la reproducción, incrementa el deseo sexual y determina las características sexuales (vello púbico, tamaño, etcétera). De naturaleza catabólica.
Glándulas suprarrenales Córtex	Estrógenos – estradiol, estrona (características femeninas)	Provoca el celo (estro), desarrolla las características sexuales femeninas. Esteroide catabólico que induce cambios en los tejidos.
Glándulas suprarrenales Córtex	Progestinas – progesterona	Esteroides anabólicos que contribuyen a la reparación del cabello. De naturaleza antiinflamatoria y antiespasmódica. Abundante en la placenta.
Páncreas	Insulina	Incrementa el transporte celular y la utilización de la glucosa. Afecta al metabolismo del azúcar, los aminoácidos y las grasas. Facilita la conversión de glucosa excedentaria en glucógeno.

Glándula pineal	Melatonina	Influye en los ciclos de sueño y vigilia y en la fuerza vital en el cuerpo. Puede afectar a la reproducción y la pigmentación (melanocitos).
Ovarios	Estrógeno – estradiol	Contribuye al desarrollo, a la depuración (menstruación) y a la función del útero, determina las características sexuales y el comportamiento.
Ovarios	Progesterona	Utilizada como antiinflamatorio tras la menstruación y en la placenta. También se emplea para la reparación de tejidos.
Testículos	Andrógenos – testosterona e inhibina	Características sexuales y comportamiento; contribuye a la producción de células de esperma. Afecta a la energía y al metabolismo.
Glándula timo	Timosina	Madura y promueve la producción de células T.

MÓDULO 2.9 ✳ El sistema muscular

TEJIDO CONECTIVO

El tejido conectivo es un tejido fuerte, compuesto de fibras de colágeno (proteína). Forma parte de órganos, glándulas, tejidos (músculos), etcétera, a los que brinda sostén, resistencia y cohesión entre los diferentes tejidos que forman dichos órganos. El calcio es uno sus principales componentes, además de las proteínas. Interviene en la resistencia de los tejidos conectivos. Cuando la glándula tiroides es insuficiente, pierdes tu capacidad para utilizar el calcio. Esto puede producir infinidad de efectos, entre ellos: hemorroides, varices/arañas vasculares, situaciones con prolapso de los órganos (vejiga, útero, piel, etcétera), debilidad y surcos en las uñas de las manos y pérdida de cabello.

TENDONES

Los tendones se componen de tejido conectivo fibroso y sirven como anclaje de los músculos a los huesos y otras partes.

MÚSCULOS

Los músculos son tejidos formados principalmente por células contráctiles. Estos tejidos (los músculos) sirven para producir movimiento. También sirven como apoyo estructural. Un ejemplo de esto sería la columna vertebral, donde todos los músculos a cada lado de las vértebras sirven como soporte. Si un lado se vuelve más débil por la toxicidad y la inflamación, el lado fuerte empujará la columna fuera de lugar.

En tu cuerpo hay tres tipos básicos de músculos: **involuntarios (o músculos lisos)**, **voluntarios (o músculos estriados)** y **músculos cardíacos**.

INVOLUNTARIOS (O MÚSCULOS LISOS) – Se regulan por el sistema nervioso autónomo (sin control consciente). Los músculos lisos están compuestos por células fusiformes y no tienen fibras transversales o secciones (no estriados). Los músculos involuntarios forman principalmente los órganos internos, incluidos el tracto gastrointestinal, el tracto urinario y las vías respiratorias.

VOLUNTARIOS (O ESTRIADOS) – Presentes principalmente como músculos esqueléticos, pero también pueden encontrarse en la garganta (esófago, etcétera). Los músculos voluntarios se regulan por el sistema nervioso central (SNC) y son de contracción voluntaria y con control consciente. Estos músculos tienen fibras agrupadas en haces y están rodeados de tejido conectivo formando haces cilíndricos. Son los músculos más fuertes, diseñados para la actividad más pesada (tracción, estiramientos, etcétera).

MÚSCULOS DEL CUERPO

MÚSCULOS ANTIGRAVEDAD
Los músculos que ayudan a mantener la postura.

MÚSCULOS AGONISTAS
Los músculos que son los motores principales centrales.

MÚSCULOS ANTAGÓNICOS
Los músculos que crean acciones opuestas.

MÚSCULOS BIPENADOS
Los músculos con tendones.

MÚSCULO CARDÍACO
El músculo del corazón.

MÚSCULOS EXTENSORES
Los músculos que se extienden de una parte.

MÚSCULOS EXTRÍNSECOS
Los músculos situados fuera de un órgano que ayudan a mantener su posición.

MÚSCULOS DE FIJACIÓN
El músculo que sujeta (estabiliza) una parte, por lo que pueden tener lugar movimientos más precisos en una estructura relacionada.

MÚSCULOS FLEXORES
Los músculos que se utilizan para flexionar o doblar partes.

MÚSCULOS ISQUIOTIBIALES
Los músculos (3) situados en la parte posterior del muslo.

MÚSCULOS INTRÍNSECOS
Los músculos que tienen ambos extremos unidos en el interior de una estructura.

MÚSCULOS INVOLUNTARIOS
Los músculos lisos de contracción involuntaria regulada por el sistema nervioso autónomo.

MÚSCULOS ESQUELÉTICOS
Los músculos que se unen a los huesos y que son de contracción voluntaria, regulados por el sistema nervioso central.

MÚSCULOS LISOS
Músculos sin estriaciones transversales y de contracción involuntaria, como en el tracto intestinal, etcétera.

MÚSCULOS INFRAHIOIDEOS
Los músculos que son planos de forma natural (tiroides, cartílago, etcétera).

MÚSCULOS ESTRIADOS
Los músculos que tienen bandas transversales de tejido en sus fibras para mayor resistencia.

MÚSCULOS SINÉRGICOS
Los músculos que ayudan a otros músculos en sus acciones.

MÚSCULOS VOLUNTARIOS
Los músculos que tienen contracción voluntaria regulada por el sistema nervioso central (SNC).

MÚSCULO CARDÍACO – Similar a los músculos estriados. Se compone de células agrupadas en largos haces. El músculo cardíaco está formado por una red continua de haces cilíndricos de fibras musculares con intervalos de discos intercalados o fibras cruzadas llamadas fibras de Purkinje. Las fibras de Purkinje crean el sistema conductor de impulsos del corazón.

Los músculos tienen muchas formas y tamaños. Incluyen:

- Infrahioideos o planos.

- Estriados, que tienen secciones cruzadas en sus fibras para mayor resistencia.
- No estriados, que no tienen secciones cruzadas. Se llaman músculos lisos.
- Músculos fusiformes (triangulares) con un cuerpo «carnoso» y estrechándose en los extremos.
- Músculos papilares, que son como columnas que sostienen las válvulas (corazón).
- Músculos esfínteres – músculos de tipo circular, que cierran orificios y conductos, incluido el estómago, el ano, etcétera.

MÓDULO 2.10 ✳ El sistema nervioso

SISTEMA NERVIOSO CENTRAL (SNC)

El sistema nervioso central (SNC) está formado por el encéfalo y la médula espinal. Estos órganos se componen de materia gris y materia blanca. La materia blanca transmite impulsos a través del SNC.

El encéfalo, por su parte, se compone de tejido nervioso y está dentro de la cavidad craneal. Tiene tres partes: el **cerebro**, el **cerebelo** y el **tallo cerebral** (bulbo raquídeo, puente de Varolio o protuberancia y mesencéfalo). El cerebro está formado por cinco lóbulos. Estos cinco lóbulos son: **frontal, parietal, occipital, temporal** e **insular.**

El encéfalo y la médula espinal son los centros de comunicación, regulación, coordinación y evaluación sensorial del cuerpo.

El tronco encefálico se encuentra en la base del cráneo, encima del eje de la columna. Tiene muchos trabajos y funciones, incluyendo que influye en la presión arterial, la frecuencia cardíaca, la tasa metabólica y tasa de las secreciones glandulares. También afecta a la utilización de minerales (por lo tanto, a los factores pH) y controla el suministro de oxígeno y la retención de agua. La médula también se considera el centro del equilibrio. Esta zona del cerebro se ve muy afectada por la congestión de los productos lácteos y los azúcares refinados. Ves esto, especialmente, cuando las amígdalas se han eliminado (ganglios linfáticos). Esto causa un pobre drenaje linfático de las áreas cerebrales, conduciendo a la mala circulación y a la eliminación de estos tejidos y a una serie de alteraciones que incluyen mareos, problemas de equilibrio y problemas de presión arterial.

SISTEMA NERVIOSO AUTÓNOMO (SNA)

El sistema nervioso autónomo es autocontrolado (en cierto modo, automático) o independiente de nuestra conciencia. Controla las acciones involuntarias del cuerpo.

DOS COMPONENTES

SISTEMA NERVIOSO SIMPÁTICO
- Al sistema nervioso simpático se lo llama la *división toracolumbar,* ya que conecta con las regiones torácicas y lumbares del cuerpo.
- El sistema nervioso simpático prevalece en situaciones de estrés. Prepara al cuerpo para la lucha o huida ante una situación de miedo y peligro.

SISTEMA NERVIOSO PARASIMPÁTICO
- Al sistema nervioso parasimpático se lo llama la *división craneosacral,* ya que conecta con las regiones craneal y sacra de la espina dorsal (espina dorsal superior y cerebro).
- El sistema nervioso parasimpático prevalece en las situaciones de reposo y calma.

EFECTOS DE LOS IMPULSOS SIMPÁTICOS:
(Respuesta de lucha o huida)
- vasodilatación en la musculatura esquelética
- vasoconstricción en la piel
- aumento de la frecuencia cardíaca y la fuerza
- dilatación de los bronquiolos
- estimulación del hígado para transformar el glucógeno en glucosa
- activación de las glándulas sudoríparas
- disminución en el peristaltismo y las secreciones intestinales
- dilatación de las pupilas
- aumento de la densidad de la saliva de las glándulas salivales
- aparición de la *carne de gallina* (pelos de punta)

- enlentecimiento de la digestión
- liberación de la norepinefrina

EFECTOS DE LOS IMPULSOS PARASIMPÁTICOS:
- desaceleración de la frecuencia cardíaca (taquicardia)
- normalización de los bronquiolos
- aumento del peristaltismo y la normalización de los jugos digestivos
- constricción de las pupilas
- normalización de la función urinaria
- liberación de la acetilcolina como transmisor

MÓDULO 2.11 * El sistema reproductor

GLÁNDULA PROSTÁTICA

La glándula prostática es parte del sistema reproductor masculino. Tiene forma de castaña y consta de tres lóbulos, que rodean el cuello de la vejiga y la uretra. La glándula prostática es en parte tejido muscular y en parte tejido glandular. La glándula es exocrina y tiene conductos que se abren hacia la uretra (el conducto o canal por el que la orina fluye desde la vejiga al exterior del cuerpo). En los hombres el semen se descarga a través de la uretra.

La glándula prostática secreta un líquido fino, semitransparente, alcalino, que constituye el 30 por 100 del líquido seminal. Este líquido se utiliza principalmente para la lubricación y estimula el movimiento de los espermatozoides activos. La prostatitis (inflamación de la glándula prostática) se produce a partir de la acidosis. El factor más común que contribuye a ello, sin embargo, son las glándulas suprarrenales hipoactivas. Esto genera una producción baja de esteroides para contrarrestar las hormonas masculinas agresivas, que conduce al exceso de estimulación de la próstata y a la inflamación.

TESTÍCULOS

Véase «El Sistema glandular endocrino», módulo 2.8

OVARIOS

Véase «El Sistema glandular endocrino», módulo 2.8

ÚTERO

El útero es un saco muscular, en forma de pera, que se convierte en la «casa» de un óvulo fecundado. Este saco hueco se convierte en el hogar del embrión, ya que en él se desarrolla el feto en su viaje para convertirse en un recién nacido.

Una membrana mucosa llamada **endometrio** recubre el útero. El útero se divide en tres partes: el cuerpo principal (o la parte superior) llamado **fundus**; el centro (constrictivo), o zona central, llamado **istmo**; y, por último, la parte inferior que se une con la vagina, que se llama **cérvix**.

El útero se encuentra en la zona media de la pelvis, entre el sacro y la sínfisis del pubis. La parte inferior del fundus tiene dos conductos que se extienden a cada ovario. Éstos se llaman las **trompas de Falopio**. Las trompas de Falopio son el camino que lleva al óvulo (huevo) en su viaje desde los ovarios hasta el útero.

La **menstruación** es un ciclo de ovulación mensual donde el estrógeno (una hormona ácida) provoca sangrado celular en el útero. Ésta es la forma que tiene Dios de «limpiar la casa» cada mes. De esta manera, si el óvulo (huevo) llega a ser fecundado, su casa se habrá limpiado y preparado. Debe señalarse aquí la importancia de la progesterona, que es un esteroide producido en los ovarios y las glándulas suprarrenales. La progesterona suprarrenal (inducida por la progesterona ovárica) es esencial para detener la acción de los estrógenos y su efecto sobre el tejido. Si la progesterona (esteroide antiinflamatorio) no se produce correctamente debido a una hipofunción del tejido, la mujer desarrollará quistes ováricos, fibromas uterinos, problemas de sangrado, formación de células atípicas, endometriosis y cánceres.

MÓDULO 2.12 ✳ El sistema respiratorio

PULMONES

Cada uno de nosotros llegamos con un par de pulmones situados en la cavidad pleural –uno a cada lado del esternón y ocupando desde la parte superior del pecho (por encima de la primera costilla) al diafragma. Los pulmones son órganos «esponjosos» en forma de cono cuya función es inhalar (introducir) aire en el cuerpo y exhalar (expulsar) de él los gases y subproductos tóxicos.

Los pulmones comunican con la faringe y la cavidad nasal a través de la laringe (área de la voz) y la tráquea. Los pulmones están formados por lóbulos, lobulillos, bronquios, bronquiolos, alvéolos y un saco pleural (envoltorio).

Los pulmones son a la vez un órgano digestivo y un órgano eliminador. Los pulmones son un órgano digestivo en el sentido de que consumimos (a través de la respiración) elementos vitales, incluyendo oxígeno, hidrógeno, nitrógeno y carbono, en el organismo para ser utilizados como catalizadores, combustibles y similares.

Los pulmones también actúan como uno de los cuatro principales órganos de eliminación (colon, riñones, piel y pulmones). Al inhalar oxígeno y otros elementos, éstos se intercambian a través de los alvéolos con los capilares arteriales de los pulmones, que luego envían estos elementos hacia el corazón. Los subproductos de estos elementos son dióxido de carbono y otros gases, que actúan como un filtro para todos los «otros» residuos y toxinas que se inhalan (polvo, sustancias químicas, gases, etcétera). Éstos, después, son eliminados a través de los capilares linfáticos y el sistema vascular, o se expectoran tosiendo y escupiendo el moco que atrapa estas toxinas.

Anatomía de los pulmones
LÓBULOS (CÁMARAS)
- El pulmón derecho tiene 3 lóbulos y el pulmón izquierdo tiene 2 lóbulos (lo que permite que haya espacio para acoger el corazón).
- Cada lóbulo se compone de bronquiolo, conductos alveolares, sacos alveolares y alvéolos.
LÓBULILLOS
- Pequeñas divisiones de los 5 lóbulos grandes básicos.

BRONQUIOS

- Dos tubos que van desde tu tráquea (uno a cada lado) a cada pulmón. Estos dos tubos principales se ramifican, después, en bronquios más pequeños.

BRONQUIOLOS

- Hay de 50 a 85 en cada lóbulo de cada pulmón.
- Cada uno se divide entre 2 a 11 conductos alveolares.
- Los bronquiolos son pequeñas prolongaciones de los principales tubos bronquiales, que llevan el aire a tus pulmones, lo que permite una mayor distribución del aire. Éstos se dividen en conductos de alvéolos, que conducen a los alvéolos.

ALVÉOLOS (SACOS DE AIRE)

- Sólo son una delgada membrana unicelular que separa el aire de la sangre.
- Los pulmones contienen más de 300 millones de alvéolos (o sacos de aire) que permiten que más de 7200 litros de aire pasen a tu torrente sanguíneo cada día.
- Hay más de 70 m² de área de superficie capilar pulmonar para el intercambio de oxígeno.

FARINGE

La faringe es un tubo muscular que conecta la cavidad nasal con la laringe. También conecta la boca con el esófago. Se extiende desde la base de tu cráneo hasta tu sexta vértebra cervical. Se divide en posterior (detrás), que se convierte en el esófago, y anterior (delante), que se convierte en la laringe.

LARINGE

La laringe consta de nueve cartílagos, unidos por una membrana elástica y controlada por los músculos. Conecta con la epiglotis, hueso hioides, cartílago tiroides, cuerdas vocales y cartílago cricoides en un extremo y con la tráquea en el otro.

TRÁQUEA

La tráquea es un tubo cartilaginoso de unos 11 centímetros de largo y une la laringe a los bronquios primarios o principales. Se extiende desde la sexta cervical hasta la quinta vértebra dorsal (torácica). En este punto se divide en dos bronquios principales, uno hacia cada pulmón. La mucosa tiene epitelio ciliado que barre hacia arriba el moco, el polvo atrapado y los patógenos.

MÓDULO 2.13 ✳ El sistema esquelético

Tu sistema esquelético comprende todos los huesos, cartílagos, tendones y ligamentos que componen tu cuerpo físico. «Esqueleto» es una palabra griega que significa cuerpo «reseco».

Los huesos, cartílagos, tendones y ligamentos son formas del tejido conectivo. Los huesos constan de **osteocitos** o **células óseas,** que están dispersos en compuestos y sustancias extracelulares calcificadas llamadas, en conjunto, matriz ósea. Este lecho o matriz contiene minerales de fosfato de calcio y

---

TERMINOLOGÍA ÓSEA

DIÁFISIS
La porción principal del hueso.
CANAL
Un paso a través del hueso, también llamado meato.
FORAMEN
Un agujero en un hueso, generalmente para vasos sanguíneos o nervios.
APÓFISIS
Una extensión o proyección de un hueso.
TUBÉRCULO
Un bulto o protuberancia en un hueso.
CABEZA, EPÍFISIS
El extremo de un hueso, agrandado y, a menudo, redondeado.
CUELLO
La porción cónica de un hueso entre la epífisis y diáfisis.
CRESTA
El borde prominente de un hueso.

---

carbonato de calcio, así como fibras de colágeno (proteína resistente similar a una cuerda).

Como se dijo anteriormente, los huesos están formados por tejido conjuntivo fibroso. Puedes verlo, especialmente, en las primeras etapas de la vida (estado embrionario). A medida que el feto se desarrolla, este tejido conectivo se vuelve denso y se endurece, convirtiéndose en el sistema esquelético. Los huesos sirven como protección de los órganos vitales y como soportes y usos estructurales.

Tu cuerpo físico se compone de 206 huesos (más o menos):

* Cabeza – 29
* Extremidades superiores – 64
* Tronco – 51
* Extremidades inferiores – 62

TIPOS DE HUESOS

Los huesos se clasifican según su forma y tamaño, por ejemplo, huesos largos, huesos cortos, huesos planos o irregulares.

HUESOS LARGOS – Más largos que anchos. Huesos de las extremidades (brazos, piernas).

HUESOS CORTOS – Más o menos tan anchos como largos (por ejemplo, tobillo, muñeca).

HUESOS PLANOS – Los huesos planos son huesos delgados (por ejemplo, cráneo, esternón, costillas).

HUESOS IRREGULARES – Estos huesos tienen diferentes formas y tamaños (por ejemplo, faciales, vértebras).

La superficie y parte externa de los huesos es más densa o compacta que la parte interna. La estructura de la parte interna de un hueso es más esponjosa o cancelosa.

Los huesos largos son huecos, con hueso denso o compacto que rodea un canal (cavidad medular) que alberga la **médula ósea.** La médula ósea es el tejido blando que está presente en la cavidad medular de muchos huesos, especialmente los más grandes. Hay dos tipos de médula ósea.

MÉDULA ÓSEA ROJA – Produce tus glóbulos rojos y tus linfocitos B y otras células inmunes.

MÉDULA ÓSEA AMARILLA – Predominantemente grasa, que se almacena para las necesidades de energía.

ESTRUCTURAS ÓSEAS

Hueso compacto – Que consta principalmente de matriz sólida (materia mineral) y células. La porción **densa** o **compacta** de los huesos se compone de osteocitos, vasos sanguíneos, linfa y vasos linfáticos. La nutrición y los residuos se transportan desde las células óseas, a través de los canales de esta parte del hueso. El **hueso compacto** se encuentra en los huesos largos y en la superficie más fina de todos los demás huesos.

Hueso esponjoso – Que tiene más forma de panal (esponjoso), con pequeños espacios medulares llenos. El hueso esponjoso se encuentra en el extremo (epífisis) de los huesos largos y forma el centro de todos los demás huesos. El panal o aspecto esponjoso proviene de la interconexión de bastoncitos o placas del hueso llamado **trabélucas.**

EL CRECIMIENTO Y LA REPARACIÓN ÓSEA

El crecimiento óseo y la reparación se lleva a cabo a través de la estimulación hormonal de las glándulas tiroides/paratiroides. Por esta razón, cuando la tiroides es hipoactiva desarrollas hueso/tejido conectivo debilitado que afecta a todos los órganos, glándulas, huesos y al sistema vascular.

La **osificación** es una palabra que se usa para la formación del hueso por los **osteoblastos** (células que se convierten en osteocitos o células óseas). Hay dos tipos de osificación. Ambos tipos de osificación implican hueso compacto y esponjoso.

OSIFICACIÓN INTRAMEMBRANOSA – Formación de tejido conectivo en el hueso.

OSIFICACIÓN ENDOCONDRAL – Formación del hueso que tiene lugar dentro del cartílago.

Cuando la lesión (o estilo de vida) debilita las células del hueso, los **osteoclastos** (células comedoras de hueso) las eliminan, haciendo sitio a los **osteoblastos** para reconstruir el hueso o cartílago.

La importancia de una dieta alcalina con una adecuada función glandular (tiroides/paratiroides, pituitaria, suprarrenal y páncreas) no puede ser presionada en exceso. La acidosis estimula los osteoclastos y la formación de depósitos de calcio. El calcio se ioniza (endurece) en presencia de ácidos (aniónicos). La regulación del calcio iónico en el líquido del cuerpo es esencial para el correcto crecimiento y reparación de los huesos. Esto, como se ha dicho anteriormente, está muy determinado por la dieta, el estilo de vida, las hormonas y los esteroides.

Como cualquier tejido, los huesos, los órganos y las glándulas de tu cuerpo están compuestos de células. Todas las células de tu cuerpo requieren de una fuente de energía (nutrición) y de una forma de eliminar (sistema linfático, riñones, piel, pulmones e intestinos).

Haz que todas las células de tu cuerpo estén sanas. **Detoxifica** (limpia), **alcaliniza** y **regenera**. Cada una de las células de tu cuerpo te lo agradecerá.

Primero comprende la naturaleza, después, cópiala.

— V. SCHAUBERGER

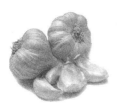

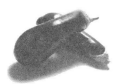

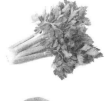

CAPÍTULO TRES
Los alimentos que comemos

Ahora que hemos aprendido a qué especie pertenecemos, cómo funciona nuestro cuerpo y algo sobre sus sistemas (incluyendo órganos y glándulas), examinaremos los alimentos adecuados que Dios diseñó para nuestra especie.

¿Por qué es tan importante el tipo de alimentos que comemos?

He oído a muchos médicos decir que no importa *lo que* comemos. Por otro lado, la Asociación Americana de Dietética, considerada por muchos como la máxima autoridad sobre qué alimentos son los adecuados para la salud, ha estado haciendo recomendaciones dietéticas específicas durante años. Según consta, el cáncer afecta todavía a una de cada dos personas (o a una de cada tres) y las estadísticas de la incidencia de la diabetes, la esclerosis múltiple, así como la enfermedad de Parkinson y cualquier otra enfermedad que puedas nombrar (y algunas que no puedes) se están disparando. ¿Por qué?

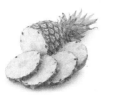

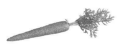

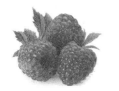

Todo tiene que ver con la energía
La energía es el factor (o constituyente) número uno necesario para que exista la vida y la base para la creación en sí misma. La energía está determinada por el movimiento y la interacción de los átomos que forman toda la vida.

Incluso el carbono, la base de toda vida en este planeta, no podría existir sin el movimiento y la interacción de los átomos. Los átomos (energía) no pueden crearse o destruirse, sin embargo pueden transformarse. La energía se puede aumentar o disminuir.

Los niveles de energía (frecuencias) pueden ser bajos o altos (representados por ondas amplias o cortas), y estos niveles están determinados por la composición molecular de la fuerza de iniciación. La energía también se clasifica como cinética o potencial. La **energía cinética** es la energía en el trabajo. La **energía potencial** es la energía almacenada, que tiene potencial para su uso. La energía química en los alimentos es potencial hasta cierto punto, hasta que es liberada a través de enzimas y otros activadores químicos. Entonces esta energía potencial se convierte en cinética, o más activa, electrificando y creando actividad a su paso.

Un gran ejemplo de la diferencia entre energía potencial y cinética se encuentra comparando los **alimentos cocinados** con los **alimentos crudos**. La energía electromagnética (energía molecular combinada) de los alimentos cocinados es considerablemente más baja que la de los alimentos crudos. La razón es que, cuando se aplica calor a un compuesto, su estructura molecular cambia un poco, ya que los electrones son alterados. Piensa en lo que le sucede al agua cuando se calienta, su forma cambia, pasa de líquido a vapor. Con el calor, las grasas insaturadas se vuelven saturadas (ya que los componentes solubles en el agua son destruidos, dejando sólo algunos de los elementos que la integran), y cuando los alimentos se cocinan, se producen muchos compuestos peligrosos y carcinógenos. El calor también destruye las enzimas de los alimentos, que son absolutamente necesarias como catalizadores. La conclusión es que cuanta más energía tienen tus células, más sano es tu cuerpo. Cuanta menos energía tiene la célula, más cerca está de la destrucción (por el sistema inmunitario o por respuesta parasitaria).

Carbono, hidrógeno, oxígeno y nitrógeno son los elementos básicos de toda la materia orgánica de la tierra. Todos los alimentos y sus componentes (como proteínas, carbohidratos y grasas) se crean, en su mayor parte, a partir de estos elementos básicos, que son los pilares que determinan a qué categoría pertenecen las moléculas o compuestos, etcétera. Estas categorías de estructuras moleculares (tales como azúcares, almidones, proteínas, grasas) constituyen los alimentos que sustentan la vida en este planeta.

En este capítulo se verán los alimentos y el proceso de comer desde la perspectiva de la química y de la física, y se sitúan en el contexto de algunas descripciones de Dios y la naturaleza. Vamos a examinar primero algunos de los componentes más importantes que tu cuerpo necesita para mantener, limpiar y repararse a sí mismo.

> *En la cultura india existe una desviación herética que si-*
> *guen aquellos que filosofan entre los brahmanes, que viven*
> *una vida autosuficiente, absteniéndose de comer animales y*
> *alimentos cocinados.*

> – HIPÓLITO, Roma, 225 d. C.

MÓDULO 3.1 ✳ Carbohidratos y azúcares y su metabolismo

En el capítulo 2 hemos aprendido que una célula es como una ciudad auto-sostenible, pero que básicamente requiere de dos factores externos. En primer lugar, necesita una fuente de energía. Al igual que nuestro automóvil, nuestras células también necesitan combustible. En segundo lugar, deben ser capaces de eliminar los subproductos de la combustión de estos combustibles. Estos subproductos tienen que transportarse lejos de las células, de la misma manera que alejamos los sistemas sépticos y de fontanería de nuestra casa.

Los hidratos de carbono hacen referencia a un grupo de sustancias quími-cas compuestas por carbono, oxígeno e hidrógeno (carbono y agua). Inclu-yen almidones, azúcares, glucógeno, dextrinas y celulosas. Los hidratos de carbono son clasificados o agrupados por el número de átomos de carbono que contienen y por las combinaciones de azúcares. Puesto que los compues-tos de carbono orgánico proporcionan la fuente principal de energía para las células, estos hidratos de carbono los utiliza tu cuerpo para abastecerse de energía primaria.

Todas las plantas verdes utilizan la energía solar (fotosíntesis) para com-binar dióxido de carbono y agua y formar hidratos de carbono. La celulosa, el principal componente de las paredes celulares de las plantas, es un tipo de carbohidrato. Cuando se consume por los seres humanos, la celulosa actúa como una escoba intestinal y un energizante de las células de las paredes intestinales.

AZÚCARES

El azúcar es un carbohidrato perteneciente a la familia de los sacáridos. Los **azúcares simples** (también llamados monosacáridos) son los principales combustibles para tu cuerpo. Los azúcares son tan esenciales para tu cuerpo como la gasolina para tu automóvil. Ayudan a que tu máquina (tu cuerpo) funcione a través de las células. Sin embargo, existen distinciones importantes que hay que conocer acerca de los azúcares.

La **glucosa** (azúcar simple) y sus compuestos iniciales, tales como el almidón y la celulosa, son los compuestos químicos orgánicos más abundantes de la tierra. Dado que tu cuerpo sólo puede utilizar las sustancias en sus formas más simples, todos los azúcares complejos (disacáridos y polisacáridos) deben descomponerse primero en azúcares simples (monosacáridos). Éste es uno de los aspectos del proceso de la digestión.

Después de que la digestión descompone los azúcares complejos en glucosa, esta glucosa es absorbida por la sangre desde el tracto intestinal. A continuación, la glucosa se transporta a las células, donde se reduce a carbono y se oxida para obtener energía y calor. Parte de este carbono se almacena para futuras necesidades de energía (de la misma manera que una batería almacena energía). Algún exceso de carbono, que no se utiliza, se almacena como **ATP (trifosfato de adenosina)** o se convierte en grasa o se almacena como glucógeno. El **glucógeno** se almacena principalmente en el hígado y el tejido muscular, pero también se puede almacenar en otros muchos lugares. Cuando el cuerpo se ve privado de glucosa o fructosa, comenzará a utilizar sus reservas de glucógeno. Entonces, el glucógeno se convierte en glucosa. Recuerda que el cuerpo *debe* tener una fuente de combustible, al igual que tu automóvil.

Cuando se consumen azúcares refinados o complejos (varios complejos de glucosa y fructosa unidos entre sí), esto crea una sobrecarga de glucosa que, a su vez, crea un exceso de moléculas de carbono. Este exceso de carbono se convierte en **dióxido de carbono** y **ácido carbónico**. El **dióxido de** carbono se elimina a través de los pulmones, los riñones y la piel. El **ácido carbónico** requiere de oxidación o transmutación mediante oxígeno o sales minerales, respectivamente. Ambas sustancias son **productoras de ácido** y debe ser neutralizado y eliminado por el cuerpo, ya que son importantes colaboradores de la acidosis.

La sobrecarga de azúcar (glucosa) es común en nuestra sociedad. Consumimos una gran cantidad de azúcares y carbohidratos refinados y complejos. Esto mantiene una alta demanda en el páncreas para producir insulina y en el hígado y los riñones para convertir o eliminar el exceso. Añade a este exceso los problemas provocados por el consumo de proteínas y grasas y puedes comenzar a formarte una idea del porqué la gente actualmente tiene tantos problemas de salud.

Las verduras y la fruta crudas están equilibradas en sus azúcares simples, aminoácidos y ácidos grasos. Ésta es otra de las razones por la que yo las llamo «alimentos de Dios» diseñados para los seres humanos.

La **mayoría de los edulcorantes artificiales** se han relacionado con el cáncer. Nutrasweet o aspartamo es un ejemplo de azúcar artificial. El aspartamo es una neurotoxina que se descompone en formaldehído, y los estadounidenses han utilizado este año más de 7000 toneladas.

EL PELIGRO DE LAS DIETAS RICAS EN PROTEÍNAS

Algunas sustancias no son fuentes de combustible, sino materiales de construcción. Las proteínas, por ejemplo, son sustancias no combustibles que son utilizadas por el cuerpo como material de construcción, como factores inmunitarios, como catalizadores o soportes, etcétera. Así como el cuerpo debe convertir un hidrato de carbono en un azúcar simple antes de que se pueda utilizar, todas las proteínas deben descomponerse en aminoácidos antes de que el cuerpo pueda utilizarlas para construirse y repararse a sí mismo; de la misma manera que un carpintero usaría listones de 5 por 10 cm o de 5 por 15 cm para la construcción o reparación de una estructura. No obstante, si el cuerpo lo necesita, convertirá los aminoácidos en glucosa.

El grave error cometido por muchas de las personas que quieren perder peso está en hacer que el cuerpo queme proteínas como combustible. Cuando el cuerpo está privado de azúcares, va a almacenar grasa o a romper sus propios tejidos para producir energía. Esto causará daños en los músculos, el hígado, el páncreas y los riñones.

En el capítulo 4 estudiaremos el «mito de la proteína» más a fondo.

Es un mito que los azúcares naturales simples «alimentan» (es decir, estimulan) el cáncer. Muy al contrario. Los azúcares simples fortalecen y revitalizan las células, que es una *necesidad* en el tratamiento exitoso del cáncer, ya que las células cancerosas son células normales que han perdido su vitalidad y salud por la acidosis. **Recuerda, un azúcar simple (en particular, la glucosa) es el combustible adecuado para las células.** Las proteínas y las grasas no deben usarse nunca como combustible, a menos que sea absolutamente necesario, porque pueden producir daño celular.

La **fructosa** es la forma energética más alta de un monosacárido o azúcar simple. Las neuronas (células nerviosas), especialmente, atraen moléculas de fructosa. La fructosa entra en una célula por difusión en vez de mediante transporte activo, que es como hace su homóloga, la glucosa. La difusión ahorra energía al cuerpo y las células.

Cualquier actividad requiere energía, incluyendo la actividad de transportar nutrientes a través de las paredes celulares. La mayoría de los nutrientes también requieren de un ayudante o portador para asistir en este movimiento a través de la pared celular. Como el ATP (trifosfato de adenosina) es una molécula que almacena energía, se utiliza en el transporte activo (el transporte asistido de nutrientes a través de las paredes de la membrana celular). La glucosa necesita insulina, en cierta medida, como «hormona de utilización» de este transporte activo. La fructosa, por otra parte, no necesita ATP o insulina y es simplemente empujada o absorbida a través de la pared de la célula por difusión.

Para los diabéticos, la fructosa es perfecta, especialmente si quitan los azúcares complejos de sus dietas. Los azúcares complejos producen niveles excesivos de glucosa en la sangre, lo que crea más demanda de insulina.

Las verduras y frutas crudas son siempre tus mejores fuentes de azúcares simples. Ésta es una de las razones por la que tu cuerpo se vuelve más fuerte y tiene más energía. Los alimentos ricos en proteínas y bajos en azúcares, o alimentos con alto contenido en azúcares complejos, le roban a tu cuerpo energía vital, producen acidosis y elevan los niveles de azúcar en la sangre.

Los azúcares simples también ayudan a la alcalinización de los tejidos, que es de vital importancia para la vitalidad y regeneración de los tejidos. Como se ha indicado anteriormente, la fructosa es el azúcar con más alto poder eléctrico en la naturaleza y es excelente para la regeneración de los nervios y el cerebro.

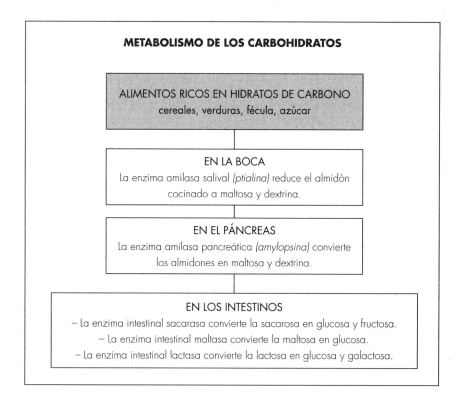

METABOLISMO DE LOS CARBOHIDRATOS

ALIMENTOS RICOS EN HIDRATOS DE CARBONO
cereales, verduras, fécula, azúcar

EN LA BOCA
La enzima amilasa salival *(ptialina)* reduce el almidón
cocinado a maltosa y dextrina.

EN EL PÁNCREAS
La enzima amilasa pancreática *(amylopsina)* convierte
los almidones en maltosa y dextrina.

EN LOS INTESTINOS
– La enzima intestinal sacarasa convierte la sacarosa en glucosa y fructosa.
– La enzima intestinal maltasa convierte la maltosa en glucosa.
– La enzima intestinal lactasa convierte la lactosa en glucosa y galactosa.

AZÚCARES COMPLEJOS

Los azúcares complejos son de dos tipos: polisacáridos y disacáridos.

POLISACÁRIDOS – Una cadena o una serie de monosacáridos o disacáridos enlazados. Pueden constar de unos pocos o de muchos enlaces de sacáridos. Los polisacáridos, cuando están hidrolizados, producen más de veinte monosacáridos. Los polisacáridos incluyen dos grupos: **almidón** y **celulosa.**

* *Almidón:* almidón, glucógeno, dextrina, insulina.
* *Celulosa:* celulosa, hemicelulosas.

DISACÁRIDOS – Azúcares complejos formados por dos monosacáridos unidos entre sí. Los disacáridos incluyen tres grupos: maltosa, lactosa, sacarosa.

* *Maltosa* – a partir de granos de malta (granos germinados y semillas); 2 moléculas de glucosa.
* *Lactosa* – a partir de la leche y productos lácteos; 1 molécula de glucosa y 1 molécula de galactosa.

- **Sacarosa** – a partir de remolacha refinada, caña de azúcar, azúcares invertidos o refinados; 1 molécula de glucosa y 1molécula de fructosa.

Los disacáridos se convierten en monosacáridos ($C_6H_{12}O_6$) o azúcares simples.

**SUBPRODUCTOS DIGESTIVOS Y METABÓLICOS
DE LOS HIDRATOS DE CARBONO**

PRODUCTOS NUTRITIVOS

Glucosa	= energía
Fructosa	= energía
Galactosa	= energía (infancia)
Glucógeno	= glucosa almacenada para futuras necesidades energéticas
Agua	
Ácidos grasos	= respuesta secundaria
Aminoácidos	= respuesta secundaria

SUBPRODUCTOS TÓXICOS

Ácido pirético
Ácido láctico
Dióxido de carbono

LA ELIMINACIÓN DE ACIDOSIS CAUSADA POR CARBONO

- Oxidado por oxígeno.
- Unido a diversas sales minerales para formar compuestos no ácidos.
- Conversión del dióxido de carbono en bicarbonato.

AZÚCARES SIMPLES

Existen cinco tipos de monosacáridos o azúcares simples.

- **Glucosa** – a partir de verduras; es una hexoxa (está formada por 6 átomos de carbono).
- **Fructosa** – a partir de frutas; es una hexoxa (está formada por 6 átomos de carbono).
- **Galactosa** – a partir de la leche (sólo lactantes); es una hexoxa (está formada por 6 átomos de carbono).
- **Ribosa (ARN)** – a partir de frutas y verduras; es una pentosa (está formada por 5 átomos de carbono).
- **Desoxirribosa (ADN)** – a partir de frutas y verduras; es una pentosa (está formada por 5 átomos de carbono).

MÓDULO 3.2 ✳ Las proteínas y su metabolismo

El término «proteína» se utiliza para designar una estructura creada a partir de aminoácidos encadenados. Generalmente, tendemos a utilizar esta palabra al definir las necesidades del cuerpo, pero es importante entender que tu cuerpo no está diseñado para utilizar y metabolizar «estructuras». Dado que tu cuerpo está diseñado para utilizar sólo el más simple de los compuestos y los elementos biodisponibles, debe descomponer (digerir) estas «estructuras» en los elementos que las integran y luego usar estos compuestos más sencillos para sus propias necesidades.

Las proteínas se componen de aminoácidos, que están formados por carbono, hidrógeno, oxígeno, gran cantidad de nitrógeno, fósforo, azufre y hierro. Como se ha señalado anteriormente, tu cuerpo no puede utilizar una estructura proteica. Por lo tanto, parte de tu proceso digestivo descompone estas estructuras en su forma más simple, en aminoácidos, el material de construcción básico que tu cuerpo utiliza para construir sus propias proteínas. Los aminoácidos se utilizan para hacer reparaciones, para crear nuevas estructuras, para mejorar la respuesta inmunitaria, para actuar como transportadores y para servir a multitud de otros fines.

SUBPRODUCTOS DIGESTIVOS Y METABÓLICOS DE LA PROTEÍNA

PRODUCTOS NUTRITIVOS

Aminoácidos   = para la construcción, la reparación, la inmunidad, la producción de hormonas, el transporte, etcétera

Agua

Carbohidratos   = respuesta secundaria

Ácidos grasos   = respuesta secundaria

SUBPRODUCTOS TÓXICOS

Compuestos de nitrógeno (nitratos, etcétera)	Amoníaco
Purines, pirimidinas, etcétera	Ácido úrico, creatinina, etcétera
Ácido fosfórico	Ácido sulfúrico
Ácidos glucogénicos	Ácidos cetogénicos
Dióxido de carbono	

DIGESTIÓN DE PROTEÍNAS

EN EL ESTÓMAGO A TRAVÉS DE JUGOS GÁSTRICOS – El HCL (ácido clorhídrico) provoca la conversión de pepsinógenos en pepsina, que descompone las estructuras complejas de proteínas en proteosas y peptonas.
EN EL PÁNCREAS – Las enzimas pancreáticas tripsina y quimotripsina convierten peptonas en polipéptidos.
EN LOS INTESTINOS – La enzima peptidasa intestinal convierte peptonas, polipéptidos y dipéptidos en aminoácidos.

MÓDULO 3.3 ✳ Grasas (lípidos) y su metabolismo

Las grasas son uno de los «tres grandes» componentes que todos los alimentos tienen en algún grado. **Proteínas** (aminoácidos), **hidratos de carbono** (azúcares) y **grasas** (ácidos grasos esenciales) son los principales materiales de construcción, combustibles y transportadores que tu cuerpo necesita para mantenerse saludable. Las grasas son vitales de numerosas maneras:

- Las grasas se utilizan como unidades de almacenamiento de energía (triglicéridos).
- Las grasas proporcionan «relleno» o «amortiguación» como protección para tus órganos internos.
- Las grasas ayudan en la utilización de las vitaminas liposolubles (incluidas A, D y E).
- Las grasas se utilizan como parte del mecanismo de tu cuerpo para aislar tus partes internas y órganos vitales de las condiciones ambientales (como el frío).
- Las grasas te protegen contra la pérdida de calor interno.
- Las grasas se combinan con ciertas proteínas creando los fosfolípidos diglicéridos, que forman parte de todas las paredes de la membrana celular.
- Las grasas sirven como mediadores antiinflamatorios.

Como mencionamos anteriormente, todos los componentes de la vida, incluyendo todos los alimentos, se componen de los cuatro elementos básicos: oxígeno, hidrógeno, carbono y nitrógeno. Cada componente contiene cantidades variables de algunos o de todos estos cuatro elementos. El agua –H_2O–, por ejemplo, tiene dos átomos de hidrógeno (H_2) combinado con un átomo de oxígeno (O). Las grasas se componen principalmente de carbono (C), hidrógeno (H) y oxígeno (O) y son insolubles en agua pero solubles en éter y otros disolventes. Las grasas se dividen en dos tipos básicos, **saturadas** e **insaturadas,** y están compuestas por **ácidos grasos** y **glicerol** (un alcohol).

Los **ácidos grasos** son los componentes básicos de las grasas, así como los aminoácidos son los materiales de construcción de las proteínas. Los ácidos grasos forman «cadenas» a través de sus enlaces de carbono. Estas cadenas de carbono atraen hidrógeno hacia ellas. Cuando cada valencia o enlace de una cadena de carbono se ha unido a un átomo de hidrógeno, la cadena, o grasa, se considera **saturada.** Éstos, generalmente, son considerados ácidos grasos de cadena larga y debido a sus enlaces más completos, o «llenos», se vuelven más densos y tienen un punto de fusión más alto. En otras palabras, cuanto más saturada es una grasa, más dura permanece a temperatura ambiente. Las **grasas insaturadas,** por el contrario, tienen menos enlaces con hidrógeno. Cuando dos o más átomos de carbono adyacentes están libres de hidrógeno, son considerados **ácidos grasos monoinsaturados.** Cuando dos o más pares, o «series» de átomos de carbono dentro de la cadena no están unidos al hidrógeno, los llamamos **ácidos grasos poliinsaturados.**

Tres de las cadenas de ácidos grasos más comunes encontrados en los tejidos humanos son el ácido oleico ($C_{18}H_{34}O_2$), el ácido esteárico ($C_{18}H_{36}O_2$) y el ácido palmítico ($C_{16}H_{32}O_2$). Estos tres ácidos grasos cuando se combinan con glicerol forman las tres grasas básicas que se encuentran en nuestros alimentos y se llaman **trioleina, triestearina** y **tripalmitina.**

ÁCIDOS GRASOS ESENCIALES

Los ácidos grasos, que son esenciales para tu cuerpo pero no se sintetizan de forma natural en el cuerpo, se deben obtener, pues, de la dieta. Éstos se conocen como ácidos grasos esenciales, y hay tres básicos: **ácido linoleico, ácido linolénico** y **ácido araquidónico.** El ácido linoleico es el más vital de los tres, ya que se puede convertir en ácido linolénico y ácido araquidónico. En mi opinión, la humanidad (por medio de la ciencia) está en sus comienzos con respecto a la comprensión de las verdaderas necesidades de nuestros cuerpos *homo sapiens*. Los tipos de ácidos grasos esenciales incluyen:

ÁCIDO LINOLEICO – Proporciona una piel y un cabello sanos y es el principal ácido graso esencial.

ÁCIDO LINOLÉNICO – Hace posible la función de los nervios y el cerebro.

ÁCIDO ARAQUIDÓNICO – Esencial para la formación de prostaglandinas, tromboxanos, prostacilina y leucotrienos.

El papel de los ácidos grasos esenciales

- Utilizados en la producción de colesterol, un lípido antiinflamatorio usado para producir esteroides y fosfolípidos. El colesterol está implicado en la síntesis de la vitamina D.

COMPOSICIÓN DE LA GRASA

Las moléculas de grasa constan de 3 moléculas de ácidos grasos y 1 molécula de glicerol. Los tres ácidos grasos constituyen la mayor parte de las grasas encontradas en tu cuerpo.

Ácido graso	+ Glicerol	= Tipo de grasa
Ácido esteárico 1	+ Glicerol	= Triestearina
Ácido palmítico	+ Glicerol	= Tripalmitina
Ácido oleico	+ Glicerol	= Trioleina

- Utilizados para producir fosfolípidos, que son usados en las paredes de la membrana celular.
- Implicados en la producción de prostaglandinas, que actúan como antiinflamatorios y están involucrados en la coagulación sanguínea normal. Aumentan la respuesta inmunitaria y la función, especialmente, de los linfocitos T.
- Inhiben el tromboxano, que participa en la agitación de las plaquetas.
- Estimulan la curación.
- Fortalecen los tejidos nerviosos y la respuesta nerviosa.
- Participan en la fabricación de hemoglobina. Por lo tanto, están involucrados indirectamente en el transporte de oxígeno y el aumento de la oxigenación a los tejidos.
- Ayudan a la permeabilidad de la pared celular.

- Nutren y protegen la piel, los ácidos grasos esenciales y la utilización de vitaminas A y E, que ayudarán a mantener la salud de la piel y el cabello.
- Aumentan la capacidad del cuerpo para quemar la grasa.
- Afectan la regulación de la respuesta de los nervios del corazón, afectando a su ritmo cardíaco.
- Utilizados con las sales biliares para emulsionar las grasas y prepararlas para hidrolizarse.

> **LAS GRASAS SON. . .**
>
> OXIDADAS
> Para producir energía, originando dióxido de carbono y agua.
> ALMACENADAS
> Para producir energía en el futuro.
> TRANSFORMADAS
> Para formar los fosfolípidos de las paredes de la membrana celular. Para formar grupos de acetilo para la síntesis del colesterol y para producir secreciones, mucosidad, sebo, etcétera.

- Participan en el mantenimiento de la temperatura corporal adecuada.
- Utilizados en el desarrollo y la función del cerebro.

LAS FUENTES DE GRASAS

El cuerpo humano recibe ácidos grasos de dos maneras: de los alimentos –grasas dietéticas– que son absorbidos a través de la pared intestinal y por medio de la conversión del exceso de alimentos (proteínas y carbohidratos –azúcares–) en grasas almacenadas (glucógeno y triglicéridos). A continuación se ponen de relieve dos ácidos grasos esenciales (aceites en forma líquida) que se encuentran en la naturaleza:

OMEGA-3 – Son subproductos metabólicos de «cadena larga» del metabolismo de ácido linolénico. Estos aceites se encuentran principalmente en alimentos de origen animal, especialmente los aceites de pescado. Estos aceites tienden a permanecer líquidos a temperatura ambiente y se componen de ácido eicosapentaenoico (EPA), ácido docosahexaenoico (DHA) y ácido alfa-linolénico (ALA).

OMEGA-6 – Una familia de grasas esenciales de origen vegetal, de las cuales el ácido gamma-linolénico (GLA) es el más comúnmente conocido y estudiado. Las verduras, la fruta, los frutos secos y las semillas son las fuentes naturales de los ácidos grasos omega-6.

Principales alimentos fuentes de aceites omega-6

Los siguientes alimentos son ricos en ácido linolénico, que metaboliza en omega-3 los ácidos grasos.

ACEITE DE SEMILLA DE LINO – También conocido como aceite de linaza. Se ha utilizado durante más de 5000 años para muchos fines. Alto contenido en ácido linolénico y ácido gamma-linolénico.

ACEITE DE SEMILLA DE COMINO NEGRO – Conocido por sus ricos aceites con un alto contenido en ácido linoleico y ácido gamma-linolénico.

ACEITE DE BORRAJA – La planta de la borraja es conocida como la hierba «suprarrenal». Las glándulas suprarrenales producen los esteroides de tu cuerpo, que se fabrican a partir del colesterol, uno de los principales productos de los ácidos grasos esenciales.

ACEITE DE ONAGRA – Esta flor también es conocida como estrella de la tarde y noche del sauce. He utilizado aceite de onagra en casos de esclerosis múltiple (EM) con resultados increíbles. Una fuente rica en ácidos linoleico y linolénico.

Una nota de precaución sobre los aceites: Nunca uses aceites baratos, refinados, comerciales o procesados envasados en vidrios transparentes o en botellas de plástico transparentes. Estos aceites están rancios y llenos de disolventes, pesticidas y conservantes químicos, como BHA, BHT, silicona de metilo y otros. Estos aceites están «supercocinados», lo que significa que la mayoría de sus nutrientes se han perdido, se han modificado o saturado, lo que causará acidosis en el cuerpo y daños en el hígado y los riñones.

UN EJEMPLO DEL METABOLISMO DE LA GRASA

Como se ha indicado anteriormente, tu cuerpo no está diseñado para absorber o utilizar «estructuras». Al igual que las proteínas, las grasas son estructuras. Se componen de cadenas o de enlaces de ácidos grasos. Puesto que tu cuerpo y sus células sólo pueden utilizar compuestos simples para la actividad y el alimento, las grasas que se consumen en los alimentos deben dividirse en los ácidos grasos que las componen, del mismo modo que las proteínas se descomponen en aminoácidos. Esta acción digestiva tiene lugar en la primera parte del intestino delgado con la ayuda de la bilis del hígado/vesícula biliar. A continuación se describe el proceso de digestión de las grasas y su metabolismo:

1. Las **sales biliares** emulsionan las grasas y las hacen solubles en agua para que la lipasa pancreática e intestinal puede convertirlas en ácidos grasos y glicerol (un alcohol).

2. Los **jugos gástricos** –lipasa gástrica– convierten (descomponen) las grasas en ácidos grasos y glicerol (un alcohol).

3. En el jugo intestinal (duodeno), la enzima steapsin –una lipasa del páncreas– convierte las grasas en ácidos grasos y glicerol (un alcohol).

4. Los **ácidos grasos** y el **glicerol** se unen para formar grasas neutras, que luego se unen a varias proteínas para formar quilomicrones. Las grasas, en esta forma, son absorbidas y transportadas a lo largo del sistema linfático y el sistema sanguíneo, donde se dispersan hacia los tejidos del cuerpo. Los ácidos grasos no se pueden convertir en glucosa. Sin embargo, pueden entrar en el ciclo de Krebs (energía) a través de grupos acetil.

5. El **tejido adiposo (graso)** se crea para la reserva de energía y factores para la salud celular y la inmunidad del cuerpo.

Conclusión

Cuando las grasas, por oxidación, se transforman en agua y dióxido de carbono, se forman varios subproductos (cetonas). Éstos incluyen acetona, ácido acetoacético y ácido betahidroxibutírico. Cuando estas cetonas se producen en exceso, ya sea a través de una oxidación incompleta o una excesiva descomposición de las grasas del cuerpo por dietas con alto valor proteico, se produce una afección llamada **cetosis,** que se traduce en **acidosis.** Esto conduce a daños en los tejidos y a la hipofunción de las células (órganos y glándulas). La cetosis también puede producirse en hipertiroidismo, hambre, fiebre y toxemias varias.

SUBPRODUCTOS DE LAS GRASAS DESPUÉS DE SU DIGESTIÓN Y METABOLISMO

PRODUCTOS NUTRICIONALES
Ácidos grasos esenciales
Ácidos grasos
Glicerol (un alcohol)
Glicéridos
Agua

SUBPRODUCTOS TÓXICOS
Acetato (acetona) (cetona)
Aceto de acetato (ácido acetoacético) (cetona)
Dióxido de carbono
Ácido betahidroxibutírico (cetona)

125

No te compliques. Todas las sustancias que tu cuerpo necesita, incluidas las grasas, las encuentras en semillas, verduras, fruta y frutos secos orgánicos. ¡Si no están en estos alimentos, no las necesitas! La ciencia ha perdido el contacto con la simplicidad de la salud. Intuitivamente, los animales comen el alimento asignado a su especie en particular. Deberías hacer lo mismo. Sin embargo, hay casos crónicos y degenerativos en los que el suplemento de una pequeña cantidad de aceite vegetal, como la onagra, ayudará enormemente. Esto es especialmente cierto en cualquier afección neurológica, como la esclerosis múltiple, el párkinson y la enfermedad de Lou Gehrig.

MÓDULO 3.4 ✳ Enzimas: Los biocatalizadores

Sin comprender las enzimas, no podríamos armar el rompecabezas de la salud en su conjunto. El mundo físico, a todos los niveles, está en un continuo proceso de consumo. Una estructura viva consume otra como parte de su fuente de energía. El consumo de alimentos por los animales y los seres humanos es sólo un pequeño ejemplo de esto. Hay una interacción química y bioquímica entre todos los aspectos de la vida. Elementos y compuestos están constantemente siendo transmutados (cambiados) en otros compuestos o elementos. Como regla general, lo «complejo» se descompone en lo «simple». Un ejemplo serían las estructuras de la proteína –estructuras complejas que se descomponen a través de la digestión (por acción de la enzima) en aminoácidos. Los aminoácidos son compuestos simples o materiales de construcción básicos utilizados por el cuerpo para el crecimiento y la reparación. En otro ejemplo, los azúcares complejos, como la maltosa y la sacarosa, se descomponen en un azúcar simple, la glucosa. Estos procesos son esenciales para una utilización adecuada. Sin embargo, cada forma de vida es única y utilizará estos materiales de construcción de diferentes maneras para adaptarse a su singularidad.

Las enzimas son los catalizadores de todos estos procesos químicos y bioquímicos. Ningún proceso químico o bioquímico puede tener lugar sin que haya una enzima presente para iniciar este proceso, independientemente de que este proceso sea **catabólico** (destruir) o **anabólico** (construir). Un ejemplo de acción catabólica sería la digestión (el proceso descrito anteriormente), donde las estructuras se descomponen en materiales de construcción. También contamos con procesos de construcción y reconstrucción en nuestros cuerpos, tales como el nacimiento celular y la reparación celular.

Todos los procesos del cuerpo, incluyendo la función hepática, la función renal, la respuesta inmunitaria y linfática y la gran comunicación del sistema nervioso, dependen de las enzimas para su funcionamiento. A las enzimas se las llama la «fuerza de trabajo» de la vida. Son los obreros, los albañiles, los trabajadores de la construcción. Hacen que la vida suceda.

Las enzimas son catalizadores orgánicos producidos por células vivas, que actúan sobre lo que se denomina «sustratos». Forman un vínculo temporal con estos sustratos y entonces se los denomina «complejo enzima-sustrato». Las enzimas son como imanes, promueven la formación o destrucción de elementos o de sus sustratos para producir el producto deseado. Necesitamos y usamos miles de enzimas en todo el cuerpo. Sólo el metabolismo ya requiere varios miles de enzimas. Las enzimas pueden actuar como algunas proteínas, lo que significa que pueden ser portadoras de nutrientes, pero principalmente se utilizan como catalizadores, necesarios cada vez que una acción o una reacción química tienen que llevarse a cabo. También pueden afectar a la velocidad de esta acción o reacción. En un cuerpo sano, las enzimas pueden utilizarse una y otra vez.

Es importante tener en cuenta que el pH del cuerpo, así como la deshidratación (niveles de agua), la radiación, la toxicidad y la temperatura corporal pueden menoscabar, destruir o estimular los factores de la enzima. Esto puede conducir a la hipo o hiperactividad de los tejidos, la ausencia de una digestión apropiada, respuesta pobre del nervio y problemas respiratorios, sólo por nombrar algunas alteraciones.

Las enzimas tienen una conciencia que les es propia, al igual que hace todo elemento viviente. Cada una tiene un trabajo específico para hacer y lo sabe. Algunas aceleran las cosas y otras las ralentizan. Independientemente del proceso que sea, una enzima debe estar presente.

En los seres humanos existen básicamente dos tipos de enzimas. En primer lugar, nuestras **enzimas sistémicas,** que son las encargadas del funcionamiento de la maquinaria (por ejemplo, funciones inmunitarias, renales, intestinales, nerviosas…). Hay cientos de enzimas utilizadas en el metabolismo (que se produce en el cuerpo) y en el crecimiento y la reparación celular, incluyendo la replicación del ADN. La coagulación de la sangre, el intercambio de oxígeno y el transporte de dióxido de carbono, todo requiere de enzimas. La respiración celular (la forma en que las células comen y excretan) es un proceso vital para las células, como lo es para el cuerpo en su conjunto; ambos procesos respiratorios necesitan la acción enzimática.

En segundo lugar, nuestras **enzimas digestivas** se utilizan para descomponer las estructuras que consumimos en materiales de construcción. Las células no pueden comerse las estructuras; necesitan materiales de construcción. En la construcción de una casa, un constructor a menudo derriba una estructura para obtener algún material que pueda salvar y luego usarlo para crear una nueva estructura. Nuestro cuerpo tiene que hacer lo mismo. Necesita descomponer las «estructuras» que comemos en el más simple de los compuestos o de los elementos para la construcción, reparación o como combustible. Las enzimas son necesarias en todo este proceso.

Las enzimas digestivas se llaman **enzimas hidrolíticas** porque utilizan las moléculas de agua para dividir las partículas más grandes de los alimentos en compuestos o elementos más pequeños. Tenemos enzimas digestivas a partir de la boca, como la **amilasa** y **ptialina,** que descomponen azúcares y almidones. También contamos con las enzimas digestivas en el estómago. Estas enzimas se denominan **enzimas inactivas** o **proenzimas** porque se activan antes de que puedan catalizar o afectar un cambio. El **pepsinógeno** es un ejemplo de una proenzima que se transforma en pepsina por la acción del HCL (ácido clorhídrico). La **pepsina** es ácida por naturaleza y está diseñada principalmente para descomponer la proteína inicial.

El quimo del estómago, enriquecido con proenzimas (aunque algunas están inactivas por la acción ácida de HCL), se desliza desde el estómago hacia el duodeno (la primera parte del intestino delgado) y las enzimas digestivas alcalinas (como la amilasa, la lipasa, la proteasa y la celulasa) se liberan después desde el páncreas. La **amilasa** descompone el almidón, la **lipasa** trabaja sobre la grasa, la **proteasa** se encarga de las proteínas y las enzimas digestivas **celulasas** descomponen la celulosa. El páncreas también produce la **tripsina** y la **quimotripsina,** así como la **peptidasa,** que forman parte de la familia de la proteasa. Éstas son enzimas alcalinas que terminan la digestión de las proteínas o descomponen los péptidos y los polipéptidos en aminoácidos.

Es esencial para el páncreas producir bicarbonato de sodio (iones bicarbonato) y para el hígado/vesícula biliar producir bilis, ya que ambas sustancias alcalinizan y esterilizan las partículas de los alimentos predigeridos desde el estómago. Si los tejidos de estos órganos están congestionados, débiles o deteriorados de tal manera que estos principios alcalinizantes están restringidos o bloqueados desde la entrada al intestino delgado, el duodeno permanece demasiado ácido y el resultado será la inflamación y la ulceración del duodeno. También, un medio demasiado ácido destruye o neutraliza las enzimas digestivas alcalinas del páncreas, prácticamente detiene la correcta digestión. Esto conduce a la inanición a nivel celular, ya que otras enzimas y parásitos se ven involucrados, dado que la fermentación y la putrefacción se hacen cargo, ahora, del proceso digestivo.

Estudios realizados en la Universidad de Yale y otros centros de investigación han demostrado que las enzimas, incluyendo las enzimas digestivas, son producidas por muchas células del cuerpo (no sólo la saliva, el estómago y el páncreas). Por ejemplo, se ha demostrado que los glóbulos blancos pueden suministrar amilasa, así como enzimas de tipo proteolítico. ¡Qué máquina tan increíblemente inteligente que es tu cuerpo! Digo «máquina» con todo el debido respeto al hecho de que cada célula es una parte individual de Dios, con su propia individualidad y conciencia.

Hemos estado hablando sobre las **enzimas endógenas**, aquellas que se producen en el cuerpo. Sin embargo, también debemos considerar una segunda categoría de enzimas esenciales para la vida: las **enzimas exógenas,** que son externas al cuerpo y se encuentran en los alimentos. Las enzimas exógenas desempeñan un papel vital para ayudar al cuerpo a descomponer los alimentos en materiales de construcción utilizables.

Las enzimas alimentarias son vitales para la salud del cuerpo físico. Sin ellas, la salud empieza a declinar. El ser humano todavía no comprende por qué estas enzimas de los alimentos son tan importantes cuando tenemos nuestras propias enzimas digestivas. Pero el cuerpo debe tener el apoyo de estas enzimas alimentarias para que tenga lugar de manera adecuada el proceso de digestión y utilización.

Las enzimas se destruyen cuando se someten a temperaturas a partir de 43-54 ºC. Temperaturas más bajas también pueden destruir las enzimas si los alimentos se cocinan durante mucho tiempo. Cuando cocinamos nuestros alimentos, estamos destruyendo las propiedades vivificantes que hay en ellos, incluyendo las enzimas. Recuerda: ningún otro animal en este planeta prepara su comida antes de comerla. Si damos de comer alimentos cocinados a los animales, éstos enferman y mueren y los veterinarios te dirán que nunca alimentes a tus animales de la mesa porque tendrán las mismas enfermedades que nosotros.

¿ENZIMAS DIGESTIVAS COMO SUPLEMENTO DE LA DIETA?

Hoy en día, la venta de suplementos de enzimas digestivas es un gran negocio y hay empresas que apoyan su uso avalado por los análisis de los glóbulos vivos y otras herramientas de diagnóstico. En cierta medida, todos tenemos deficiencias digestivas, en especial si el páncreas es débil. Si estás delgado y no puedes aumentar de peso; o tienes diabetes o hipoglicemia; o si puedes ver alimentos sin digerir en tus heces (excepto el maíz), entonces deberías consultar con tu médico sobre la regeneración de tu páncreas.

Depender de un suplemento de enzimas digestivas de forma regular, al final, puede bloquear tu páncreas. Sin embargo, en algunas condiciones extremas o crónicas, puede ser aconsejable tomar enzimas digestivas cada dos comidas o cada tres o cuatro comidas. Sólo hay que tomarlas durante un período corto de tiempo, hasta que se pueda restablecer la normalidad en la función pancreática e intestinal. Definitivamente, deja de tomarlas cuando comas alimentos crudos, sin cocinar. Desengánchate de ellas, úsalas sólo con alimentos cocinados, difíciles de digerir. Luego, déjalas por completo. Si estás comiendo todos los alimentos cocinados, alimentos ácidos, puede que entonces necesites añadir *ocasionalmente* enzimas digestivas, puesto que cocinar tus alimentos destruye sus enzimas y cargan todo el peso de la digestión a tu cuerpo. Consumir tus alimentos, en *jugos* o comerlos crudos ayudarán enormemente a la revitalización de tu páncreas y de ti mismo.

Está fuera del alcance de este libro explorar más a fondo el tema de las enzimas como biocatalizadores. Sin embargo, basta reiterar que la vida engendra vida y la muerte engendra muerte. Sin enzimas tenemos muerte.

Disfruta de los sabores naturales de los alimentos frescos, completos, maduros y crudos. Dios nos ha dado una gran variedad de alimentos y la capacidad para obtenerlos. Busca alimentos orgánicos, frescos y crudos, ricos en enzimas, porque las enzimas son la clave de la vida.

No importa desde qué ángulo veamos la salud y la enfermedad, no podemos escapar a la conclusión de que la enfermedad es tan antigua como la cocina. Enfermedad y gastronomía se originaron simultáneamente.

– EDWARD HOWELL, doctor
Nutrición y enzimas

MÓDULO 3.5 ✳ Vitaminas (coenzimas)

Desde el principio de los tiempos, los seres humanos comían fundamentalmente alimentos integrales o los llamados alimentos «naturales», que no sometían a ningún procesamiento. **El contenido de nutrientes de los alimentos disminuye cuando se procesa.** La cría intensiva de animales, la manipulación de la producción de cultivos y el procesamiento de los alimentos han alterado el equilibrio cualitativo y cuantitativo de los nutrientes de los alimentos consumidos por el mundo occidental. Este cambio es, posiblemente, una de las razones por las que proliferan las enfermedades debilitantes crónicas en nuestra cultura moderna. La investigación moderna sugiere que esto no va a cambiar simplemente porque tomemos una fórmula mineral sintética multivitamínica. La investigación en todo el mundo afirma que las vitaminas, en su estado de equilibro natural, son esenciales para una mejor asimilación, acción sinérgica y máximo efecto biológico. Y todavía la mayoría de los consumidores compra vitaminas y minerales que son sintéticos, y que sus cuerpos generalmente no pueden asimilar adecuadamente. La Junta de Alimentación y Nutrición de la Academia Nacional de Ciencias de Estados Unidos recomienda que las personas satisfagan sus necesidades nutricionales diarias a través de una dieta variada y no a través de suplementos de vitaminas y minerales. Los suplementos de vitaminas y minerales –incluidos aquéllos con el 100 por 100 de las raciones dietéticas recomendadas (RDA) de vitaminas y minerales– no pueden proporcionar todos los nutrientes que el cuerpo obtiene de una dieta equilibrada.

Sobre las vitaminas
- Demasiados suplementos vitamínicos causan acidosis.
- La vitamina C es ácida, drena el calcio y reduce el colesterol bueno.

- No tomar megadosis de nada, especialmente de vitaminas liposolubles.
- El suplemento de constituyentes separados pueden conducir a desequilibrios en la química de tu cuerpo.
- Las vitaminas artificiales se acumulan en tus tejidos causando obstrucciones y toxicidad.

Vitamina A

Otros nombres: Betacaroteno, retinol, antioftálmico.

Acciones: Estimula el sistema inmunitario. Construye estructuras de resistencia a las infecciones. Mantiene el tejido en buen estado de salud. Las vitaminas A y B_2 trabajan juntas para ayudar a mantener saludables las membranas de las mucosas en el tracto gastrointestinal.

Mejores fuentes: Tomates, zanahorias, col rizada, nabo, espinacas, brócoli, calabacín, boniatos, endivias, sandía, espárragos, manzanas, albaricoques, ciruelas, papaya, aguacate, pimentón, calabaza y hierba de limón.

Vitamina B_1

Otros nombres: Tiamina, cloruro de tiamina.

Acciones: Sistema nervioso. Mantiene el sistema digestivo funcionando bien. Ayuda a producir el ácido clorhídrico necesario para una digestión adecuada.

Mejores fuentes: Guisantes, lentejas, semillas, nueces, frijoles, remolacha, patatas, naranjas, verduras de hoja verde, melaza residual, quimbombó, semillas de girasol, nueces de Brasil, salvado de arroz y arroz integral.

Vitamina B_2

Otros nombres: Riboflavina, vitamina G.

Acciones: Estimula el sistema inmunitario. Esencial para el crecimiento, los ojos, la piel, las uñas, el pelo. Ayuda a metabolizar las proteínas y los carbohidratos.

Mejores fuentes: Vegetales de hoja verde, salvado de arroz, aguacates, cereales, germen de trigo, almendras, semillas de girasol, coles de Bruselas, ciruelas, la parte superior de remolachas y nabos, manzanas, plátanos, zanahorias, pomelo, algas, coco.

Vitamina B$_3$

Otros nombres: Niacina, ácido nicotínico.

Acciones: Buena circulación y sistema nervioso sano. Tracto gastrointestinal.

Mejores fuentes: Germen de trigo, nueces, arroz, semillas de girasol, patatas, verduras, almendras, ruibarbo, cebada entera, salvado de arroz.

Vitamina B$_5$

Otros nombres: Ácido pantoténico, calcio pantoténico.

Acciones: Regula la metabolización de grasas e hidratos de carbono. Glándulas suprarrenales, aumenta la producción de cortisona. Buena para el estrés.

Mejores fuentes: Guisantes, jalea real, verduras, aguacates, plátanos, brócoli, col rizada, naranjas, frijoles, melaza.

Vitamina B$_6$

Otros nombres: Piridoxina, piridoxina HCL, niacinamida, fosfato de piridoxal.

Acciones: Ayuda a metabolizar las grasas y los hidratos de carbono. Producción de ADN y ARN adecuada, sistema nervioso, cerebro. Desempeña un papel importante en la metabolización de los ácidos grasos insaturados de la vitamina F. Ayuda a mantener la sangre sana, promueve la formación de glóbulos rojos y es compatible con niveles de hemoglobina normales. Esencial para la respiración de la célula.

Mejores fuentes: Verduras, plátanos, aguacate, germen de trigo, nueces, melaza residual, melón, repollo, pimientos verdes, zanahorias, arroz integral, miel, ciruelas, avellanas, patatas, semillas de girasol.

Vitamina B$_9$

Otros nombres: Ácido fólico, ácido pteroilglutámico, folacina.

Acciones: Forma los glóbulos rojos. Producción de ADN y ARN. Metabolismo de los aminoácidos.

Mejores fuentes: Vegetales de hoja verde, brócoli, espárragos, habas, patatas irlandesas, frutos secos, remolacha, germinados, aguacates, espinacas, col, lechuga, plátanos, setas, coles de Bruselas, dátiles, melón.

Vitamina B$_{12}$

Otros nombres: Cobalamina, cianocobalamina.

Acciones: Esencial para el crecimiento, la producción y la regeneración de glóbulos rojos.

Mejores fuentes: Semillas de girasol, hojas de consuelda, algas, plátanos, uvas concordia.

Vitamina B$_{13}$

Otros nombres: Ácido orótico.

Mejores fuentes: Calcio, ácido orótico.

Vitamina B$_{15}$

Otros nombres: Ácido pangámico, calcio panmanate.

Acciones: Aumenta la tolerancia a la hipoxia (oxígeno insuficiente en los tejidos y las células).

Mejores fuentes: Semillas, frutos secos, arroz integral.

Vitamina B$_{17}$

Otros nombres: Nitrilosidas, amigdalina, laetrile.

Acciones: Efecto preventivo contra el cáncer.

Mejores fuentes: Frambuesas, arándanos, albaricoques y especialmente huesos de albaricoques, moras, frijoles chinos, habas, garbanzos, semillas de lino, melocotón o huesos de ciruela.

Vitamina C

Otros nombres: Ácido ascórbico, ácido L-dehidroascórbico.

Acciones: Activa el crecimiento y reparación de los tejidos, estimula el sistema inmunitario, antioxidante, todos los órganos y glándulas, los tejidos conectivos. Propicia la curación en cualquier situación de enfermedad. Puede reducir los niveles de triglicéridos y del colesterol bueno. Además, síntesis de colágeno para la piel y las membranas mucosas.

Mejores fuentes: Todas las frutas y verduras, especialmente fresas, moras, frutas cítricas, tomates, pimientos, manzanas, caquis, guayabas, mangos, acerola, cerezas, patatas, repollo, col rizada, papayas, espinacas, brócoli, nabo, pimientos verdes, pimientos rojos, aguacates, plátanos, berza, grosellas negras, perejil, rosa mosqueta, etcétera.

Vitamina D

Otros nombres: Ergosterol, viosterol, calciferol.

Acciones: Absorción de calcio. Regula y aumenta la resistencia a las infecciones. Esencial para la formación de dientes y huesos.

Mejores fuentes: Semillas germinadas, alfalfa, hongos, semillas de girasol, sol, germen de trigo.

Vitamina E

Otros nombres: Tocoferoles, tocotrienoles.

Acciones: Oxigena los tejidos, reduce la necesidad de consumo de oxígeno, los órganos reproductivos, corazón. Protege las membranas celulares.

Mejores fuentes: Aceites vegetales sin procesar y sin refinar, semillas crudas y germinadas, nueces, vegetales de hoja verde, arroz integral, germen de trigo, guisantes, lechuga, espinaca, brócoli, espárragos, aguacates.

Vitamina F

Otros nombres: Ninguno.

Acciones: Reduce el colesterol en la sangre. Ayuda a reducir el riesgo de enfermedades del corazón. Ayuda a las glándulas suprarrenales.

Mejores fuentes: Aceites vegetales sin procesar y sin refinar, semillas de lino, linaza, cártamo y aceite de girasol, frutos secos, aceite de oliva, germen de trigo.

Vitamina H

Otros nombres: Biotina.

Acciones: Metabolismo de las grasas, carbohidratos, proteínas y aminoácidos. Antiséptico.

Mejores fuentes: Almendras, salvado de avena, nueces, tomates, guisantes, plátanos, algunas setas.

Vitamina K

Otros nombres: Fitomenadiona, menadiol, menadiona.

Acciones: Interviene en el mecanismo de coagulación de la sangre. Ayuda al hígado. Metaboliza el calcio (huesos).

Mejores fuentes: Espinacas, repollo, espárragos, brócoli, coliflor, tomates, zanahorias, algas, alfalfa, melaza residual, hojas de nabo, vegetales verdes, clorofila.

Vitamina P

Otros nombres: Bioflavonoides.

Acciones: Mantenimiento de la pared de los vasos y capilares sanguíneos. Tejido conectivo. Anticoagulantes para capilares, protege la vitamina C.

Mejores fuentes: Albaricoques, cerezas, pimentón, pomelo, limones. Frutas y hortalizas frescas, especialmente cítricos, pimientos verdes, uvas, fresas, grosellas negras, ciruelas.

Vitamina T

Acciones: La integridad de las plaquetas en la sangre.

Mejores fuentes: Semillas de sésamo, takini.

Vitamina U

Acciones: Promueve la cicatrización de las úlceras pépticas, úlceras duodenales.

Mejores fuentes: Jugo de col cruda, repollo fresco.

Colina

Otros nombres: acetilcolina.

Acciones: Ayuda en la digestión y la absorción. Una parte de los fosfolípidos, como la lecitina.

Mejores fuentes: Trigo, vegetales de hoja verde, col, coliflor, garbanzos, lentejas, cacahuetes, legumbres.

Inositol

Otros nombres: Hexahidroxiciclohexano.

Acciones: Crecimiento del pelo, corazón; parte del complejo B.

Mejores fuentes: La mayoría de las frutas y vegetales de hoja verde.

PABA

Otros nombres: Ácido paraaminobenzoico, vitamina Bx.

Acciones: Promueve el crecimiento. Bueno para la piel, el pelo.

Mejores fuentes: Melaza, salvado, arroz integral, semillas de girasol, germen de trigo.

MÓDULO 3.6 ✻ Elementos esenciales

PRINCIPALES MINERALES, OLIGOELEMENTOS Y SALES DE LOS TEJIDOS

El cuerpo humano reducido a su forma más simple es un pequeño montón de cenizas. El carbono, hidrógeno, oxígeno y nitrógeno de los tejidos ricos en proteínas y carbohidratos (o grasa almacenada) se han disuelto en el aire o evaporado como el agua, dejando sólo los minerales. Estos «minerales cenizas», con un peso aproximado de 2,30 kilos, pueden ser pequeños en cantidad, pero representan un papel vital en todos los tejidos del cuerpo.

Los minerales están implicados en una gran cantidad de funciones. Son necesarios para estimular el crecimiento y regulan los procesos corporales. Proporcionan la estructura a los huesos y participan en la contracción muscular, la formación de la sangre, la construcción de las proteínas, la producción de energía y otros muchos procesos corporales. Se encuentran en el suelo y el agua y se ingieren con los alimentos y las bebidas.

Hay por lo menos veintidós minerales esenciales para la salud humana (se han encontrado más de sesenta y cinco minerales en el cuerpo) y estos nutrientes se dividen en dos categorías: **minerales principales** y **minerales traza (u oligoelementos)**. Los minerales principales están presentes en el cuerpo en cantidades superiores a una cucharadita, mientras que un mineral traza puede totalizar menos de una cucharadita.

Los términos «principal» y «traza» no reflejan la importancia de un mineral en el mantenimiento óptimo de la salud, ya que una deficiencia de cualquiera de los dos, minerales principales o traza, produce los mismos efectos perjudiciales. El doctor Henry Schroeder, del Dartmouth College dijo: «Las necesidades de minerales son incluso más importantes que las necesidades de vitaminas, ya que el cuerpo no puede producir minerales».

Los minerales trabajan o bien juntos o bien uno contra otro. Algunos minerales compiten por la absorción, por lo que una gran ingesta de un mineral puede producir una deficiencia de otro. Esto es especialmente cierto en los oligoelementos, tales como cobre, hierro y zinc. En otros casos, algunos minerales mejoran la absorción de otros minerales. Por ejemplo, la proporción adecuada de calcio, magnesio y fósforo en la dieta mejora la absorción y uso de los tres minerales. La absorción también depende de las necesidades del cuerpo. Una persona que tiene deficiencias de un mineral absorberá más de ese mineral que alguien que se alimenta adecuadamente. Los tres minerales que tienden a estar en un nivel bajo en la dieta media del mundo occidental son calcio (cuya absorción puede ser, aquí, el gran problema), hierro y zinc.

Definitivamente, la transformación de los alimentos comerciales reduce el contenido de nutrientes de los alimentos y puede ser peligroso para la salud humana. El refinamiento de granos enteros (como trigo, arroz y maíz) ha dado como resultado una reducción espectacular de sus contenidos naturales de alimentos complejos. La molienda de trigo para harina blanca reduce el contenido de vitaminas y minerales naturales el 40-60 por 100. Refinar los alimentos parece reducir los oligoelementos, como manganeso, zinc y cromo, así como diversos minerales macro (magnesio). El tratamiento de las verduras enlatadas o congeladas con EDTA (un conservante) puede sustraer gran parte del zinc de los alimentos. Las altas tasas de trastornos relacionados con el calcio en el metabolismo sugieren que las formas de calcio que muchas personas están consumiendo simplemente no las acepta el cuerpo, o no las asimila correctamente, dando como resultado la pérdida de calcio.

UTILIZACIÓN DEL CALCIO

- Huesos, nervios y tejido conectivo débiles puede ser el resultado directo de una utilización deficiente del calcio. Esto se traduce en: hemorroides, venas varicosas y arañas vasculares, arrugas, hernias, aneurismas, prolapso de la vejiga, del útero, de los intestinos, etcétera.
- Tiroides/debilidad paratiroidea (hiperactividad) disminuye o bloquea la utilización adecuada de calcio.
- Fósforo, calcio y magnesio deben estar en equilibrio entre ellos para una función adecuada del tejido, el crecimiento y la reparación.
- Un suplemento rico en calcio expulsará o agotará tus niveles de fósforo.
- El calcio no puede utilizarse correctamente sin las hormonas paratiroideas. Cuando las paratiroides no funcionan adecuadamente, los suplementos de calcio únicamente pueden inducir a la formación de cálculos y espolones óseos.

Los productos cultivados orgánicamente contienen niveles más altos de ciertos minerales esenciales que los productos cultivados convencionalmente (no orgánicos) y parece que contienen niveles bajos de metales pesados tóxicos. Incluso si las prácticas de la alimentación moderna no afectaran a la nutrición (que lo hacen), todos los minerales que los seres humanos necesitamos para una salud óptima no existen uniformemente en la tierra. Los suelos que son deficientes en ciertos minerales dan, como resultado, bajas concentraciones de minerales principales o de oligoelementos en el agua potable y en los cultivos, lo que contribuye a una ingesta dietética marginal o deficiente. Afortunadamente, somos capaces de extraerlos de una gran variedad de frutas y verduras, frutos secos y hierbas de todas partes del mundo.

PRINCIPALES MINERALES

Azufre (S)

Ácido/alcalino: Reacción ácida.

Fuentes de la alimentación: Col rizada, nabos, coles de Bruselas, frijoles secos, repollo, coliflor, ajo, cebolla, frambuesa, algas, brócoli, lechuga, germen de trigo, etcétera.

Fuentes tóxicas: Las permanentes en el cabello, alisadores, algunos acondicionadores pueden afectar a los niveles de azufre.

Nota: El azufre es conocido por proteger las células contra los efectos tóxicos de los metales pesados. El tabaco también disminuye la absorción.

Usos en el cuerpo: El azufre desinfecta la sangre, ayuda al cuerpo a resistir las bacterias y protege el protoplasma de las células. Ayuda en reacciones de oxidación necesarias en el cuerpo, estimula la secreción de bilis y protege contra sustancias tóxicas. Debido a su capacidad de proteger contra los efectos nocivos de la radiación y la contaminación, el azufre disminuye el proceso de envejecimiento. Es necesario para la síntesis del colágeno, una proteína principal que da a la piel su integridad estructural. Es necesario para el cabello, las uñas, la insulina, el cartílago y la sangre. Ayuda a la digestión y la eliminación. Agente oxidante en la hemoglobina.

Nota: El azufre es la sustancia clave que hace del ajo el «rey de las hierbas curativas».

Deficiencias: Crecimiento disminuido, eczema, dermatitis, crecimiento deficiente de uñas y cabello o uñas y cabello quebradizos.

Toxicidad: Aumento del riesgo cardíaco. Poco probable que ponga en peligro la vida.

Calcio (Ca)

Ácido/alcalino: Reacción alcalina.

Tipos: Unido a proteínas, aprox. 46 por 100; difundible aprox. 6,5 por 100; ionizado aprox. 47,5 por 100.

Fuentes de la alimentación: Algas, semillas de sésamo, vegetales de hoja verde oscura, zanahorias, naranjas, almendras, brócoli, papaya, semillas de girasol, nueces, anacardos, nueces de Brasil, tofu, harina de huesos, arroz integral y la mayoría de las frutas y verduras.

Nota: El café, los tés comerciales, las bebidas gaseosas (soda, etcétera), la marihuana, el exceso de sal, los cigarrillos, los azúcares refinados, el alcohol y los diuréticos químicos, todos, inhiben o «expulsan» el calcio de los huesos y los tejidos.

Usos en el cuerpo: El calcio es el mineral más abundante en tu cuerpo. Necesario para la fortaleza de huesos, cartílagos, tendones y tejido conectivo. (Utilizado en la matriz ósea). Estimula la actuación de muchas enzimas, incluidas las pancreáticas. Trabaja con neurotransmisores. Usado en ATP, libera trifosfato de adenosina (reservas de energía de la célula). El 99 por 100 del calcio del cuerpo se encuentra en los huesos y los dientes. Desempeña un papel en la coagulación de la sangre. Es uno de los muchos transportadores celulares.

Deficiencias: La falta de utilización es epidémica. La utilización requiere las hormonas de la tiroides/paratiroides y alcalinización.

Deficiencias a corto plazo: Calambres musculares y espasmos, palpitaciones, pérdida de sueño, irritabilidad, caries, enfermedad períodontal, huesos ablandados, nerviosismo, calambres en espalda y piernas, huesos frágiles, debilidad del tejido conectivo que incluye varices y arañas vasculares, hemorroides, prolapso de órganos y piel, petequias, sofocos, síndrome de frío y calor y arritmias cardíacas. Desempeña un papel en la contracción muscular. Su uso está regulado por la hormona paratiroidea y la vitamina D. Fortalece los huesos y los dientes. Normaliza la acción del corazón, la irritabilidad nerviosa, la coagulación de la sangre, el metabolismo. El calcio neutraliza las histaminas excesivas del suero. El incremento del consumo de calcio puede aumentar la producción de calcitonina por la glándula tiroides (células C). En realidad, esto inhibe la reabsorción ósea, creando así el efecto contrario a la reconstrucción de los huesos. El plomo interfiere en la utilización del calcio.

Deficiencias a largo plazo: Osteoporosis, escoliosis, raquitismo y enfermedades que implican la pérdida de calcio de los huesos y la falta de crecimiento de los huesos. Crecimiento atrofiado. Además, artritis y depresión.

Toxicidad: Acidosis, espolones óseos, cálculos renales, problemas de estenosis y depósitos de calcio en los tejidos. Posiblemente también, hipertensión, confusión, náuseas y vómitos.

Carbono (C)

Ácido/alcalino: Reacción ácida.

Fuentes de la alimentación: Aire, hidratos de carbono, azúcares, frutas y verduras, frutos secos, aceitunas y aguacates.

Usos en el cuerpo: Fuente principal de energía. Un componente de los hidratos de carbono y los materiales de construcción de grasas y aminoácidos. Necesario para los dientes, el tejido conectivo, la piel, el pelo y las uñas.

Cloro (cloruro) (Cl)

Ácido/alcalino: Reacción ácida.

Fuentes de la alimentación: La mayoría de las frutas y vegetales, tales como coco, aguacates, dátiles, nabos, lechugas, col rizada, alga/dulse, apio, tomates, patatas, albaricoques, jugo de naranja, piña, berros, col blanca cruda, espinacas, espárragos, pepinos, chirivías, zanahorias, cebollas. Cocinados, frijoles secos y guisantes y sal de mar, etcétera.

Fuentes tóxicas: Los suministros de agua.

Usos en el cuerpo: Un electrólito, junto con el sodio y el potasio. Afecta a la sangre, los nervios, el epitelio. Ayuda a la digestión y la eliminación, normaliza la presión osmótica en la sangre y los tejidos. Ayuda a mantener la función cardíaca normal, el equilibrio ácido-base y el equilibrio de agua. Aumenta la capacidad de la sangre para transportar dióxido de carbono a los pulmones para su expulsión. Ayuda a limpiar los intestinos y el cuerpo de toxinas. Proporciona el nivel normal de ácido en el estómago. (Esto ayuda a la absorción de hierro y vitamina B_{12}).

Deficiencias: Trastornos en la digestión, problemas de retención de agua, pérdida de peso.

Toxicidad: Muy tóxico incluso en cantidades sólo ligeramente superiores a lo normal. Los síntomas son debilidad, confusión y coma.

Fósforo (P)

Ácido/alcalino: Reacción ácida.

Fuentes de la alimentación: Presente en casi todos los alimentos, especialmente, en guisantes, semillas, maíz, champiñones, zanahorias, frutos secos (nueces, almendras, etcétera), productos integrales, frutas secas y legumbres.

Fuentes tóxicas: Carne, granos, productos intestinales y desechos, minería de fosfato, jabones, aditivos de fosfato en las bebidas con gas, etcétera.

Usos en el cuerpo: El fósforo es esencial para la calcificación de los huesos (el 85 por 100 del fósforo de tu cuerpo está en tu sistema esquelético). Utilizado en muchos procesos enzimáticos incluido el metabolismo. Controla las actividades de la mayoría de las hormonas y de muchas vitaminas. Un factor en el metabolismo de carbohidratos, grasas y proteínas. Los fosfatos orgánicos son una parte de todas las estructuras celulares y de muchas de sus funciones. Parte del ATP (trifosfato de adenosina), que es la forma de energía de la célula. Utilizado en la oxidación de azúcares para la formación de ATP. Fortalece los huesos, los dientes, la sangre, el cerebro y el cabello. Metaboliza las grasas y los carbohidratos. Transportador de ácidos grasos.

Deficiencias: Provoca dolor en los huesos y una formación ósea pobre, osteoporosis, mala memoria, debilidad de tejido, flacidez, fatiga, irritabilidad, falta de crecimiento, raquitismo, sensibilidad de la piel, disminución de apetito y peso. Debilidad general. Cantidades excesivas de fósforo pueden darse a partir de una prolongada y excesiva ingesta de antiácidos no absorbibles, de un alto consumo de refrescos, conservas y alimentos procesados.

Toxicidad: Raramente tóxico. Los síntomas pueden incluir huesos frágiles relacionados con la pérdida de calcio (osteoporosis), convulsiones, arritmias del corazón y dificultad para respirar.

Hidrógeno (H)

Ácido/alcalino: Reacción alcalina.

Fuentes de la alimentación: Todos los alimentos, especialmente, hidratos de carbono y grasas. Azúcares, frutas y verduras (fundamentalmente, zanahorias, apio, espinacas, tomates y repollo).

Usos en el cuerpo: Sangre; todas las células.

Magnesio (Mg)

Ácido/alcalino: Reacción alcalina.

Fuentes de alimentación: Todas las frutas y verduras, especialmente las de hoja de color verde oscuro, algas, nueces, semillas, frutos secos, patatas, semillas de sésamo, alfalfa, higos, arroz, algas, piña, miel, apio, productos integrales, almendras, aguacates, plátanos, manzanas, melocotones, habas, alubias de ojo negro, germen de trigo, arroz integral.

Fuentes tóxicas: Agua.

Usos en el cuerpo: Fortalece los músculos y tejidos finos de los nervios. Activa muchas enzimas, especialmente en el metabolismo de los carbohidratos. Necesario para la correcta formación de huesos y dientes. Afecciones de hígado y glándulas. Estimula la eliminación. Puede ayudar a combatir el estrés, mantener las contracciones musculares y facilitar la adaptación al frío y la regulación del ritmo cardíaco normal. Puede reducir los efectos del envenenamiento por plomo y reducir las piedras en el riñón. Además, la albúmina de la sangre.

Nota: Alcohol, diuréticos, tensión emocional o física, diarrea, zinc y fluoruro aumentan la necesidad de magnesio.

Deficiencias: Los síntomas pueden incluir diarrea, fatiga, agotamiento de calcio y arritmias cardíacas. También, huesos blandos y porosos, mala digestión, trastornos gastrointestinales, fatiga, trastornos del sueño, irritabilidad, confusión, calambres y espasmos, taquicardia, nerviosismo, cálculos renales, convulsiones, mal aspecto. Una deficiencia severa de magnesio puede provocar una enfermedad cardíaca coronaria, confusión mental y formación de coágulos sanguíneos.

Toxicidad: Náuseas y vómitos, la presión arterial muy baja, debilidad muscular extrema, dificultad para respirar e irregularidad en los latidos del corazón.

Nitrógeno (N)

Ácido/alcalino: Reacción ácida.

Fuentes de la alimentación: Proteínas (aminoácidos). Dominando los alimentos: nueces, semillas, alfalfa, vegetales de hojas verdes.

Fuentes tóxicas: Carnes.

Usos en el cuerpo: Es uno de los elementos principales de las proteínas junto con un mineral, el fósforo. Músculos, cartílagos, tejidos, tendones y ligamentos.

Deficiencias: Crecimiento anormal, delgadez, problemas neuromusculares y muerte.

Toxicidad: Acidosis.

Oxígeno (O)

Ácido/alcalino: Reacción alcalina.

Fuentes de la alimentación: Aire fresco.

Fuentes tóxicas: Contaminación.

Usos en el cuerpo: Produce oxidación. Necesario para los huesos, los dientes, la piel, los glóbulos rojos, la circulación ¡y el optimismo!

Deficiencias: La falta de oxígeno provoca la muerte.

Potasio (K)

Ácido/alcalino: Reacción alcalina.

Fuentes de la alimentación: Todas las frutas y verduras, especialmente las de hoja verde oscura. Algas, dulse, semillas, higos, apio, setas, frutos secos, patatas, aguacates, brócoli, legumbres, papaya, pasas, arroz, coles de Bruselas, plátanos y sandía.

Fuentes tóxicas: Los medicamentos, especialmente algunos diuréticos, pueden causar pérdida excesiva de potasio del cuerpo. También diarrea crónica y acidosis diabética.

Nota: El exceso de vitamina D puede contribuir a la pérdida de potasio y a la supresión de la función tiroidea. Lo mismo pasa con los suplementos de PABA. Además, la deficiencia (o pérdida) de potasio también se ve afectada por la deficiencia de magnesio, zinc y hierro.

Deficiencias: Arritmias cardíacas, dificultad para respirar, debilidad muscular, mala digestión y absorción. Crecimiento lento, parálisis, esterilidad, apatía mental y confusión, daño renal. Piel seca, acné, escalofríos, insomnio, disminución de la respuesta refleja, intolerancia a la glucosa. La deficiencia de potasio puede producirse por diarrea crónica, vómitos, acidosis diabética, enfermedad renal o el uso prolongado de laxantes o diuréticos.

Usos en el cuerpo: Equilibra los fluidos del cuerpo, regula la irritabilidad nerviosa y muscular. Ayuda en la formación de glucógeno a partir de la glucosa, grasas de glucógeno, proteínas de peptonas y proteasas. Puede curar el acné, las alergias, el alcoholismo, las enfermedades del corazón y ayuda a curar quemaduras.

Toxicidad: El exceso de ingesta de potasio puede causar una alta concentración de este elemento en la sangre, alteraciones en la función cardíaca y renal y alteraciones en el equilibrio de fluidos. Altos niveles de potasio en el torrente sanguíneo pueden causar ataques cardíacos que pueden provocar un desenlace fatal.

Sodio (Na)

Ácido/alcalino: Reacción alcalina.

Fuentes de la alimentación: Todas las frutas y verduras, especialmente las de hoja verde oscuro, zanahorias, apio, sandía, fresas, manzanas, arándanos, grosellas, coliflor, espárragos, sal (todo tipo), pepinos, remolacha, quimbombó, calabaza, judías verdes, quelpo/dulse.

Fuentes tóxicas: La mayoría de alimentos procesados (suministros de agua).

Nota: Los fármacos diuréticos son los principales causantes de la excesiva expulsión de sodio del cuerpo. La sudoración excesiva puede reducir el sodio en el cuerpo a niveles bajos. El bajo contenido de sodio también puede ser indicativo de reducción de la función de la corteza suprarrenal. El sodio tiene una fuerte afinidad con el oxígeno.

Usos en el cuerpo: Un electrólito esencial para cuerpo. Un catión básico (ion cargado positivamente) para actividades intra (dentro) celulares y para la homeostasis. Desempeña un papel importante en la presión osmótica de una célula, pues afecta al agua y a la utilización nutricional de las células. Involucrado en la contracción muscular. Interviene en el metabolismo de carbohidratos y proteínas; interviene en el catabolismo (descomposición) de la glucosa y la formación de glucógeno (almacenamiento de glucosa); interviene en la neurotransmisión (eléctrica) a través del sistema nervioso (que afecta a la conductividad de una célula), e interviene en el ritmo cardíaco normal.

Deficiencias: Los síntomas de deficiencia de sodio incluyen debilidad muscular y contracción muscular, espasmos, fatiga, falta de concentración, pérdida de memoria, pérdida de apetito, náuseas, diarrea, artritis, dolor nervioso, malestar digestivo, insuficiencia suprarrenal y pérdida de peso. Éstos son generalmente consecuencia de la inanición o de ayunos severos, vómitos, sequedad de la piel, alergias, baja presión arterial, estreñimiento, sudoración o diarrea. Una deficiencia severa de cloruro de sodio podría causar deshidratación y muerte.

Toxicidad: Una dieta rica en sodio está vinculada a la hipertensión (y la restricción de sodio disminuye la presión arterial). Las dietas en Estados Unidos contienen cantidades excesivas de sodio (hasta 15 veces la dosis diaria recomendada).

SOBRE LOS OLIGOELEMENTOS

Los oligoelementos son minerales que las plantas, los animales y los seres humanos necesitan en pequeñas cantidades. Hay rastros de más de sesenta y cinco minerales en nuestro cuerpo, entre ellos: aluminio, arsénico, bario, bismuto, berilio, bromo, cadmio, cromo, cobre, ácido fólico, flúor, galio, germanio, oro, yodo, hierro, plomo, litio, manganeso, mercurio, molibdeno, quinina, selenio, silicio, plata, estroncio, estaño, titanio, tungsteno, vanadio y zinc. Juegan un papel importante en la salud y son esenciales para la asimilación y utilización de vitaminas y otros nutrientes. Ayudan en la digestión y proporcionan el catalizador para muchas hormonas, enzimas y funciones y reacciones esenciales del cuerpo. También ayudan a reemplazar electrólitos perdidos a través de la transpiración pesada o diarrea prolongada y protegen contra reacciones tóxicas y envenenamiento por metales pesados. La investigación actual demuestra que ahora los seres humanos deben obtener los oligoelementos requeridos a través de sus alimentos con una dieta equilibrada, especialmente de frutas y verduras frescas.

El difunto doctor Henry Schroeder indicó que los oligoelementos (minerales) «son más importantes que las vitaminas, ya que no pueden ser sintetizados por la materia viva. Por lo tanto, son las bujías en la química de la vida, de los cuales dependen los intercambios de energía en la combustión de los alimentos y la construcción de los tejidos vivos».

Hay muchos factores que pueden contribuir a los desequilibrios minerales. Esto significa que los minerales que creemos que estamos consumiendo no necesariamente terminan haciendo su trabajo en nuestros cuerpos. ¿Cuáles son algunos de los obstáculos para la absorción de minerales?

Dieta

Un factor importante que contribuye a un desequilibrio mineral son los hábitos alimentarios inadecuados, incluyendo el consumo excesivo de carbohidratos refinados, el alcohol y las dietas de moda. Incluso el contenido de minerales de una dieta «saludable» puede ser insuficiente, dependiendo del suelo en el que se cultivó el alimento o el método con el que se preparó.

Estrés

El estrés físico y emocional puede conducir a desequilibrios minerales. Ciertos nutrientes como el mineral zinc y las vitaminas del complejo B se pierden en grandes cantidades debido a un aumento del estrés. La absorción de nutrientes también puede disminuir cuando el cuerpo está bajo estrés.

Medicamentos

Los medicamentos pueden agotar el almacén de nutrientes minerales del cuerpo o aumentar los niveles de metales tóxicos. Los conocidos efectos de los medicamentos diuréticos incluyen no sólo la pérdida de sodio, sino, en muchos casos, una pérdida de potasio y magnesio. Los antiácidos, la aspirina y los anticonceptivos orales pueden dar lugar a deficiencias de vitaminas y minerales, así como a excesos de metales tóxicos.

Contaminación

Los metales tóxicos como el plomo, el mercurio y el cadmio pueden interferir en la absorción de minerales y aumentar la excreción de minerales. Toda nuestra vida estamos continuamente expuestos a una gran variedad de fuentes de metales tóxicos, como el humo del cigarrillo (cadmio), los utensilios de cobre y aluminio, los tintes del cabello (plomo), los cosméticos con base de plomo, los aceites hidrogenados (níquel), los antitranspirantes (aluminio) y las amalgamas dentales (mercurio y cadmio). Éstas son sólo algunas de las muchas fuentes de contaminación por metales a las que un individuo puede estar expuesto cada día.

Suplementos nutricionales

Los suplementos de vitaminas y minerales también pueden causar desequilibrios. La absorción del calcio disminuye en presencia del fósforo. La vitamina C es necesaria para la absorción del hierro, pero en cantidades excesivas puede causar una deficiencia de cobre. La vitamina D mejora la absorción del calcio, pero en cantidades excesivas puede producir una deficiencia de magnesio u otras condiciones.

Arsénico (As)

Ácido/alcalino: Reacción ácida.

Fuentes de la alimentación: Agua, aire y suelo.

Fuentes tóxicas: Pescado, granos y cereales, combustión del carbón, pesticidas, insecticidas (a través de una sustancia química llamada arsenóxido), herbicidas, defoliantes, trabajos metalúrgicos, fabricación de vidrios y espejos, humo del tabaco, compuestos dentales para obturaciones del conducto radicular. Además, respirar aserrín o humo de madera quemada tratada con arsénico, vivir cerca de sitios de residuos peligrosos no controlados, comer alimentos, agua o respirar aire que contenga arsénico. Compuestos inorgánicos de arsénico que se usan para preservar la madera.

Usos en el cuerpo: Se desconoce su función en el cuerpo. En estudios con animales, el arsénico fue esencial para el crecimiento, el desarrollo y la reproducción, posiblemente debido a su papel en el metabolismo de la metionina, un aminoácido implicado en el crecimiento. Tiene un olor a «ajo» cuando se quema. Se almacena principalmente en el hígado. Se excreta con la orina. Posibles aplicaciones en el cuerpo: piel, pelo, uñas, glándula tiroides y cerebro.

Deficiencias: Se instala en los músculos y el cerebro (desalojando al fósforo). Produce sabor dulce y metálico, olor a ajo en el aliento y las heces, constricción de la garganta, dolor de espalda constante (provoca que las maniobras quiroprácticas no sean eficaces), fatiga, baja vitalidad, dificultades para tragar, sensación de ardor (inflamación) en los ojos, la garganta y el pecho, aumento de las amígdalas, espasmos musculares, dolor en los músculos de la espalda, apatía, pérdida de la sensación de dolor, pérdida de vello corporal, cambios en el color de la piel (manchas oscuras), gastroenteritis.

Toxicidad: Inhibidor metabólico (reduce la eficacia de la producción de energía), celular y enzima del veneno. Contrae la garganta y causa espasmos musculares. Un tóxico con mucha apetencia por los «nervios». Anorexia. La ingestión de altos niveles puede causar la muerte. Respirar altos niveles de arsénico inorgánico puede causar dolor de garganta o irritar los pulmones. Además, náuseas, vómitos, disminución de la producción de glóbulos rojos y blancos, ritmo cardíaco anormal, daño a los vasos sanguíneos y una sensación de «hormigueo» en las manos y los pies. También, dolor de espalda constante.

Berilio (Be)

Fuentes de la alimentación: Agua, aire y suelo.

Fuentes tóxicas: La exposición industrial, la minería, la metalurgia, la combustión del carbón, el procesamiento del cobre y, posiblemente, pinturas, colores, cosméticos.

Usos en el cuerpo: Actualmente, no existe información sobre si el berilio es esencial para una óptima función bioquímica.

Deficiencias: Disnea, pérdida de peso, tos, fatiga, dolor en el pecho, anorexia y debilidad.

Toxicidad: Efectos en los pulmones, el hígado, los riñones y el corazón. Inhibidor enzimático, incluyendo ADN (ácido desoxirribonucleico), ATP (trifosfato de adenosina) y varias enzimas hepáticas; muerte celular en todos los tejidos.

Boro (B)

Ácido/alcalina: Reacción ácida.

Encontrado en: Manantiales volcánicos de la Toscana y colemanitas en California.

Fuentes de la alimentación: Suministro de agua. Fruta fresca: manzanas, zanahorias, uvas, peras, verduras de hoja verde, nueces y granos.

Fuentes tóxicas: Jabones, cementos, algunos productos de limpieza, vidrio, cerámica.

Deficiencias: Una ingesta pobre en boro provoca cambios en los huesos similares a los observados en mujeres osteoporóticas. La deficiencia de boro disminuye los niveles de calcio ionizado y calcitonina, en niveles elevados de calcio total y en la excreción urinaria de calcio. En los animales, causa tasas bajas de crecimiento. El metabolismo del boro y del magnesio podría estar relacionado, ya que una deficiencia combinada de estos dos minerales altera el metabolismo óseo, suprime el anabolismo y provoca una disminución de magnesio en los huesos. En contraste, la suplementación de boro eleva las concentraciones séricas de beta-estradiol y testosterona y produce cambios constantes con la prevención de la pérdida de calcio y desmineralización ósea.

Toxicidad: Náuseas, diarrea, erupciones cutáneas, artritis y fatiga. Investigaciones limitadas a animales muestran que la ingesta excesiva de boro podría moderar el crecimiento y la inmunidad.

Cadmio (Cd)

Fuentes de la alimentación: Agua, aire y suelo.

Fuentes tóxicas: El humo de cigarrillo, el aire de la fabricación de baterías, soldar metal, soldadura y galvanización, tubos, suministros de agua, minería, el aire cerca de las refinerías de zinc, la quema de combustibles fósiles o residuos municipales, prótesis dentales, pinturas, tubos galvanizados, mariscos contaminados.

Alimentos que ayudan a la desintoxicación del cadmio: Verduras de la familia del repollo, pimentón, frutas.

Usos en el cuerpo: Un veneno medioambiental encontrado en el agua, en nuestros alimentos y en el aire. Se encuentra en granos procesados, productos lácteos, carnes, pescados, fertilizantes, tubo de escape de los automóviles, el humo de cigarrillo, las baterías, soldaduras y dentaduras postizas. Altera la absorción de otros minerales y tiende a asentarse en el corazón y el riñón derecho y afecta al funcionamiento adecuado de varias enzimas.

Deficiencias: Anemia, deterioro muscular, hipertensión, daños en el hígado y el riñón, deficiencia de zinc, artritis, neumonitis, vómitos, diarrea, pérdida de calcio en los huesos, deterioro de las estructuras del corazón y los vasos sanguíneos, postración, enfisema.

Toxicidad: El cadmio no se elimina del cuerpo y, con el tiempo, puede llegar a acumularse a niveles tóxicos. La ingesta excesiva se produce cuando el agua blanda se filtra por las tuberías de cadmio. Hipertensión, daño renal, pérdida del sentido del olfato (anosmia). Los estudios demuestran que el alcohol aumenta la retención de metales pesados como el cadmio.

Cobalto (Co)

Fuentes de la alimentación: Todas las verduras de hoja verde. También frutas, verduras y hierbas.

Fuentes tóxicas: El cobalto se utiliza como agente antiespumante en el tratamiento de algunas cervezas. El consumo de grandes cantidades de cerveza puede causar policitemia y trastornos del corazón.

Usos en el cuerpo: Ayuda en el crecimiento normal y el apetito, el páncreas. Su función es como constituyente de la vitamina B_{12}. Por este motivo, el cobalto ayuda en la formación de glóbulos rojos normales, en el mantenimiento del tejido nervioso y en la formación normal de las células.

Deficiencias: Una deficiencia del cobalto es equivalente a una deficiencia de vitamina B_{12} y puede causar anemia, trastornos nerviosos y anormalidades en la formación de las células. También, piel «escamosa» y atrofia.

Toxicidad: Rara. Grandes dosis de cobalto inorgánico (no combinado con la vitamina B_{12}) podrían estimular la tiroides y la función de la médula ósea, resultando la producción excesiva de glóbulos rojos (policitemia).

Cobre (Cu)

Ácido/alcalino: Reacción alcalina.

Fuentes de la alimentación: Las verduras de hoja verde oscuro, pasas, rábanos, frutos secos (especialmente, almendras), naranjas, melaza residual, aguacate y brócoli.

Fuentes tóxicas: Las tuberías de agua y los utensilios de cocina de cobre.

Nota: El uso a largo plazo de anticonceptivos orales puede alterar el equilibrio de cobre en el cuerpo causando niveles altos de colesterol.

Usos en el cuerpo: Hígado, vesícula biliar, sangre, pulmones, corazón. La absorción y el metabolismo del hierro. La oxidación de ácidos grasos, de la tirosina a los pigmentos de melanina. Metabolismo del ácido ascórbico (vitamina C). Un catalizador utilizado en la fabricación de la hemoglobina. Esencial para la síntesis de catecolaminas. El cobre es un componente de la enzima antioxidante: superóxido dismutasa, y podría proteger a las membranas celulares del daño potencial por átomos de oxígeno altamente reactivos. En esta función de antioxidante, el cobre podría funcionar para prevenir el desarrollo del cáncer.

Deficiencias: El cobre se instala en el cerebro y los ovarios. Puede causar diarrea crónica, sensación de ardor en la garganta y las amígdalas, problemas de mala absorción o anemia por deficiencia de hierro. También la pérdida de color de la piel y el cabello (incapacidad del cuerpo para la fabricación de colágeno), calvicie, enfermedades del corazón, síndrome de Menkes, deterioro del sistema nervioso, baja resistencia a la infección, escoliosis, formación deficiente de tejido, problemas de respiración, llagas en la piel, retraso mental.

Toxicidad: Los síntomas pueden incluir colitis ulcerosa, enfermedad de Wilson. Problemas mentales y emocionales.

Nota: La ingesta diaria de más de 20 mg puede causar náuseas y vómitos.

Cromo (Cr)

Ácido/alcalino: Reacción ácida.

Fuentes de la alimentación: Fuentes de agua natural, hongos, caña de azúcar, levadura de cerveza, melaza, especias y hierbas.

Fuentes tóxicas: Los procesos de la industria de curtido de cuero, cemento en bruto y acabados de madera.

Nota: Los científicos estiman que el 90 por 100 de los estadounidenses no reciben suficiente cromo y que el 60 por 100 son diabéticos o hipoglucémicos.

Usos en el cuerpo: El regulador principal de la insulina. El cuerpo medio contiene alrededor de 0,6 mg de cromo, siendo durante la infancia cuando se produce la concentración más alta. La función principal del cromo es como componente del factor de tolerancia de la glucosa (GTF), una sustancia que trabaja con la insulina para facilitar la absorción de azúcar de la sangre (glucosa) en las células. Necesario para la energía, la tiroides, el bazo. Ayuda al metabolismo de los carbohidratos. Trabaja con la insulina en la utilización de glucosa y la liberación de energía. Las enfermedades con deficiencia de cromo se ven agravadas por la deficiencia de vanadio.

Deficiencias: Hipoglucemia, diabetes. Posibles alteraciones del sueño, ansiedad, fatiga, acorta la vida útil. El cromo industrial tiene efectos carcinógenos en los pulmones y pueden causar inflamación bronquial, ulceraciones de la piel y se han observado en trombosis y hemorragia cerebral.

Toxicidad: El exceso de ingesta o la acumulación de cromo en el tejido pueden inhibir en lugar de mejorar la eficacia de la insulina. En niveles elevados, podría causar el desarrollo del cáncer. Deterioro del riñón y del hígado.

Estaño (Sn)

Fuentes de la alimentación: Agua, aire y suelo.

Fuentes tóxicas: La filtración de las latas de metal en alimentos enlatados.

Usos en el cuerpo: Estimula el crecimiento del cabello y puede mejorar los reflejos.

Deficiencias: La absorción de estaño es pobre y no está claro qué proporción de la ingesta diaria, de 1,5 a 3,5 mg, en realidad atraviesa la mucosa intestinal y entra en la sangre. La deficiencia puede causar calvicie simétrica, disminución en la respuesta al ruido.

Toxicidad: El consumo elevado de estaño podría destruir los glóbulos rojos.

Flúor/Fluoruro (F)

Ácido/alcalino: Reacción ácida.

Fuentes de la alimentación: Zanahorias, nabo y hojas de remolacha, diente de león, semillas de girasol, ajo, espinacas, verduras de hoja verde, frutos secos (especialmente, almendras), amargón.

Fuentes tóxicas: En zonas que contienen niveles altos de floruro, viene añadido en muchos suministros de agua y de alimentos procesados. Se agrega a la mayoría de las cremas dentales y pueden añadirse a la tierra a través de algunos fertilizantes. También se encuentra en mariscos y avena.

Usos en el cuerpo: Esmalte de los dientes y huesos más fuertes, menos caries, menos fracturas óseas, menos osteoporosis en mujeres mayores, mayor peso al nacimiento y mayores tasas de crecimiento en los niños, reduce la pérdida de la audición si está causada por otospongiosis del oído interno. También es necesario para la sangre, la piel, el cabello y las uñas.

Deficiencias: Caries en los dientes, curvatura de la columna vertebral, visión deficiente.

Toxicidad: El fluoruro permanece en el cuerpo durante mucho tiempo porque se incorpora a los huesos. Basta con que esté sólo un poco más alto de los niveles recomendados, para producir molestias y tener los huesos doloridos, rigidez, debilidad, áreas calcáreas blancas en los dientes, dientes de color marrón o picados, nudos en los huesos, envejecimiento rápido, aumento de las tasas de cáncer, alta tasa de mortalidad (hasta tres veces mayor en las zonas de alta concentración de fluoruro en el suministro de agua), flacidez y piel arrugada, esclerodermia (placas duras en la piel). A veces, en la India, las personas sufren deformidades en los huesos (por ejemplo, chepas o jorobas) de fluorosis esquelética, incluso cuando la concentración de fluoruro en el agua es sólo una vez y media la dosis diaria recomendada. El calor, beber mucha agua y dietas bajas en proteínas aumentan la entrada de fluoruro y los efectos secundarios. Las dosis altas de fluoruro son extremadamente venenosas.

Hierro (Fe)

Ácido/alcalina: Reacción ácida.

Fuentes de la alimentación: Frutas y verduras, especialmente las verduras de hoja verde oscuro, frutos secos (incluidas almendras, avellanas, etc.), naranjas, uvas, plátanos, algas/dulse, pasas, higos, remolacha, zanahorias, jugo de tomate, espárragos, perejil, habas, pepinos, coles de Bruselas, zapallo de invierno, brócoli, berros, moras, productos de granos enteros, tubérculos, espinacas, brócoli crudo, guisantes, aguacates, ciruelas, pasas, semillas de sésamo y de calabaza.

Fuentes tóxicas: Industria, tuberías de fontanería antiguas, suministros de agua, fuentes ambientales, incluido el aire, ollas y sartenes de hierro fundido.

Usos en el cuerpo: Esencial para la formación de hemoglobina, mioglobina y muchas enzimas necesarias para la formación de glóbulos rojos y para combatir el estrés y la enfermedad. El hierro afecta a la liberación de la hormona suprarrenal aldosterona. La aldosterona aumenta los niveles de sodio. Esto ayuda a la alcalinización y equilibra el potasio. Funciona con glucosa y fructosa al igual que con algunas vitaminas (E, C, etcétera) y algunos aminoácidos. El hierro fortalece el sistema inmunitario y aumenta la resistencia a los resfriados, las infecciones y las enfermedades. Es el elemento de transporte de oxígeno de la sangre. Otros posibles usos en el cuerpo: crecimiento, reproducción, dientes, esqueleto, hígado, lípidos, colesterol. La vitamina E y el zinc, tomados en grandes dosis, interfieren en la absorción de hierro. La cafeína del café, té o refrescos interfieren en la absorción de hierro. El consumo excesivo de fósforo en personas que comen mucha comida enlatada o en personas que toman muchos refrescos puede bloquear la absorción. La sudoración excesiva o el tránsito rápido de la comida a través de los intestinos pueden reducir el hierro. Una tasa baja de hierro provoca una tasa alta de plomo y viceversa. Interfiere en la formación de hemoglobina y puede producir anemia por deficiencia de hierro.

Deficiencias: La deficiencia leve de hierro (que no afecta a los recuentos de glóbulos rojos) puede provocar cansancio, dolor de cabeza, tiempos de marcha más lentos en corredores competitivos, debilidad, menstruación difícil, irritabilidad, depresión, insomnio o sueño inquieto. La deficiencia severa de hierro puede causar anemia o recuentos bajos de glóbulos rojos, estreñimiento, dolor de boca, uñas quebradizas, piel pálida o dificultades en la respiración. Otros posibles síntomas podrían ser el deseo de comer materias que no son alimentos, tales como el hielo, la arcilla o el almidón, las enfermedades del corazón o los problemas de facultades mentales. Puede afectar la memoria, el estado de ánimo y el desempeño en el trabajo. Aumenta la inflamación y la irritación intestinal.

Toxicidad: Tomar demasiado hierro puede causar depósitos de hierro poco saludables para el cuerpo y puede conducir a la producción de radicales libres. La acumulación de hierro en los tejidos se ha asociado con una enfermedad rara conocida como hemocromatosis. Las sobredosis pueden causar sangrado en el estómago o los intestinos, una bajada de la presión arterial, daños hepáticos, reducción de la resistencia a las infecciones y podrían ser fatales para los niños pequeños.

Litio (Li)

Ácido/alcalino: Reacción alcalina.

Fuentes de la alimentación: Quelpo/dulse, alimentos de grano entero, semillas.

Usos en el cuerpo: Reduce la agresividad, la violencia y la autodestrucción.

Deficiencias: Depresión, trastornos maníaco-depresivos, paranoia, suicidio, abuso infantil y conyugal.

Toxicidad: Temblores, somnolencia, dolor de cabeza, confusión, agitación, mareos, retraso psicomotriz, letargo, coma.

Manganeso (Mn)

Ácido/alcalina: Reacción alcalina.

Fuentes de la alimentación: Todas las verduras de hoja verde oscuro, espinacas, plátanos, remolacha, arándanos, naranjas, pomelo, albaricoques, guisantes, kelp y otras algas, apio, legumbres, nueces, granos, espárragos, piñas.

Fuentes tóxicas: ¡El manganeso industrialmente inhalado se ha relacionado con trastornos psiquiátricos y nerviosos!

Usos en el cuerpo: Formación de tiroxina, formación de la urea, actividad lipotrópica de la colina. Utilización de la tiamina. Metabolismo de los hidratos de carbono, fortalece los tejidos y los huesos, los riñones, el hígado, el páncreas, el bazo, el cerebro, el corazón y los ganglios linfáticos.

Trabaja con neurotransmisores y el metabolismo energético. Componente de la formación de huesos y cartílagos. Activa muchas enzimas como piruvato, carboxilasa, superóxido mitocondrial, arginasa y dismutasa. Esencial para la síntesis de las catecolaminas. Estimula la fertilidad y la reproducción, estimula el crecimiento y la producción de hormonas sexuales, ayuda a regular el azúcar en la sangre y ayuda al cuerpo a usar proteínas e hidratos de carbono.

Deficiencias: Raras. Ateroesclerosis, confusión, temblores, deterioro de la visión y el oído, erupciones en la piel, colesterol elevado, aumento de la presión arterial, irritabilidad, daño pancreático, sudoración, aumento del ritmo cardíaco, deterioro mental, rechinar de dientes, fatiga y baja resistencia. Debilidad en los huesos, cabello y uñas. Enfermedades de la piel. Temas de concepción y pérdida de peso. Trastornos glandulares, frágil respiración de los tejidos, funciones de reproducción deficientes, ataques de epilepsia y convulsiones, posibles calambres, parálisis. No obstante, la deficiencia de calcio es la causa de los calambres.

Toxicidad: Se sabe que es altamente tóxico cuando se inhala o se toma por vía intravenosa. Síntomas de exceso son el CID o el equivalente humano de la enfermedad de las vacas locas.

Mercurio (Hg)

Fuentes de la alimentación: Muchos tipos de pescado, en especial el atún.

Fuentes tóxicas: Los peces contaminados, las amalgamas dentales, los suministros de agua, los termómetros, algunas baterías, la fabricación y el suministro de productos derivados del petróleo, los fungicidas (para granos y cereales), las lámparas fluorescentes, los tintes para el cabello, los cosméticos, la combustión de combustibles fósiles, los fertilizantes, los productos farmacéuticos (diuréticos y hemorroidales, etcétera). Esta fuente de mercurio podría destruir el sistema inmunitario y las defensas naturales del cuerpo contra infecciones y enfermedades.

Usos en el cuerpo: Las sales de mercurio se utilizan en medicina, en agricultura y en la industria y la acumulación de niveles tóxicos es posible. El mercurio altera la forma y la función de las enzimas. El cuerpo acumula el mercurio en los riñones, los nervios, la sangre, el hígado, la médula ósea, el bazo, el cerebro, el corazón, la piel y los músculos. El desarrollo del bebé es muy susceptible a la toxicidad del mercurio durante el embarazo. Durante el embarazo o la lactancia hay que comer con moderación cualquier pescado que tienda a tener un nivel alto de mercurio.

Deficiencias: El mercurio se instala en el hígado, el bazo, los riñones, la pared intestinal, el corazón, los músculos esqueléticos, los pulmones y los huesos. Inmediatos trastornos gastrointestinales, pérdida de apetito y de peso, inflamación de las encías, dificultad para masticar y tragar, sabor metálico en la boca, sed, náuseas, vómitos, dolor abdominal, diarrea con sangre.

Toxicidad: El exceso de mercurio suprime el selenio, provoca trastornos emocionales severos, destrucción celular, bloquea el transporte de azúcares (energía a nivel celular), aumenta la permeabilidad del potasio, pérdida de apetito, depresión, temblores, disminuye los sentidos, entumecimiento periférico, falta de memoria y, especialmente, transmisores neuromusculares. Se ha relacionado con la esclerosis múltiple y la enfermedad de Parkinson. Se ha asociado con ataques al corazón (infarto de miocardio).

Molibdeno (Mo)

Fuentes de la alimentación: Arroz integral, mijo, verduras de hoja verde oscuro, guisantes, legumbres, frijoles, granos enteros.

Fuentes tóxicas: El agua del grifo.

Usos en el cuerpo: Regula el metabolismo del calcio, el magnesio y el cobre. Conversión de purinas en ácido úrico. Es un componente de la enzima xantina oxidasa, que ayuda en la formación de ácido úrico (un producto de la descomposición normal del metabolismo). Es importante en la movilización del hierro desde el almacenamiento, y es necesario para un crecimiento y desarrollo normales.

Deficiencias: Deficiencia de cobre. Mayor frecuencia cardíaca, trastornos de la boca y encías, anemia, pérdida de apetito, pérdida de peso, impotencia en varones mayores, aumento de la frecuencia respiratoria, ceguera nocturna, retraso en el crecimiento.

Toxicidad: Generalmente, se considera no tóxico. Sin embargo, la ingesta prolongada de más de 10 mg se asocia con los síntomas de la gota, como, por ejemplo, dolor e hinchazón de las articulaciones.

Níquel (Ni)

Fuentes de la alimentación: Se encuentra en pequeñas cantidades en todos los alimentos.

Fuentes tóxicas: Se utiliza en la industria como catalizador en la hidrogenación de aceites y grasas (las grasas endurecidas). Se encuentra en todas las marcas de las margarinas, así como en aceites y grasas con la etiqueta «hidrogenado», que significa endurecido en aceite vegetal (también en panes, patatas fritas, galletas, caramelos, etcétera), en el acero y en otras industrias de metalúrgicas, en cigarrillos y en tintes y en tratamientos para el cabello.

Nota: ¡Las semillas de amapola eliminan los depósitos de níquel!

Alimentos que ayudan a la desintoxicación del níquel: Las mejores fuentes dietéticas que ayudan al cuerpo a eliminar cantidades excesivas o tóxicas de níquel y otros metales son las frutas y las verduras de hoja verde.

Usos en el cuerpo: No se ha identificado ningún papel establecido para el níquel, aunque el mineral se encuentra en asociación con el código genético dentro de cada célula y puede ayudar a activar ciertas enzimas. Algunos dicen que el páncreas y la insulina. Probablemente está implicado en la actividad de las hormonas, las membranas celulares y las enzimas. Se observan bajos niveles sanguíneos de níquel en personas con deficiencia de vitamina B_6, cirrosis del hígado e insuficiencia renal. No se conoce la importancia de estos niveles en la sangre. En cambio, elevados niveles sanguíneos de níquel se asocian con el desarrollo de cáncer, ataque cardíaco, trastornos de la tiroides, psoriasis y eczema.

Deficiencias: El níquel se instala en los senos paranasales, las articulaciones y la columna vertebral. Puede ser una nefrotoxina, afectando las vías urinarias, especialmente los riñones. Se encuentra para enlazar con el hongo de la sangre que causa tumores. Puede paralizar la columna vertebral y provocar epilepsia. Puede causar dermatitis y otras afecciones de la piel, reacciones alérgicas y rinitis crónica. Inflamación de los pulmones y el hígado, lo que lleva a la necrosis y el carcinoma.

Toxicidad: Conduce a la parálisis, derrame cerebral y epilepsia. En exceso, puede ser carcinógeno. Puede robar el oxígeno del cuerpo. ¡Cada tumor necesita níquel para mantenerse!

Plomo (Pb)

Ácido/alcalino: Reacción ácida.

Fuentes de la alimentación: Alimentos y plantas cultivadas en suelos contaminados con plomo.

Fuentes tóxicas: El plomo se ingiere por diversidad de fuentes, incluyendo los alimentos frescos y enlatados, el agua, la pintura a base de plomo, la cerámica esmaltada con plomo, los tintes para el cabello, la contaminación del aire, el tubo de escape de los automóviles, el humo del tabaco, la soldadura de las latas, las emanaciones de los vapores de gasolina mientras llenas el depósito; los tanques de gas están llenos de plomo. El plomo es un veneno protoplásmico encontrado en el azúcar blanco blanqueado.

Alimentos que ayudan a la desintoxicación del plomo: Semillas de calabaza, quimbombó, raíz de ruibarbo, pimienta de Cayena, menta, dulse, verduras de hoja verde y frutas.

Nota: Ten cuidado con las cacerolas de cocina de cobre y aluminio y con almacenar alimentos ácidos en contenedores de metal.

Usos en el cuerpo: Desconocido. El plomo interfiere en la formación de hemoglobina y puede provocar anemia por deficiencia de hierro. El plomo es un veneno protoplásmico, lo que significa que interfiere con las enzimas, la producción de energía vital y los intercambios en el cuerpo vivo.

Deficiencias: El plomo es una de las neurotoxinas más comunes y persistentes en el medio ambiente. Causa daño incluso a niveles bajos. La falta de fuerza de voluntad, la fatiga, la carencia de pensamiento abstracto, las alergias, la anemia, los dolores de cabeza, la debilidad, la hiperactividad en los niños, la disfunción cerebral, causa problemas conductuales y de aprendizaje, especialmente en los niños. El plomo se instala en el cerebro, los nervios, los huesos y el riñón derecho.

Toxicidad: El deterioro del sistema nervioso (que puede dar lugar a problemas de comportamiento, como la hiperactividad en los niños), anemia, debilidad, deterioro muscular, letargo, deterioro mental, malestar abdominal, estreñimiento, falta de fuerza de voluntad, carencia de pensamiento abstracto, falta de capacidad mental, caries, reacciones alérgicas a los alimentos y el medio ambiente, aumento en diabetes y esclerosis múltiple.

Selenio (Se)

Ácido/alcalino: Reacción ácida.

Fuentes de la alimentación: Quelpo/dulse, ajo, setas, vegetales orgánicos, granos, brócoli, cebollas, nueces de Brasil. La mayoría de los alimentos.

Fuentes tóxicas: Suelo. Además, la harina refinada elimina gran parte del selenio que se concentra en el germen y el salvado. Es importante comer productos integrales, ya que el selenio no se vuelve a añadir en la harina «enriquecida».

Usos en el cuerpo: La función conocida más importante del selenio es como un componente de la enzima antioxidante glutatión peroxidasa. El selenio es un cofactor de una enzima que protege los tejidos del cuerpo (especialmente, las membranas celulares) de la oxidación por radicales libres inestables. El selenio también trabaja estrechamente con la antioxidante vitamina E. Protege todas las membranas, reduce el riesgo de cáncer, mejora el sistema inmunitario, antioxidante. Reduce el requerimiento de B_{12}.

Deficiencias: Debilidad muscular, relacionada con cáncer y enfermedades del corazón, cansancio, caspa, piel descamante, retraso del crecimiento, niveles de colesterol elevados, susceptibilidad a las infecciones, esterilidad y daños hepáticos. Síndrome de Down, enfermedad fibroquística de la mama, fibrosis quística, distrofia muscular.

Toxicidad: Se puede incluir el olor a «ajo», pérdida de cabello, uñas de pies y manos, irritabilidad, hígado e insuficiencia renal, sabor metálico en la boca, dermatitis e ictericia. Una sobredosis puede causar la muerte.

Sílice o silicio (Si)

Ácido/alcalino: Reacción alcalina.

Fuentes de la alimentación: Alfalfa, algas, verduras de hoja verde oscuro, cola de caballo, ortiga, semillas de lino, frutas como manzanas, uvas, etcétera. Nueces, semillas, cebolla, bayas (incluidas fresas), lechuga, higos, diente de león, pepinos, judías y guisantes secos cocinados, semillas de girasol, tomates.

Usos en el cuerpo: Sangre, músculos, piel, nervios, uñas, cabello, tejido conectivo, páncreas, esmalte de los dientes y timo (tiene una acción antiséptica). Los niveles de silicio son altos en personas con aterosclerosis, pero no estamos seguros de si el mineral se relaciona con el desarrollo o la progresión de la enfermedad cardiovascular. La dieta diaria contiene grandes cantidades de silicio y el mineral se absorbe bien.

Deficiencias: La función principal del silicio está en el desarrollo y mantenimiento del hueso. Una deficiencia de silicio causa huesos débiles y malformaciones de los brazos, las piernas y la cabeza. También es importante en la formación del tejido conectivo (las proteínas de los huesos en donde se fija el calcio). Reduce la resistencia a las enfermedades infecciosas. Rápido envejecimiento, tendinitis, descalcificación ósea, enfermedades cardiovasculares, formación esquelética anormal, ateroesclerosis.

Vanadio (V)

Fuentes de la alimentación: El vanadio en los alimentos se encuentra en forma orgánica.

Fuentes tóxicas: Se utiliza en aleaciones de acero, fabricación de caucho, plásticos, cerámica y otros productos químicos. Puede encontrarse también en el aire, en los alimentos y en los suministros de agua.

Usos en el cuerpo: Necesario para el factor de tolerancia de la glucosa. El vanadio forma compuestos con otras sustancias biológicas. El cuerpo humano contiene, de promedio, 20 mg de vanadio que, probablemente, está implicado en el metabolismo del colesterol y la producción de hormonas. Los informes preliminares muestran que el vanadio podría proteger contra el desarrollo del cáncer de mama y podría ralentizar el crecimiento de tumores.

Deficiencias: Hipoglucemia, diabetes, aumento de caries, triglicéridos elevados, colesterol elevado, dolor en el pecho, tos, sibilancias, congestión nasal y dolor de garganta. En estudios con animales, una deficiencia causó retraso del crecimiento, deformaciones óseas e infertilidad.

Toxicidad: En niveles altos, extremadamente perjudicial para los pulmones, la garganta y los ojos. En última instancia conduce a la muerte.

Zinc (Zn)

Ácido/alcalino: Reacción ácida.

Fuentes de la alimentación: Semillas de calabaza, algas (por ejemplo, kelp y dulse, etcétera), nueces, verduras de hoja verde, setas, cebolla, germen de trigo.

Usos en el cuerpo: Mejora el sistema inmunitario y el timo. Protege contra los defectos de nacimiento. Involucrado en muchos sistemas enzimáticos y en la síntesis de los ácidos nucleicos (ADN y ARN), por lo que está directamente relacionado con el crecimiento y la reparación del cuerpo. Cerebro, órganos genitales, tiroides, hígado y riñones. Transporte del dióxido de carbono desde los tejidos a los pulmones. Constituyente de enzimas digestivas para la hidrólisis de las proteínas. Ayuda en la curación de heridas.

Deficiencias: Falta de absorción intestinal. Crecimiento restrictivo. Pérdida de apetito, mal aspecto y color de piel, manchas blancas en las uñas, curación lenta de las heridas, infertilidad, diabetes, pérdida del gusto, deficiente visión nocturna, defectos de nacimiento, estrías, trastornos del comportamiento, insuficiencia de los testículos o los ovarios para desarrollarse y enanismo. Diarrea crónica, la cirrosis del hígado, diabetes y enfermedades del riñón son comunes en la deficiencia de zinc.

Toxicidad: El suministro de dosis altas pueden producir enfermedad hepática con letargo, dolor en el estómago y fiebre, aumento de cáncer de colon y de mama.

BIOQUÍMICA DE LAS SALES DE LOS TEJIDOS

En bioquímica, las sales de los tejidos son los elementos inorgánicos del cuerpo. En 1665, un inglés llamado Robert Hooke descubrió lo que se llamó «la célula». En 1838 y 1839, los científicos alemanes Matthias Schleiden y Theodore Schwann, respectivamente, desarrollaron la teoría celular. En 1850, Virchow desarrolló su propia versión de la teoría bioquímica del tratamiento celular. Moleschott de Roma y W. H. Schuessler de Oldenburg (Alemania) se centraron en lo que se llama química inorgánica o tratamiento bioquímico de la enfermedad a través de las sales de los tejidos.

Las sales de los tejidos, conocidas como **sales de las células,** se consideran los trabajadores y constructores del cuerpo y se encuentran principalmente en la sangre y los tejidos. El agua y las sustancias orgánicas son la materia inerte utilizada por las sales (iones) en la construcción y mantenimiento de las células del cuerpo.

Las acciones de las sales de las células estimulan a fluidos, células y tejidos para responder, causando la polarización o la despolarización. Esto conduce a la construcción (anabolismo) o destrucción (catabolismo) de las células. Las plantas absorben los minerales y metales elementales como el calcio, el sodio y el azufre de la tierra a través de sus sistemas de raíces. Luego, a través de la fisiología de las plantas (principalmente por la fotosíntesis) convierten estos elementos básicos en sales, por lo que el cuerpo humano puede absorberlas y usarlas.

SALES BÁSICAS DE LOS TEJIDOS

Según las teorías bioquímicas de W. H. Schussler, en la década de 1870, las doce sales básicas de los tejidos o células son las siguientes.

Ácido silícico

Otros nombres: *Silicea,* silícea.

Encontrado en estos tejidos: Tejidos conectivos, especialmente los huesos, cabello, uñas. Los tejidos cerebrales y nerviosos, transmutados en calcio, alcalinizan.

Deficiencias: Debilidad nerviosa, debilidad ósea, debilidad del tejido conectivo, laxitud, depresión, inflamación, pérdida de memoria («nube en el cerebro»), artritis, reumatismo, etcétera, transpiración baja, sudoración nocturna, tumores.

Cloruro de potasa

Otros nombres: *Kali muriaticum*, kali. mur., cloruro de potasio.

Encontrado en estos tejidos: Fibrina, se une con hidrógeno para formar HCL (ácido clorhídrico); estimula la producción y promoción de la bilis; alcalinizante; ayuda en la formación de enzimas digestivas.

Deficiencias: Problemas digestivos, delgadez excesiva, tejidos debilitados, producción de mucosidad excesiva y congestiva, hinchazón, granulación de párpados, nariz, etcétera, hígado perezoso e ictericia.

Cloruro de sodio

Otros nombres: *Natrum muriaticum,* nat. mur., cloruro de sodio.

Encontrado en estos tejidos: Se encuentra en todos los tejidos y los fluidos del cuerpo, sobre todo extracelular. Un alcalinizante que se encuentra en los jugos gástricos.

Deficiencias: Regulación de fluidos, acidosis, deshidratación, dióxido de carbono elevado y ácido carbónico celular, estreñimiento, insolación, úlceras, palpitaciones del corazón.

Fluoruro de cal

Otros nombres: *Calcarea fluorica,* calc. fluor., fluoruro de calcio.

Encontrado en estos tejidos: Tejido conjuntivo (que cubre todos los tejidos, órganos y glándulas), y es el principal componente de huesos y dientes.

Deficiencias: Laxitud, debilidad, incluidas las varices y arañas vasculares, hemorroides, vejiga y útero (prolapso), etcétera.

Fosfato de cal

Otros nombres: *Calcarea phosphorica,* calc. phos., fosfato de calcio.

Encontrado en estos tejidos: Todas las células y los fluidos del cuerpo. Combina con la albúmina para construir nuevos glóbulos rojos, jugos gástricos, huesos y dientes. Promueve el crecimiento.

Deficiencias: Problemas de desarrollo, afecciones debilitantes, debilidad, mala absorción, cánceres, agotamiento, lenta cicatrización, calambres y espasmos, epilepsia y similares, insuficiencia circulatoria o bloqueo.

Fosfato de hierro

Otros nombres: *Ferrum phosphoricum,* ferr. phos., fosfato de hierro.

Encontrado en estos tejidos: Células ciliadas, membranas musculares de los vasos sanguíneos y linfáticos, fortalece y mejora la sangre. Utilizado en las primeras etapas de lesiones o enfermedades.

Deficiencias: Se utiliza en la sangre o en síndromes hemorrágicos (trastornos), afecta al transporte de oxígeno y de dióxido de carbono, afecciones congestivas, insomnio, afecciones inflamatorias, debilidad.

Fosfato de magnesia

Otros nombres: *Magnesia phosphorica,* mag. phos., fosfato de magnesio.

Encontrado en estos tejidos: Células de la sangre, huesos, dientes, cerebro, sistema nervioso y muscular, esencial para la función nerviosa motora, antiespasmódico.

Deficiencias: Espasmos, calambres, convulsiones, etcétera, síndromes nerviosos motores, trismo, palpitaciones del corazón, dolor en los nervios, hipertrofia de glándulas y órganos, parálisis.

Fosfato de potasio

Otros nombres: *Kali phosphoricum,* kali. phos., fosfato de potasio.

Encontrado en estos tejidos: Piel y mucosas del cuerpo, transporte de oxígeno, que se usa en la desintoxicación por el sistema linfático y el hígado; se utiliza durante los procesos inflamatorios.

Deficiencias: Afecciones de la piel, congestión linfática (o inactividad), baja respuesta inmunitaria, baja respuesta oxidativa (incluyendo acidosis), asma, reumatismo, fatiga y «pereza», debilidad, copiosa «mucosidad» y dolor.

Fosfato de sosa

Otros nombres: *Natrum phosphoricum,* nat. phos., fosfato de sodio.

Encontrado en estos tejidos: Líquidos del organismo, enlaces del ácido úrico.

Deficiencias: Descompone el ácido láctico, los cálculos biliares y las piedras del hígado, la vesícula biliar perezosa (promueve el flujo biliar), la gota y el reumatismo, las náuseas, la acidez estomacal, la acidosis.

Sulfato de cal

Otros nombres: *Calcarea sulphurica,* calc. sulph., sulfato de calcio, yeso de París.

Encontrado en estos tejidos: Tejido conectivo, células del hígado, atrae el agua, ayuda en el proceso de catabolismo de las células.

Deficiencias: Abscesos, granos, afecciones de la piel, inflamación linfática, inflamación (respuesta inmunitaria con edema), algunos dolores de cabeza.

Sulfato de potasa

Otros nombres: *Kali sulphuricum,* kali. sulph., sulfato de potasio.

Encontrado en estos tejidos: Se encuentra en todos los tejidos, especialmente en el cerebro y el tejido nervioso, el músculo y las células sanguíneas, el metabolismo. Antiséptico en la naturaleza.

Deficiencias: Diabetes, alteración de la función cerebral y la función nerviosa, baja vitalidad y resistencia, síndrome de bajo metabolismo, sobrecrecimiento microbiano (como la cándida albicans), intestinal, etcétera, condiciones de putrefacción, mala memoria, alzhéimer, baja función suprarrenal que afecta a los neurotransmisores.

Sulfato de sosa

Otros nombres: *Natrum sulphuricum,* nat. sulph., sulfato de sodio.

Encontrados en estos tejidos: Fluidos intercelulares, trabaja con cloruro de sodio en el equilibrio intercelular y extracelular de fluidos del cuerpo, actúa como un estimulante para el sistema nervioso, el páncreas, el hígado, los intestinos, etcétera. Promueve la digestión a través de la función pancreática.

Deficiencias: Deshidratación, mala absorción, hambre, estreñimiento, digestión lenta, diabetes, hígado perezoso y vesícula biliar (ictericia, etcétera) asma, vértigo y náuseas.

MÓDULO 3.7 ✳ Fitoquímicos

Fito significa «planta». Los fitoquímicos se refieren a los miles de compuestos que contienen, de forma natural, las plantas y la fruta. Este módulo enumerará y explicará algunos de ellos, pero hay que tener en cuenta que es sólo una lista parcial. Cada día se descubren otros nuevos, de la misma manera que los seres humanos están siempre descubriendo a Dios.

La química de los alimentos es algo compleja cuando te das cuenta de que muchos compuestos trabajan sinérgicamente, mientras otros muchos biotransmutan (cambian) en otros componentes y compuestos más simples. La mayoría de las personas se centran principalmente en el contenido de vitaminas y minerales de un alimento, haciendo caso omiso a esta larga lista de otras propiedades y elementos que son vitales para la salud del cuerpo.

Los aminoácidos de las plantas son más energéticos y fáciles de descomponer y utilizar por el cuerpo, razón por la cual los partidarios de los alimentos crudos, que comen una variedad equilibrada de fruta, verduras y frutos secos, nunca tienen deficiencias en los aminoácidos necesarios para la salud. La carne, por el contrario, requiere de un proceso digestivo más radical y del robo de energía para obtener los aminoácidos que la componen. El otro factor importante aquí es que la proteína de la carne deja una reacción ácida en el cuerpo creando más acidosis, mientras que las verduras dejan una reacción alcalina en tu cuerpo que cura la acidosis. Tu cuerpo requiere alimentos vivos, llenos de fitoquímicos, para estar vivo.

Algunos fitoquímicos destacan por sus propiedades antioxidantes, otros fitoquímicos son excelentes como astringentes. Debido a la importancia de estas dos propiedades de desintoxicación vamos a verlas un poco más de cerca.

FITOQUÍMICOS ANTIOXIDANTES

Los antioxidantes incluyen betacaroteno, licopeno, ácido clorogénico, gamma-terpinenes, quercetina, luteína, proantocianidinas, rutina, hesperidina, vitamina A y vitamina E (tocoferoles), por nombrar sólo algunos.

Estos agentes protegen las células de los radicales libres, muy oxidativos. Los radicales libres son compuestos muy reactivos y destructivos, subproductos del metabolismo, de la radioterapia, de las disfunciones de los tejidos, de los productos químicos y de la ingestión de proteínas extrañas. El poder oxidativo de los radicales libres puede dañar las paredes de las membranas celulares, las mitocondrias celulares y las proteínas celulares. Esto afecta al transporte de energía y al propio ADN, dando lugar a mutaciones celulares.

Los radicales libres también destruyen enzimas, la clave de todos los cambios químicos. Muchas vitaminas actúan como coenzimas y antioxidantes, adhiriéndose a los radicales libres o absorbiéndolos. Las proantocianidinas son una forma popular de antioxidante. Se encuentran en la fruta, especialmente en las uvas y en las pepitas de las uvas. Estos antioxidantes se venden en tiendas de todo el mundo con el nombre de pycnogenol. También están disponibles otros antioxidantes, en forma de suplemento, en las tiendas naturistas. Éstos incluyen vitamina A, vitamina E, CoQ10 y betacaroteno.

En mi opinión, después de treinta años de observación clínica, obtener tus antioxidantes de los alimentos crudos, sin procesar, es notablemente mejor que comprar de extractos tipo no sinérgicos. Esto es porque los antioxidantes trabajan con astringentes y otras propiedades bioquímicas de manera sinérgica, lo que aumenta su eficacia. Necesitamos muchos antioxidantes para alcanzar la vitalidad, y cada uno de ellos juega un papel importante en el proceso.

FITOQUÍMICOS ASTRINGENTES

Los astringentes tensan y contraen el tejido, extrayendo la toxicidad y la congestión (mucosidad). Al mismo tiempo, estos alimentos estimulan el flujo linfático y sanguíneo dentro del cuerpo, permitiéndole deshacerse de estas toxinas y mucosidad. Algunos astringentes pueden liberar proteínas atrapadas, extrañas, enlazarlas juntas y luego transportarlas lejos para eliminarlas. El limón es uno de los mejores ejemplos de alimento muy astringente. Puedes sentir cómo se pliegan o se oprimen las membranas en tu boca cuando te lo comes. Esta acción astringente se lleva a cabo en todo el cuerpo. Las uvas tienen una acción similar. Ambos son excelentes destructores de tumores. En otras palabras, los alimentos ricos en astringentes (es decir, la fruta) empiezan la detoxificación, el proceso de depuración interna del cuerpo.

El ácido tánico y varias sales minerales, incluido el óxido de zinc, son los elementos astringentes más comunes en los alimentos. Come tus alimentos maduros, frescos y crudos, y no tendrás que preocuparte acerca de su química, solamente de su poder para limpiar y sanar.

Comer alimentos que son biológicamente adecuados para nuestra especie nos mantiene limpios y sanos interiormente. Sólo entonces podemos llegar a ser vitales y dinámicos. Nunca subestimes el poder de la fruta para limpiarte y mantenerte. (Recuerda, todo comenzó con una manzana). Los alimentos siempre han sido uno de los principales focos de atención para los seres humanos, como lo es para todos los animales. Cito a un naturópata antiguo, Hipócrates: «Deja que tu alimento sea tu medicina y tu medicina sea tu alimento».

OTROS COMPUESTOS FITOQUÍMICOS EN LAS PLANTAS

Ácidos

Los ácidos son compuestos que son bajos en pH y corrosivos e inflamatorios para tu cuerpo. Ahora bien, sirven para un propósito vital en la oxidación y la ionización de otros nutrientes y minerales en el cuerpo. Tienen un efecto estimulante sobre las células y los tejidos. Existen cientos de ácidos. Muchos juegan un papel en las proteínas, los hidratos de carbono y la síntesis de la grasa. Los ácidos reaccionan con los metales para formar sales, que ayudan a mantener la homeostasis corporal. Los ácidos liberan iones de hidrógeno causando cambios metabólicos y problemas de utilización, del mismo modo que el ácido ascórbico afecta al calcio y su utilización. Los ácidos llegan en forma de elementos básicos como el nitrógeno, el fósforo y el azufre. Cuando la raíz de una planta toma estos elementos básicos, la planta transmuta estos elementos básicos en sales que luego pueden ser aceptadas por el tracto intestinal humano. También se encuentran otros ácidos vegetales como alcaloides, ácido ascórbico y muchos otros compuestos. Algunas hormonas, esteroides y enzimas digestivas actúan como ácidos en tu cuerpo. Los estrógenos son un «ácido tipo» de un esteroide, que dilata los capilares y produce el sangrado en el útero. Como puedes ver, los ácidos inician el cambio y la actividad. También son los subproductos de la digestión y el metabolismo. Un ácido con el que todos estamos familiarizados es el ácido fosfórico, que es el que hace que los refrescos con gas chisporroteen en la boca al beberlos.

Aceites esenciales

Todos los alimentos y las plantas tienen sus aceites esenciales, también llamados aceites o esencias volátiles. Se trata de compuestos concentrados de sustancias orgánicas, incluyendo alcoholes, cetonas, fenoles, ácidos, éteres, ésteres, aldehídos y óxidos. Los aceites esenciales dan el aroma a una planta, a las flores o a la comida. Desempeñan un papel vital en la salud del sistema nervioso. Una terapia con aceites esenciales proporciona un tremendo poder individual, cuando se usa apropiadamente. Hay aceites esenciales para casi todo, incluyendo el movimiento de la linfa, el sudor, las proliferaciones y la diuresis. Algunos aceites esenciales incluyen palo de rosa, lavanda, eucalipto, limón, rosa y salvia.

Alcoholes (*véase* Aceites esenciales)
Alcaloides

Los alcaloides son sustancias alcalinas que reaccionan con los ácidos para formar sales. Algunos alcaloides incluyen morfina y nicotina. No obstante, hay muchos otros, cada uno con una función vital en las funciones fisiológicas y metabólicas del cuerpo. Algunos alcaloides inhiben las funciones del tejido mientras que otros las estimulan.

Cumarinas

Estos compuestos químicos tienden a ponerse en la categoría aromática. En dosis bajas, tienen efectos anticoagulantes y en dosis altas se utilizan como veneno. Los glucósidos cumarínicos son muy aromáticos y han demostrado tener efectos antimicóticos, antimicrobianos, antitumorales y hemorrágicos.

Fenoles

Los fenoles también son conocidos como polifenoles, compuestos fenólicos y ácidos. Tienen un anillo aromático y uno o más grupos de hidroxilos. Hay más de 8000 fenoles reconocidos. Por lo general, se descomponen en flavonoides, fenilpropanoides, anthones, estilbenoides y quinonas. Sus acciones dentro de las plantas y los tejidos humanos varían enormemente. Sirven como antioxidantes, compuestos antivirales, compuestos antiinflamatorios, anticarcinógenos, antiespasmódicos y diuréticos, y tienen cualidades antimicrobianas y tónicas.

Flavonas

También conocidas como flavonoides, flavonals, flavononas, isoflavonas y xantonas. Muchas flavonas, como los glucósidos flavonoides, son vitales para la absorción del calcio y la vitamina C. Los bioflavonoides son cofactores en el fortalecimiento del tejido, especialmente el cardíaco y el tejido vascular. Incluyen rutina, hesperidina y vitamina P. Las frutas y verduras tienen abundantes flavonas. Muchos antioxidantes tales como las antocianidinas y las antocianinas están relacionados con los flavonoides. Estos factores en los alimentos fortalecen el corazón, el cerebro, las paredes vasculares y estimulan la respuesta inmunitaria. *Véase también* Fenoles. Las frutas, y las bayas especialmente (espino blanco, serenoa, arándano y otros), son ricas en flavonas.

Glucósidos

Los glucósidos son azúcares unidos, que pueden dividirse en uno o más azúcares (glicones). A pesar de que los glucósidos no se consideran una clasificación importante de los fitoquímicos –como los alcaloides, los fenoles, los terpenos, los carbohidratos, los lípidos, etcétera– se unen a estos grupos principales para producir acciones terapéuticas. Algunos son antiespasmódicos, otros actúan como diuréticos y otros afectan a la circulación y la actividad del corazón (glucósidos cardíacos).

Principios amargos

Son compuestos amargos al gusto. Son estimulantes hepáticos (hígado), intestinales, así como del tejido pancreático. Estimulan la secreción de las enzimas digestivas, así como de la bilis y el bicarbonato para la alcalinización. Incluyen los terpenos, los pasadores y los iridoides. Investigaciones recientes han descubierto que muchos principios amargos tienen actividades antibióticas, antifúngicas y antitumorales. La raíz de genciana, la raíz de valeriana y la raíz de sello de oro son ejemplos de hierbas con altas cantidades de principios amargos.

Sales

Las sales son los compuestos inorgánicos del cuerpo. Desempeñan un papel vital en la función de las células y son esenciales para que exista la vida. Las sales principales son cloruros, carbonatos, bicarbonatos, fosfatos y sulfatos. Las plantas están llenas de diversas sales minerales como el fosfato de calcio, el cloruro de sodio y otros. Sus funciones en el cuerpo humano son:
- mantenimiento de los niveles de agua adecuados
- mantenimiento de las condiciones de presión osmótica para la ósmosis adecuada
- regulación del volumen de la sangre
- mantener el equilibrio entre ácido/alcalino (base)
- las bases de los componentes o constituyentes esenciales de varios tejidos, como los huesos y los dientes
- coagulación adecuada de la sangre
- esencial para el funcionamiento de los nervios y el tejido muscular
- actuar como factores y activadores de coenzimas
- facilitar el transporte celular y la permeabilidad de la pared celular
- esencial para ciertas funciones hormonales

Saponinas

Estos compuestos realizan varias acciones en tu cuerpo. Se consideran antiinflamatorios y tienen efectos expectorantes. También forman parte de la síntesis de los esteroides de las glándulas suprarrenales. La raíz de regaliz y la garra del diablo son plantas que contienen altas cantidades de saponinas.

Taninos (ácido tánico)

Los taninos son sustancias generalmente protectoras encontradas en las partes exteriores, y algunas veces interiores, de plantas, árboles, flores o frutos. Se encuentran sobre todo en las hojas, la corteza, las semillas y las flores.

Los taninos actúan como astringentes, teniendo efectos de depuración, de contracción y de tensión sobre los tejidos. Se consideran un dispositivo de protección para las plantas contra los herbívoros. Los taninos se componen de fenoles simples y complejos y de los compuestos polifenoles y flavonoides. Estos compuestos se mantienen unidos por estructuras de hidratos de carbono y contienen variaciones de ácido gálico. Su acción principal es unir y precipitar las proteínas. Los taninos son comunes en frutas, diferentes tés, hierba y en muchas plantas. Estos tipos de alimentos se utilizan para limpiar y fortalecer diversos tipos de tejidos en el cuerpo. Sin embargo, se recomiendan dosis moderadas de estas sustancias agresivas debido a su fuerte efecto astringente. Los taninos se utilizan para limpiar y madurar el cuero.

Terpenoides (isoprenoides)

Los terpenoides forman el mayor grupo de los componentes de las plantas y se encuentran, especialmente, en los aceites volátiles. Son productos naturales y compuestos de oxígeno, carbono e hidrógeno. Los terpenoides se derivan de unidades de isopreno y se subdividen según el número de átomos de carbono y sus enlaces. Los terpenos se clasifican en cuatro grupos básicos:

1. Monoterpenoides/lactonas monoterpenoides
2. Sesquiterpenoides/lactonas sesquiterpenoides
3. Diterpenoides
4. Triterpenoides (el grupo más extenso)

Los tipos anteriores y los tipos relacionados incluyen alcanfor, carotenos (betacaroteno), xantofilas, carotenoides, terpenos, tetraterpenos, diterpenoides, iridoides, isoprenoides, prenols, retinoides, sesterterpenoides y esteroides. Si contienen nitrógeno en su estructura se convierten en los respectivos alcaloides. Los terpenoides tienen multitud de funciones, como oxidación funcional, antiinflamación, fortalecimiento (efecto tónico), estimulación hepática, procesos catabólicos y anabólicos. Contribuyen al aroma, principios amargos, son antimicrobianos (antifúngicos, antibacterianos, etcétera), antileucémicos, carminativos y tienen las propiedades adaptogénicas de una planta. También se incluyen propiedades para fortalecer el corazón y aumentar las hormonas sexuales. Los terpenoides son vitales en la formación de muchas vitaminas.

MÓDULO 3.8 ✳ El pH de los alimentos

Esta sección se ha escrito para aquellos que quieren tener una mayor comprensión de por qué recomiendo frutas y verduras crudas. Esta información se convierte en vital si estás preocupado, especialmente, por derrames cerebrales o coagulación sanguínea. Conocer el significado de alcalino y ácido, y sus efectos sobre el tejido, te ayudará a alcanzar una salud óptima.

El **pH** es la medida de la acidez de una solución química versus su alcalinidad, en una escala de 0 (más ácido) a 14 (más alcalino). Te recomiendo comprar papeles de tornasol (pH) y utilizarlos para analizar, diariamente, el factor pH de tu cuerpo. Esto te ayudará a observar de primera mano las reacciones que los alimentos tienen en la química de tu cuerpo, ya que la tesis principal de este libro es que **la alcalización es la clave para la regeneración de los tejidos**.

Para comprender aún más el pH de los alimentos y su relación con la salud, vamos a retroceder un poco y examinar los conceptos básicos de la vida. Esto implicará un poco de física y química, pero te ayudará a comprender mejor la naturaleza de las cosas, incluidos los procesos del cuerpo y los alimentos que comes.

En primer lugar, todo en este universo está hecho de materiales de construcción. Los materiales de construcción básicos de este universo son los átomos, mientras que los bloques de construcción básicos de las células son los aminoácidos. Al principio, un átomo aparece como una estructura simple –un núcleo (o centro) formado por un protón, cargado positivamente y, orbitando magnéticamente alrededor de este núcleo, un electrón, cargado negativamente. El número de electrones y protones que tiene un elemento determinará el tipo de elemento que es. El oxígeno, hidrógeno, nitrógeno, carbono, etcétera son los elementos básicos y los materiales de construcción de la vida. El agua, por ejemplo, sin la cual no podría existir la vida, no es más que dos átomos de hidrógeno combinados con un átomo de oxígeno (H_2O).

La creación radica en los opuestos, y el movimiento de estos contrarios en relación el uno con el otro crea la energía electromagnética. El magnetismo es donde los opuestos se atraen y los similares se rechazan. (Si has jugado alguna vez con dos o más imanes, sabrás qué divertido puede ser mover imanes contra imanes y atraer hacia ellos diferentes materiales). Lo sepas o no, tú también eres como un imán, atraído por lo contrario a ti mismo. Este «magnetismo» te ayuda a aprender y aporta equilibrio a tu experiencia en la vida.

La vida en la creación está controlada y expresada por dos fuerzas opuestas, ya sean positivas o negativas por naturaleza. Este tipo de polarización es esencial para que exista la creación. Sin opuestos como el día y la noche, arriba y abajo, alto o bajo, todo sería lo mismo: Dios indiferenciado. La creación depende de estos opuestos para existir. Ves esto en tu propia vida, ya que tienes días a los que llamas «buenos» o positivos y otros días que consideras «malos» o negativos. Sin embargo, ambos aspectos de la vida son esenciales para tu experiencia de crecimiento y conciencia.

Un elemento puede empezar cargado negativamente, lo que se llama **alcalino**, creando una reacción **catiónica** (catiónico significa dispersar o destrozar). A través del proceso de ionización (magnetismo químico) el mismo elemento puede convertirse en carga positiva o aniónico (**ácido**). **Aniónico** significa combinar, saturar o ir juntos. Un ejemplo de tal cambio de negativo (alcalino) a positivo (ácido) puede ocurrir con el elemento del calcio. El calcio de las plantas es alcalino y trabaja con el magnesio, el sodio y el potasio para alcalinizar los fluidos del cuerpo. Estos elementos se llaman **electrólitos**. No obstante, una vez en el torrente sanguíneo, pueden convertirse en ionizados o atraídos por otros elementos, magnéticamente, uniéndose a estos otros elementos y creando un complejo aniónico o ácido. Esto se puede ver donde el calcio se une con el fósforo para crear fosfato de calcio para formar o reconstruir los huesos, y es un efecto positivo. Sin embargo, este proceso puede ocurrir con los radicales libres, como los oxalatos, que luego pueden formar cálculos de oxalato de calcio. Este tipo de reacción aniónica provoca inflamación y daña los tejidos. Es muy importante entender el significado de ácido y alcalino y su efecto sobre los tejidos, ya que esto te dará una visión general de la enfermedad.

ÁCIDOS Y ÁLCALIS

Los ácidos son compuestos químicos que siempre tienen hidrógeno como parte de su constitución. Tienen la capacidad de suministrar iones de hidrógeno cargados positivamente en una reacción química. El grado de acidez se determina por el número de iones de hidrógeno en la solución. Los ácidos proporcionan protones a una sustancia creando un efecto de «unión», como en la formación de huesos o cálculos.

Los álcalis, o lo que llamamos «bases» en química, están cargados negativamente y son atraídos por los protones. **Los álcalis neutralizan los ácidos.** Un ejemplo de esto serían los ácidos tóxicos creados a partir de la digestión (por ejemplo, ácido sulfúrico y ácidos fosfóricos), que se convierten en sales no tóxicas cuando se combinan con electrólitos alcalinos. Entonces, estas sales no tóxicas se expulsan del cuerpo a través de los riñones. Este efecto neutralizante es de vital importancia dados los efectos altamente tóxicos y perjudiciales que estos ácidos tienen sobre los tejidos del cuerpo.

ÁCIDOS Y ÁLCALIS

- Los ácidos queman e inflaman los tejidos causando lesiones en los tejidos.
- Los álcalis son fríos y antiinflamatorios para los tejidos.
- Los ácidos pueden destruir los tejidos (células).
- Los álcalis pueden curar los tejidos.
- En un medio ácido, los nutrientes se convierten en aniónicos (coagulan).
- En un medio alcalino, los nutrientes se convierten en catiónicos (dispersan).
- La acidosis crea la unión de grasas, minerales y otros componentes produciendo piedras de todo tipo, incluyendo hígado, vesícula biliar y cálculos renales. También produce la adherencia de las células sanguíneas y las plaquetas. Todo esto provoca inanición celular (por falta de utilización de nutrientes), derrames cerebrales y similares.
- La acidosis y la congestión (toxicidad y mucosidad) es la causa principal del 99,9 por 100 de las enfermedades.
- Algunos alimentos (carbohidratos) requieren de jugos digestivos alcalinos para ser descompuestos; otros (proteínas) requieren de jugos ácidos gástricos.

El equilibrio del pH –**el equilibrio de álcalis y ácidos**– en el cuerpo es vital, y debe ser aproximadamente 80 por 100 alcalino, 20 por 100 ácido. Si nos volvemos demasiado ácidos a causa de la dieta y el estilo de vida, creamos una excesiva afección aniónica en el cuerpo, causando inflamación y formación de cálculos. Para revertir esto hay que alcalinizar, que es catiónico y antiinflamatorio. Esto separará y licuará los depósitos de calcio, la celulitis y los cálculos de lípidos. Estos depósitos se pueden formar o acumular en cualquier parte del cuerpo, especialmente en el hígado, la vesícula biliar y los riñones. Esta alcalinización y neutralización de los ácidos requiere de electró-litos alcalinos. **Si no estás comiendo una dieta rica en frutas y verduras crudas, no estás recibiendo suficientes de estos electrólitos vitales.** Esto agrava la situación de exceso de ácido en el cuerpo y crea deshidratación.

SOBRE CATALIZADORES

Nada se detiene realmente. La creación está siempre en un proceso de evolu-ción. Los átomos están siempre en movimiento y cambiando. La pregunta que hay que plantearse es: «¿Qué hace que las cosas cambien?». En primer lugar, podríamos decir que nuestras emociones, nuestros deseos, nuestros gustos, incluso las necesidades básicas o el deseo de Dios de crear. Se podría llamar la semilla original o el deseo de la creación.

En segundo lugar, podría decirse que la mente, excepto la mente misma, utiliza el pasado y el presente para crear el futuro. Se debe pensar en algo antes de que se pueda experimentar o crear en este mundo físico. Es obvio que tus dos «cuerpos» (mente y emociones) son los principales creadores de tu experiencia. Sin pensamiento y emociones, tu cuerpo físico no sabe adón-de ir o qué hacer.

Pero ¿qué pasa con el cuerpo físico? ¿Qué pasa a nivel físico para moverse, reaccionar, responder, crecer, dilatar o deteriorar algo? El término que uti-lizamos en química es «catalizador». Un catalizador es un vehículo, un trans-portador y un encendedor. Es un elemento que cambia elementos, compuestos o complejos, en otros elementos, compuestos o complejos. Se podría decir que los parásitos son un catalizador ya que atrapan las células moribundas, la ma-teria putrefacta, y las descomponen en elementos básicos o compuestos. De nuevo, otros elementos catalizadores: enzimas (digestivas, sistémicas, etcéte-ra), vitaminas, minerales, oxígeno e hidrógeno, etcétera.

Echemos un vistazo al hidrógeno, que es simplemente un protón en el núcleo y un electrón en la órbita. Si este átomo de hidrógeno entra en con-tacto con otro átomo que deja atrás su electrón, el resultado es un átomo de hidrógeno sin electrón, lo que ahora se llamará un **ion de hidrógeno**. Esto crea más potencial magnético (o actividad) de la que crea un **ácido**. Un ácido te daría un sabor agrio en la boca. Los compuestos que se combinan con los protones se denominan álcalis (o bases) y, por supuesto, son **alcali-**

nos. Estos átomos tienen un electrón extra. Un álcali es de sabor dulce. Se podría decir que los protones influyen en los ácidos y los electrones en los álcalis.

El resultado de este proceso de destruir y unir (oxidación e ionización) dará lugar a la homeostasis –equilibrio en el sistema–. **La homeostasis se logra cuando el cuerpo es más alcalino que ácido.** Cuando este equilibrio (u homeostasis) se destruye a causa de la toxicidad y, predominantemente, por el ácido de los alimentos que comemos (acidosis), los tejidos (órganos, glándulas, etcétera) dejan de hacer su trabajo correctamente. El resultado es, por consiguiente, la enfermedad.

OXIDACIÓN E IONIZACIÓN

Saber acerca de la oxidación y la ionización te ayudará a entender mejor los procesos alcalino (catiónico) y ácido (aniónico) en el cuerpo. **La alcalización es la clave para la regeneración de los tejidos,** por lo tanto, es esencial que comprendas estos procesos para alcanzar una salud óptima.

La oxidación y la ionización son sólo dos de las maneras que estimulan la descomposición y la reconstrucción, o cambio de materia, de una a otra forma. Tus huesos son un buen ejemplo de esto, ya que siempre se descomponen y se reconstruyen en cierto grado. «Descomponer» y «reconstruir» mantienen la vida renovándose siempre, permitiendo a la creación ampliarla eternamente.

La oxidación es el proceso mediante el cual los elementos se combinan con el oxígeno. En esta combinación, los electrones reciben una patada y son expulsados de la órbita del núcleo de un átomo, y esto aumenta la carga positiva o la valencia del protón. La oxidación puede ser beneficiosa para el cuerpo, ayudando a la alcalinización, o puede crear radicales libres, causando la destrucción de las células. Esto es más evidente en la acidosis, donde la inflamación está presente. Un radical superóxido se forma cuando los compuestos del oxígeno no han sido totalmente descompuestos o utilizados adecuadamente debido a la afección inflamatoria (acidosis). Esto causa más daño celular o destrucción.

Estos compuestos de oxígeno son menos propensos a dividirse correctamente cuando estamos bajos de antioxidantes o nuestro sistema inmunitario es poco activo (hipoactivo). Cuando esta división y utilización de compuestos de oxígeno están funcionando mal, se crean los radicales libres y, sin ionización o neutralización adecuada, estos radicales libres se unen para producir más lesiones en los tejidos. Por esta razón, hoy en día hay tanto interés por los antioxidantes –como la vitamina E, la vitamina C, el betacaroteno, el pycnogenol, la COQ10– y por eso están de moda en el mercado de la salud actual. Los antioxidantes son atraídos por los radicales libres, se unen a ellos y neutralizan sus efectos perjudiciales.

La oxidación conduce a la ionización o la transmutación de elementos o compuestos en iones simples. El agua es uno de los mayores catalizadores para la oxidación. Puedes darte cuenta de esto cuando el agua se combina con metales y se crea el óxido. En el suero de nuestra sangre esta oxidación crea electrólitos, que son conductores de energía.

La ionización genera tanto iones positivos como negativos. **Los iones son tus catalizadores,** como las enzimas, que crean acción y reacción, o construcción y destrucción. Los iones positivos son sodio, potasio, magnesio y calcio, que se llaman **cationes.** Los iones negativos son cloruro, sulfatos, fosfatos y carbonatos y se llaman **aniones.** Puede llegar a ser confuso entender cómo el calcio, como ya comentamos anteriormente, puede ser alcalino al principio, luego cargado o ionizado y convertirse en ácido. Sin embargo, la naturaleza debe tomar un elemento y distribuirlo a través del cuerpo y hacer que sea utilizable. El calcio, primero, debe ser dispersado en el suero sanguíneo. Entonces tiene que combinarse con otros elementos y convertirse en material de construcción. Demasiado calcio ionizado provocará la formación de cálculos, espolones óseos y similares. El exceso de calcio ionizado debe convertirse de nuevo, por alcalinización/oxidación, en su forma original de electrólito, o bien en sales de fácil eliminación.

ANABOLISMO Y CATABOLISMO

El cuerpo utiliza lo que comes para crear tejidos nuevos o para romper (o cambiar) los tejidos existentes. Puedes empezar a darte cuenta de que a través de la ingestión y la digestión el cuerpo toma los elementos y compuestos más complejos y los descompone en sus formas más simples. Las células tienen poros muy pequeños que sólo permiten entrar estructuras simples. Los componentes simples se convierten en los catalizadores de la vida, creando la acción y la reacción en todo tu cuerpo y en el universo. Ésta es la verdadera transmutación biológica, o Dios cambiándose a sí mismo, creando lo nuevo y destruyendo lo viejo.

Los álcalis crean **anabolismo**: construcción, reconstrucción, crecimiento y los aspectos de creación de la vida. (Esto no puede ocurrir sin el catabolismo).

Los ácidos crean **catabolismo**: demolición, separación y los aspectos de destrucción de la naturaleza. (Esto no puede ocurrir sin el anabolismo).

La alcalinidad dispersa, mueve y limpia el cuerpo; mientras que los ácidos coagulan, forman masas y estancan el cuerpo. Como se indicó anteriormente, la alcalinización es la clave para la regeneración. Cuanto más aniónico te vuelves, en más ácido te conviertes, causando acidosis. La acidosis provoca desnutrición, inflamación, formación de cálculos, dolor, disminución de electrólitos (deshidratación), hinchazón, convulsiones y muerte. Por otro lado, la mayoría de las frutas, verduras y hierbas son de formación alcalina. **La naturaleza parece favorecer soluciones alcalinas (catiónicas).** Si tu dieta se compone en un 80 por 100 de frutas y verduras crudas y en un 20 por 100 de nueces, semillas y verduras cocidas, experimentarás una buena salud. Si tu dieta se basa al 100 por 100 en semillas, nueces, verduras y frutas crudas experimentarás una increíble vitalidad y una salud inmejorable.

MÓDULO 3.9 ✳ La energía de los alimentos

Hoy en día, las personas tienden a focalizarse en la química (o composición) de los alimentos, especialmente vitaminas y minerales, mientras en su mayoría ignoran otras propiedades, como las propiedades astringentes, las antioxidantes, las sales del tejido y similares. Menos aún pensamos sobre la energía de un alimento, que es un reflejo de la química completa de los alimentos.

La suplementación ortomolecular (vitaminas y minerales) nunca cura. La potencia (o energía) de los componentes individuales nunca coincide con la de un alimento complejo integral. En la naturaleza, todo trabaja conjuntamente y con la precisión de un reloj. **Cuando separas el valor nutritivo de los alimentos, y sólo retornan ciertos componentes, te puedes perder las**

propiedades sinérgicas de la totalidad. Esto provoca una pérdida de la utilización adecuada. El calcio, por ejemplo, necesita fósforo, magnesio, flavonoides complejos, complejo B, etcétera, para ser utilizado correctamente. Si tomas sólo comprimidos de calcio, no puedes obtener esta acción sinérgica. Si obtienes el calcio de la naturaleza, de los alimentos crudos, obtienes la totalidad de sus componentes. Simplemente, no podemos competir con la naturaleza.

Separar los componentes, como vitaminas y minerales, puede aumentar tus niveles de energía un poco y, en algunos casos, hacer que tus síntomas desaparezcan, pero volverán cuando dejes de tomarlos. De nuevo, un ejemplo de esto es el calcio. Muchas personas tienen las uñas débiles, quebradizas o estriadas. Empiezan a tomar un suplemento de calcio o gelatina y sus uñas vuelven a ser duras otra vez. Sin embargo, tan pronto como dejen de tomar el calcio, sus uñas volverán al estado debilitado. Tus uñas te darán pistas sobre el estado de tus huesos o de tu estructura esquelética. No solucionas la «causa» del problema, que, en nueve de cada diez casos, es un **problema de utilización del calcio,** no un problema de deficiencia. El calcio es muy abundante en nuestra dieta estándar. Sin embargo, estamos destruyendo su utilización potencial por la cocción y el procesamiento. Debes solucionar el problema de la utilización, en resumidas cuentas, la utilización de los alimentos es la energía y la función adecuada de la glándula endocrina.

«¿Los alimentos que estás comiendo están llenos de energía o has destruido la energía y la nutrición de tus alimentos cocinándolos o alterándolos de alguna manera? Ésta es la primera pregunta que uno debe hacerse a sí mismo. Cuanto mayor sea la energía que un alimento posea, mayor será su capacidad de curación. Por esta razón, la fructosa y la glucosa son esenciales. Estos azúcares simples son uno de los factores más importantes para estimular la regeneración de las células.

¿Si estoy realizando una consulta con un enfermo de cáncer, quiero quitarle su energía o darle energía? Si le quito más energía morirá. La quimioterapia o la radioterapia extienden el cáncer (metástasis), ya que destruyen las células y debilitan el cuerpo. Esto reduce considerablemente su nivel de energía, haciéndole vulnerable a los parásitos y a la muerte.

Las células del cerebro y del sistema nervioso son los máximos centros de energía de tu cuerpo. Las neuronas requieren más energía que una célula típica. Entender que los alimentos tienen la máxima energía es vital para tu regeneración. Es muy conocido el éxito del que he sido testigo en nuestra clínica con deficiencias y lesiones neurológicas. Hemos visto graves lesiones de la médula espinal que, incluso años después de la lesión, vuelven a conectar neurológicamente.

CONCIENCIA Y ALIMENTOS

«Energía» es otra palabra que puede utilizarse para describir conocimiento o conciencia. Toda vida tiene un conocimiento o una conciencia de ello, en uno u otro nivel. Sólo porque no puedes hablar con las plantas o con los animales, eso no significa que no tengan conciencia. Algunas personas han desarrollado la habilidad de comunicarse con otras formas de vida. Los alimentos también tienen un conocimiento o una conciencia de ellos mismos. Cada tipo de alimento tiene su propia individualidad única y su razón de ser. Dios no crea algo sin motivo. En la curación y regeneración, nos parece útil comprender esto.

Observamos que el cerebro y los centros nerviosos del cuerpo tienen los tejidos energéticos o eléctricos más importantes. Descubrimos que la fruta tiene la mayor energía eléctrica de todos los alimentos. Los medidores de voltios-ohmios y los medidores electromagnéticos miden esta energía. Mis propios estudios clínicos han demostrado que la fruta regenerará el tejido cerebral y nervioso, mientras que las verduras no lo harán. He descubierto que, por regla general, **la fruta es el alimento del cerebro y de los nervios**, así como los **productos de limpieza de los tejidos. Las verduras son los constructores**, que se adaptan **al tejido muscular y esquelético. Los frutos secos y las semillas son alimentos estructurales** y **fortalecen al cuerpo en su conjunto.**

Vamos a examinar la energía electromagnética de los alimentos para entender mejor qué alimentos son clave para tu regeneración y tu vitalidad. La energía electromagnética se mide en unidades llamadas **ángstroms.** Cuanto mayor sea la cantidad de ángstroms que un alimento desprende, mayor es la energía de los alimentos. Cuando comes alimentos recolectados frescos de la naturaleza y te los comes sin cocinar y sin procesar, la energía electromagnética más alta de ese alimento se transfiere a tu cuerpo y a tus células.

ÁNGSTROMS Y ENERGÍA

ENERGÍA DE ALIMENTOS SALUDABLES

Fruta fresca natural	8000 a 10.000 ángstroms
Verduras (frescas, crudas)	8000 a 9000 ángstroms
Leche (fresca, sin procesar) solamente para niños menores de dos años.	8500 ángstroms
Verduras (cocinadas)	4000 a 6500 ángstroms

ENERGÍA DE LOS ALIMENTOS TÓXICOS

Leche (pasteurizada)	2.000 ángstroms
Queso	1.800 ángstroms
Harina blanca refinada	1.500 ángstroms
Carnes cocinadas	0 ángstroms

FRECUENCIAS DEL CUERPO

Humanos (promedio)	6500 ángstroms
Pacientes con cáncer (generalmente)	4875 ángstroms

Esto también es cierto con la química. Las estructuras y los compuestos químicos se descomponen a través de la digestión y, entonces, los componentes o elementos individuales son absorbidos a través de la pared intestinal hacia el torrente sanguíneo. A partir de ahí se transportan al hígado y a las células individuales para energía o reestructuración y, a continuación, los residuos restantes se excretan. Existe un proceso llamado de transmutación biológica, mediante el cual el cuerpo transforma una fuente de energía en otra. Este proceso no se entiende bien en los ámbitos de la medicina y la salud. Apenas estamos empezando a ver más allá de la imagen de la física cuántica. Baste decir que a través de las acciones químicas (oxidación), parasitarias y enzimáticas, la vida está siendo constantemente transformada. Según la física, la energía siempre se está transformando, nunca se crea ni se destruye. El cuadro anterior te dará una idea de la producción eléctrica de diversos alimentos.

La importancia de la información en el cuadro anterior se pondrá de manifiesto cuando se comprenda que, como *homo sapiens,* necesitamos por lo menos de 6000 a 7000 ángstroms de energía sistémica en todo momento para comenzar a sonreír, no menos para ser feliz y saludable. Según Christopher Bird, en su libro *La vida secreta de las plantas (véase* bibliografía), si estamos a aproximadamente 4500 a 5200 ángstroms, somos más susceptibles de padecer cáncer u otros problemas degenerativos graves.

La fruta y las verduras que se congelan cuando están frescas continuarán teniendo el mismo nivel de radiación (energía electromagnética) cuando se descongelen. Los alimentos refrigerados se deterioran lentamente. Los plátanos son una de las pocas, si no la única, frutas que aumentan en nutrición y azúcares y, en consecuencia, en energía electromagnética, después de que hayan sido recogidos verdes (sin madurar).

Una de las leyes de la física en este universo es la ley del equilibrio: la homeostasis. Cuanto menor sea la energía de los alimentos que consumes, menor será tu sistema energético. Esto crea tejidos hipoactivos o de baja actividad. **Cuanto más energéticos son los alimentos que comes, más enérgico y saludable te vuelves.** A medida que aumentamos la energía del cuerpo físico, salimos nosotros mismos de la desesperación y la enfermedad. Esto abre los sentidos a un mundo nuevo de comprensión y salud. La vitalidad que puedes alcanzar es indescriptible; sólo tienes que experimentarlo.

El cuerpo es una máquina fantástica; plenamente consciente de sí mismo, con autosanación y mecanismos de depuración ya incorporados. El cuerpo puede estar tan sano que ni siquiera te darás cuenta de que lo usas. Sin dolores, sin sufrimientos, sin debilidades, sólo energía pura. **Si deseas experimentar esta energía pura debes consumir energía pura.** Es así de sencillo. Ten vitalidad, ten energía dinámica, diviértete…, ¡hazte crudívoro!

Si eres verde por dentro, estás limpio por dentro.

– DR. BERNARD JENSEN

MÓDULO 3.10 ✳ Alimentos integrales vivos

Lo que comes, bebes, respiras o pones en tu piel se convierte en tu alimento o en tu veneno. Nuestros cuerpos físicos fueron diseñados teóricamente para consumir alimentos crudos. Todo lo demás, las sustancias químicas tóxicas, los minerales, los metales y similares, se consideran patógenos extraños que inflaman, estimulan, irritan o destruyen las células.

Es tu cuerpo y tienes que utilizarlo durante tu estancia en este planeta. Si lo alimentas y limpias correctamente, te dará un gran servicio, más allá de tus sueños más locos. Destrúyelo, y te encadenará y atará a este mundo de formas que ni imaginas. Recuerda, si ningún animal cocina sus alimentos antes de comerlos, ¿por qué lo hacemos nosotros?

La tradición nos está matando. Sólo porque algo se convierta en «tradición» no significa que sea verdad y que se tenga que hacer. Los alimentos cocinados son alimentos muertos; su química ha cambiado (a veces, radicalmente) y su energía se ha destruido. Muchos de los alimentos de reacción alcalina se convierten en alimentos de reacción ácida. Sus enzimas son destruidas, dejando la carga de la digestión enteramente al propio cuerpo. Esto estresa al tracto gastrointestinal, el páncreas y el hígado y sustrae la energía sistémica vital del cuerpo para digerir y eliminar estos alimentos. La salud es energía, que aporta vitalidad y solidez. **Esto sólo puede lograrse a través de semillas, verduras, frutos secos y frutas crudas, maduras y frescas.**

Personalmente, recomiendo una dieta de alimentos crudos 100 por 100. Sin embargo, puesto que este tipo de dieta te desintoxicará muy rápidamente, se recomienda a los individuos muy tóxicos, que toman muchos medicamentos químicos, que hagan esta transición más lentamente. Aun así, todas las personas con cáncer, problemas de columna vertebral o problemas neurológicos, deben avanzar rápidamente hacia el consumo de una dieta de alimentos crudos 100 por 100. La fruta es el mejor regenerador del tejido cerebral y nervioso, y lo mejor para eliminar el cáncer.

Una dieta del 80 por 100 de alimentos crudos y 20 por 100 de alimentos cocinados todavía te reconstruye y te limpia, a cierto nivel. Sin embargo, es muy probable que llegues a un punto donde puede ser que necesites desintoxicarte más profundamente. Esto es especialmente cierto en la regeneración de deficiencias genéticas. Lo más importante que tienes que recordar es que debes mantenerte **alcalinizado.** Cuantos más alimentos de reacción ácida consumas, más ácido serás. En consecuencia, tu éxito en la curación y la regeneración va a ser muy escaso, por lo que mantendrás la búsqueda leyendo libro tras libro, yendo a médico tras médico y gastando mucho dinero, tan duramente ganado, buscando la fuente de la eterna juventud. Pero nunca la encontrarás. Ponce de León nunca la encontró, *y se le escapó el hecho de que su caballo estaba nutriéndose de ella todo el tiempo.*

Cocinar, calentar, freír y procesar tus alimentos provoca cambios radicales en su química y energía electromagnética. Estos cambios convierten la comida en veneno o toxina contra la que tu cuerpo debe luchar, en lugar de utilizar esa energía y reconstruir.

LA ACTITUD ES CRUCIAL

La salud debe ser divertida y retadora, no una tarea rutinaria. Te estás reconstruyendo a ti mismo para convertirte en alguien nuevo otra vez. A medida que fortalezcas la autodisciplina, te será mucho más fácil pasarte a una alimentación integral y viva. No te conformes con tener una salud que no sea la óptima. Cámbiate a ti mismo. Posiciónate. Hazlo de manera sencilla. Y no permitas que nadie te detenga. Libérate de todas las enfermedades.

Hoy en día, la salud se debe ganar. No hay ninguna pastilla mágica y nunca la habrá. ¿Qué químico podría limpiar, alcalinizar y reconstruir los tejidos? A tu cuerpo ni siquiera le gusta tener una astilla de madera en él, y mucho menos productos químicos tóxicos.

A veces necesitamos cambiar nuestras actitudes sobre las cosas. Nuestras actitudes son nuestros obstáculos en la vida. Son parejos a los sistemas de creencias; ambos pueden limitar su capacidad de experimentar la verdad. Si quieres estar sano debes comer sano, vivir sano, respirar sano, pensar sano y **reconocerte a ti mismo como persona saludable.** (Tal vez quieras pensar sobre ello). «Conocer» es mucho más poderoso que pensar. Conocer es simplemente ver la verdad por lo que es. Conocer no requiere pensamiento. El pensamiento es un proceso de interacción que deja espacio para la limitación y el fracaso. Cuando uno está en gravemente enfermo, conocer el bienestar es la fuerza más poderosa a la que uno se puede aferrar para iniciar la curación.

Diviértete en tu viaje hacia la salud y la espiritualidad. Son las mayores aventuras que puedes perseguir.

Resumen

Pasé los tres primeros años en mi clínica naturópata utilizando la ciencia a través de la química para buscar una homeostasis, o equilibrio químico y bioquímico para el cuerpo humano. Usé sales de los tejidos (células), vitaminas, minerales y glándulas para conseguirlo. Pero no fue hasta que estudié el trabajo del doctor Royal Lee, del Standard Process Laboratorie, que me di cuenta de que la naturaleza funciona en armonía consigo misma. No va en contra de ella misma.

Entendí que la enorme vitalidad que sentí desde que empecé a comer alimentos crudos era debida a la *totalidad* de un alimento y a sus energías electromagnéticas, no a su composición química separada. En este momento fue cuando cambié a los extractos naturales (hierbas). Los he estado utilizando desde hace más de veinticinco años. Los uso como detoxificantes, no como «tratamiento». Junto con una dieta orgánica de alimentos crudos, las hierbas son la respuesta sencilla a una vitalidad y salud óptimas.

En el capítulo 1, hemos analizado la diferencia entre detoxificación y tratamiento, explicando que el tratamiento se ocupa de aliviar el síntoma, pero no necesariamente la causa subyacente de la enfermedad. Es hora de salir de nuestra mentalidad de tratamiento y abrirse al mundo de la detoxificación. La detoxificación no es «tratar» los síntomas (del problema) ni tratar el concepto de «deficiencia»; si trata o aborda algo, es la raíz de la causa del síntoma. La detoxificación toma en consideración la alcalinización, la homeostasis, el fortalecimiento, la revitalización, la regeneración y la depuración. Comer alimentos integrales, frescos y crudos, a través de los cuales la química y la energía no son modificadas por la intervención humana, es la llave de oro que abre la puerta a la salud y la vitalidad.

Cuando calientas tus alimentos, cambias radicalmente su química, creando las acrilamidas y otras sustancias carcinógenas. Esto es especialmente cierto cuando usas temperaturas muy altas (freír, pasteurizar, enlatar, procesar). La energía y la naturaleza de los alimentos que comes pueden convertirte en una persona vital o enferma. La naturaleza o la vibración de un alimento en particular crea ondas de energía reflejas en todo tu cuerpo. Esto puede tener un efecto positivo o negativo sobre el sistema y las células de tu cuerpo. Cuanto más sano te vuelvas, más lo experimentarás. Simplemente poniendo un alimento en la boca o tocando u oliendo comida, puedes sentir la respuesta de tu cuerpo. He visto al sistema linfático producir mucosidad excesiva (o entrar en *shock)* sólo por oler un alimento o una sustancia nociva. En lugar de elegir los alimentos que *piensas* que tu cuerpo necesita, tu propio cuerpo te *indicará* lo que necesita, por lo que se siente atraído para comer entre los diferentes alimentos crudos frescos que están disponibles.

La detoxificación es un sistema, no un tratamiento. Es una ciencia que abarca la química y como química interactúa consigo misma. También abarca la física y las energías del universo y cómo tu cuerpo es una parte del todo. También abarca a Dios y cómo tu espiritualidad, tu mente y tus emociones juegan un papel fundamental en el funcionamiento de tu cuerpo físico.

La detoxificación es la respuesta sencilla para curar la enfermedad y la infelicidad. Te limpia y eleva y te vuelve a conectar con Dios y la naturaleza. Libera tu cuerpo de acidosis, toxinas, productos químicos, mucosidad y parásitos dañinos. Libera la mente de pensamientos no deseados y limpia la rabia y las emociones de tu ser.

¡Con toda nuestra sofisticación científica y ni siquiera hemos conseguido elaborar un suplemento que sustituya a los alimentos! La química, la física y la fisiología demuestran una y otra vez que la fruta, las verduras, los frutos secos y las semillas son los alimentos perfectos para los seres humanos. Transportan y sustentan la vida en todos los sentidos. El 99 por 100 de las especies de vertebrados requiere y se alimenta de estas fuentes alimenticias. ¿Por qué debemos ser diferentes? Se puede ver en la revisión de este capítulo que existen, literalmente, cientos de componentes diferentes encontrados en los alimentos. Tienen una gama increíblemente amplia de efectos que son los más esenciales para la vida y la función de las células en tu cuerpo.

Si deseas complementar tu dieta porque tu comida está desvitalizada, entonces toma un complejo de superalimentos. (La industria alimentaria ha arruinado literalmente muchos alimentos por recogerlos antes de estar maduros; y se ha afectado el suelo y por lo tanto el valor nutricional de los alimentos que crecen en ese suelo, con el fin de criar animales para la matanza). Un complejo de superalimentos es un suplemento que se hace de un alimento integral, generalmente lo mejor que la naturaleza ofrece, nutricionalmente hablando. Esto significa que estás recibiendo la lista completa de componentes necesarios en la vida para crecer y mantenerte. Complementar con suplementos manufacturados puede desequilibrar la química de tu cuerpo y afectar la utilización adecuada y los factores de ionización necesarios para el metabolismo adecuado.

Mantén una vida sencilla. Si te relajas y realmente investigas y experimentas en ti mismo, descubrirás la verdad. La detoxificación es la llave de oro. Utilízala para abrir la puerta del reino de la verdadera vitalidad y de Dios y experimenta una vida libre de enfermedad.

El médico del futuro no nos dará ninguna medicina, sino que interesará a sus pacientes en el cuidado de la estructura humana, en la dieta y en la causa y prevención de la enfermedad.

— THOMAS EDISON

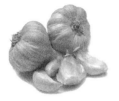

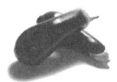

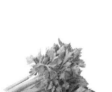

CAPÍTULO CUATRO

Hábitos tóxicos

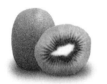

Muchos de los conceptos relacionados con la salud y el bienestar son erróneos. Se han transmitido a través de nuestras familias y enseñado en nuestras escuelas por ignorancia, o programados deliberadamente en nosotros a través de la televisión y otros medios de comunicación para vender productos. El mito de «tomar leche por el calcio» es uno de los más grandes. El mito de las proteínas es igualmente enorme. Nos hemos convertido en una sociedad de *comedores* de alto contenido proteico, principalmente a través de los esfuerzos de las industrias que venden animales y productos de cereales.

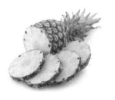

Es natural para cualquier persona que esté en el negocio desarrollar eslóganes sobre sus productos para ayudar a venderlos. Sin embargo, cuando estas industrias cruzan la línea y empiezan a hacer publicidad con medias verdades o mentiras, entonces tenemos fraude y falsedad. Estas «mentiras» dañan a la salud de millones de personas cada año. Esta publicidad engañosa también es muy abundante en las compañías farmacéuticas. Con y sin receta, los medicamentos matan a cientos de miles de personas cada año, según *The Washington Post* y muchas otras fuentes.

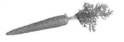

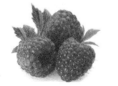

Este capítulo examinará varios mitos mortales relacionados con los alimentos, el mito de las vacunas contra la enfermedad y el mito de la dependencia de venenos químicos. Concluirá con información que te ayudará a protegerte de algunas de las influencias negativas de tu entorno, incluyendo una lista de referencia de Centros de Control de Toxicología en Estados Unidos.

Cuando tomamos decisiones basadas en la costumbre más que en nuestra armonización con las fuerzas de la naturaleza, estos hábitos pueden crear condiciones tóxicas en nuestros cuerpos que darán lugar a enfermedades graves o a la muerte. Cuando elegimos un nivel imaginario de salud o higiene por encima del equilibrio ambiental, creamos hábitos tóxicos más grandes, patrones que puedan afectar a la salud de nuestro planeta y de todos sus habitantes.

MÓDULO 4.1 ✳ El problema con la leche y otros productos lácteos

La leche de vaca es para las vacas. No hay nada malo en el consumo de leche desde que abres por primera vez los ojos al nacer hasta que cumples dos años. Es decir, durante ese período, la leche la proporciona la madre y, por lo tanto, es fresca, cruda y natural. Teóricamente, la leche materna sería una fuente de mucha energía y altamente nutritiva si la madre siguiera una dieta de alimentos crudos antes y durante el embarazo. Sin embargo, en nuestra cultura tendemos a no amamantar a nuestros hijos. La mayoría de nosotros fuimos destetados por la leche de vaca o fórmulas sintéticas, que son casi veinte veces más concentradas que la leche de vaca.

La leche de vaca tiende a ser rica en proteínas, minerales y grasas, algo necesario para el ternero, que crecerá unos 130-250 kilos en un año. Huelga decirlo, pero los bebés humanos no crecen tan rápidamente. La leche de vaca tiene al menos cuatro veces más proteínas y más de seis veces más contenido mineral que la leche humana. Esta leche tan concentrada es extremadamente difícil de digerir para los bebés. La producción de enzimas humanas para descomponer los productos lácteos es mucho menor que la producción de enzimas de una vaca. Sin las enzimas adecuadas en la cantidad adecuada, los bebés humanos sufren problemas digestivos y congestión de la mucosidad en las cavidades nasales, los pulmones, el cerebro y los oídos. Muchos tipos de alergias también se crean a partir de congestión excesiva, que comenzó con el consumo de leche de vaca.

Los adultos no pueden digerir la leche en absoluto y desarrollan problemas congestivos más profundos a medida que envejecen. La leche de vaca también es baja en ácidos grasos esenciales, que son vitales en los seres humanos para la producción de colesterol sistémico, esteroides, tejido cerebral y nervioso, etcétera. La leche de vaca natural es más para el crecimiento esquelético/muscular, mientras que la leche humana alimenta el crecimiento del cerebro y de los nervios. Ésta es una de las principales diferencias entre los frugívoros y los herbívoros.

Aproximadamente entre los tres y los cuatro años, la mayoría de los niños pierde las enzimas que digieren la leche, especialmente la lactasa, que descompone la lactosa, el azúcar principal en la leche. Esto sucede así porque, biológicamente, se supone que nos destetan a los tres o cuatro años. Puesto que carecemos de las enzimas digestivas adecuadas para descomponer la leche, producimos mayor mucosidad. Entonces la leche se convierte en muy irritante para la mucosa del tracto gastrointestinal, que produce más moco. Esta mucosidad mezclada con almidón puede causar una pesada placa mucoide que aumenta gradualmente en las paredes intestinales.

¿Recuerdas a John Wayne? Se dijo que había muerto con más de 22 kilos de materia fecal incrustada en sus intestinos. Tales incrustaciones causan inflamación, dilataciones (divertículos) y debilidad del tejido de la pared intestinal. Esto conduce a cánceres, úlceras, lesiones y estenosis del intestino. Hace varios años, el ahora ex cirujano general C. Everett Koop anunció al mundo entero: «Los lácteos son malos para todos».

DE ALCALINO A ÁCIDO

Ahora, además, cocinamos (pasteurizamos) la leche de vaca. El calor cambia la química de la leche, así como cambia su naturaleza de reacción alcalina a reacción ácida. En química, si queremos cambiar un compuesto químico, agregamos calor. Calentar o cocinar también destruye las vitaminas solubles en agua, especialmente la vitamina C y los complejos B. Satura las grasas y une ciertas proteínas con minerales, al igual que los minerales se unen entre sí (se combinan) produciendo «atascamientos». ¿Qué sucede con un ternero si lo alimentas con leche pasteurizada en lugar de leche fresca, cruda, de su madre? Muere.

Resfriados, gripe, paperas o cualquier afección linfática o respiratoria pueden atribuirse en gran medida a la congestión provocada por productos lácteos. Los productos lácteos son grandes formadores de mucosidad y causan estreñimiento. Cuando tienes un problema respiratorio o frío, ¿de dónde piensas que viene el moco claro, amarillo, verde, marrón o negro? ¿De dónde vienen los tumores? ¿O la inflamación de los ganglios linfáticos, especialmente la inflamación de las amígdalas?

Las glándulas tiroides y paratiroides se encuentran en la garganta. También se congestionan con la mucosidad formada a partir de los productos lácteos, creando hiper o, especialmente, hipofunción de estos tejidos. Las glándulas tiroides/paratiroides son responsables de la absorción del calcio por el cuerpo. Cuando estas glándulas empiezan a fallar por la congestión de la mucosidad, las toxinas o la inflamación que crean los productos lácteos, la absorción del calcio comienza a fallar, que es el resultado contrario por el que, en principio, consumimos estos productos. Cuando la falta de absorción de calcio a nivel celular empieza, una serie de afecciones aparecen, incluyendo depresión, debilidad ósea y de los tejidos, debilidad de los nervios y muscular y también puede darse debilidad del tejido conectivo. Todos son efectos secundarios de la congestión y de la mucosidad que se ha acumulado en nuestros tejidos por la ingestión de productos lácteos.

El calcio es un mineral abundante. La mayor concentración de calcio utilizable se encuentra en las semillas de sésamo y en algas como la kelp. El calcio necesita magnesio para ser absorbido correctamente. En la fruta, y especialmente en las verduras, el calcio y el magnesio son compatibles. Las verduras de hoja verde oscuro están llenas de calcio, magnesio y flavonoides, que se necesitan mutuamente para una utilización adecuada. En la leche de vaca, sin embargo, tienes mucho más calcio que magnesio. Esto se suma a la falta de absorción del calcio de la leche. Se ha estimado que se absorbe menos del 20 por 100 del calcio de la leche. Absorbemos más calcio de zumos de frutas que de la leche.

Cuando la leche se cocina, los minerales se ionizan, cambiando su efecto de alcalino a ácido. Esto puede provocar la formación de cálculos, debilidad muscular, inflamación del tracto gastrointestinal y otras afecciones. La verdad de este tema puede comprobarse al ver que muchas personas que beben leche y toman dosis adicionales de calcio como suplemento desarrollan, además, osteoporosis. Debemos empezar a pensar en la **absorción del calcio** en el cuerpo **en lugar de en suplementos de calcio.** La respuesta no son dosis altas de calcio, sino una absorción adecuada.

Las glándulas tiroides/paratiroides y suprarrenales son las mayores responsables de la absorción del calcio en el cuerpo. He comprobado que cuando estas glándulas están sanas, el cuerpo es fuerte en cuanto a la cuestión del calcio. Si limpias y regeneras estas glándulas, la absorción de calcio será mucho mayor. Utiliza la prueba de la temperatura basal (que se encuentra en el apéndice A) para estudiar y controlar tu función tiroidea. Revisa tu presión arterial para determinar tus deficiencias suprarrenales. Recuerda que si la sistólica es inferior a 118, siempre significa que tienes deficiencia suprarrenal.

PARÁSITOS

Los parásitos son otra consecuencia de beber leche. Las estimaciones son que el 60 por 100 o más de las vacas lecheras americanas tienen uno o más de los siguientes parásitos: el virus relacionado con la leucemia, la salmonella y la bacteria de la tuberculosis. Además, como la leche y los productos lácteos son los mayores productores de mucosidad de todos los alimentos que consumimos y el azúcar refinado el segundo, ambos alimentos pueden causar una congestión excesiva y acumularla en nuestros tejidos. A la levadura, hongos y gusanos les encanta alimentarse y desarrollarse en esta congestión. Esto causa *Candida albicans* y otras enfermedades infecciosas. Después de observar a miles de pacientes con cáncer, estoy convencido de que la leche y los productos lácteos (incluido el calostro) provocan y aumentan el crecimiento del tumor y la congestión linfática. En mi opinión, muchos cánceres de tipo congestivo (tumores) se inician originariamente a través del consumo de este tipo de alimentos.

DIABETES

Muchos estudios han relacionado el consumo de leche pasteurizada con la diabetes. Los anticuerpos producidos para combatir estas proteínas alteradas y nocivas de la leche también atacan a las células beta en el páncreas. Las células beta están en los islotes de Langerhans en el páncreas y su trabajo es segregar insulina.

HORMONA DE CRECIMIENTO BOVINO

Otro problema importante que vemos en la leche es el efecto de rBGH –Hormona recombinante de crecimiento bovino–. La corporación Monsanto creó esta hormona de crecimiento bovino de la bacteria *E. coli*. Esta hormona de crecimiento se creó inicialmente para aumentar la producción de leche. Algunos estudios han demostrado que esta hormona de crecimiento (rBGH) es carcinógena. En muchos estudios se ha demostrado la proliferación (el aumento) del crecimiento del cáncer. Personalmente creo que estimula el sistema de las glándulas endocrinas, especialmente la tiroides y las suprarrenales. Esto afecta a nuestro crecimiento, factores de desarrollo y equilibrio hormonal. Como sociedad, nos enfrentamos a estos grandes desequilibrios hormonales que están destruyendo nuestra salud y nuestra economía.

Descubre la verdad sobre los alimentos que consumes. No te dejes persuadir por los medios de comunicación y otras influencias de nuestra sociedad capitalista, en la que el dinero es más importante que el bienestar humano. Es vital que desintoxiques tu cuerpo de toda la congestión acumulada tras muchos años de comer alimentos productores de mucosidad.

FLORA INTESTINAL

Hoy en día, muchas personas que se preocupan por su salud toman *Lactobacillus acidophilus* y similares. ¿Por qué? Si no consumes productos lácteos, ¿por qué necesitarías suplementar con estos productos? Éstas son las bacterias que intervienen en la descomposición de las proteínas de la leche y los azúcares de la leche. También se encuentran en las partes del cuerpo donde se forman las toxemias (toxinas) de los productos lácteos, por ejemplo, en la saliva, en el sistema linfático, en la vagina, etcétera. Es muy importante para tu salud limpiar íntegramente tu cuerpo de esas toxinas y las bacterias que comen de ellas. También es discutible que estos suplementos bacterianos sobrevivan a los ácidos gástricos, tal como parece.

No es difícil restablecer la flora intestinal. No puedes mantener las bacterias fuera de tu cuerpo. Esto es naturaleza pura. Las bacterias son consumidoras, limpiadoras y se alimentan de tus desechos, los subproductos de la digestión y el metabolismo. Recuerda, tu flora intestinal cambia con tu dieta.

El éxito no es más que un estudio refinado de lo obvio.

– JIM ROHN, filósofo de éxito

MÓDULO 4.2 ✳ Proteínas – Toda la verdad

Vuelve a mirar el módulo 3.3, en el capítulo anterior, para tener una introducción sobre el tema de las proteínas y de cómo se metabolizan. Como recordarás, *proteína* es una palabra que significa «estructura». Al igual que una casa, ya está construida. Tiene forma, como el tejido muscular. Sin embargo, como una casa, está construida de varios tipos de materiales de construcción. Las estructuras de las proteínas se construyen a partir de materiales de construcción llamados **aminoácidos.** Los aminoácidos son, por lo tanto, los materiales de construcción que tu cuerpo requiere y utiliza para la construcción (crecimiento), mantenimiento y reparación de sí mismo. También utiliza las proteínas (aminoácidos) como factores inmunitarios, transportadores y factores catabólicos. Proteína es también un término general utilizado para todas las sustancias nitrogenadas animales o vegetales, excluyendo las llamadas grasas nitrogenadas.

Las proteínas, o las sustancias nitrogenadas totales (base nitrogenadas) de un alimento, consisten en diversos compuestos químicos de dos tipos básicos: **proteos y no proteos.** Ejemplos de proteos, simples y complejos al mismo tiempo, son: albuminoides, globulinas, proteasas, peptonas, glutinoides, etcétera. Ejemplos de no proteos, o compuestos simples, incluirían creatina, creatinina, xantina, hipoxantina, amidas y aminoácidos.

El cuerpo humano requiere numerosos aminoácidos, y éstos se dividen en dos grupos. En primer lugar, están los **aminoácidos esenciales,** que son **once.** Se dice de éstos que son imperativos para la reparación y el crecimiento adecuados. (Personalmente no estoy de acuerdo con esta conclusión, ya que he visto personas con casos extremos de debilidad neurológica, repararse y reconstruirse ellas mismos únicamente con frutas). En segundo lugar, hay muchos **aminoácidos no esenciales,** que el cuerpo también usa. La lista de abajo muestra ambos grupos.

AMINOÁCIDOS

AMINOÁCIDOS ESENCIALES
(PROPORCIONADOS POR LOS ALIMENTOS)

Cisteína	Histidina
Isoleucina	Leucina
Lisina	Metionina
Fenilalanina	Treonina
Triptófano	Tirosina
Valina	

AMINOÁCIDOS NO ESENCIALES
(PROPORCIONADOS POR EL CUERPO)

Alanina	Arginina
Ácido aspártico	Citrulina
Ácido glutámico	Glicina
Hidroxiprolina	Ácido hidroxiglutámico
Norleucina	Prolina
Serina	

Las estructuras de las proteínas también incluyen carbono, hidrógeno, oxígeno, fósforo, azufre y hierro. Como puedes ver, la palabra *proteína* es realmente una palabra arbitraria que da una «estructura» a los materiales de construcción. En realidad, proteína es una palabra arbitraria que se asigna a cualquier material de construcción que el cuerpo necesite. Sin embargo, su definición objetiva es la de una estructura completa, como los propios tejidos.

La digestión es necesaria porque el cuerpo sólo puede usar aminoácidos simples, que se encuentran abundantemente en las verduras y los frutos secos. El hígado también puede producir sus propios aminoácidos y puede sintetizar compuestos nitrogenados aún más pequeños. Las proteínas que se encuentran en la carne deben ser descompuestas (hidrolizadas) en aminoácidos simples antes de que el cuerpo realmente pueda utilizarlas. Llamo a la carne «proteínas de segunda mano» debido al gran proceso de digestión necesario para descomponer el «edificio» en simples «pilares» o aminoácidos. Las frutas, verduras y frutos secos son mucho más simples de descomponer para el cuerpo, ya que son estructuras básicas de aminoácidos. Se ha demostrado que una dieta vegetal suministra más nitrógeno que una dieta de carne.

Es importante entender que los nutrientes actúan de manera diferente en un medio aniónico (ácido) que en un medio catiónico (alcalino). Los aminoácidos se convierten en agentes libres para el crecimiento, el mantenimiento y la reparación en un medio alcalino o catiónico. En un medio aniónico (ácido) tienden a enlazar con los minerales, los metales y las grasas, causando aún más condiciones tóxicas en el cuerpo. Esto genera una pérdida de los aminoácidos disponibles, hambriento como está tu cuerpo de materiales de construcción. Puedes comer todas las proteínas que quieras, pero tu cuerpo no podrá reconstruirse correctamente sin la adecuada biodisponibilidad de los aminoácidos.

Los músculos de tipo «fibroso» que generan las dietas de alto valor proteico, se perderán durante la detoxificación, ya que éstos son aminoácidos «apilados» no necesarios para las funciones normales del cuerpo. Cuando las proteínas se descomponen, generan ácidos sulfúricos y fosfóricos, que son altamente tóxicos y perjudiciales para los tejidos. Eso consume nuestros electrólitos para convertir estos ácidos en sales (ionización), neutralizando así sus efectos perjudiciales. Los hidratos de carbono y las grasas crean ácidos lácticos y acéticos, que requieren el mismo proceso, pero no son tan perjudiciales. Por esta razón debemos reponer los electrólitos diariamente. El proceso de ionización y alcalinización es vital si deseas conservar tus riñones, tu hígado y otros tejidos de tu cuerpo. Los que agotan sus electrólitos sin reponerlos caen en pesadas acidosis, que pueden provocar convulsiones, coma y muerte. El cáncer y otras afecciones altamente ácidas del cuerpo usan sodio y otros electrólitos alcalinizantes a un ritmo muy rápido. Ésta es sólo otra razón para consumir tantas frutas alcalinas y verduras crudas como sea posible.

Las proteínas extrañas de la carne, los productos lácteos, los cereales, los huevos y similares, son abrasivas para las mucosas del cuerpo. Esto provoca una respuesta linfática (mucosa) que puede provocar que se acumule excesiva de mucosidad en los tejidos y las cavidades del cuerpo. Esta acumulación de mucosidad, con las proteínas atrapadas, rellena las áreas intersticiales, así como los ganglios linfáticos, las cavidades de los senos, el cerebro, los pulmones, etcétera. Los granos, forúnculos y tumores son expresiones de esta acumulación de congestión o tóxicos. Algunas de las últimas etapas digestivas de la proteína-materia desembocan en la producción de ácido úrico. El ácido úrico es abrasivo e irritante, lo que inflama y daña los tejidos. Los depósitos de ácido úrico pueden provocar artritis en las articulaciones y el tejido muscular. El ácido úrico causa gota. Cuanta mayor cantidad de proteínas de carne depositas en tu cuerpo, más trabaja tu sistema inmunitario y más invitas al «reino» parásito a que crezca dentro de ti. Muchos parásitos (incluyendo muchos virus, bacterias y algunos «niños grandes», como gusanos y trematodos) se alimentan de los desechos de la digestión de las proteínas de la carne.

Comer carne produce el olor corporal de la descomposición (putrefacción) de la carne en nuestro interior. La carne puede incrustarse en las paredes intestinales provocando que nuestra mucosa y el revestimiento intestinal se descompongan junto con la carne. Es importante tener en cuenta que la putrefacción transforma las proteínas en sustancias químicas tóxicas. Por otra parte, las frutas y verduras no producen mal olor corporal.

Las proteínas son productoras de ácido, lo que puede crear inflamación y puede causar resquebrajamiento de los tejidos, la razón opuesta a por qué se supone que debemos comerlas. No estoy diciendo que se deban evitar las proteínas, sólo digo que hay que estar alerta en cuanto a los tipos y las cantidades. Las dietas ricas en frutos secos, verduras y frutas producen un cuerpo muy fuerte y sano, suministrando abundantes aminoácidos.

El cuerpo no puede utilizar «proteínas de tipo carne» (aminoácidos agrupados) hasta que, primero, las descompone en aminoácidos simples. Este proceso comienza en el estómago, donde los jugos gástricos de HCL (ácido clorhídrico) convierten el pepsinógeno en pepsina. La pepsina empieza a romper estas estructuras de proteínas en peptonas/polipéptidos. Éste es un proceso ácido. Después de que el estómago mueve este proceso de «predigerido» hacia el duodeno (intestino delgado), las enzimas proteolíticas del páncreas (que son alcalinas) empiezan a cambiar los polipéptidos en péptidos. Por último, como estos péptidos se están moviendo por el intestino delgado, tu pared intestinal secreta enzimas (peptidasa), que finalmente convierten estos péptidos/peptonas en aminoácidos. Este amplio proceso sustrae energía vital del cuerpo, sólo para conseguir materiales de construcción de «segunda mano».

Las proteínas vegetales son estructuras simples de aminoácidos, por lo que necesitan sustraer del cuerpo una cantidad de energía considerablemente inferior. Las plantas, al estar llenas de energía electromagnética, equilibran esta necesidad de energía. Las proteínas de la carne, por el contrario, son mucho más estructuradas y están eléctricamente muertas. Esto requiere un proceso digestivo mucho más radical, que le roba al cuerpo energía vital. Debido al alto contenido ácido, excesiva proteína de carne se ha relacionado también con el cáncer de colon, actualmente, el segundo tipo de cáncer en Estados Unidos. Miles de personas mueren cada año por los efectos acumulados de seguir dietas ricas en proteínas. El hígado, el páncreas, los riñones y los intestinos se destruyen cuando el consumo de proteínas es demasiado alto. De 20 a 40 g de proteína al día es mucho, pero la mayoría de la gente come entre 150 y 200 g al día.

LA ENERGÍA DE LA CARNE

Se dice que la carne te da energía. Puesto que esta energía proviene sobre todo de la adrenalina encontrada en los tejidos, se trata de una energía estimulada, no de una energía dinámica. Si alguna vez visitas un matadero, verás y sentirás el miedo que experimentan esas pobres criaturas justo antes de su muerte. Fisiológicamente, este miedo bombea la médula de sus glándulas suprarrenales y produce epinefrina o lo que comúnmente se llama «adrenalina».

La epinefrina es un neurotransmisor que estimula la energía a través del sistema nervioso en los tejidos del cuerpo. Esto es, básicamente, lo que provoca una sensación de energía mayor a los *comedores* de proteínas. Ahora bien, tras años de comer carne llena de adrenalina, tus glándulas suprarrenales se vuelven débiles y perezosas para producir sus propios neurotransmisores. Esto comienza a bajar tu presión arterial. (Una presión sanguínea sistólica de menos de 118 es baja). A medida que transmitimos genéticamente nuestra debilidad suprarrenal, las generaciones futuras pueden presentar esclerosis múltiple, enfermedad de Parkinson, enfermedad de Addison, y otras deficiencias neurológicas que se desarrollan a partir de una carencia crónica de neurotransmisores.

La presión arterial alta también puede ser consecuencia de la debilidad de las glándulas suprarrenales. Asimismo, cuando las glándulas suprarrenales se vuelven débiles, comenzamos a fallar a la hora de producir esteroides adecuados (nuestros antiinflamatorios), porque la carne es altamente formadora de ácido (que crea la inflamación). El cuerpo va a utilizar el colesterol en lugar de los esteroides donde esta inflamación esté presente. Esto se convierte en un problema grave porque los lípidos, en presencia de acidosis, se agregan y forman placas «en» y «sobre» los tejidos.

La energía que obtenemos comiendo carne también puede provenir de las hormonas del crecimiento con que alimentan al ganado (u otros animales) para un rápido crecimiento. La energía debe ser dinámica o celular, no creada por estimulantes. La energía dinámica proviene de comer alimentos crudos, donde se encuentran la alcalinización, los electrólitos adecuados, la electricidad, los aminoácidos, los compuestos sinérgicos adecuados y los complejos (vitaminas, minerales, flavonas, etcétera).

UNA LLAMADA A LA ACCIÓN

Es hora de que los seres humanos detengamos el consumo de tóxicos de los productos de origen animal, que hoy están tan cargados de hormonas tóxicas, antibióticos, productos químicos y similares que se han convertido en bombas de relojería en nuestro interior. Nosotros mismos *podemos* alzarnos contra el decaimiento y la toxicidad y disfrutar de la vitalidad y la limpieza interna que una dieta de frutas y verduras crudas traería consigo. Esta dieta rompe las cadenas de la rabia y la desesperación, liberándonos hacia la luz de la vitalidad y la salud.

Prueba una dieta sin productos animales durante seis semanas y verás la diferencia por ti mismo. Una cosa es leer y formarse opiniones desde un pensamiento condicionado. Sin embargo, otra muy distinta es experimentarlo directamente por uno mismo.

Toda la vida transforma elementos y compuestos en otros elementos o compuestos, aunque, por el momento, la comunidad científica no ha entendido bien este proceso. Tu cuerpo puede, y lo hace, crear aminoácidos de carbohidratos y grasas. Tu cuerpo utiliza los componentes de tus alimentos, especialmente aquéllos biológicamente adecuados para ti, para mantener y repararse a sí mismo.

La naturaleza siempre tendrá misterios que tendremos que resolver. La mente, que siempre está sobrereaccionando, puede mantener la atención del alma en el mundo físico por tiempo indefinido. La mente es como aquel que busca a Dios, siempre buscando la verdad cuando siempre la tiene frente a él. A la mente (intelectualismo) siempre le gusta romper cosas para tratar de entender cómo se hacen. El alma ya sabe cómo se hacen las cosas. Libérate de tu intelectualismo y disfruta de la simplicidad de la naturaleza y de Dios. Liberarás mucha energía desperdiciada. Conviértete en un *comedor* de alimentos crudos, alimentos frescos y disfruta de la vitalidad y la buena salud. Serás mucho más feliz.

DIETAS RICAS EN PROTEÍNAS PUEDEN CAUSAR LA MUERTE

Los estudios de investigación realizados por algunas de las más prestigiosas instituciones educativas del mundo (incluyendo el Simmons College y la Universidad de Harvard, como se informó en *The New England Journal of Medicine* y *The Archives of Internal Medicine*) han demostrado, una y otra vez, que la proteína de la carne es tóxica para nosotros cuando se absorbe a través de nuestras paredes intestinales. Provoca acidosis, afecta a la respuesta inmunitaria y abre la puerta a los parásitos. La siguiente lista resume lo que hemos considerado en las secciones anteriores acerca de las razones básicas para evitar la carne y las dietas ricas en proteínas.

- Una estructura de las proteínas, como tal, no es utilizable por el cuerpo y debe dividirse en sus compuestos más simples, llamados aminoácidos, para que el cuerpo pueda utilizarlas. Este proceso *requiere* energía en lugar de producir energía.
- Durante la digestión y la metabolización de las proteínas se producen muchos ácidos, incluidos el ácido úrico (causante de la gota), ácido fosfórico y ácido sulfúrico. Estos ácidos son irritantes e inflamatorios para los

tejidos. También estimulan las respuestas nerviosas que conducen a la hiperactividad de los tejidos.

- Las proteínas son un compuesto de nitrógeno, rico en fósforo, que, cuando se consume en grandes cantidades, agota el calcio y otros electrólitos del cuerpo.

- Las proteínas son grandes generadoras de ácido, lo que reduce el equilibrio del pH del cuerpo. Esto causa inflamación y debilitación de los tejidos y conduce a la muerte de los tejidos.

- Las proteínas no son utilizadas como combustible por el cuerpo; son bloques de construcción y transportistas. Cuando las proteínas se descomponen en aminoácidos a través de la digestión, su función principal pasa a ser el crecimiento y la reparación de los tejidos. Los azúcares simples son los principales combustibles del cuerpo, además del oxígeno. Cuando tratamos de perder peso quemando proteínas para combustible, esto provoca la descomposición de la grasa. Sin embargo, también provoca la ruptura de los tejidos. Puedes destruir los tejidos del hígado, el páncreas y el riñón quemando tus bloques de construcción en lugar de usar combustibles adecuados.

- Una dieta rica en proteínas en personas que tienen debilidad suprarrenal hace que el hígado produzca grandes cantidades de colesterol, el cual empieza entonces a formar placas en todo el cuerpo, especialmente a través del sistema vascular, el hígado y los riñones. La formación de cálculos también comienza a tener lugar en el hígado y la vesícula biliar.

- Las proteínas animales se pudren en el cuerpo causando olor corporal. Esta putrefacción provoca un pozo negro de toxinas que se acumulan en el intestino y los tejidos del cuerpo, tanto intersticialmente como intracelularmente. Esto no sólo crea una base para que los parásitos crezcan, sino que la acidez crea inflamación, que bloquea la respiración celular, causando finalmente la muerte celular.

- El alto consumo de proteínas no se ajusta a nuestra especie, ni es fisiológicamente sano.

- La cría de ganado, como fuente de alimentos, nos ha devastado económicamente, ambientalmente y espiritualmente. Estamos destruyendo nuestros bosques y la tierra virgen para crear tierras de pastoreo. Esto está destruyendo nuestro planeta de muchas maneras. Afecta a la producción de oxígeno vital, disminuye la protección contra el calor, destruye belleza, limita la protección a la erosión, limita el cultivo de nuestras frutas y vegetales, aumenta los subproductos tóxicos de animales, roba los niveles superiores del suelo y oxígeno a partir del cultivo de cereales y destruye los hábitats de animales salvajes. Perdemos miles de hectáreas con el aumento del cultivo de toneladas de cereales necesarios para alimentar el ganado y otros animales.

- Las dietas ricas en proteínas contienen cantidades excesivas de epinefrina (adrenalina) y, por esta razón, crean violencia, rabia e insuficiencia suprarrenal en los seres humanos que consumen estos alimentos.

- Se ha demostrado que la carne causa cáncer intestinal. Al igual que también es sospechosa en los cánceres de hígado y páncreas. El pozo negro de la putrefacción que se acumula en el sistema linfático es posiblemente la causa inicial de los linfomas.

- Las sociedades carnívoras tienen una esperanza de vida mucho más corta. Un ejemplo de esto son los inuit del norte de Canadá y Alaska, cuyo promedio de vida es de aproximadamente de cincuenta años.

- La carne no es nada más que células muertas o moribundas, que viven en su propio pozo negro de estancamiento, de putrefacción de la sangre. Y los humanos llaman a esto buena nutrición.

- La carne estimula, irrita e inflama los órganos sexuales, especialmente la glándula de la próstata, que conduce a la prostatitis.

- La carne de los animales de hoy en día está llena de hormonas del crecimiento, antibióticos, pesticidas, herbicidas, residuos nucleares, altos niveles de adrenalina y otras sustancias químicas tóxicas de contaminación del aire y suelo. Todos estos compuestos se consideran carcinógenos. Actualmente, encontramos más cáncer en vacas, cerdos y pollos que nunca. Y los seres humanos comen esto. Algunos productores de carne (criadores de ganado y rancheros) también han perdido su integridad y sentido de la decencia y están moliendo sus vacas, cerdos y pollos enfermos y muertos y mezclando esta carne «muerta», a menudo «enferma», en su pienso habitual. Esto conduce a la enfermedad de las «vacas locas» y a la «fiebre aftosa». Podemos verlo ahora, especialmente en Europa, donde productores de carne han estado alimentando vacas vivas con ovejas muertas. Las vacas son vegetarianas. Los cerdos tampoco no son verdaderos carnívoros. Finalmente, esto conduce a la acidosis y la enfermedad, tanto en estos animales, como en los seres humanos.

- Las dietas ricas en proteínas reducen los niveles de manganeso, lo que provoca espasmos, convulsiones, problemas neurotransmisores (miastenia, S.O.B., arritmias cardíacas, incluyendo la fibrilación auricular, etcétera), problemas neuromusculares, enfermedad de Parkinson y enfermedad de Lou Gehrig.
- La carne está llena de células sanguíneas muertas (hemoglobina), que están llenas de hierro. Sin embargo, el hierro es un mineral, que si se consume en abundancia puede llegar a ser tóxico, especialmente el hierro oxidado (no el hierro de las plantas). La toxicidad del hierro crea una multitud de reacciones dentro del cuerpo, incluyendo:
  - Disminución de cromo (necesario para transportar la insulina).
  - Disminución de zinc (necesario para producir insulina y energía).
  - Daños en los tejidos del hígado, el páncreas y los riñones.
  - Reducción de la absorción y la utilización del calcio.
  - Incremento de los niveles de sodio (de ahí la creación de edemas).
  - Incremento de los niveles de nitrógeno y fósforo (aumentando así la acidosis).
- Mareos, equilibrio y afecciones espásticas por la disminución de los niveles de manganeso.
- El consumo de carne conduce a la hipertensión arterial, desde la retención de sodio a la coagulación de lípidos.
- El consumo de carne con la suplementación de la vitamina C aumenta la absorción de hierro, de modo que aumenta la toxicidad del hierro.
- Comer carnes rojas está vinculado al incremento de los compuestos de N-nitroso de las bacterias intestinales, que pueden ser causantes de cáncer en las paredes intestinales.
- Comer carne es conocido por ser una de las causas principales y más directas de la caries dental.
- Éstos son sólo algunos ejemplos de por qué las dietas ricas en proteínas animales están destruyendo la raza humana. Despierta y disfruta de la vida sin productos de origen animal. Tu cuerpo te lo agradecerá, ya que se volverá dinámico y libre de olores. Ama a tu planeta y también a tus animales.

¿PROTEÍNA COMPLETA O MITO COMPLETO?

Hay un mito sobre la necesidad de aminoácidos «completos» o «proteínas completas» en la dieta humana. Hemos luchado contra esta desinformación durante años. Básicamente, la desinformación dice que, a menos que comas alimentos que contengan todos los aminoácidos esenciales en una comida, no tendrás lo que necesitas para crear una «proteína completa» y, por lo tanto, tu cuerpo será deficiente en proteínas. Éste es uno de los principales argumentos para el consumo de carne y productos lácteos, o el consumo de productos de soja, legumbres y harina blanca. Sin embargo, ten en cuenta:

- ¿Cuál es la dieta de un caballo salvaje, un elefante o una vaca? Son herbívoros y son conocidos por su fuerza. Su dieta es 100 por 100 hierba y materia vegetal. Si necesitan la «proteína completa» que se afirma, la deben estar obteniendo de las plantas.
- Del 70 al 80 por 100 de la dieta de un oso grizzly es hierba. Los osos no comen mucha carne. Cuando lo hacen, generalmente, es la estructura de la grasa (no de la proteína) lo que buscan. Los osos son omnívoros.
- Somos la especie superior en la categoría de frugívoros, categoría que no está diseñada para comer carne.
- Los partidarios de los alimentos crudos que comen una variedad equilibrada de fruta, verduras y frutos secos no son deficitarios en los aminoácidos necesarios para la salud. Todo lo contrario. Los aminoácidos de las plantas son más energéticos y fáciles de descomponer y utilizar por tu cuerpo. La carne requiere un proceso digestivo más radical que roba energía para obtener los aminoácidos que lo componen. El otro factor importante aquí es que la proteína de la carne deja una reacción ácida en el cuerpo, creando más acidosis, mientras que las verduras dejan una reacción alcalina, cortando así la acidosis.

Tu cuerpo requiere de alimentos frescos para hacerlo vivo. Si los componentes no son frutas orgánicas, frutos secos y verduras frescas, ¡no los necesitas! Y además, no hay nada saludable en comer tejido viejo, muerto, podrido: células muertas en sangre estancada.

La constitución del cuerpo del hombre no ha cambiado para satisfacer las nuevas condiciones de su medio ambiente artificial, que ha reemplazado al natural. El resultado es el de la perpetua discordia entre el hombre y su medio ambiente. El efecto de esta discordia es un deterioro general del cuerpo del hombre, cuyos síntomas se llaman enfermedad.

– HILTON HOTEMA, profesor
Conciencia superior del hombre

MÓDULO 4.3 ✳ Irritantes y estimulantes

La mayoría de las personas consumen grandes cantidades de sustancias irritantes y estimulantes en sus dietas, llamadas así porque estos compuestos *irritan* y *estimulan* los tejidos, provocando una excesiva producción de mucosidad e hiper o hipoactividad de estos tejidos (órganos, glándulas, etcétera). Finalmente, debido a este abuso, estos tejidos fallan, lo que conduce a enfermedades crónicas y degenerativas. Algunas de las sustancias irritantes que las personas, consciente o inconscientemente, consumen cada día son pimienta negra, cafeína, sal, glutamato monosódico, conservantes, químicos y azúcares refinados. La lista puede ser muy larga.

Estos compuestos irritan la mucosa del tracto gastrointestinal, provocando la descarga de mucosidad que lo congestiona y lo compacta. También crean inflamación en el cuerpo, ya que la mayoría de ellos son ácidos, o productores de calor, iniciando así una respuesta inmunitaria. En el campo de la salud, sin embargo, el capsicum (pimienta de Cayena) es utilizado por muchas personas contra la hipertensión y para aumentar la circulación. La pimienta de Cayena no es tan irritante como la pimienta negra. Sin embargo, el pimiento rojo estimula la mucosa del tracto gastrointestinal, que puede causar producción excesiva de mucosidad. La congestión del moco está en el corazón de las afecciones congestivas, incluyendo los dolores de oído, la bronquitis, la neumonía y la congestión nasal.

Cuando una persona cambia su estilo de vida y empieza a comer una dieta cruda, de alimentos frescos, el cuerpo cambia. Cuantos más alimentos crudos consumas, más puro y saludable será tu cuerpo. Llegarás a un punto en el que ya no podrás comer alimentos picantes. Incluso te resultarán irritantes la pimienta de Cayena, la cebolla y el ajo.

Los estimulantes son una de las pasiones del ser humano. Tomamos cientos de litros de estas sustancias cada año. Café, té y refrescos se consumen como nunca se había hecho antes. Estas bebidas (ricas en taninos, alcaloides, ácidos sulfúricos y fosfóricos, y similares) no sólo estimulan los tejidos, sino que también los dañan. ¿Sabes qué le sucede al cemento si se vierte en él una bebida con gas? Se descompone. Si pones un trozo de carne en un vaso de refresco con gas, ¿qué pasa con la carne? Lo mismo, se deteriora. Las bebidas con gas inflaman y destruyen el revestimiento del tracto gastrointestinal, por no mencionar el hígado y los riñones.

Actualmente, también se consume mucho café y tés comerciales. Estas bebidas irritan y estimulan el hígado, el tracto gastrointestinal, el corazón, el sistema de las glándulas endocrinas (tiroides, glándulas suprarrenales, pituitaria, timo, etcétera) y los riñones. Entre los entusiastas de la salud también son muy populares los enemas (lavativas) de café. Sin embargo, no los recomiendo porque son demasiado estimulantes para los intestinos y el hígado. Sólo sirven para estimular estos tejidos, causando finalmente una enervación extrema y un estreñimiento severo. Usa «buenas» hierbas regeneradoras del intestino que no sean adictivas y limpien y restauren la función intestinal adecuada. (Consulta al final de este libro la «Guía de recursos» sobre recomendaciones de empresas que elaboran buenas fórmulas a base de hierbas).

El chocolate es otro estimulante que les encanta consumir a hombres, mujeres y niños. El chocolate es muy ácido y tiene un contenido rico en ácido oxálico. Cuando tu cuerpo es ácido y consumes alimentos que son ricos en oxalatos, estos oxalatos se unen al calcio iónico provocando cálculos de oxalato, semejantes a los cálculos renales.

El alcohol y los azúcares refinados son otros estimulantes muy consumidos por la gente hoy en día. Éstos son muy ácidos y productores de mucosidad. La cerveza agrega sobrecrecimiento de hongos en las personas, que crea el deseo de azúcares refinados, manteniendo esta rueda siempre dando vueltas. En la diabetes, el alcohol mantiene elevado el nivel azúcar en la sangre y estimula las glándulas suprarrenales, provocando más debilidad. Por supuesto, la fermentación de los azúcares de los alimentos en el estómago también produce alcohol. El vino ecológico sería el único alcohol que recomendaría, y muy poco.

Los azúcares refinados son productores de ácido y provocan una gran cantidad de mucosidad en el cuerpo. Como se dijo anteriormente, el moco se convierte en moco congestivo dando lugar a alergias, bronquitis, neumonía, resfriados, gripe, paperas, sinusitis y todo tipo de afecciones «congestivas». Los azúcares refinados, al ser productores de ácido, también se suman a la inflamación de los tejidos.

La carne también es un estimulante muy conocido, que es irritante e inflamatorio para nuestros tejidos. Como señalamos en el último módulo, la carne está llena de antibióticos, hormonas, residuos nucleares, esteroides, adrenalina, pesticidas, herbicidas y otros productos químicos tóxicos. Todas estas sustancias son estimulantes, irritantes y supresoras y se encuentran en el tejido de la carne. Estos productos químicos (y la adrenalina) pueden darte una sensación temporal de energía, sólo para estar más cansado después. La carne, al ser rica en nitrógeno, también expulsa el calcio. El calcio y el fósforo deben mantenerse en equilibrio. En la carne, se encuentra una alta proporción de fósforo y calcio, mientras que los vegetales tienen una proporción equilibrada entre estos dos minerales esenciales.

El tracto intestinal humano es cuatro veces más largo que el de un carnívoro (gatos, etcétera) con una capacidad mil veces mayor de absorción. Puesto que la proteína de la carne se pudre rápidamente, y puesto que nuestro tracto intestinal es tan largo, la carne se pudre dentro del cuerpo antes de tener la oportunidad de eliminarla. La putrefacción provoca acidosis, que también inflama y, finalmente, destruye las células. Esto, por supuesto, invita a diferentes tipos de nuestros amigos los «parásitos». Estos tipos de parásitos son muy destructivos para las células, los tejidos, las glándulas y los órganos debilitados. La carne también produce ácido sulfúrico y fosfórico, que son muy estimulantes, inflamatorios y destructivos para los tejidos.

La energía siempre debe ser dinámica o celular, nunca estimulada externamente. Si debes consumir estimulantes para tener energía, esto demostrará las debilidades internas de tus tejidos. A la larga, las sustancias irritantes y estimulantes sólo debilitan y destruyen los tejidos (órganos, glándulas). El sistema nervioso (simpático, parasimpático y autonómico) y el corazón están especialmente afectados por estas sustancias. Estas sustancias causan palpitaciones y arritmias cardíacas, así como desequilibrios neurológicos.

Libérate a ti mismo y a tu cuerpo de estimulantes e irritantes y experimenta un mundo de energía dinámica, la energía celular que descarga de las células sanas. Los irritantes y estimulantes sólo sirven como energía temporal que, a la larga, debilita y destruye tu cuerpo. Deja de consumir ácidos irritantes y alimentos estimulantes que sólo sirven para aprisionarte, haciéndote esclavo de la necesidad constante de estimulación. Estos tipos de alimentos también te harán más débil y más tóxico. Los animales no ingieren irritantes o estimulantes. ¿Por qué lo hacemos nosotros?

> *La vida es, en realidad, una lucha por el aire fresco. Mantén la gran superficie pulmonar del organismo provista de aire fresco, no contaminado, y también guarda todas las otras normas de salud, y no hay ninguna razón conocida por la ciencia por la que debas morir nunca.*
>
> –J. S. HALDANE, astrónomo inglés

MÓDULO 4.4 ✳ Vacunas: Las agujas del veneno

«Lo semejante cura lo semejante» es un concepto utilizado por la alopatía (médica) y la homeopatía (más natural), modalidades para el tratamiento de enfermedades. En esta línea, uno de los conceptos y de las prácticas más tóxicos, y muchas veces fatales, que la ciencia ha creado es la de la inoculación o «vacunas», mediante la cual parásitos vivos se inyectan en el cuerpo, con la esperanza de que el cuerpo desarrolle inmunidad ante ellos. La razón para hacer esto es que los parásitos (los gérmenes) se consideran la causa de la mayoría de las enfermedades. Hoy en día, la ciencia se está alejando lentamente de esta idea, sustituyéndola por el concepto de genética o de los genes como los «chicos malos».

Un excelente ejemplo de la falacia «lo semejante cura lo semejante» es la vacuna contra la polio. La teoría es: para crear tu inmunidad a este virus, basta con tomar el mismo virus, pero en dosis más pequeñas. La idea es que el cuerpo desarrollará la inmunidad al virus mediante la creación de anticuerpos, y que esto va a crear una respuesta inmunitaria más rápida o que va a ignorar a este patógeno (virus). Entonces, con suerte, una célula inmune o bien destruirá la célula viral antes de que sea incontrolable por el cuerpo, o simplemente ignorará el patógeno. Todavía puede estar allí, pero inactivo.

Para mí, éste es un pensamiento estúpido y los hechos lo demuestran. Cuando se introdujo la vacuna contra la poliomielitis, la polio creció un 680 por 100, como ha descubierto y divulgado el doctor Leonard Horowitz en su libro, *The Emerging Viruses*. Un artículo publicado en el *Tampa Tribune* hace varios años hablaba de un niño que había contraído la polio en la propia vacunación. Lo mismo sucede con la vacuna contra la gripe. ¿Cuántas personas conoces que tomaron la vacuna antigripal y aun así contrajeron la gripe? Éste es otro ejemplo de la estupidez de esta práctica tóxica, que ha ocurrido miles de veces.

Nadie debe negar los peligros de las vacunas. Las vacunas del sarampión, las paperas, la rubéola (sarampión alemán) y la polio, contienen el virus vivo, pero debilitado. Aunque los funcionarios de salud dicen que la poliomielitis ha sido erradicada en Estados Unidos desde 1979, no mencionan casi nunca que todos los casos registrados de poliomielitis desde esa fecha han sido *causados*, realmente, por la vacuna de la polio, o que simplemente ahora le hemos puesto otro nombre a la polio: meningitis espinal. ¿Cuándo vamos a levantar nuestras cabezas del suelo y mirar al cielo?

Un cuerpo limpio y vital no se enferma. Su sistema inmunitario es fuerte y su capacidad para protegerse a sí mismo es increíble. La inmunidad natural dura toda la vida, mientras que la inmunidad de los vacunados es de corta duración –se estima en aproximadamente siete años–. Olvidamos que la naturaleza (Dios), a través del reino botánico, proporciona todo lo que necesitamos. Es mucho mejor utilizar antiparasitarios a base de hierbas, astringentes y proliferantes para limpiar y fortalecer el cuerpo que contaminarlo con productos químicos tóxicos, parásitos activos y proteínas extrañas.

Muchas vacunas han sido experimentos de colaboración. Uno de estos experimentos fue presentado entre la aseguradora Kaiser Permanente del sur de California y el Centro para el Control de Enfermedades de Estados Unidos (CDC) con la bendición de la OMS (Organización Mundial de la Salud). Entre 1989 y 1991, este proyecto conjunto utilizó el virus del sarampión Edmonston-Zagreb (E-Z) en 1500 «niños pobres, negros y latinos de centros urbanos, principalmente en Los Ángeles. Este experimento se había intentado anteriormente en África, Haití y México, con resultados devastadores. Un gran número de niños murieron directamente a causa de la vacuna y otros muchos a causa de los efectos de la inmunosupresión, que condujo al fracaso de estos niños para luchar contra otros patógenos». (*Cancer Cover-up [Genocide]*, de Kathleen Deoul. *Véase* bibliografía).

Las vacunas han conducido a la inmunodepresión y la mutación, causando incalculables afecciones que muchas personas padecen actualmente. Los seres humanos, y el uso que han hecho de la ciencia, han creado mucho dolor innecesario, sufrimiento y muerte, basado en la estupidez y en el deseo de controlar a la naturaleza y a los demás. Enfermedades como el síndrome de la guerra de Golfo, el sida, el cáncer, la mutación del cuerpo, y un sinnúmero de otras afecciones pueden estar directamente relacionadas con las vacunas. Puesto que la mayoría de las vacunas están vivas y son fabricadas a partir de tejidos humanos y animales como riñones de monos, reses y embriones humanos, corazones de pollo y placentas humanas, la contaminación y la mutación de estos virus/vacunas existen. Mientras que la naturaleza se mantiene siempre en equilibrio y armonía, el ego humano ha provocado un peligroso nivel de mutación y desequilibrio en la naturaleza, causando un frenesí devastador y, muy pronto, unos efectos terribles.

Barbara Loe Fisher, presidenta del Centro Nacional de Información sobre Vacunas (NVIC) –un grupo de consumidores con sede en Virginia (Estados Unidos)– afirma que las vacunas son responsables del creciente número de niños y adultos que padecen del sistema inmunitario y de trastornos neurológicos, hiperactividad, problemas de aprendizaje, asma, síndrome de fatiga crónica, lupus, artritis reumatoide, esclerosis múltiple y trastornos epilépticos. Loe Fisher reclama estudios para monitorear los efectos a largo plazo de la vacunación masiva y quiere que los médicos estén absolutamente seguros de que estas vacunas son seguras y no perjudicarán a las personas. (Buena suerte con eso).

En la actualidad, hay pruebas abrumadoras de investigaciones y denuncias en Estados Unidos, Gran Bretaña, África, Nueva Zelanda y en todo el mundo, de que las vacunas son una práctica tóxica y mortal. Pregúntate a ti mismo: ¿por qué tu Gobierno y otros organismos que fueron creados para «proteger» al público estadounidense, como por ejemplo, los Centros para el Control de Enfermedades (CDC), la Administración de Alimentos y Medicamentos (FDA), Comité Asesor de Productos Biológicos, Vacunas y Productos Relacionados (VRBPAC), el Comité Asesor sobre Prácticas de Inmunización (ACIP) y el Servicio de Recursos Humanos (SRH), permiten, a sabiendas, que existan tales atrocidades? ¿Cuál es la diferencia entre lo que está sucediendo ahora y lo que ocurrió en la Alemania nazi, donde cientos de miles de judíos fueron exterminados? La diferencia es que es legal y se ha extendido por todo el mundo. Ahora se trata de millones de personas. La conclusión de esto es simple: dinero. Estas mismas personas probablemente van a la iglesia y piensan que no tendrán que pagar por tales atrocidades. Si crees que este mundo es el cielo, te equivocas.

Muchas revistas médicas (incluyendo la prestigiosa revista británica *Lancet*) han informado de algunos de los efectos secundarios de estas vacunas «asesinas»; incluyendo los efectos secundarios de la vacuna contra el sarampión, que se ha relacionado con el asma y las afecciones de tipo alérgicas. La inoculación de DPT (difteria, tos ferina y tétanos), que fue utilizada por primera vez en la década de 1940, tuvo resultados desastrosos generalizados, incluyendo multitud de muertes. A pesar de ello los Estados la legalizaron. Japón la prohibió. La vacuna DPT se ha relacionado especialmente con daño cerebral y lesiones neurológicas (esclerosis múltiple, enfermedad de Parkinson, enfermedad de Lou Gehrig, etcétera).

La vacuna contra la hepatitis B también destaca por muchas razones. En primer lugar, la hepatitis B no es una afección difícil de superar. Más del 90 por 100 de los casos de hepatitis B se curan, y nunca he visto un caso que *no se curara* por medios naturales. Sin embargo, se creó una vacuna para combatirla, y esta vacuna fue administrada a millones de personas. Ahora se ha vinculado con la artritis, la diabetes, los trastornos vasculares, la parálisis de Bell, la esclerosis múltiple y otras enfermedades neurológicas. En Nueva Zelanda, se notificó que la diabetes aumentó un 60 por 100 después de la introducción de la vacuna contra la hepatitis B. El *British Medical Journal* informó de un vínculo entre la vacuna contra la hepatitis B y el autismo y el síndrome de la enfermedad inflamatoria intestinal.

Uno de los peores casos que he visto trata de una bebé de dieciséis meses de Texas. La vacunaron contra la hepatitis B a los tres meses de edad y poco después empezó a tener convulsiones constantes. Se volvió temporalmente ciega, y su ojo izquierdo se giró a la izquierda. Desarrolló hepatitis y daño cerebral y también tenía escoliosis severa de la columna vertebral. Me costó dos meses eliminar la mayor parte de sus convulsiones. Su vista mejoró y la inflamación de su hígado disminuyó. Fue un caso realmente triste, pero representativo de lo que está sucediendo en la comunidad médica.

Para colmo de males, la investigación ha demostrado que el virus del VIH se introdujo en la vacuna contra la hepatitis B en cuatro de las ciudades más grandes de Estados Unidos. Inicialmente diseñado como un arma biológica, el virus del VIH se introdujo en grupos étnicos pobres y en las comunidades gay. El doctor Horowitz, autor de *The Emerging Viruses,* ha hecho extensas investigaciones sobre este asunto y ha recogido pruebas documentales de quién es quién, así como los tiempos y los lugares del experimento completo. Saber qué pensamiento maléfico creó e inició este proceso está más allá de mis límites. ¿Qué pasó con el juramento médico: «En primer lugar, no hacer daño»?

El investigador de vacunas Neil Z. Miller se pregunta si todavía necesitamos la vacuna contra la polio cuando *causa* cada nuevo caso de poliomielitis en el país. Miller insiste en que antes de los programas de vacunación masiva, que comenzaron hace cincuenta años, no teníamos cáncer en números epidémicos, que apenas eran conocidas las dolencias autoinmunes y que el autismo en la infancia no existía. Nuestros niños ahora reciben de veinte a treinta vacunas diferentes en su vida, cada una con sus propios efectos devastadores. ¿Es de extrañar que la incidencia de diabetes juvenil haya aumentado a 600.000 casos nuevos por año y siga en aumento? Este ejemplo es representativo de la mayoría de las enfermedades que existen.

Aquéllos de nosotros que trabajamos con el cáncer estamos consternados por la arrogancia médica y científica que ha creado ese monstruo llamado «vacunas». Los médicos e investigadores, que no entienden todavía cómo funciona la naturaleza y la salud, continúan con sus esfuerzos interminables para destruirnos a través del disfraz de las prácticas médicas «modernas», diciendo que «es la única manera».

El problema de la contaminación siempre ha molestado a los fabricantes de vacunas. Durante la Segunda Guerra Mundial una vacuna contra la fiebre amarilla fabricada con suero de sangre humana fue contaminada, sin saberlo, con el virus de la hepatitis e inoculada a los militares. Dio lugar a más de 50.000 casos de hepatitis del suero entre nuestras tropas americanas que fueron inyectadas con la vacuna.

También quiero mencionar el virus del simio, número 40, también conocido como Sim-40 o el virus SV-40. Este virus fue creado entre principios y mediados de la década de 1950, cuando se contaminaron vacunas contra la poliomielitis fabricadas con tejido de riñón de mono. Hace muchos años que me he centrado en este virus y, como la investigación ha demostrado, causa cáncer en animales y, probablemente, está relacionado con algunos cánceres de pulmón (mesotelioma) y cáncer de médula ósea (mieloma múltiple).

Hoy en día, los seres humanos son más tóxicos y están más debilitados que en cualquier otro momento de la historia. El sistema inmunitario, a través de la genética, está ahora en su nivel más bajo de todos los tiempos. Puesto que las personas han elegido sus propios caminos, especialmente a través de la inoculación de venenos, estamos viendo debilidades crónicas y degenerativas o enfermedades, incluso en lactantes. Recuerda que no se pueden colocar parásitos en un cuerpo tóxico sin provocar graves consecuencias. Dado que sabemos tan poco acerca de los virus, es extremadamente peligroso estar jugando con ellos como si fueran un juego. Ahora se cree que estas proteínas virales se convierten, de alguna manera, en una parte de las estructuras de ADN de nuestras células y se transmiten a través de la genética. Una vez más, es importante entender a Dios y la palabra «conciencia». Al igual que lo que hemos experimentado en la vida se convierte en una parte de nuestros patrones de memoria, lo mismo sucede con toda vida, incluyendo las células más pequeñas dentro del cuerpo. Toda vida tiene memoria y emociones, hasta las más pequeñas sustancias y elementos creados. Esto ha sido comprobado una y otra vez con plantas y animales, así como con células.

Los hombres y las mujeres deben despertar de este «estado somnoliento» y elevar su conciencia a Dios. Esto ampliará sus perspectivas y su comprensión sobre lo simple y lo hermosa que, realmente, es la salud y la vida. Es el momento de ocuparte de ti mismo (tu conciencia) con amor, energía, salud y vitalidad y de elevar las posibilidades de no estar enfermo.

«La detoxificación y la regeneración» es la única respuesta a nuestro dilema actual. La conciencia del tratamiento nos ha llevado por un camino devastador. Limpiar tu cuerpo de todas esas toxinas y fortalecer tus células es lo lógico y lo probado para superar muchas de las afecciones mencionadas anteriormente.

Es tu cuerpo. Piensa en ello. Confía en ti mismo y en Dios (la naturaleza). Aprende todo lo posible acerca de la verdadera salud y vitalidad a través de la naturaleza y las herramientas (alimentos y hierbas) que la naturaleza suministra para tu salud y vitalidad.

¡Despierta! *Ahora* es casi demasiado tarde.

Recursos

Han sido muchos los libros que se han escrito sobre la práctica tóxica de las vacunas. Revisa la bibliografía al final de este libro. Lee, aprende y edúcate a ti mismo. Nadie más lo hará por ti. Si puedes, echa un vistazo a estas webs:
National Vaccine Information Center – www.909shot.com
www.hhi.org
www.newdawnmagazine.com
www.lightparty.com
www.cancer-coverup.com

Estoy mucho más interesado en una cuestión de la que depende la «salvación de la humanidad» que en cualquier curiosidad teológica: la cuestión de la nutrición.

— FRIEDRICH NIETZSCHE, *Ecce Homo*

MÓDULO 4.5 ✳ Toxicidad química: *Medio ambiente, higiene, hogar y medicamentos*

Si conoces a alguien con toxicidad química o ambiental, conoces de primera mano la el enorme sufrimiento que implica. Ayudé a una persona que era tan químicamente tóxica que el mismo olor del vapor de la gasolina la desmayaba. Hemos destruido nuestro hogar (la Tierra) con productos químicos y ahora es demasiado tarde. Sólo podemos permanecer impasibles mientras la Tierra se desintoxica ella misma mediante muchos cambios atmosféricos y terrestres. Ésta es una de las mayores desgracias en la historia humana.

Del mismo modo, nuestros cuerpos físicos están devastados por la enfermedad, como el cáncer que, en estos momentos, afecta a uno de cada dos hombres y a una de cada tres mujeres. Esto significa que la mitad de la población tiene cáncer y que, probablemente, la mayoría de ellos morirán por su causa. Al mismo tiempo, la otra mitad de la población está desarrollándolo.

El Consejo para la Defensa de Recursos Naturales (NRDC) hace referencia a los más de 85.000 productos químicos sintéticos que, actualmente, siguen en uso comercial, aun a sabiendas de que muchos de ellos causan cáncer, así como daños en el cerebro, el sistema nervioso y el sistema reproductivo. Se estima que la tecnología humana libera casi 3000 millones de kilos de productos químicos en el medio ambiente cada año. Las ballenas y las marsopas se encallan en un número cada vez mayor. Los peces se están muriendo por todas partes, y los animales en estado salvaje desarrollan cáncer y deformidades al nacer como no se había visto nunca antes. ¿Cuánto tiempo van a necesitar los seres humanos para despertar ante esta situación? Cada individuo, no me importa lo rico o intelectual que sea, está ingiriendo más de 54 kilos de productos químicos cada año, incluidos más de 10 plaguicidas diferentes cada día. Nuestro sistema inmunitario no puede manejar este nivel de agresión al cuerpo.

CONCIENCIACIÓN QUÍMICA

La lista que sigue a continuación incluye principalmente sustancias cancerígenas –agentes o productos químicos carcinógenos–. Estas sustancias químicas son ingeridas con el aire que respiramos, los alimentos que comemos, el agua que bebemos y las lociones, los cosméticos, los tintes de pelo, etcétera, que ponemos en nuestra piel.

DISOLVENTES
Son compuestos que disuelven cosas.
- Alcohol propílico
- Alcohol de madera benceno
- Xileno
- Tolueno
- Metiletilcetona (MEK)
- Metilbutilcetona (MBK)
- Cloruro de metileno
- TCE

CONTAMINACIÓN POR METALES INORGÁNICOS
Ésta puede encontrarse en la amalgama dental, los cosméticos, los alimentos, las latas de bebida, los suministros de agua y las ollas.
- Cobre
- Mercurio

- Talio
- Plomo
- Cadmio
- Níquel
- Cromo
- Aluminio

TÓXINAS QUÍMICAS

- Clorofluorocarbonos (CFC), el freón puede encontrarse en aires acondicionados y refrigeradores.
- Arsénico, puede encontrarse en pesticidas.
- Bifenilos policlorados (PCB), pueden encontrarse en transformadores, detergentes y jabón comercial.
- Formaldehído, puede encontrarse en muebles, almohadas, colchones, ropa, muebles de fórmica y alfombras.
- Medicamentos químicos.
- Drogas psicotrópicas.
- Cloro en los suministros de agua y piscinas.
- Flúor (un conocido carcinógeno) añadido a los suministros de agua.
- Yodo inorgánico.
- Sulfamidas
- Fosfatos

PRODUCTOS QUÍMICOS DIARIOS

Sustancias químicas que puedes respirar, usar, tocar, etcétera.
- Utensilios de cocina de aluminio
- Productos de limpieza para el hogar
- Limpiadores líquidos para el automóvil
- Pesticidas (neurotoxinas), son una excitotoxina (veneno para el cerebro y los nervios)
- Herbicidas (toxinas neuronales y del hígado), son una excitotoxina (veneno para el cerebro y los nervios)
- Fertilizantes
- Pintura
- Barniz
- Cera

- Pegamentos
- Lubricantes
- Blanqueador
- Gasolina
- Desodorantes de las axilas (clorhidratos de aluminio y neomicina)
- Dentífrico
- Jabones

TOP 20 DE SUSTANCIAS PELIGROSAS

Existen 275 sustancias en la lista actual de la Agencia Federal para el Registro de Sustancias Tóxicas y Enfermedades (ATSDR)/EPA.

1. Arsénico	11. Cloroformo
2. Plomo	12. DDT, P' P'
3. Mercurio	13. Aroclor 1254
4. Cloruro de vinilo	14. Aroclor 1260
5. Bifenilos policlorados (PCB)	15. Tricloroetileno
6. Benceno	16. Dibenz (a.h.) antraceno
7. Cadmio	17. Dieldrina
8. Benzopireno	18. Cromo, hexavalente
9. Hidrocarburos aromáticos policíclicos	19. Clordano
10. Benzofluoranteno	20. Hexaclorobutadieno

MICOTOXINAS

Hongos que pueden producir algunas de las sustancias más tóxicas.

- Aflatoxina, puede encontrarse en zumos de fruta comerciales, arroz, pasta, pan y vinagre
- Zearalenona, puede encontrarse en cereales comerciales, alimentos y piensos procesados
- Esterigmatocistina, pasta
- Cornezuelo
- Citocalasina B
- Ácido kójico
- Toxina T-2
- Hongos de sorgo
- Patulina

CONTAMINANTES DEL AGUA Y LOS ALIMENTOS

PESTICIDAS	POSIBLES EFECTOS PARA LA SALUD
Clordano	Conocido carcinógeno.
Atrazina	Daños en riñón, hígado, corazón, pulmón, tejidos; un conocido carcinógeno.
Alaclor	Probablemente carcinógeno.
DDT y derivados	Daños endocrinos, en hígado, riñones y nervios.
Diazinon	Excitotoxina. Posible agente carcinógeno, daños en hígado y riñón.
EPN	Excitotoxina. Posible agente carcinógeno, daños en hígado y riñón.
Lindano	Excitotoxina. Posible agente carcinógeno, daños en hígado y riñón.
PCB (bifenilos policlorados)	Excitotoxina. Posible agente carcinógeno, daños en hígado y riñón.
Fosfamidón	Excitotoxina. Posible agente carcinógeno, daños en hígado y riñón.
Clorpirifos	Excitotoxina. Posible agente carcinógeno, daños en hígado y riñón.
Diclorán	Excitotoxina. Posible agente carcinógeno, daños en hígado y riñón.
Endosulfán	Excitotoxina. Posible agente carcinógeno, daños en hígado y riñón.
2, 4D	Daños en riñón, hígado y pulmón.

METALES TÓXICOS	POSIBLES EFECTOS PARA LA SALUD
Arsénico	Daños en riñón, hígado, sistema endocrino y nervioso.
Mercurio	Daños cerebrales y neurológicos.
Plomo	Daños en hígado, riñón, músculos y nervios.
Azufre	Acumulativo, alergias, linfomas, insuficiencia renal e intestinal e inflamación.
Cadmio	Daños cerebrales, neurológicos, hígado y páncreas.

PRODUCTOS PETROQUÍMICOS	POSIBLES EFECTOS PARA LA SALUD
Benceno	Carcinógeno.
Xilenos	Daños en hígado, riñones, sistema endocrino y sistema nervioso.
Tetracloruro de carbono	Potencial carcinógeno.
Dibromuro de etileno	Potencial carcinógeno.
Permetrina	Una excitotoxina (neurotoxinas). Potencial carcinógeno, daños en hígado y riñón.
Tolueno	Daños en riñón, hígado, sistema nervioso, endocrino, circulatorio.

TOXINAS FÍSICAS

- Fibra de vidrio
- Amianto
- Tubo de escape de coches y camiones; monóxido de carbono, plomo, etcétera.
- Subproductos de la fabricación de productos químicos
- Tuberías de plomo
- Residuos nucleares

ADITIVOS ALIMENTARIOS

- BHT
- Nitratos
- Nitritos
- MSG
- Azúcares artificiales (aspartamo, sacarina, etcétera)
- Tabaco para fumar o mascar

Como puedes ver en las listas anteriores, hay grandes cantidades de toxinas químicas, en su mayoría producidas por el ser humano, que se han introducido en nuestros suministros de aire, agua y alimentos. Recuerda, cada causa tiene un efecto. Todas las toxinas son irritantes, perjudiciales e inflamatorias (provocando una respuesta inmunitaria) a uno u otro nivel.

PESTICIDAS TÓXICOS

El Departamento de Agricultura de Estados Unidos y organizaciones y asociaciones de investigación independientes han notificado que hay grandes cantidades de pesticidas y otros contaminantes sobre nuestros alimentos o dentro de ellos. Tomates, fresas, melocotones, espinacas, nabos, calabazas y muchos otros alimentos pueden tener de 80 a 100 contaminantes distintos, especialmente pesticidas. Los cacahuetes tienen más de 180 contaminantes y las pasas pueden tener más de 110.

Al leer los efectos secundarios conocidos y potenciales de los plaguicidas, pregúntate si estás a favor de la ingeniería biotech –proceso mediante el cual los plaguicidas se colocan genéticamente en las semillas de nuestros alimentos–. Esto significa, por supuesto, que los residuos de plaguicidas estarán en los mismos alimentos, y que no hay forma de eliminarlos. Los pesticidas son similares a los medicamentos de sulfuro, que tienen un efecto acumulativo. Una vez que se alcanzan proporciones tóxicas y mortales provocan reacciones alérgicas, inflamación, respuesta inmune excesiva e insuficiencia neurológica.

PRODUCTOS QUÍMICOS TÓXICOS

La lista que viene a continuación contiene ejemplos de toxinas que «consumes» todos los días a través de los alimentos, el agua, los cosméticos, el dentífrico, el desodorante y otros productos. Éstos son sólo algunos de los productos químicos extremadamente tóxicos que han sido fabricados y liberados en nuestro entorno y en los suministros de alimentos.

Aceite mineral

Se encuentra en: Ingrediente del petróleo, de uso general. El aceite de bebé es 100 por 100 aceite mineral.

Propiedades: Altera la barrera inmunitaria natural de la piel, inhibiendo su capacidad para respirar y para absorber la humedad y la nutrición. Impide la capacidad de la piel para liberar toxinas, estimulando el acné y otros trastornos. En última instancia, provoca envejecimiento prematuro.

Ácido láctico

Se encuentra en: La industria de la impresión, colorantes, *pizzas* congeladas, gelatina, quesos, postres congelados, aceitunas, cerveza, bebidas gaseosas.

Propiedades: Conservante. Acidosis e inflamación.

PRODUCTOS QUÍMICOS TÓXICOS

Edúcate a ti mismo sobre productos químicos tóxicos.
- Agua potable segura, de la Agencia de Protección Ambiental (EPA) 1-800-426-4791
- Greenpeace 1-800-326-1959 www.greenpeaceusa.org
- Agencia para el Registro de Sustancias Tóxicas y Enfermedades www.atsdr.cdc.gov
- Instituto de Agricultura y Recursos Naturales, Universidad de Nebraska www.ianr.unl.edu
- Consejo de Defensa de Recursos Nacionales www.nrdc.org

Alcohol isopropílico

Se encuentra en: tintes de cabello, masajes corporales, lociones de manos, lociones para después del afeitado, fragancias y otros muchos cosméticos. Una sustancia derivada del petróleo, también se usa en anticongelantes y como disolvente en la laca.

Propiedades: Disolvente y desnaturalizante. (Un desnaturalizante es una sustancia venenosa que cambia las cualidades naturales de otra sustancia). La inhalación o ingestión del vapor puede causar dolores de cabeza, sofocos, mareos, depresión nerviosa, náuseas, vómitos, narcosis y coma.

Almidón modificado de los alimentos

Se encuentra en: Judías al horno, sopas enlatadas, remolacha (procesada), frutos secos tostados, raviolis, bebidas en polvo, *pizzas* congeladas, rellenos de pasteles, alimentos para bebés, levadura en polvo, pescado congelado (envasado), sopas, salsas.

Propiedades: Espesamiento y agente de relleno. Alcalino en hidróxido de sodio. Se sospecha que causa daño pulmonar. Irritación del tracto gastrointestinal, vómitos. Posibles calambres y espasmos.

Aluminio (clorhidratos, etcétera)

Se encuentra en: Desodorantes, alimentos enlatados, industria, utensilios de cocina, etcétera.

Propiedades: Sospechoso de lesiones cerebrales y neurológicas, de alzhéimer y otros síndromes cerebrales y nerviosos. Puede afectar al sistema glandular endocrino, especialmente la glándula pituitaria.

Aromas o fragancias sintéticas (artificiales)

Se encuentran en: Alimentos envasados, enjuagues bucales, desodorantes, cosméticos, perfumes, etcétera.

Propiedades: Muchos son neurotoxinas que afectan al cerebro, a los nervios y a la función endocrina; muchos son sospechosos como carcinógenos.

Aspartamo (NutraSweet®, Equal®)

Se encuentra en: Bebidas dietéticas (refrescos, etcétera), postres dulces, muchos alimentos preenvasados, etcétera.

Propiedades: Edulcorantes artificiales (bajos en calorías). El conocido carcinógeno excitotoxina (neurotoxina) afecta al cerebro y al sistema nervioso, así como al sistema glandular. En Estados Unidos se consumen 7000 toneladas al año (CNN).

Benzoico o bencilo

Se encuentra en: Cosméticos, esmalte de uñas, champús, productos de baño y ducha.

Propiedades: Potencial carcinógeno, afecta la función de las glándulas endocrinas, también existe sospecha de anomalías congénitas.

BHA/BHT (butilhidroxianisol/butilhidroxitolueno)

Se encuentra en: Panes, cereales secos, masa para pasteles, *pizzas* congeladas, carne de cerdo, patatas fritas, muchos aceites, galletas, pudin, preparados para rosquillas, postres de gelatina.

Propiedades: Conservante. Potencial carcinógeno. Afecta al hígado y a los tejidos pancreáticos. Prohibido en muchos países.

Cafeína

Se encuentra en: Colas y otras bebidas no alcohólicas, se produce naturalmente en el cacao, café, té.

Propiedades: Estimulante. Sospecha de anomalías congénitas. Afecta al sistema endocrino y al sistema nervioso. Sobreestimula el tracto gastrointestinal.

Caramelo

Se encuentra en: Colas y otras bebidas no alcohólicas, pan, pudín, *pizzas* congeladas, caramelos, aperitivos, etcétera.

Propiedades: Colorante. Potencial carcinógeno, causa anomalías congénitas.

Carragenina

Se encuentra en: Requesón, helado, crema agria, pudin, fórmulas para bebés.

Propiedades: Agente espesante. Sospechoso e implicado en afecciones ulcerativas del tracto gastrointestinal. Afecta a la coagulación de la sangre y a la correcta dispersión de nutrientes.

Cloro

Se encuentra en: Agua potable, duchas, piscinas, productos de lavandería, productos de limpieza, procesamiento de alimentos, sistemas de alcantarillado, etcétera.

Propiedades: Antibacteriano y antiparasitario. Contribuye a los problemas de asma, fiebre del heno, anemia, bronquitis, colapso circulatorio, confusión, delirio, diabetes, mareos, irritación en los ojos, boca, nariz, garganta, pulmón, piel y estómago, enfermedades cardíacas, hipertensión y náuseas. Probablemente causa cáncer.

DEA (dietanolamina), MEA (monoetanolamina), TEA (trietanolamina)

Se encuentra en: Baños de espuma, champús, jabones, gel y productos de limpieza.

Propiedades: Agentes espumantes. Potencial carcinógeno. Puede unirse a nitratos y nitritos para formar nitrosaminas (productores de tumores).

EDTA (ácido etildiaminotetraacético)

Se encuentra en: Lacas, disolventes y productos de espuma para el cuidado personal (baños de burbujas, geles para el cuerpo, champús, jabones y limpiadores faciales).

Propiedades: Conservante. Perturbadores hormonales. Sospechoso de, al menos, dos tipos de cáncer: cáncer de riñón y de hígado. Conocido por causar trastornos renales, intestinales y de piel. Provoca calambres y similares.

Eritorbato de sodio

Se encuentra en: Productos cárnicos, productos horneados, muchas bebidas, etcétera.

Propiedades: Conservante. Prohibido en muchos países. Sospechoso de anomalías congénitas y trastornos genéticos. Altamente tóxico.

Fluoruro de sodio

Se encuentra en: Dentífricos.

Propiedades: Conocido carcinógeno. Afecta la función cerebral y nerviosa; debilita el tejido del riñón.

Goma (arábiga, karaya, xantina, celulosa, guar, goma de tragacanto, etcétera)

Se encuentra en: Helados, refrescos de cola, dulces, chicles, cerveza, aderezos para ensaladas.

Propiedades: Agente espesante. Puede estar vinculado a alergias y trastornos intestinales. Afecta a la adecuada biodisponibilidad de los nutrientes.

Lauriletersulfato de sodio y/o laurilsulfato de sodio (SLES/SLS)

Se encuentra en: Enjuagues bucales, champús, baño de burbujas, geles/cremas de afeitar, dentífricos, geles de ducha, detergentes, jabón para el lavado de coches, desengrasantes de motor, limpiadores de suelos, cosméticos.

Propiedades: Se dice que contienen nitrosaminas y dioxano, y ambos son considerados agentes carcinógenos. Sus efectos potenciales incluyen: daños en el hígado, riñón, pulmón y páncreas. Pueden afectar a la absorción de calcio, causando debilidad en los dientes, huesos y tejido conectivo. Puede afectar la función nerviosa y cerebral. Se sospecha que tiene relación con la pérdida de cabello, cataratas y problemas de visión, desarrollo/daño en el ojo, dificultad para respirar, irritación/daño en la piel y muerte.

Maltodextrina

Se encuentra en: Alquitranes de madera, muchos postres y refrescos, alimentos procesados, helados.

Propiedades: Aroma y potenciador del sabor. Potencial carcinógeno.

Mono y diglicéridos

Se encuentran en: Pasteles, mantequilla, nueces tostadas secas, tortas, galletas, algunos alimentos procesados.

Propiedades: Agente humectante y suavizante. Sospechoso carcinógeno, posiblemente provoca defectos genéticos y congénitos.

MSG (glutamato monosódico)

Se encuentra en: Muchos alimentos chinos, salsas, alimentos enlatados y procesados, *pizzas* congeladas, cerveza, aderezos para ensaladas, carnes en conserva, salsas de tomate, sopas, gelatinas, caldos, salsa de soja, etcétera. Pueden disfrazarse con otros nombres, por ejemplo, glutamato, ácido glutámico, levadura autolizada, proteínas hidrolizadas, sabores naturales, condimentos de caseinato, carragenano, maltodextrina, extracto de levadura.

Propiedades: Potenciador común del sabor. Excitotoxina (neurotoxina) afecta al sistema nervioso y al sistema glandular. Espasmos, dolores de cabeza (incluidas migrañas), sudoración, dolor de pecho, diarrea. Posiblemente relacionado con afecciones genéticas, daño cerebral, enfermedades del corazón, tumores, enfermedad de Alzheimer y enfermedad de Parkinson, ataques de asma, ALS, ADD, ADHD, afecciones del tracto gastrointestinal.

Nitritos, nitratos (sodio)

Se encuentra en: Carnes procesadas, *pizzas* congeladas, alimentos para bebés, etcétera.

Propiedades: Conservante, utilizado para el «curado». Conocidos carcinógenos. Extremadamente tóxicos. La sobredosis causa la muerte. Unidos forman nitrosaminas, especialmente en presencia de alcohol.

PEG (polietilenglicol)

Se encuentra en: Dentífricos, productos de baño y ducha. Utilizado para hacer desengrasantes y limpiadores (horno, coche, etcétera).

Propiedades: Agente espesante. Afecta la función endocrina; tiene efectos estrogénicos; un presunto carcinógeno.

Propilenglicol

Se encuentra en: Anticongelantes, maquillaje, lociones, desodorantes, enjuagues bucales, dentífricos, productos para el cabello (champús, etcétera), crema de afeitar, etcétera. Utilizado en el procesamiento de alimentos. Utilizado como disolvente.

Propiedades: Tensioactivo o agente humectante. Irritante de la piel, causando inflamación y posibles daños a la piel. Puede causar daños o anormalidades en riñón, hígado, cerebro y páncreas. Utilizado para descomponer las proteínas y estructuras celulares.

Propilgalato

Se encuentra en: Goma, encurtidos, aceites y mantecas, alimentos procesados y productos cárnicos.

Propiedades: Conservante. Se sospecha de daño en el hígado y el páncreas. Posible relación con anomalías congénitas.

Sacarina

Se encuentra en: Muchos postres, bebidas y alimentos envasados.

Propiedades: Es un edulcorante artificial. Sospechoso en algunos cánceres (vejiga, etcétera) y en la formación de posibles tumores. Puede afectar al ritmo cardíaco, las afecciones del tracto gastrointestinal y la irritación de la piel.

Talco

Se encuentra en: Desodorantes, productos de afeitado y productos para la piel.

Propiedades: Un conocido carcinógeno que causa cáncer ovárico en los mamíferos.

Tanino (ácido tánico)

Se encuentra en: Té, café, cerveza, vino, refrescos. Encontrado en muchos saborizantes artificiales, etcétera.

Propiedades: Saborizante. Se sospecha que provoca irritación en las vías hepáticas, pancreáticas y el tracto gastrointestinal. Se produce de forma natural en la naturaleza, en dosis bajas y regulares.

Tinte rojo n.º 40 (CA rojo allura)

Se encuentra en: Pistachos rojos, carnes (perritos calientes, etcétera), gelatina, chicles, cereales, repostería, muchos caramelos, refrescos rojos.

Nota: El tinte tojo n.º 40 no se utiliza mucho actualmente. Sin embargo, existen muchos colorantes artificiales que son muy cuestionables.

Propiedades: Colorante. Potencial carcinógeno y posiblemente relacionado con anomalías congénitas. Daños en hígado y riñón. Toxina nerviosa.

Tolueno

Se encuentra en: Esmalte de uñas, productos femeninos, así como en algunos cosméticos.

Propiedades: Potencial carcinógeno. Según los informes, afecta a la función endocrina. Los estudios muestran posibles anomalías congénitas como efecto secundario. Puede afectar a la función cerebral y nerviosa.

Conclusión

Muchas de las toxinas enumeradas más arriba han sido detectadas en los suministros de agua municipales, tanto encima como debajo del suelo, incluyendo los suministros de agua de las grandes ciudades. La mayoría de estas toxinas y contaminantes provienen de la industria, de disolventes industriales, residuos de municiones, pesticidas, herbicidas, fumigantes de cereales y del uso petroquímico (gasolina, disolventes, aceites, productos de limpieza) vertidos en la tierra. Las excursiones en barco también son una fuente de contaminación de los suministros de agua.

Los informes indican que más de 125 ingredientes cosméticos y cientos de otros —encontrados en cigarrillos, alimentos, lociones, pomadas, vitaminas sintéticas y muchos otros de uso cotidiano o sustancias consumidas— son sustancias carcinógenas. Centenares más se acumulan en el hígado, el cerebro, el riñón, el tejido pancreático, el intestino y el corazón, obstruyendo la adecuada respiración celular y causando inflamación y daño a estos tejidos.

Muchos contaminantes se oxidan y se transmiten por el aire causando daños en el hígado y los pulmones y cáncer. Muchos más se unen entre sí para formar otras sustancias radicales como las nitrosaminas, que aceleran sumamente el crecimiento y la formación de tumores.

Un gran número de los pesticidas, herbicidas, fungicidas, productos petroquímicos, etcétera, citados anteriormente, son perturbadores hormonales. Inhiben o estimulan la producción de hormonas o esteroides, como el estrógeno y la testosterona.

Los niveles de benceno en el aire, el agua y los alimentos se han disparado. El benceno es un carcinógeno conocido, que se utiliza en disolventes y aditivos alimentarios, y se emite a través de refinerías de petróleo, gasolineras, plantas de fabricación de caucho (neumáticos) y vehículos de motor diésel. Una cantidad astronómica de sustancias carcinógenas se liberan en nuestro aire y nuestra agua provenientes del humo del tabaco, gas y especialmente de las emisiones de diésel, en especial de los talleres de carrocería, aeropuertos, carreteras, ferrocarriles, metro, la mayoría de las industrias, barcos, plantas de petroproducción, etcétera.

La radiación es otra fuente importante de nuestros cánceres. Radiaciones nocivas las encontramos en consultorios dentales y hospitales (con el uso de rayos X, medicina nuclear y otros procesos), alrededor de los cables de alta potencia, equipos de televisión, microondas, rayos catódicos, pantallas de ordenador y la mayoría de los equipos de diagnóstico médico –incluyendo resonancias magnéticas, mamografías y equipos de rayos X–.

El cáncer ha alcanzado proporciones epidémicas, se estima que afectará a una de cada dos personas en Estados Unidos. Según Kathleen Deoul, en su libro *Cancer Cover-Up (Genocide):* «Un estadounidense muere de cáncer cada minuto, el equivalente a estrellarse tres aviones 747 completamente llenos ¡cada día! Pero no tendría por qué suceder así».

Vivimos en un mundo de excitotoxinas, también llamadas «neurotoxinas», que están afectando nuestra relación con el mundo exterior y con nosotros mismos. Literalmente, nos hemos rodeado de agentes que causan cáncer: vivimos en ellos y alrededor de ellos, nos los bebemos, nos los comemos y nos los inyectamos, y nos los ponemos sobre nuestra piel asiduamente. Nuestras casas están llenas de formaldehído y otras sustancias potencialmente tóxicas y carcinógenas procedentes de alfombras, armarios de formica (laminados), contrachapado, pegamento, cortinas, prendas sintéticas, etcétera. Tu ropa puede estar llena de toxinas, especialmente si la lavas en seco. El percloroetileno o «perc» –el producto químico utilizado en la limpieza en seco– es extremadamente tóxico. Los vertidos en tintorerías pueden requerir el derribo del edificio y de la suciedad que hay debajo.

Los plásticos son otro servidor potencial de toxinas y carcinógenos. Los vinilos (ftalatos) se encuentran en las tuberías de PVC, juguetes, objetos de dentición para el bebé, biberones y materiales de construcción. Nunca compres agua destilada en recipientes de plástico. Como el agua destilada está desprovista de sustancias, crea difusión, entrando otras sustancias en ella (como minerales y productos químicos).

Aunque hoy mismo dejáramos de usar todos los productos químicos, igualmente, sería demasiado tarde. La especie humana continúa sumida en la ignorancia, ya que sigue destruyendo su propio hogar. Ninguna otra especie lo hace. La gran industria y los automóviles son algunos de los peores delincuentes contaminantes. Muchas fábricas que vierten diariamente millones de partículas tóxicas en el aire no quieren utilizar dispositivos de control de la contaminación debido al gasto que supone. Aunque una enorme cantidad de excelentes investigaciones están pasando por muchas personas honestas, esta información parece que se suprime o queda enterrada por una sociedad basada en el dinero. Pero la vida no tiene precio. Todo el mundo tiene que arrimar el hombro y ayudar a limpiar este mundo nuestro.

Conviértete en un ser tan libre de productos químicos tóxicos como te sea posible.

MÓDULO 4.6 ✱ Protegerse uno mismo de los agentes carcinógenos

Estamos rodeados de cientos de sustancias carcinógenas cada día y también las consumimos. Estas sustancias actúan como encendedores y aceleradores. Dañan tejidos y provocan respuestas inmunitarias, del mismo modo que la gasolina aviva un incendio. Muchas de ellas son neurotoxinas, que se adhieren a tu sistema nervioso y a tu sistema de glándulas endocrinas. Esto crea hipoactividad, o disminución de la función de estos sistemas, lo que puede provocar gran número de síntomas que incluyen dificultad respiratoria, arritmia cardíaca, esclerosis múltiple y enfermedad de Lou Gehrig.

Debes asumir la responsabilidad de tu propia salud. La preocupación de nuestro Gobierno acerca de los niveles de toxicidad ambiental es mínima. Los políticos no parecen darse cuenta de que se ven afectados como todos los demás. ¿Por qué crees que el cáncer se ha disparado? La verdad se ha ocultado bien por aquellos que desean ganar con todo esto. Sin embargo, finalmente, ellos también sucumbirán a estas toxinas, al igual que todos los demás.

¡PROTÉGETE TÚ MISMO!

1. Vive cerca de la naturaleza, lejos de fábricas, líneas de alta tensión y zonas de tráfico intenso.
2. Llena tu casa de plantas. Los filodendros *(Philodendron spp.)* son conocidos por absorber el formaldehído, amoníaco, benceno, tricloroetileno e hidratos, así como el xileno. Las siguientes plantas son excelentes plantas de interior y te ayudarán a limpiar el aire:
   • Filodendro *(Philodendron spp.)*
   • Planta de araña *(Chlorophytum comosum)*
   • Planta de bambú *(Rhapis excelsea)*

- Planta de maíz *(Dracaena fragrans)*
- Hiedra inglesa *(Hedera helix)*
- Bromelia *(Cryptanthus spp.)*
- Crisantemo *(Chrysanthemum spp.)*
- Palmera de interior
- Árbol del ficus
- Potos de oro *(Epipremnum aureum)*

3. Lava siempre tus frutas y verduras antes de comerlas. Usa un lavado vegetal o jugo de limón fresco con peróxido de hidrógeno.

4. Come una dieta de alimentos crudos del 80 al 100 por 100. Come incluso más frutas que verduras. Las frutas están llenas de propiedades antioxidantes y astringentes. Mantienen tu sistema linfático (inmune) limpio y en movimiento. También mejoran la fuerza de una célula, especialmente las células del cerebro y nerviosas.

5. En la carretera, mantén cerrada la ventilación de aire exterior de tu coche. Asegúrate de que el tubo de escape de tu coche no tiene fugas y está en buen estado.

6. Utiliza el 100 por 100 de los productos de higiene naturales (jabones, champús, etcétera). Lee las etiquetas. Si tienen productos químicos, no los utilices. (Si no puedes pronunciarlo, probablemente no lo quieres). Lo que pones en tu piel se absorbe en el torrente sanguíneo y circula por todo el cuerpo. Esto puede dañar tu cerebro, corazón, riñones y sobre todo tu hígado.

7. Evita la limpieza en seco, ya que los productos químicos utilizados son extremadamente tóxicos.

8. Usa el sentido común en lo que haces y usas. Es tu cuerpo y te lleva alrededor de este mundo, como lo haría cualquier vehículo. Si falla, estás atascado. Los productos químicos pueden ser muy peligrosos.

9. Evita cocinar. Si tienes que cocinar, cocina tus alimentos al vapor en ollas de acero inoxidable. Siempre utiliza utensilios de acero inoxidable.

10. Utiliza y limpia tus aparatos de aire acondicionado y los filtros de aire. Usa una filtración alta de tipo natural, que elimina una medida de tamaño de partículas de tres micras.

11. Utiliza O/I (ósmosis inversa) o agua destilada al vapor. Nota: Evita almacenar agua destilada en recipientes de plástico. El agua destilada filtrará algunos de los productos químicos del plástico en sí misma.

12. Bebe de envases de vidrio y utilízalo tanto como sea posible. El plástico puede ser tóxico.
13. Evita caminar para hacer ejercicio cerca de zonas de tráfico denso. Camina por un parque seguro o, en su lugar, por una zona arbolada.
14. Evita, tanto como sea posible, la iluminación de fluorescentes. Sé consciente de lo que comes, bebes, respiras y pones en tu piel, ya que ésta es la forma en que llevas dentro el mundo exterior.

MÓDULO 4.7 ✳ Centros de Toxicología

Éstos son los números de teléfono de los Centros de Toxicología locales de Estados Unidos. Quizás quieras programar los números de tu zona en la función de marcación automática de tu teléfono, si dispone de ella. Ten en cuenta que todos los números de teléfono están sujetos a cambios. Para mayor precisión, comprueba el número del Centro de Toxicología de tu estado.

ESTADOS UNIDOS

ALABAMA
205-939-9201
205-933-4050
800-292-6678 (sólo AL)

ALASKA
907-261-3193

ARIZONA
A nivel estatal
800-362-0101 (sólo AZ)
Área de Phoenix
602-253-3334
Área de Tucson
602-626-6016

ARKANSAS
501-686-6161

CALIFORNIA
Área de Davis
916-734-3692
800-342-9293 (sólo el norte de CA)

Área de Fresno
209-445-1222
800-346-5922 (sólo CA)

Área del Condado de Orange
714-634-5988
800-544-4404 (sólo el sur de CA)

Área de San Diego
619-543-6000
800-876-4766
(código de la zona 619)

San Francisco/Área de la Bahía
415-476-6600

San José/Valle de Santa Clara
408-299-5112
800-662-9886 (sólo CA)

COLORADO
303-629-1123

CONNECTICUT
203-679-1000
800-343-277 (sólo CT)

DELAWARE
302-655-3389

DISTRITO DE COLUMBIA
202-625-3333
202-784-4660 (TTY)*

FLORIDA
813-253-4444
800-282-3171 (sólo FL)

GEORGIA
404-589-4400
800-282-5846 (sólo GA)

HAWÁI
808-941-4411

IDAHO
208-378-2707
800-632-8000

ILLINOIS
217-753-3330
800-543-2022 (sólo IL)
800-942-5969

INDIANA
317-929-2323
800-382-9097(sólo IN)

IOWA
800-272-6477 (sólo IA)
800-362-2327 (sólo IA)

KANSAS
Topeka/Norte de KS
913-354-6100

Wichita/Sur de KS
316-263-9999

KENTUCKY
502-629-7275
800-722-5725 (sólo KY)

LUISIANA
800-256-9822 (sólo LA)

MAINE
800-442-6305 (sólo ME)

MARYLAND
A nivel estatal
410-528-7701
800-492-2414 (sólo MD)

D.C. Suburbs
202-625-3333
202-784-4660 (TTY)*

MASSACHUSETTS
617-232-2120
800-682-9211

MICHIGAN
A nivel estatal
800-632-2727 (sólo MI)
800-356-3232 (TTY)*

Área de Detroit
313-745-5711

MINNESOTA

A nivel estatal
800-222-1222

Duluth/Norte de MN
218-726-5466

Minneapolis/Área de St. Paul
612-347-3141
612-337-7474 (TDD)
612-221-2113

MISISIPI
601-354-7660

MISURI
314-772-5200
800-366-8888

MONTANA
303-629-1123

NEBRASKA

A nivel estatal
800-955-9119 (sólo NE)

Área de Omaha
402-390-5555

NEVADA
702-732-4989

NUEVO HAMPSHIRE
603-650-5000
800-562-8236 (sólo NH)

NUEVA JERSEY
800-962-1253

MARYLAND
NUEVO MÉXICO
505-843-2551
800-432-6866 (sólo NM)

NUEVA YORK

Área de Albany
800-336-6997

Binghamton/Sur de Tier
800-252-5655

Búfalo/Oeste de NY
716-878-7654
800-888-7655

Long Island
516-542-2323
516-542-2324
516-542-2325

Nyack/Valle del Hudson
914-353-1000

Ciudad de Nueva York
212-340-4494
212-POISONS
212-689-9014 (TDD)**

Siracusa/NY Central
315-476-4766

CAROLINA DEL NORTE

A nivel estatal
800-672-1697

Área de Charlotte
704-355-4000

DAKOTA DEL NORTE
800-732-2200 (sólo DN)

OHIO

A nivel estatal
800-682-7625

Columbus/ OH Central
614-228-1323
614-461-2012
614-228-2272 (TTY)*

Área de Cincinnati
513-558-5111
800-872-5111 (sólo OH)

OKLAHOMA
800-522-4611 (sólo OK)

OREGÓN
503-494-8968
800-452-7165 (sólo OR)

PENSILVANIA
Filadelfia/Este de PA
215-386-2100

Pittsburgh/Oeste de PA
412-681-6669

Hershey/PA Central
800-521-6110

PUERTO RICO
809-754-8535

RHODE ISLAND
401-277-5727

CAROLINA DEL SUR
800-777-1117

DAKOTA DEL SUR
803-952-0123 (sólo DS)

TENNESSEE
Memphis/Oeste de TN
901-528-6048

Nashville/Este de TN
615-322-6435

TEXAS
214-590-5000
800-441-0040 (sólo TX)

UTAH
801-581-2151
800-456-7707 (sólo UT)

VERMONT
800-562-8236 (sólo VT)

VIRGINIA
A nivel estatal
800-451-1428

Charlottesville/Blue Ridge
804-925-5543

D.C. Suburbs
202-625-3333
202-784-4660 (TTY)*

WASHINGTON
800-732-6985 (sólo WA)

VIRGINIA OCCIDENTAL
304-348-4211
800-642-3625 (sólo WV)

WISCONSIN
Madison/Suroeste y Norte de WI
608-262-3702

Milwaukee/Sureste de WI
414-255-2222

WYOMING
800-955-9119 (sólo WY)

CANADÁ

ALBERTA
403-670-1414

COLUMBIA BRITÁNICA
604-682-5050

MANITOBA
204-787-2591

NUEVO BRUNSWICK

Fredericton

506-452-5400

St. John

506-648-6222

TERRANOVA

709-722-1110

NUEVA ESCOCIA

902-428-8161

ONTARIO

Ámbito provincial

800-267-1373 (sólo ON)

Ontario del Este

613-737-1100

ISLA DEL PRÍNCIPE EDUARDO

902-428-8161

QUEBEC

800-463-5060 (sólo QB)

SASKATCHEWAN

306-359-4545

---

*   TTY – Teletipo para personas con discapacidad auditiva.

** TDD – Dispositivo de telecomunicaciones para personas sordas.

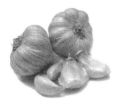

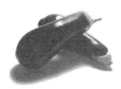

CAPÍTULO CINCO

La naturaleza de la enfermedad

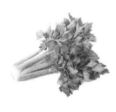

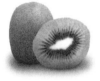

Para comprender cómo ser saludable, primero es importante cambiar tu concepto acerca de la enfermedad. La mayoría de las personas teme la enfermedad porque no entiende sus causas. Los médicos hacen que las enfermedades parezcan tan complicadas que una persona normal piensa que sólo un especialista formado le puede ayudar. Esto no es cierto. Para entender los síntomas de la enfermedad simplemente hay que entender la acidez y la toxicidad, y ver cómo el cuerpo responde a estas afecciones. Entendiendo esto, verás que la enfermedad es un proceso natural: el resultado de acciones y decisiones desequilibradas.

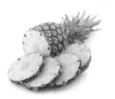

Al considerar la enfermedad también es importante conocer el estado original de la salud (fortaleza o debilidad) que recibieron tus células a través de la genética. Según mi experiencia, **las causas fundamentales del 99 por 100 de todos los síntomas de la enfermedad son deficiencias genéticas, toxicidad y sobreacidez.** Este capítulo se centrará en estas tres áreas y analizará cómo estos tres síntomas aparecen en enfermedades tan comunes como el cáncer, la diabetes, los trastornos masculinos y femeninos y en dificultades tales como engordar o perder peso.

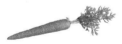

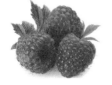

En el módulo de conclusión, llamado «Lenguaje corporal», encontrarás un listado de los múltiples síntomas que apuntan a una debilidad o fallo en uno o más órganos, glándulas o sistemas del cuerpo. Puedes aprender a «leer» la información importante que tu cuerpo te está dando continuamente.

MÓDULO 5.1 ✳ Las tres causas fundamentales de la enfermedad

PRIMERA CAUSA: DEBILIDADES INHERENTES (GENÉTICAS)

Las debilidades inherentes son códigos celulares (memorias celulares) que establecen el estado de los tejidos y cómo éstos responden a la vida. Tu cuerpo físico es una huella genética de tu árbol genealógico y tus fortalezas y debilidades celulares provienen de tu historial genético. Esto es cierto para todo tu cuerpo. Las células fueron creadas originalmente por Dios, pero el recuerdo de cómo funciona una célula es lo que constituye nuestra genética. Conforme vamos madurando, hacemos que nuestras debilidades inherentes sean más débiles o más fuertes, dependiendo de nuestro estilo de vida. Esto es extremadamente importante para entender por qué, en la actualidad, cada generación se vuelve cada vez más débil en lugar de más fuerte. Hoy, más que nunca, la gente consume y se inyecta enormes cantidades de toxinas en sus cuerpos. Estamos viendo el cáncer (una forma de degeneración y toxicidad crónica) ya en la adolescencia; problemas crónicos y degenerativos en bebés; y anomalías congénitas que no habíamos visto nunca. Cuando los órganos y las glándulas son hipoactivos debido a la genética, la inflamación o la toxicidad, pueden provocar una serie de desequilibrios y condiciones de enfermedad.

Es fácil entender el concepto de genética. Nuestros cuerpos físicos vinieron de mamá y papá, lo que significa que tendremos físicamente, mentalmente y emocionalmente muchas de sus características. También hay en nosotros un poco de la abuela y el abuelo, ya que sus características, codificadas en sus genes, se han transmitido a través de nuestros padres. Los genetistas dicen que cargamos en nuestros cuerpos y psiques la herencia de cuatro ge-

238

neraciones anteriores. Sin embargo, en mi consulta he visto patrones genéticos que, claramente, se han transmitido a lo largo de mucho más de cuatro generaciones. Cada célula de tu cuerpo es una célula genética, cada una es una huella de las células de tus padres.

Las células se convierten en fuertes o débiles dependiendo de lo que la genética les ha dictado, así como de los efectos del estilo de vida; es decir, por lo que comes, bebes, respiras, por lo que absorbes a través de la piel y por lo que sientes y piensas (emociones).

Las células viven y funcionan desde los recuerdos de sus experiencias, al igual que nosotros. Ciertas experiencias nos dejan débiles y vulnerables, y lo mismo pasa con las células. Las toxinas y ácidos físicos pueden debilitar y dañar las células. Los recuerdos genéticos añadirán o restarán sobre el estado general de la salud de la célula. El impacto de todo este conjunto determina la fuerza o debilidad de las células, de los órganos y de las glándulas, y si van a desempeñar o no las funciones necesarias para las que originalmente fueron diseñadas. Si has heredado una tiroides debilitada, unas glándulas suprarrenales o un hígado débiles, por ejemplo, las funciones de estos tejidos se verán afectadas y su capacidad para producir hormonas, enzimas digestivas, esteroides o lo que sea, puede estar muy disminuida. Esto a su vez afecta a todo tu cuerpo y a cómo funciona. Y el resultado es la enfermedad, de uno u otro tipo. Para tener otra mirada sobre este tema consulta más adelante, en este módulo: «Acerca de la conciencia y la enfermedad».

Como sociedad tenemos que empezar a reparar nuestras debilidades y reconstruir nuestras células para que puedan vivir las generaciones futuras. Recuerda, la naturaleza nunca procrea lo débil. Lo débil siempre se consume, esto mantiene a la naturaleza saludable para todas las especies, y lo mismo puede decirse de cada célula de tu cuerpo.

Veamos ahora las otras dos causas fundamentales de toda enfermedad y las razones de que los tejidos fallen en primer lugar: toxicidad y sobreacidez (acidosis). Ambas crean obstrucciones dentro de tu cuerpo.

SEGUNDA CAUSA: TOXICIDAD

Toxicidad (que significa veneno) es un término de amplio espectro que incluye muchas cosas, desde la acumulación de la mucosidad de los productos lácteos, irritantes y azúcares complejos hasta los productos químicos, metales tóxicos y depósitos minerales. Esta toxicidad (que en su mayoría es ácida y se acumula en el cuerpo) proviene de los alimentos, del aire, de los productos de higiene corporal, de los productos para el hogar, de materiales de construcción..., la lista sigue y sigue. Hoy en día, la mayor parte de los alimentos que se consumen y los líquidos que se beben son ácidos, formadores de mucosidad, ladrones de energía y proteínas tóxicas. Los almidones refinados que consumimos actúan como un pegamento en los tejidos de nuestro cuerpo, causando la acumulación de placa, como ya comentamos anteriormente. Esta toxicidad, siendo ácida, puede inflamar y congestionar los tejidos hasta el punto de causar la muerte de los tejidos.

Esta toxicidad y esta mucosidad se almacenan en todos los tejidos, pero se nota más en los senos paranasales, garganta, tiroides, pulmones, músculos, hígado, riñones y piel. Por esta razón, todas estas zonas se ven afectadas cuando tienes síntomas de resfriado y gripe. El cuerpo intenta «purgarse» a sí mismo de estas toxinas, o de tantas como le sea posible, a través de procesos naturales llamados «enfermedad». Muchas «enfermedades» no son más que los esfuerzos de eliminación del cuerpo para depurarse de toxinas o de células muertas o moribundas.

Como se ha dicho anteriormente, la toxicidad se acumula intracelularmente e intersticialmente (alrededor de las células) en el sistema vascular, en los órganos y en las glándulas, en los intestinos y en las cavidades de nuestro cuerpo. Combina esta toxicidad con una dieta excesivamente ácida y tendrás como resultado inflamación, ulceración, tumores y, finalmente, muerte celular (degeneración). Estas toxinas y mucosidad crean obstrucción, bloqueando el flujo sanguíneo y linfático hacia las células y desde ellas. Esto reduce considerablemente su capacidad para funcionar y mantenerse sanas.

Resfriados, gripes, afecciones linfáticas, afecciones pulmonares, problemas gastrointestinales, infecciones, por nombrar sólo unas cuantas de las muchas afecciones, son síntomas de esta acumulación de toxicidad en el cuerpo. Tu sistema inmunitario o los parásitos actuarán de forma natural sobre esta toxicidad. Sin embargo, a esta respuesta natural de tu sistema inmunitario a la toxicidad y, por supuesto, a los parásitos que se alimentan de esta toxicidad, a menudo y equivocadamente, se los llama trastorno autoinmunitario. Los parásitos y las respuestas inmunes son siempre secundarias con respecto a la causa; son efectos secundarios del síntoma.

El cuerpo digiere, absorbe, utiliza, reproduce y elimina en presencia de fluidos. Estos líquidos incluyen los jugos digestivos, la sangre, los fluidos extra e intracelulares, los fluidos linfáticos y la orina. Sin embargo, para entender totalmente los efectos que los alimentos y las toxinas tienen en tu cuerpo, primero has de entender los opuestos.

La creación existe debido a la interacción dinámica de los opuestos, sin la cual todo sería igual. (Por supuesto, dado que Dios es Uno, cuanto más cerca estás de Dios, más se fusionan los opuestos). La interacción entre los opuestos crea movimiento, actividad, formas, tamaños, colores, temperaturas. Tan complicada como la química, descansa sobre dos pilares u opuestos: caliente y frío, o yin y yang, los nombres de las dos dinámicas opuestas en la medicina y filosofía china. Caliente se llama ácido y frío se llama alcalino. Los ácidos inician el cambio y los alcalinos lo equilibran. Ésta es la base de toda materia.

Los elementos que componen la materia, ya sean ácidos o alcalinos, están en la naturaleza. Los elementos de reacción ácida incluyen el nitrógeno, el fósforo y el azufre. El oxígeno, el calcio, el magnesio, el sodio y el potasio son elementos alcalinos. Muchos de los elementos alcalinos se conocen como **electrólitos** debido a su capacidad para transportar y distribuir cargas eléctricas. Los elementos alcalinos tienen el oxígeno y el carbono dominando al hidrógeno, mientras que los ácidos tienen como dominantes al nitrógeno y al hidrógeno.

Para mantener la salud y la vitalidad, todos los fluidos de tu cuerpo deben ser alcalinos, excepto los jugos gástricos del estómago, el ácido clorhídrico y la pepsina, que son ácidos para iniciar la descomposición de las proteínas. La medición de ácidos o alcalinos en el cuerpo se clasifica por lo que se denominan **factores pH.** El pH significa «potencial de hidrógeno». La escala de pH es de 0 a 14 –siendo 0 el más ácido, 7 es neutro y 14 el más alcalino–. Puesto que cada número en la escala representa un logaritmo, hay una diferencia de 10 veces entre cada número. Esto puede ser muy significativo cuando entiendes que el pH de la sangre debe ser de 7,4, o ligeramente alcalino–. El estado de coma y la muerte pueden tener lugar cuando los átomos de hidrógeno en la sangre bajan (mediante la adición de átomos de hidrógeno) el pH a 6,95. Lo contrario también puede ser verdad. Las convulsiones y los espasmos pueden ocurrir cuando el pH se vuelve demasiado alcalino (menos átomos de hidrógeno), lo que es raro. Es importante tener en cuenta que la mayoría de las convulsiones y los espasmos son causados por problemas de utilización de minerales.

Todos los alimentos que comen los seres humanos pueden dividirse en las dos categorías anteriores: son formadores de ácido o formadores de álcalis. Esto depende de los restos que quedan después de tu digestión y de los minerales inorgánicos dominantes en la comida, que afectan al pH de los fluidos de nuestro cuerpo. Los alimentos ácidos dejan más compuestos de fósforo, hierro y azufre, que expulsan los minerales alcalinos como el calcio, el magnesio, el sodio y el potasio. Los ácidos se cristalizan, irritando e inflamando así los tejidos. Estos cristales se depositan en todo el cuerpo causando inflamación, irritación y estimulación o malestar. El ácido úrico, por ejemplo, es un subproducto del metabolismo de la carne o del crecimiento de hongos en el cuerpo. La acumulación de ácido úrico provoca gota y otras afecciones inflamatorias en el cuerpo.

Hay muchos otros ácidos que se forman durante la digestión de los alimentos. Éstos incluyen, por nombrar unos cuantos, ácido sulfúrico, ácido fosfórico, ácido butírico, ácido láctico, ácido acético y ácido pirorracémico. Estos ácidos, si no se convierten en sales mediante los electrólitos, causarán lesiones en los tejidos. Cuanto más ácido se vuelve tu cuerpo, más daño sufre.

Hoy en día, los hombres y las mujeres comen principalmente alimentos productores de ácidos, por ejemplo, carne, cereales, productos lácteos pasteurizados, huevos y tomates cocinados. Como la acidez es caliente, estos ácidos y compuestos causan inflamación en los tejidos. La inflamación causa debilidad celular y la incapacidad de las células para transportar los nutrientes a través de su pared de la membrana mediante la respiración celular, lo que, finalmente, conducirá a la muerte celular.

Como se dijo anteriormente, la única cavidad ácida en el homo sapiens es el estómago, donde comienza la digestión de las proteínas. Nota: Inmediatamente después de que el contenido del estómago se mueve hacia el intestino delgado, la bilis y el bicarbonato de sodio se secretan para alcalinizar esta mezcla que ahora se llama quimo. El resto de la digestión es alcalina.

La acumulación de ácidos y proteínas tóxicas extrañas en los tejidos provoca una respuesta inmunitaria que se denomina inflamación. Esta inflamación se diagnostica entonces como una afección «-itis» de algún tipo, por ejemplo, gastritis, colitis, cistitis, nefritis, bursitis y artritis. Éstas no son enfermedades, sino respuestas inflamatorias a la acidosis. Por esta razón, el tratamiento de estas afecciones con más medicamentos formadores de ácido o esteroides es ridículo y al final provocará mayor degeneración de los tejidos. Tendría mucho más sentido alcalinizar y desintoxicar primero, es decir, eliminar los ácidos y las proteínas extrañas que están causando el problema. La CNN informó recientemente que los investigadores de varias universidades han demostrado que el patrón genético de las células (ADN y cromosomas) está siendo alterado por la acidosis, lo que debilita las células, provocando muchos cambios en su estructura de ADN y cromosomas.

ACERCA DE LA CONCIENCIA Y LA ENFERMEDAD

Las células responden a estados de conciencia al igual que nosotros mismos. En otras palabras, si alguien se acerca a ti enfadado, puede que te enfades; si frecuentas personas enfermas, puedes enfermar. Todo es energía y todo *emite* energía.

Hay niveles ilimitados de energía. Desde una perspectiva espiritual, la rabia es el nivel de energía más bajo mientras que el amor es el nivel de energía más alto. En los círculos espirituales lo llamamos energía «conciencia» o «conocimiento». Dios, o el «conocimiento total», se ha comparado con un espejo grande, mientras que la creación se considera como ese espejo dividido en piezas ilimitadas o varios estados de conciencia o conocimiento. Como yo lo entiendo, todas las formas de vida no son más que piezas de este espejo expresándose en diferentes estados individuales de conciencia o de conocimiento. Con el nacimiento en la creación, empezamos siendo básicamente inconscientes o ignorantes y gradualmente nos volvemos más conscientes en respuesta a la vida que nos rodea. De la misma forma que un ordenador se está configurando con más *software* o programando con más datos y, por lo tanto, es capaz de realizar más funciones, por lo que cada pieza individual del «espejo de la creación» ampliará su capacidad de expresarse cuanto más se despierte a su verdadera naturaleza. Dado que los seres humanos somos piezas de este espejo, actuamos de la misma manera; es decir, cuanta más experiencia tenemos, más nos despertamos o crecemos a la conciencia.

Aunque es muy difícil expresar estas cosas en palabras, si miras dentro de ti mismo y en la naturaleza, puedes apreciar que todas las cosas son reflejos de la misma esencia; es decir, todos somos un reflejo, de algunas manera, de Dios y de toda la creación de Dios. Tus células no son diferentes. Poseen conciencia. Están sujetas a las leyes de causa y efecto, al igual que lo estás tú. Tu ADN y tus cromosomas arrastran patrones de memoria más allá de aquéllos de la simple genética. También incluyen los rastros de las «experiencias» diarias que atraviesan las células, de la misma manera que tu memoria registra tu experiencia diaria.

Los virus son proteínas que afectan la conciencia o vida de una célula. Debilitan una célula, reacomodándola para una respuesta inmune. Como se ha indicado anteriormente, la naturaleza nunca procrea lo débil, sino que lo elimina. Muchas proteínas (como los virus, etcétera) son el estímulo para este mecanismo, que permite al cuerpo eliminar estas debilidades, por lo que puede reemplazar las células débiles por las fuertes.

El problema para las células es que los combustibles y los materiales de construcción típicos –los alimentos que consume la mayoría de la gente– ya no pueden soportar un nivel refinado de conciencia o conocimiento. La mayor parte de los alimentos que consumimos actualmente tienen una energía y vibración o conciencia muy baja, lo que disminuye la energía de las células y, por lo tanto, la energía del cuerpo en general, creando, de este modo, enfermedad y muerte. Este estilo de vida de energía baja también disminuye la conciencia humana en general, razón por la cual tenemos tanto odio, cotilleo y mentira en lugar de amor.

El papel de los parásitos en los procesos de la enfermedad también debe ser mencionado aquí. (Véase «Los parásitos, ¿buenos o malos?», módulo 5.2). A pesar de que los parásitos son causas secundarias de la enfermedad, son factores que contribuyen a la conciencia y la vibración de las células, afectando a la memoria del ADN. La estupidez humana, al introducir agentes patógenos vivos o incluso muertos (parásitos) en cuerpos tóxicos a través de la «vacunación», ha conducido a una avalancha de células genéticamente debilitadas y transformadas. (Para una exposición más completa sobre la vacunación véase «Hábitos tóxicos», capítulo 4). Muchas «enfermedades» son creadas o motivadas por las vacunas, incluyendo el ADD, el sida y, de manera importante, el cáncer. Hemos permitido a la ciencia herirnos, mutilarnos o matarnos, y luego hemos sido condicionados por la falsa propaganda que indica que nosotros tenemos la culpa, no la ciencia. Los científicos juegan a la ruleta rusa con las vidas humanas, todo en nombre del «progreso» y con el pretexto de protegernos. Debemos superar estos tiempos oscuros de médicos y químicos en los que se ha producido tanta destrucción de las especies.

LA SOLUCIÓN SENCILLA

Es hora de despertar y volver a la simplicidad y a los caminos de Dios y la naturaleza. La naturaleza nos ha suministrado todas las hierbas y los alimentos que necesitamos para limpiar, reconstruir y revitalizar nuestro cuerpo físico y espiritual.

La salud es muy simple: come dentro del ámbito de tu especie; come tus alimentos frescos, maduros, crudos y sin procesar, como hacen todos los demás animales; descanso y mucho sol; limpia tu cuerpo de todas las toxinas, incluyendo productos químicos, metales pesados, antibióticos, hormonas excesivas, proteínas excesivas, mucosidad innecesaria, parásitos destructivos, pesticidas y similares. Básicamente, alcalinízate tú mismo con la dieta. Los seres humanos tenemos mayor desarrollo neurológico que ninguna otra especie, y las frutas son los alimentos eléctricamente más alcalinos del planeta. He visto regenerar con fruta el sistema nervioso, donde las verduras no lo hicieron.

Usa hierbas para reconstruir tejidos y promover la función de los tejidos. Utiliza los zumos de frutas y verduras recién hechos como «poderosos» suplementos en tu dieta. Añade un complejo de superalimentos o combina tu dieta para mejorar alimentos deficientes. Un superalimento, como su nombre indica, es aquel que contiene algunos de los alimentos más nutritivos y energéticos de la naturaleza, como la jalea real, el polvo de hierba de trigo y el polvo de alfalfa, en cápsulas, pastillas o en polvo.

Si haces todo lo mencionado anteriormente, verás cómo tu cuerpo entra en acción. Se va a limpiar a sí mismo y va a reconstruirse, independientemente de la enfermedad que tenga. Como profesional de la salud, nunca he visto un caso de ninguna enfermedad que no respondiera a este programa. Cada persona con la que he trabajado ha mejorado y, en la mayoría de los casos, sus afecciones se han eliminado totalmente.

Inténtalo siempre. No me importa cuán avanzado o inmovilizado estás. He visto una médula espinal llena de lesiones repararse después de años en los que el paciente estuvo casi completamente inmovilizado. He visto el cuerpo realinearse y remodelarse él mismo de diversas deformidades. Si sigues las leyes de la naturaleza, encontrarás que el poder de Dios y de la naturaleza es ilimitado.

Recuerda, hay una razón para todo, incluidas la salud y la enfermedad. Se trata de la ley de causa y efecto: tus decisiones y acciones establecen la causa en movimiento y, finalmente, experimentas el efecto. No te pierdas en un interminable aluvión científico de conceptos sobre «tratamiento». Siempre trata de entender lo que está causando algo. Pregúntate cuáles podrían ser los efectos secundarios de lo que hagas, comer, beber, respirar, sentir o pensar. Todas estas cosas se convierten en tu experiencia física, emocional, mental y espiritualmente.

«Enfermedad» es sólo una palabra utilizada por la comunidad médica y asociada a un conjunto de síntomas que muestra el cuerpo. Cuando un médico alópata se refiere a una enfermedad, no entiende la verdadera naturaleza del cuerpo y su respuesta a la genética, la toxicidad y la acidosis. No entiende la química y la física de la naturaleza y la necesidad de los seres humanos de vivir y consumir en armonía con ella.

Olvida las enfermedades. Limpia y fortalece tu cuerpo (células). No hay nada que no puedas superar (curación). La vida engendra vida, la muerte engendra muerte. Sobreviven los fuertes y los débiles se consumen. Esto es especialmente cierto a nivel celular. Haz fuerte a tu cuerpo (y las células que lo dirigen) de nuevo y experimentarás vitalidad y buena salud, y vive una vida libre de enfermedad.

Resumen

Casi todos los fallos de los tejidos comienzan con acidosis y toxicidad. Cuando los tejidos fallan o se congestionan, los síntomas de la enfermedad comienzan, tanto de forma local como refleja. Por «refleja» queremos decir que muchas veces sentimos dolor en una zona, pero el problema o la debilidad se origina en otra parte del cuerpo. Un ejemplo de esto es que cuando la vesícula biliar se inflama, puedes experimentar dolor en la rodilla derecha o debilidad. Nunca vas a pensar en una correlación debido a la distancia que hay entre ellas.

Comúnmente y erróneamente, llamamos «enfermedad» a los síntomas de la acidosis y la toxicidad e intentamos tratar estos síntomas con fármacos supresores. Esto no sólo es absurdo, sino también mortal, ya que hace que, al final, el fallo de los tejidos conduzca a la muerte de los tejidos. Nunca trates los síntomas; cura la causa. Si tratas el síntoma, no curas lo que ha creado el síntoma. Esto significa que, en el futuro, la causa de los síntomas de tu enfermedad hará mella en ti y podría acabar con tu vida.

El tratamiento nunca *cura*. No trates, regenera. Es nuestra única esperanza de supervivencia. Simplemente elimina la inflamación del cuerpo a través de la detoxificación. Detoxifícate a ti mismo de todos los productos químicos, de la mucosidad innecesaria, de los metales pesados tóxicos, de los parásitos y ácidos innecesarios. Un cuerpo limpio y alcalino es un cuerpo sano y fuerte.

Nada es misterioso cuando entiendes la verdad que esconde. La enfermedad es simplemente un proceso natural, un efecto que el cuerpo experimenta cuando sus células empiezan a fallar a causa de la toxicidad en forma de exceso de mucosidad, vacunas, metales, productos químicos y otros contaminantes y de la acidosis, es decir, de la inflamación. Limpiar el cuerpo y fortalecer las células son las únicas maneras de lograr la verdadera curación.

MÓDULO 5.2 ✳ Los parásitos, ¿buenos o malos?

Durante los últimos 200 años, más o menos, los científicos han invertido mucho tiempo y dinero en la investigación de los ominosos parásitos. Hemos vertido antibióticos en nuestros cuerpos hasta que hemos desarrollado alergias severas, crecimiento excesivo de hongos, supresión linfática, daño tisular y nuevas enfermedades, incluyendo cepas de estafilococos como SARM, estafilococos aureus resistentes a la metilicina. Y, en muchos casos, el uso de antibióticos ha provocado la muerte. El cártel farmacéutico, el Gobierno de Estados Unidos y varias comunidades científicas han experimentado con la, a menudo mortal, «vacunación», como ya comentamos en el capítulo 4. Las vacunas han demostrado ser uno de los mayores asesinos que jamás se haya inventado. A partir de esta metodología, hemos comenzado un deslizamiento genético que no podemos parar, por esta razón estamos viendo enfermedades crónicas y degenerativas en lactantes y niños pequeños. Hemos creado tantas mutaciones en las bacterias por el uso de antibióticos y tantos virus mutantes y mortíferos, que estos patógenos están destruyendo rápidamente la especie humana.

A menudo, las personas se vuelven tan obsesionadas intelectualmente que los árboles no les dejan ver el bosque. Echemos un simple vistazo a por qué la naturaleza (Dios) creó los parásitos. El diccionario Webster define un parásito como «un organismo que se alimenta de otro». Para nuestros propósitos habría que cambiar esta definición por «un organismo que se alimenta de la toxicidad y las debilidades de otro».

Para entender mejor la función del parásito, vamos a ver lo que sucede si disparamos y matamos a un ciervo. (Es sólo un ejemplo). Las moscas son las primeras criaturas que se sienten atraídas. Su labor consiste en poner huevos, que se convierten en gusanos. ¿Cuál es el trabajo de un gusano? El mismo que el de los protedos, otro tipo de parásitos (hidrolizadores de proteínas): eliminar el cuerpo muerto del ciervo. Ésta es la forma en que la naturaleza se limpia a sí misma. De lo contrario, los cuerpos de todos los animales muertos todavía estarían aquí. La naturaleza está continuamente cambiando de una forma a otra.

¿Sabías que los gusanos se utilizan actualmente en los hospitales para desbridar (limpiar) heridas? Durante la Primera Guerra Mundial, cuando la atención médica estaba colapsada, y muchos de los hombres heridos desarrollaron gusanos en sus heridas, los gusanos mantuvieron parcialmente limpias sus heridas y, de esta manera, muchos pudieron sobrevivir.

Desde luego, Dios no ha diseñado a los parásitos para atacar tejidos sanos o todos estaríamos muertos. Los parásitos están en todas partes, y puedes darte cuenta de su papel esencial en este planeta ayudando a la naturaleza a eliminar a los débiles para que los fuertes sobrevivan. Esto mantiene el ciclo de la naturaleza en movimiento. Los átomos en este mundo nunca se destruyen, simplemente se transforman a causa de acciones diversas, que incluyen la oxidación, la ionización y la acción parasitaria, entre otras.

Un ejemplo de cómo podemos acumular parásitos en nuestro cuerpo físico se observó en el caso de una chica de diecinueve años. Llegó a mi consulta desnutrida y delgada debido a la mala absorción de sus alimentos. Siempre estaba cansada y nunca se sentía del todo bien. Tenía dolores musculares y problemas digestivos. Cuando empezó mi programa de detoxificación comenzó a eliminar una gran cantidad de mucosidad, lo que es absolutamente normal. También comenzó a notar «criaturas de aspecto extraño» en sus heces. Me iba dibujando lo que veía; imágenes que incluso *me* asombraron. Dos eran solitarias, una era la solitaria de la carne y la otra una solitaria común. Vio lombrices y oxiuros, trematodos (criaturas de «aspecto de medusa») y otros parásitos no identificables. Se asustó y se fue a su hospital local donde el médico de urgencias le dijo que «en los norteamericanos no hay semejantes cosas como parásitos». La joven insistió en que el médico de urgencias le tomara una muestra para analizar sus heces, lo que hizo después de mucha aprehensión y discusión. El informe que volvió del laboratorio decía que esta muestra estaba llena de parásitos.

Somos anfitriones de muchos parásitos, principalmente microbianos. Sin embargo, si se buscaran, supongo que alrededor del 40 al 75 por 100 de los *Homo sapiens* tendrían parásitos tan grandes que se podrían ver. Hay muchos tipos diferentes de parásitos incluyendo levaduras, hongos, virus, bacterias, gusanos de todo tipo y trematodos. La mayoría de las personas tienen muchos de cada uno de estos parásitos en su cuerpo. Todas las personas tienen levadura (cándidas) u hongos. Más de treinta cepas diferentes de hongos pueden encontrarse en la mayoría de las personas. El hongo tipo levadura se encuentra sobre todo en la boca, para ayudar a la digestión del almidón y el azúcar. Las personas que tienen proliferación de un tipo de hongos llamados *Candida albicans*, que crece en todo el cuerpo, sufren fatiga, apatía, picor, irritación e infecciones de la piel e infecciones, sólo por nombrar algunos de los síntomas.

Las cándidas crean un deseo de azúcares y almidones y los pacientes generalmente, y erróneamente, dicen no comer frutas debido a los azúcares. Como hemos aprendido en un capítulo anterior, la fructosa y la glucosa son dos de las energías principales o combustibles para las células. Estos azúcares son azúcares simples y son esenciales para el cuerpo, ya que son su principal fuente de combustible. Las frutas son vitales para ayudar al cuerpo a eliminar las cándidas porque son ricas en propiedades antioxidantes y astringentes. Estas propiedades limpian la congestión linfática de los tejidos, que es fundamental, ya que la congestión es el «hogar» de estas pequeñas criaturas. Los azúcares complejos, sin embargo, son otra historia. Son alimentos súpercombustibles para las cándidas, pero no se pueden utilizar como combustible por el cuerpo hasta que se descomponen en azúcares simples. Usar un programa de depuración antiparasitario y linfático a base de hierbas hará más eficaz el «asesinato», y ayudará inmensamente a cualquier persona que sufra trastornos asociados con las cándidas.

VIRUS

He incluido el término «virus» en la categoría de parásitos. Sin embargo, todavía no sabemos a ciencia cierta qué es un virus. Algunos científicos piensan que son componentes de las células descompuestas. Otros piensan que son microorganismos. Sabemos que son algún tipo de estructura proteica, y que no tienen ninguna «vida» conocida, como las bacterias o los protozoos. En mi opinión, **los virus son un catalizador de las proteínas para la respuesta inmunitaria.** Cuando las células se debilitan, pueden lanzar su propio «virus» (proteínas), que provoca una respuesta inmunitaria contra sí mismo para la eliminación de la célula debilitada. Los débiles siempre se consumen en este mundo. Es sólo el orden natural de las cosas, para que la vida continúe perpetuándose. Los fuertes siempre sobreviven, de una u otra forma, y esto también es cierto celularmente. Es vital que el cuerpo elimine sus debilidades para aumentar su fortaleza.

Muchos tipos de virus, incluyendo el virus del herpes (que parece ser un tipo de proteo), son «separadores de proteínas». Aparecen en condiciones de sobreacidez, especialmente cuando el consumo de proteínas es alto. En los casos de herpes simple o herpes genital, la eliminación de proteínas en la dieta hará estos virus inactivos o latentes.

La ciencia ha sido tan ignorante sobre la verdadera función de los parásitos que ha creado el concepto devastador de las vacunas, introduciendo virus mortales, y que alteran el ADN, en nombre de la inmunidad. Debido a que la mayoría de los virus se cultivan en tejidos animales y en la sangre, la contaminación de estas materias es común y ha creado este tipo de monstruos como el virus Sim-40, que se ha visto implicado como causa de muchos cánceres. Los virus VIH y E-boli son otros ejemplos de virus artificiales que fueron lanzados a sabiendas sobre desprevenidos conejillos de Indias humanos, creando una horrible pesadilla de dolor y sufrimiento, que incluye la muerte de miles de personas.

El Gobierno estadounidense ha inoculado a miles de militares en nombre de la «inmunidad». El síndrome de la guerra del Golfo es sólo un ejemplo devastador de los horribles efectos secundarios de este tipo de pensamiento ignorante. Quienes iniciaron estos programas deben rendir cuentas por el sufrimiento y muerte perpetrados, mayor incluso que el que perpetró Hitler. Cientos, si no miles de personas, han contraído poliomielitis de la misma vacuna contra la polio. Miles de personas han desarrollado cáncer y otras enfermedades debido a la introducción de bacterias y virus vivos en seres humanos ya tóxicos. Semejante devastación en el organismo humano nos costará muchas generaciones superarla… y eso sólo si nos despertamos muy pronto.

UNA PERSPECTIVA ESPIRITUAL

No tenemos que vivir con el temor a las leyes de la naturaleza ni las criaturas que las sustentan. Simplemente tenemos que aprender cómo funciona la naturaleza. Los parásitos no crean o causan enfermedades, no son más que alimentadores. A menudo olvidamos quién creó todo, y que ese Creador sabía exactamente qué hacer y cómo hacerlo para que todas las cosas funcionasen. Una mirada a las maravillas del cuerpo físico debería convertir en creyente a cualquier persona.

Simplemente párate un minuto y reflexiona: «¿Qué te ofrece tu conciencia?». No te ofrece los procesos pensados de aprender, comparar o decidir, sino la conciencia que hay detrás del pensamiento; el *tú* que es *tú* si estás en tu coche, en la playa o en casa; el tú del que, vayas conde vayas, no puedes escapar.

Siempre estás presente, pues el tiempo no es más que una sucesión de ahoras. Tú, como la conciencia, siempre vives en el momento presente. La mente, sin embargo, vive en el tiempo, pasado y futuro.

Tómate tiempo para observarte. Aprende a relajarte. Controla tus procesos de pensamiento. Deja de desear tanto y aprende a vivir plenamente cada momento. Disfruta y experimenta cada momento por lo que ese momento te da; luego disfruta del momento siguiente por lo que te trae ese momento. Vivir en el pasado o el futuro es una vida «muerta». La vida, verdaderamente, sólo existe en el eterno ahora.

BACTERIAS

Todos estamos familiarizados con la palabra «bacteria», es decir, aquellos organismos unicelulares sin un verdadero núcleo. Hay diferentes tipos de bacterias. En primer lugar, de tipo esférico o redondeado, que aparecen como unidades unicelulares llamadas *micrococos,* o como pares llamados *diplococos.*

En esta categoría tenemos el tipo clúster llamados *estafilococos,* que es muy conocido, como lo es el de tipo cadena, llamados *estreptococos.* Los grupos cúbicos de este tipo cadena se llaman *sarcinae.*

El segundo tipo de bacteria tiene forma de varita o *bacilos.* Si tienen forma oval se llaman *cocobacilos.* Aquellos que forman cadenas se llaman *estreptobacilos.*

En tercer lugar, tenemos el tipo de bacterias espiral, de las cuales las rígidas se llaman *espirilos.* Las espirales más flexibles son las conocidas como *espiroquetas.* Las espirales curvas se llaman *vibrios.*

Las bacterias son microscópicas y viven y prosperan en la congestión de los ganglios linfáticos. Recuerda que el tejido linfático es tu sistema séptico, que expulsa los residuos celulares y los subproductos del metabolismo fuera del cuerpo. Estos residuos y subproductos pueden aparecer como mucosidad en la piel, en el tracto gastrointestinal y en todo el cuerpo donde las toxinas estén presentes. Las bacterias adoran los azúcares complejos, los subproductos de la leche y el almidón. Por esta razón, cuando «atrapas» un resfriado, el cuerpo comienza a purgar el sistema linfático, provocando una descarga de este moco y de los parásitos de alimentación que hay en él. Esta purga se observa especialmente en los senos paranasales, los pulmones, los riñones y los intestinos. Sin embargo, el cuerpo también comienza a purgarse en todo el sistema, provocando esa sensación de «dolor en todo el cuerpo».

Hay bacterias (también llamadas flora) en todo el tracto gastrointestinal, que ayudan al cuerpo a descomponer los alimentos. Muchas vitaminas se crean por la acción de las bacterias. Un buen ejemplo de ello serían las diferentes bacterias que viven en el tracto gastrointestinal que crean vitaminas del grupo B de la descomposición de los alimentos que comemos.

PROTEOS

Otro tipo de parásito es el proteo o tipo proteolítico, que son los divisores de las proteínas. Al igual que el virus del herpes, este parásito se adhiere o entra en las células debilitadas. Son parásitos de tipo ácido, que aparecen en el cuerpo cuando se vuelve demasiado ácido. Su trabajo es descomponer las proteínas o debilitar las células. Nunca verás este tipo de parásito cuando una célula sana vive en un ambiente alcalino. Sin embargo, una dieta rica en proteínas es una tarjeta de visita para los parásitos más destructivos. Las dietas ricas en proteínas acidifican en exceso el cuerpo causando daño en el hígado, el páncreas y especialmente en los riñones. También provocan mal olor corporal debido al exceso de proteínas no digeridas que se almacenan en los espacios intersticiales.

LOMBRICES

Hemos estado hablando de los microorganismos. Veamos ahora a los más grandes de los «chicos» –lombrices de todo tipo, así como trematodos–, que pueden convertirse en un gran problema en nuestro interior. Hay muchos tipos de gusanos: oxiuro, helminto, ascáride, de tipo espiral y diferentes variedades de tenias. Pueden crecer y viajar por todo el cuerpo, pero sobre todo les gusta el hígado, el corazón y el tracto gastrointestinal, incluido el estómago. He visto lombrices incluso en los pulmones. Las tenias, por supuesto, pueden ser muy grandes y largas. Personalmente, he visto tenias de casi ocho metros de largo.

En una ocasión tuve como paciente a una mujer de mediana edad a la que le habían extirpado la vesícula biliar cuando tenía veinte años escasos. En aquel entonces, sentía mucho dolor tanto en la zona de la vesícula biliar como en la espalda. Pero cuando se examinó la vesícula biliar que se le había extirpado no se encontró nada malo en ella. En los siguientes veinte años el dolor aumentó de forma intensa. No podía comer excesivas grasas o productos lácteos porque si no podía vomitar. Su abdomen se volvió extremadamente sensible al tacto. También empezó a comer la carne casi cruda, algo muy raro. Cuando comenzó mi programa de detoxificación la mujer descubrió tres tenias grandes en sus heces. Ahora el dolor y la sensibilidad en el abdomen han desaparecido completamente.

Otro caso que tuve fue con un carnicero joven de Portugal. Tenía una grave debilidad neurológica, muy similar a la esclerosis múltiple. Basándose en su índice de hipofunción de los centros nerviosos le dieron dos meses de vida. Tan pronto como comenzó el programa de detoxificación empezó a vomitar puñados de lombrices. Tras tres meses de detoxificación, volvió a conducir de nuevo por Lisboa.

Hace años que los adultos suelen «desparasitar», es decir, eliminar los parásitos de sus hijos cada primavera. Las actividades diarias y la ingestión de alimentos traen muchos parásitos al cuerpo. Estos parásitos se convierten luego en alimentadores de nuestras propias toxinas y de las células débiles. Muchas veces las lombrices crecen en el tracto intestinal. Después de varios años, se convierten en un problema que causa multitud de síntomas. Nos hemos olvidado de algunos hechos básicos de la vida, especialmente cuando se trata de los parásitos y su papel en la naturaleza.

Muchas personas tienen trematodos (que parecen pequeñas medusas) que crecen y se acumulan en el hígado y el páncreas, especialmente. Cuando crecen en el páncreas pueden causar problemas digestivos y diabetes.

Resumen

Mantén el cuerpo puro y limpio de mucosidades e impurezas y fortalece tus células. Recuerda que los parásitos son secundarios en la causa. Sólo prosperan en una base de toxicidad y mucosidad, ya que es su fuente de alimento. Las células sanas no son alimento para los parásitos. Sólo los fuertes sobreviven en este mundo. Conviértete en saludable y vital y tu vida cambiará en todos los sentidos imaginables.

Observa tus heces mientras te limpias y desintoxicas tú mismo. Efectivamente, durante tu programa de detoxificación, podrías ver en tus heces algunos de los parásitos más grandes. Para aquellos que tengáis curiosidad, un manual sobre parasitología te ofrecerá las imágenes o ilustraciones que necesitas. Los parásitos más pequeños sólo pueden ser detectados a través de una muestra de heces analizada por un laboratorio.

LOS PARÁSITOS MÁS COMUNES

Los parásitos están ordenados por tamaño, de menor a mayor: virus, bacterias, levaduras, protozoos y lombrices (nematodos).

NOMBRE	DÓNDE SE ENCUENTRA
BACTERIAS	
Estreptococos (varios)	Pulmones, linfa, senos paranasales, intestino delgado

---

Salmonella	Tracto intestinal, hígado, cerebro
Shigella dysenteriae	Disentería
Estafilococos aureus	Pulmones, linfa, articulaciones, ojos
Clostridium difficile	Colon
E. coli	Riñones, vejiga, tracto gastrointestinal
Pseudomonas	Pulmones, linfa, tracto urinario
Campylobacter jejuni	Tracto intestinal, principal causa de diarrea

HONGOS (LEVADURAS, MOHOS)

Candida albicans (moniliasis) (levaduras)	Sistema linfático, tracto gastrointestinal
Levaduras (otros)	En todo el cuerpo
Mohos	Piel
Hongos (general)	Sistema linfático, debajo de las uñas de los manos y los pies, tracto intestinal

PROTOZOOS

Trypanosoma cruzi	Corazón, músculos
Giardia Lamblia Trophozoite	Intestino delgado, vesícula biliar
Neospora caninum	Cerebro, médula espinal, todos los tejidos
Sarcocystis (amebas)	Músculos, sistema nervioso central, corazón, pulmones, glándulas, hígado, tracto gastrointestinal
Isospora	Intestinos
Pneumocystis	Pulmones
Cryptosporidium	Intestinos
SPP de entamoeba	Tracto gastrointestinal
Plasmodium SPP (malaria)	Hígado, glóbulos rojos
Toxoplasma gondii	Cerebro, médula espinal, todos los tejidos

LOMBRICES

Tenias, carne de vaca, cerdo, etcétera	Tracto gastrointestinal, hígado, cerebro, vejiga
Helmintos	Piel, sangre, pulmones, intestinos
Ascárides (trichinosos, etcétera)	Intestinos, ojos, cerebro, oídos
Oxiuro (oxyuris SPP)	Intestino grueso (maduro en intestino delgado)
Trematodos (muchos tipos)	Páncreas, hígado, pulmones
Tricocéfalos (Triehuris trichiura)	Intestinos
Tichinella spiralis	Músculos, intestinos
Trematodos sanguíneos (esquistosomas)	Sangre, vejiga, intestino delgado, venas

MÓDULO 5.3 ✳ ¿Por qué «plaqueamos» el colesterol y otros lípidos?

Tu hígado produce una abundante cantidad de colesterol, que es un lípido importante que utiliza el cuerpo por muchas razones. Por definición, un lípido es cualquier grupo de grasas o sustancias similares a las grasas caracterizado por su insolubilidad en el agua y solubilidad en disolventes de grasas tales como el alcohol, el éter y el cloroformo. El término, más que un nombre químico como «proteína» o «carbohidrato», es descriptivo. Los lípidos incluyen grasas verdaderas (ésteres de ácidos grasos y glicerol), lipoides (fosfolípidos, cerebrósidos) y esteroles (colesterol, ergosterol). Una gran parte de la pared de la membrana de las células es colesterol. Las glándulas suprarrenales utilizan el colesterol para hacer esteroides de tipo cortical, que son, en parte, antiinflamatorios del cuerpo.

Así que ¿por qué el colesterol se acumula en el revestimiento del sistema vascular y en otros tejidos del cuerpo? Esta acumulación se denomina placa. Para responder a esta pregunta, primero, debes entender la inflamación, o acidosis, y el papel de los esteroides en el cuerpo.

La inflamación significa simplemente que el cuerpo está en llamas. Esta inflamación o fuego puede existir en niveles bajos o convertirse en una furiosa llamarada. El cáncer es un ejemplo excelente de un voraz incendio. Como ya comentamos anteriormente, la inflamación está causada por la acidosis de lo que comes, bebes, respiras, por lo que te pones en la piel, lo que piensas y lo que sientes.

La inflamación se diagnostica como un «-itis». Según *dónde* se descubra la inflamación, se determinará qué tipo de afección terminada en «-itis» es. Un ejemplo de esto es la artritis, que es la inflamación de las articulaciones. Las afecciones «-itis» son tratadas por la comunidad médica alopática con una inyección de esteroides, como la cortisona, la prednisona o similares. Ya que sabemos que las glándulas suprarrenales utilizan el colesterol para producir esteroides corticales, la pregunta que debemos hacernos es: «¿Por qué mis glándulas suprarrenales no producen las cantidades adecuadas de su propia cortisona?». La respuesta es que si las glándulas suprarrenales son débiles o hipoactivas en los tejidos que producen estos esteroides, el cuerpo no puede defenderse de manera adecuada él mismo contra esta gran inflamación.

Al carecer de esteroides adecuados, el cuerpo no tiene más remedio que volver a recurrir al agua y a los electrólitos, en un intento de gestionar ese «fuego». Pero el agua y los electrólitos también pueden causar edema (hinchazón) en la zona de la inflamación. El hígado también comenzará a aumentar su producción de colesterol, lo que dará al cuerpo compuestos antiinflamatorios adicionales. El colesterol es uno de los ingredientes principales de los esteroides.

Todos estos compuestos antiinflamatorios son esenciales para la protección de las células contra los efectos altamente perjudiciales de los ácidos. La creación de la placa se produce de forma natural, químicamente, en un medio ácido. La alcalización es esencial para la eliminación de este «escudo protector» de la placa que, a su vez, puede convertirse en un problema.

La mayoría de las personas consumen del 90 al 100 por 100 de alimentos productores de ácido. Comer de esta manera mantiene el cuerpo con pH ácido. Los subproductos ácidos, después del metabolismo, también se añaden a esta condición de sobreacidez, causando inflamación (fuego), que es un asesino de células. Como se indicó anteriormente, el cuerpo, en su infinita sabiduría, trata de compensar esto mediante diferentes métodos, que incluyen: la producción de esteroides, la formación de placa de colesterol (lípidos), la extracción de calcio y la retención de electrólitos o fluidos. Este intento del cuerpo para alcalinizarse por sí mismo es sólo instinto de conservación.

CONTROL DE ACIDEZ

Comprar algunos papeles tornasol, también conocidos como papeles para la prueba de pH, y mantener control de la saliva y la orina, aproximadamente una o dos horas después de comer. Esto te permite ver lo que está causando tu situación de exceso de ácido.

La alcalinización es clave para la regeneración de los tejidos, para deshacer piedras y para la eliminación de placas de lípidos. La formación de placas de lípidos en la inflamación/acidosis provoca mala circulación, lo que conlleva la muerte de los tejidos, ataques cardíacos y accidentes cerebrovasculares. La acidosis también crea un cúmulo de grasas y nutrientes, que también conduce a accidentes cerebrovasculares, ataques cardíacos, pérdida de memoria, encanecimiento del cabello, dolor en los tejidos, formación de cálculos y otras afecciones.

ELIMINAR EL CORTAFUEGOS DE FORMA SEGURA – No es difícil eliminar esta placa y deshacer piedras de tipo lipídico si consumes entre un 80 a un 100 por 100 de alimentos crudos. Los alimentos crudos eliminan la inflamación mediante la alcalinización y el aumento de la producción de esteroides, de este modo, se desharán las piedras y las placas de lípidos. Esto descongestionará el cuerpo, aumentando el flujo sanguíneo a los tejidos, lo que a su vez aumentará la nutrición y energía para las células. Esto restaurará o regenerará estas zonas debilitadas. Semejante restauración no te llevará mucho tiempo si eres constante en tu dieta.

MÓDULO 5.4 * Debilidad de las glándulas suprarrenales = trastornos femeninos y masculinos

Las glándulas suprarrenales afectan en gran medida la calidad de vida que cada individuo quiere y *puede* experimentar. Por esta razón, siempre debes buscar fortalecer todas las células/glándulas del cuerpo. Tu cuerpo es tu medio de transporte mientras estás en este viaje por el mundo físico. La enfermedad y la debilidad te encarcelan de la vida, mientras que la salud y la vitalidad te hacen parte de ella. Disfruta de tu aventura con salud. Es más gratificante de lo que imaginas.

Vamos a examinar algunos de los problemas que pueden surgir cuando las glándulas suprarrenales son débiles y la dieta es predominantemente productora de ácido.

DESEQUILIBRIOS FEMENINOS

Las mujeres están especialmente afectadas en cuanto a la debilidad suprarrenal. Uno de los primeros indicadores de esto es la presión arterial baja. La hipoactividad de las glándulas suprarrenales provoca inicialmente una presión arterial sistólica de 118 y, con el tiempo, puede rebotar hacia el otro lado, provocando presión arterial alta, o puede mantener su trayectoria, bajando aún más.

Otro indicador de la debilidad suprarrenal para las mujeres serán los trastornos menstruales. En esta situación, es probable, que una mujer inicie su menstruación a temprana edad, entre los tres y los doce años. (Sí, he conocido hembras de tres años menstruando). A menudo tienen un sangrado excesivo y su ciclo mensual no es regular. También puede suceder lo contrario: mujeres que tienen períodos escasos y poco frecuentes. Sin embargo, esto no es tan corriente.

La debilidad suprarrenal en las mujeres también puede manifestarse como problemas de fertilidad, falta de deseo sexual, frigidez y sequedad vaginal. Si persiste la debilidad suprarrenal, se pueden desarrollar quistes ováricos, fibromas uterinos, problemas fibroquísticos, células atípicas, fibromialgia y cáncer de pecho, de ovarios, cervical o uterino.

La cuestión principal, por supuesto, son los estrógenos. Sin progesterona adecuada y otros esteroides antiinflamatorios, una mujer se convierte en estrógeno dominante. Los niveles de estrógenos en su cuerpo, especialmente de los estrógenos ováricos, dominan sin el contrapeso de la progesterona. La mayoría de los estrógenos son ácidos, especialmente los estrógenos de ovarios, que rompen el revestimiento interno del útero cada mes. Por supuesto, la progesterona detiene esto y cicatriza el tejido inflamado y repara las células dañadas.

Dada la capacidad de los estrógenos para descomponer el revestimiento del útero, las píldoras anticonceptivas se hacen de estrógeno. Los estrógenos estimulan el ciclo de menstruación natural de la mujer. Con todo esto en mente, pregúntate: «¿Por qué un médico da a una mujer *más* estrógenos después de extirpar el útero?». Además, con la información anterior, ¿los estrógenos construirán o destruirán huesos? Efectivamente, los destruirán. Por esta razón los programas de sustitución de estrógenos suelen empeorar mucho los problemas.

DESEQUILIBRIOS MASCULINOS

Vamos a examinar ahora los temas masculinos, que surgen de la misma debilidad suprarrenal. Estos desequilibrios serían prostatitis y cáncer de próstata.

Se aplican las mismas razones: hormonas de tipo ácido como la testosterona y la androsterona dominan sin esteroides adecuados (como la progesterona) que contrarresten la inflamación causada por estos compuestos ácidos u hormonas.

Un montón de historias románticas se pierden a causa de deficiencias glandulares. Esto incluiría otras muchas afecciones que afectan a los hombres, entre ellas, problemas de erección, impotencia y eyaculación precoz. La salud trae todo de vuelta.

PROBLEMAS COMUNES A AMBOS

Tanto en hombres como en mujeres con una baja producción de esteroides y con glándulas suprarrenales hipoactivas, vamos a encontrar también debilidad y deterioro en la zona lumbar y pélvica. Esto conduce además a la ciática y a otros dolores nerviosos de las extremidades inferiores, especialmente cuando la tiroides está involucrada. Puesto que la tiroides/paratiroides afecta a la absorción del calcio, comenzamos a ver pérdida de masa ósea, problemas de uñas y problemas del tejido conectivo, incluyendo venas varicosas, hemorroides, degeneración macular, hernias, arritmias cardíacas y aneurismas.

Las glándulas suprarrenales también crean neurotransmisores. Cuando las glándulas suprarrenales son débiles, el sistema nervioso también puede estar implicado, causando ansiedad, timidez, falta de destreza, ataques de pánico, asma, esclerosis múltiple, párkinson o cualesquiera otras deficiencias de neurotransmisores, incluyendo irregularidades de la presión arterial. Es impactante ver el gran número de afecciones que resultan de un par de glándulas que se vuelven hipoactivas. Añadir a esto el hecho de que la mayoría de la gente tiene también deficiencias de tiroides o pituitaria y la lista de enfermedades que puede resultar se hace más y más larga. No hay nada misterioso acerca de las enfermedades cuando se empieza a tener una impresión general.

Eres el único que tiene el control. Detente, explórate a ti mismo, y libérate de pensamientos, imágenes y sentimientos que te atan. Vuélvete libre y sano y tu cuerpo se reajustará él mismo para estar a la altura. Conviértete en amor.

MÓDULO 5.5 ✳ Cáncer

Las enfermedades son un proceso natural o el efecto derivado de una causa. Aprende a eliminar la causa y el efecto también desaparecerá. En mi opinión, después de treinta años de experiencia en trabajo clínico y de observación con pacientes de cáncer, existen básicamente dos tipos de cáncer. Los primeros, los de tipo congestivo y tumoral, relacionados con el sistema linfático, la alcantarilla del cuerpo. Los segundos, de tipo degenerativo, donde los tejidos o las células mismas se están muriendo y el sistema inmunitario está tratando de eliminar dichas células. Este último tipo *puede parecer* un sistema «autoinmune» que está fuera de control, en el que las células inmunes empiezan a atacarse a ellas mismas y a las células normales del cuerpo. Sin embargo, como trataré más adelante, hay poco conocimiento del propósito real de este proceso dentro de la comunidad médico-alopática de hoy en día.

Ambos tipos de cáncer y sus causas están entrelazadas. Podemos ver esto analizando los cánceres de tipo tumoral o congestivo. La congestión en el cuerpo, como dijimos anteriormente, puede estar causada por productos lácteos, azúcares refinados, productos químicos, metales, proteínas extrañas, etcétera, todas creando procesos de inflamación. En presencia de inflamación, la mucosa secreta mucosidad como respuesta antinflamatoria. Esta mucosidad se puede acumular si el sistema linfático está estancado, o si se produce demasiada mucosidad y el sistema se ve abrumado. Mientras esta congestión se desarrolla, bloquea una respiración celular apropiada. Esto, a su vez, provoca deficiencias celulares y muerte celular. Entonces, el ciclo de congestión e inflamación inicia un ciclo de deterioro celular, abriendo la puerta al cáncer.

Tal y como dijimos anteriormente, esta degeneración (o la muerte de las células) resulta de la inflamación prolongada (acidosis). Esta acidosis (o acidez de la sangre) está causada principalmente por lo que comes, bebes, respiras y lo que pones en tu piel. Sin embargo, el cáncer puede desarrollarse a partir de la acidosis a causa del predominio de las hormonas (esteroides) de tipo ácido (catabólico), tales como el estrógeno o la testosterona. Este tipo de hormonas o esteroides, cuando están desencadenadas por los esteroides anabólicos (antiinflamatorios), que son producidos por las glándulas suprarrenales y las gónadas, pueden causar una inflamación adicional. Todo esto lleva a la formación de tumores o formaciones fibroquísticas y a la destrucción de las células. Los estrógenos son uno de los ejemplos principales de hormonas de gran acidez de tipo inflamatorio. Cuando se deja que los esteroides se desequilibren, los estrógenos finalmente causan degeneración de los tejidos a través de la inflamación. Los cánceres de mama, de útero y de ovarios son la consecuencia de esto.

Los parásitos y las mutaciones están casi siempre implicados en ambos tipos de cáncer. Los parásitos no se alimentan de tejidos sanos, sino de tejidos que se han vuelto débiles o que se están muriendo. Indudablemente viven y se reproducen en «vertederos de residuos tóxicos», en la linfa y en los nódulos linfáticos. Creo que las células también liberan su propio virus (proteína) cuando se vuelven demasiado débiles para mantener la vida. Estos virus y parásitos ocasionan que las células muten en respuesta a los invasores. Tu sistema inmunitario está diseñado para eliminar este tipo de células. Por esta razón, vemos una respuesta inmunitaria anormal en presencia de cánceres o de cualquier enfermedad degenerativa. De hecho, tu sistema inmunitario está diseñado para responder a cualquier tipo de invasión, sean parásitos, proteínas exógenas, que incluyen tus propias células debilitadas, o cualquier otro patógeno que no pertenezca, o que pueda causar daño, al cuerpo. Esto incluiría ácidos del metabolismo o de la digestión que pueden dañar células y tejidos.

El cáncer no aparece repentinamente. Solía pasar años hasta que se formaban tumores o hasta que los tejidos degeneraran. Sin embargo, con la cantidad de productos químicos y hormonas que la mayoría de la gente consume cada semana, los tumores pueden crecer en pocos meses o, incluso, en pocos días. Esto también es cierto con los cánceres que están alimentados hormonalmente. **Los desequilibrios hormonales se deben principalmente a la debilidad crónica de las glándulas endocrinas, especialmente de las glándulas suprarrenales.**

La palabra y la enfermedad conocida como «cáncer» era virtualmente desconocida hasta que los seres humanos empezaron a experimentar con vacunas y sustancias químicas tóxicas. Las vacunas contaminadas han sido acusadas de muchas de las enfermedades que la gente padece actualmente. Una de las contaminadas fue la vacuna contra la poliomielitis. Como mencionamos previamente, entre principios y mediados de los años cincuenta, se determinó que las vacunas de la polio que habían sido manufacturadas en tejido renal de monos se habían contaminado con un virus llamado virus del simio 40. Se ha probado que este virus, conocido como Sim-40 o SV40, causa cáncer en animales. También se ha vinculado al mesotelioma (cáncer de pulmón) y mieloma múltiple (tipo de cáncer de la médula ósea). Y ésta es solamente una vacuna. ¿Cuántos tipos de vacunas diferentes te *han* puesto? ¿Y cuáles son los efectos secundarios?

DATOS ACTUALIZADOS SOBRE LAS VACUNAS

- La Administración de Alimentos y Medicamentos de Estados Unidos (FDA) calcula que la mayoría de los médicos informan sólo del 1 al 10 por 100 de los daños o muertes causadas por las vacunas al VAERS (Sistema de Información sobre Eventos Adversos a una Vacuna). Este sistema fue creado como una agencia central de denuncias para monitorear los efectos secundarios de las vacunas.
- La salud de cientos de miles de niños se pone en peligro cada año por las 20 o 30 vacunas que «son necesarias». Algunos niños padecen lesiones graves, y algunos mueren como consecuencia de ellas.
- Las vacunas han sido relacionadas con muchos tipos de cáncer, y con el fuerte incremento de la diabetes (especialmente juvenil), la esclerosis múltiple, la parálisis de Bell, los trastornos vasculares, la artritis, y otras enfermedades.
- La Academia Norteamericana de Pediatras conoce los terribles y tóxicos efectos secundarios de las vacuna y *aun* así sigue recomendando su uso cada vez mayor.

Mientras debilitas las células de tu cuerpo a través de la comida, los productos químicos, las vacunas y similares, tus células consideran esta función de debilidad como su expresión. Esto sucede de la misma forma que cuando tú, a cada momento, te expresas de acuerdo a las experiencias que tienes y al recuerdo de esas experiencias. Tus células no son diferentes. Con cada minuto, hora, día, la fortaleza o la debilidad de tus células se convierte en parte de sus patrones memorizados en el ADN y en los cromosomas.

En el instante de la concepción, el estado de cada célula y sus recuerdos pasan a formar parte de tu cuerpo y, por lo tanto, determinan cómo serán las funciones de tu cuerpo y las situaciones que puede experimentar. Dado que seguimos debilitando nuestra condición genética al seguir desgastando nuestros cuerpos a través de dietas y estilos de vida, estamos viendo el desmoronamiento del tejido celular y la debilitación crónica. Luego lo pasamos a nuestros hijos, que luego lo pasarán a sus hijos. Y con cada generación sucesiva, los patrones celulares y las funciones se vuelven más crónicos, causando síntomas de la enfermedad que aparecerán ahora en los niños. A través de este proceso de transmisión genética hemos creado consecuencias aterradoras.

Muchos médicos alopáticos afirman que el cáncer es una enfermedad autoinmunitaria. Sin embargo, creo que esta conclusión es engañosa y, por lo general, se utiliza como cajón de sastre por la falta de conocimiento de la causa real de los procesos de la enfermedad. Las células inmunitarias de tu cuerpo están especialmente diseñadas para atacar y consumir las células débiles, mutantes, moribundas o parasitarias involucradas. Esto es especialmente válido para las células asesinas naturales (NK, *natural killer),* incluidas las células T (timo) y las células B (médula ósea). Estas células asesinas naturales son más grandes que los macrófagos, neutrófilos, basófilos, etcétera, que hacen la limpieza básica del cuerpo. Tenemos un ejército dentro de nosotros que está siempre activo. Este proceso es extremadamente necesario para nuestra supervivencia interna. Cuanto más débil se vuelve la célula o el tejido a causa de la inflamación, la toxicidad o incluso por causas genéticas (y las respuestas parasitarias a estas causas), mayor habrá de ser la respuesta inmunitaria. El aumento de la cantidad de glóbulos blancos en la sangre es la respuesta a todo lo mencionado más arriba y, especialmente, la respuesta a los agentes patógenos extraños.

LA DETOXIFICACIÓN PARA LA PREVENCIÓN Y CURA DEL CÁNCER

Es vital limpiar, reforzar y, por lo tanto, regenerar tus células y tejidos. La detoxificación es el proceso que hay que atravesar para lograrlo. La detoxificación natural comienza cuando te alcalinizas a ti mismo a través de una dieta de alimentos crudos. Este proceso refuerza las células, al eliminar las obstrucciones y ácidos que causan la inflamación y bloquean la nutrición de tus células. La desintoxicación permite a las células obtener energía nutricional y eliminar adecuadamente sus desechos a través de la respiración celular. Entonces comienza el proceso de reconstrucción del cuerpo.

Se ha demostrado que las dietas ricas en proteína animal causan cáncer. La proteína animal es ácida (inflamatoria), putrefacta y congestiva. El aspecto congestivo es causado por el moco, formado a partir de sus aspectos abrasivos y putrefactos. Los productos químicos tóxicos, las vacunas y las hormonas que estos animales comen o les son inyectadas también crean toxicidad en los tejidos del cuerpo. Esto causa que tu sistema inmunitario responda, causando inflamación. La carne también provoca un desequilibrio bioquímico en tu cuerpo. Los altos niveles de hierro y fósforo expulsan el calcio, magnesio y otros electrólitos vitales, que después debilitan y deshidratan tu cuerpo.

Como puedes ver e imaginar, uno no puede tratar el cáncer, que se crea debido a las razones arriba expuestas, con quimioterapia que actúa en el cuerpo como el Draino®[1] actúa en el sistema de tuberías, o quemarlo con radiación (fuego), o ambos. Cualquiera de estas elecciones causa más cáncer, o causa que el cáncer se mueva (metástasis) a áreas donde estas terapias han destruido o debilitado las células y los tejidos. La radiación destruye la capacidad de transporte y absorción del oxígeno de las células. Sin embargo, la glucosa todavía puede entrar a través de las paredes de las membranas celulares. Esto a la larga causa fermentación dentro de las células, y esas células morirán por envenenamiento propio. Esto crea una respuesta de acción retardada.

Al comienzo parece que estos tratamientos reducen el tumor o detienen el cáncer. Pero entonces hay que estar atentos, el cáncer puede explotar por todo el cuerpo. Por supuesto, esto reclamará respuestas inmunológicas adicionales, creando la apariencia de «problemas autoinmunitarios».

La conclusión en todos los cánceres es sobreacidez/inflamación y aumento gradual de la toxicidad celular. Ambos derivan en debilitación o pérdida de energía y de la función de las células y, por consiguiente, en la pérdida sistemática de la energía y de la salud. Esto da como resultado que el sistema inmunitario esté sobrecargado de trabajo. La mayoría de los tejidos responsables de la producción de células inmunitarias en pacientes con cáncer, especialmente las glándulas timo (donde las células T se producen) y las de las células de la médula ósea (donde la producción de las células B tiene lugar), se convierten en hipoactivas.

UN SISTEMA LINFÁTICO SANO ES ESENCIAL

Con todo esto en mente, es vital que comprendas tu sistema linfático. He analizado este «sistema de alcantarillado del cuerpo» con cierto detalle en el

---

1. El Draino® es un producto que limpia las tuberías de los desagües. (*N. de la T.*)

capítulo 2. **Tu sistema linfático es donde empiezan el 90 por 100 de todos los procesos de enfermedad.** Cuando este sistema de redes viales se congestiona y no puede eliminar correctamente, acumula todo este «sistema de alcantarillado» del cuerpo, causando una eliminación inapropiada o una falta de eliminación de los residuos celulares o metabólicos (ácidos), así como de las sustancias químicas tóxicas y de los metales que han sido ingeridos. Estas toxinas deben ser eliminadas o se provocará la muerte celular.

Tu sistema linfático es una parte vital de tu sistema inmunitario. Para mejorar tu sistema inmunológico, limpia tu sistema linfático en primer lugar. Recuerda, tus riñones, tu colon y tu piel son las puertas de salida de tu sistema linfático. Si tu sistema séptico está obstruido o lleno, no lo apartes, límpialo. La mayor parte de la gente ha perdido la filtración renal apropiada. Sus paredes intestinales están incrustadas, y muchas de estas personas no sudan bien. Esto quiere decir que sus puertas están parcialmente cerradas y no permiten a sus sistemas de depuración o de eliminación de desechos evacuarse correctamente. Esto, entonces, sobrecarga al sistema linfático e hincha los ganglios linfáticos. Si esto continua durante muchos años, verás que aparecen todo tipo de linfomas, determinados tipos de cáncer de mama (los que no son causados por el estrógeno), cáncer de garganta (especialmente cuando se retiraron las amígdalas), y cáncer de cuello, colon, riñón, hígado y otros muchos.

Por esta razón, la **detoxificación es esencial para la eliminación del cáncer.** Al alcalinizar y limpiar tus tejidos y fluidos, tus células van a empezar a fortalecerse, y los residuos de toxinas que chupan la vida a tus células desaparecerán. Esto te proporcionará una gran alegría, energía y vitalidad.

De los 100 pacientes que vinieron a nuestra clínica y siguieron un régimen de detoxificación, a 80 les fue posible eliminar sus cánceres. **No conozco una manera mejor de sanar, limpiar y reconstruir el cuerpo que mediante la detoxificación y regeneración de sus células, a través de dietas y hierbas.** Si te responsabilizas de tu salud y abres tu corazón, es increíble lo que puedes conseguir. No permitas que nadie te diga que no hay nada que hacer. Hemos tenido algunos individuos a los que se les dio un día o incluso unas horas de vida y que se recuperaron de su enfermedad. En los últimos 30 años he visto los más asombrosos resultados en regeneración. Nunca comprometas tu sistema inmunitario o dejes que alguien lo destruya. Y más importante aún, no dejes que te saquen los ganglios linfáticos. Las consecuencias pueden ser devastadoras. ¡No trates, regenera!

MÓDULO 5.6 ✱ Lesiones y trastornos neurológicos

Me entristece ver a tantos tetrapléjicos y parapléjicos en este mundo sin que, supuestamente, se les pueda ayudar. Nada más lejos de la verdad. Mi primer caso difícil fue una mujer de 34 años que tenía una lesión medular a nivel de C3-C4. Había sufrido un accidente que le provocó una lesión de toda la columna vertebral. Este accidente se produjo cuando tenía 12 años y desde entonces sólo podía mover la cabeza. Tenía grandes espasmos y padecía un dolor extremo. Tardé 11 meses, pero esta joven pasó de una degeneración severa en todo el cuerpo (sólo podía mover su silla de ruedas accionando un control con la lengua) a la habilidad de agitar su mano y levantar ambas piernas tantas veces como quisiera. Podía «sentir» de la cabeza a los pies.

Otro caso se refiere a un hombre de unos 20 años que tenía una lesión a nivel C4-C5. Había estado paralizado durante 2 años desde la parte superior del cuerpo hasta los pies. Al cabo de 6 meses siguiendo nuestro programa, su respuesta nerviosa fue ayudándole a mover sus pies y pudo hacer de vientre por sí mismo. Esto fue bastante significativo, ya que la mayoría de tetrapléjicos y parapléjicos pierden su capacidad de tener una evacuación intestinal por cuenta propia. Esto confirma que el sistema linfático del cuerpo es el causante de la autointoxicación de las células.

Debido a nuestra arrogancia y ceguera, nosotros, los seres humanos, no nos damos cuenta de verdades que tenemos siempre delante de nuestras narices. Si el cuerpo, milagrosamente, puede repararse por sí mismo en casos de huesos rotos, cortes profundos, rebrote de varias glándulas y tejidos, entonces ¿por qué no puede reparar los nervios? Bueno, puede, pero no cocinando alimentos muertos y alimentos que vuelven ácido el pH del cuerpo.

Las neuronas son los mayores centros energéticos del cuerpo. No sólo necesitan un «suelo» alcalino para regenerarse en él, sino que requieren de los alimentos de mayor energía, la fruta. La fructosa es un azúcar simple, de gran energía, que presta su energía sin esfuerzo a las células. Esto es válido para todas las cuestiones neurológicas como la esclerosis múltiple, el párkinson, la parálisis de Bell y hasta el asma. Ten en cuenta que todas estas deficiencias neurológicas tienen una debilidad suprarrenal como precursor.

En todos los problemas neurológicos, incluidas las lesiones, es vital que las glándulas suprarrenales puedan mejorar junto con el resto del sistema de glándulas endocrinas. También es vital para vivir una dieta de alimentos crudos al 100 por 100. Una vez me trajeron una mujer de 40 años con esclerosis múltiple avanzada. La trajeron acostada en una camilla, completamente rígida. Después de 3 meses con una dieta de fruta, podía sentarse, comía sola e incluso movía su propia silla de ruedas. Como era tan delgada y menuda, pensé en cómo animar a su cuerpo a producir más tejido muscular, así que empecé a prepararle jugos de vegetales y ensaladas, ya que estos alimentos están llenos de aminoácidos. Adivina qué. Perdió su movilidad temporalmente. ¿Por qué? La respuesta se puede encontrar en la diferencia entre la carga eléctrica de una fruta frente a la de una vegetal. Cuando le puse con una dieta sólo de fruta comenzó a recobrar fuerza. El poder que tienen los alimentos crudos para revitalizar el cuerpo físico es casi ilimitado. He visto a un cuerpo darse la vuelta desde una situación muy precaria. Me tomó un tiempo que esta joven se regenerase a sí misma, pero era obvio que con semejante enfermedad degenerativa necesitaría un tiempo considerable para darle la vuelta a su cuerpo. Una dieta predominantemente de fruta era esencial para mantener la respuesta nerviosa.

Es importante darnos cuenta de que el cuerpo no puede regenerarse con productos químicos tóxicos. Los productos químicos tóxicos son vistos como proteínas invasoras extrañas que sólo servirán para acidificar aún más los tejidos, creando un daño mayor y constantes respuestas inmunitarias a la inflamación, que tienen que ser tratadas con esteroides, creando un círculo vicioso. La estimulación eléctrica tampoco es la respuesta. La gente baila alrededor de la verdad, pero se niega a recibirla con los brazos abiertos. El dinero es el factor motivador. Debido a la avaricia, la gente prefiere crear sistemas de hacer dinero, «tratamientos» (como las instituciones de atención a enfermedades, medicamentos, cirugías), que aprender la verdad subyacente de la enfermedad.

LA MISMA RESPUESTA: ALCALINIZAR

Fortalece cada célula de tu cuerpo a través de la dieta y las hierbas. Recuerda, ¡alcaliniza, alcaliniza, alcaliniza! Es la única manera. Además recomiendo una fórmula de gran calidad, a base de hierbas, para reforzar la columna vertebral, los centros nerviosos y el tejido cerebral. También es esencial mejorar las glándulas suprarrenales. Aquí es donde se crea un gran número de neurotransmisores y esteroides del cuerpo.

Otra consideración en trastornos neurológicos y lesiones es la tiroides/paratiroides. Las hormonas paratiroideas son necesarias para una absorción adecuada del calcio. Puedes saber si tu sistema está funcionando bien realizando la prueba de la temperatura basal (*véase* el apéndice A). Con una buena absorción del calcio y una **dieta de alimentos crudos**.

En el peor de los casos, la calidad de vida de las personas que han sufrido lesiones en los nervios ha mejorado mucho gracias a la eliminación de las infecciones del tracto urinario, sobreespasticidad, dolor, celulitis, obesidad y deterioro de los tejidos. En el mejor de los casos, experimentan una recuperación total. Todo el cuerpo puede llegar a ser saludable y vital otra vez.

Nunca te rindas o pienses que el cuerpo no puede regenerarse. Nuestros cuerpos se vuelven muy ácidos y tóxicos por los alimentos que nos han enseñado que son buenos para nosotros. El cuerpo no puede regenerar cuando está lleno de inflamación, mucosidad, parásitos, sustancias químicas tóxicas, metales y hormonas excesivas. La carne de animales muertos, productos lácteos cocinados productores de mucosidad, ácidos «grasos», granos y azúcares refinados sólo sirven para destruir el cuerpo. Vuelve a estar vivo. Regenérate y deja que empiecen los milagros.

MÓDULO 5.7 ✳ Diabetes: Tipos I y II

En enero de 2003, las cifras del Gobierno de Estados Unidos informaban de que había 17 millones de estadounidenses con diabetes. Para ser una enfermedad que tiene unos efectos tan devastadores en el cuerpo, la diabetes es una de las más fáciles de superar. Digo esto respetuosamente, sabiendo que hay algunos casos difíciles, sobre todo en los tipos «quebradizos» más avanzados, o lo que se denomina tipo I o diabetes juvenil.

Básicamente hay dos tipos de diabetes. El tipo I, que generalmente se llama diabetes juvenil o quebradiza, encaja en la categoría de insulinodependiente. El tipo II, o lo que se conoce como diabetes de aparición tardía, está considerada como diabetes no dependiente de la insulina. Sin embargo, puede convertirse en insulinodependiente.

En mi opinión hay muy poca diferencia entre estos dos tipos excepto la debilidad de los tejidos asociada al tipo I, que se ha vuelto mucho más débil a través de la transmisión genética. Para entender mejor la enfermedad conocida como diabetes vamos a examinar los tejidos y las células implicadas y la causa que hay detrás de sus deficiencias.

LA FUNCIÓN DEL PÁNCREAS

Una de las glándulas implicadas en la diabetes es el páncreas, que es, al mismo tiempo, una glándula endocrina y exocrina. El páncreas se encuentra detrás del estómago, delante de las vértebras lumbares primera y segunda, situado horizontalmente con su «cabeza» conectada a la primera parte del intestino (duodeno). La «cola» del páncreas se extiende hasta el bazo.

El páncreas lleva a cabo dos funciones vitales, sin las cuales el cuerpo no podría vivir. En primer lugar, la secreción de las enzimas digestivas más importantes. El bicarbonato de sodio también se libera en este momento para alcalinizar el contenido gástrico para que estas enzimas digestivas puedan trabajar. En segundo lugar, y el más pertinente para la diabetes, la producción de insulina por las células beta para la absorción de la glucosa. Cuando las células en el páncreas se debilitan y no pueden cumplir sus respectivos trabajos, tanto aspectos como funciones pueden verse afectados. El páncreas tiene otras funciones, que analizaremos más adelante.

La digestión es una de las primeras cosas que pensamos cuando pensamos en el páncreas. Aunque no directamente relacionada con la diabetes, una digestión adecuada es un proceso vital mediante el cual los alimentos se descomponen para que sus nutrientes y energía puedan ser utilizados como combustible celular. Sin esto, todo el cuerpo se vuelve débil, afectando a todas sus funciones.

El cuerpo segrega diversas enzimas digestivas, básicamente, en cuatro lugares: la boca, el estómago, el páncreas y el intestino delgado. Las enzimas pancreáticas e intestinales son similares entre sí y son de naturaleza alcalina, afectan a los hidratos de carbono, el azúcar y la digestión de las grasas. El estómago es la única cavidad ácida del cuerpo y su función es la de empezar a romper las estructuras de las proteínas. Esto se logra mediante el HCL (ácido clorhídrico), liberando pepsina. El ácido clorhídrico y la pepsina son de naturaleza ácida. Es importante señalar aquí la importancia de la bilis y del bicarbonato de sodio, la primera liberada por el hígado/vesícula biliar y el segundo por el páncreas. Éstos son agentes alcalinizantes, que ahora alcalinizan el contenido ácido del estómago (llamado quimo) de modo que las enzimas pancreáticas e intestinales alcalinas pueden terminar el trabajo.

Si hay un flujo de bilis inadecuado y bicarbonato de sodio inadecuado, los ácidos del quimo neutralizarán las enzimas digestivas alcalinas del páncreas, interrumpiendo la descomposición y la digestión adecuada de los alimentos. Entonces, el ácido clorhídrico quemará o inflamará las paredes intestinales. Esto puede llegar a provocar úlceras y afecciones intestinales terminadas en «-itis». Puesto que los ácidos neutralizan los álcalis, las enzimas digestivas alcalinas de tu páncreas y de tu tracto intestinal no pueden digerir correctamente los alimentos. Esto hace que la fermentación y la putrefacción se conviertan ahora en el proceso que descompone las partículas de los alimentos restantes, en lugar de la acción de las enzimas apropiadas. Esto, por supuesto, libera mucha toxicidad y alcohol, lo que impide aún más la descomposición adecuada de tus alimentos en materiales de construcción y combustibles. Este alcohol crea problemas adicionales de azúcar en la sangre y acidosis.

DEJAR QUE LOS DEMÁS LO HAGAN POR TI

He visto un caso después de otro en que un ser querido arrastra a su pareja a mi clínica y quiere que le diga a su pareja lo tiene que hacer. Empujan a su amigo o a su ser querido enfermo a un programa de detoxificación. Les hacen los zumos, les preparan la comida y los suplementos de hierbas. Nueve de cada diez veces, esto engendra fracaso. El corazón de la persona enferma y su verdadero deseo por estar bien no existe.

Uno mismo debe ser parte de su propia curación. Ésta es, en parte, la razón por la que se enferma. Si quieres estar bien y sano, *tú* debes crearlo con tus propios deseos y acciones, simplemente, como lo harías con cualquier cosa que deseas experimentar o tener en la vida.

Es genial tener a tus seres queridos a tu lado en este proceso, pero no hasta el punto de eclipsar tu propio deseo y tus metas. Si quieres estar bien, debe salir de ti. Conviértete en un resplandeciente ejemplo para el mundo de cuán poderoso es Dios. Pero primero debes mostrártelo a ti mismo.

La función del páncreas que se relaciona directamente con la diabetes se realiza a través de las células beta, que producen y liberan la insulina que ayuda en la utilización de combustible de glucosa por el cuerpo. La insulina, siendo una hormona tipo proteína, ayuda en el transporte de la glucosa a través de las paredes de las membranas celulares. Es importante señalar aquí que la fructosa de la fruta se mueve a través de las paredes celulares por difusión, no por transporte activo, como en el caso de la glucosa. Esto significa que la necesidad de insulina para ayudar a la fructosa en una célula es muy cuestionable; sin embargo, a los diabéticos, se les dice, generalmente, que no coman fruta debido al azúcar. A mis pacientes diabéticos siempre les he puesto una dieta de fruta con resultados extraordinariamente positivos.

La parte del páncreas llamada islotes de Langerhans es donde se encuentran las células beta. Como se ha mencionado anteriormente, estas células producen y liberan insulina. Cuando esta parte del páncreas se torna hipoactiva por inflamación o congestión, esto puede producir cantidades insuficientes de insulina.

Los islotes de Langerhans constan de tres tipos de células: las células alfa, que secretan glucagón y aumentan la glucosa en la sangre; las células beta, que secretan insulina y reducen los niveles de glucosa en la sangre; y las células delta, que secretan somatostatina. La somatostatina inhibe la secreción de insulina a glucagón, una hormona de crecimiento de la pituitaria anterior y gastrina del estómago. Como se dijo anteriormente, en la diabetes mellitus son las células beta las que se ven afectadas.

En ambos tipos de diabetes, pero especialmente en la de tipo I, esta deficiencia en el páncreas se transmite, en general, genéticamente. Sin embargo, a causa del estilo de vida de uno mismo, la deficiencia pancreática puede crearse en esta vida. Esto sería especialmente cierto en la diabetes de inicio tardío o de tipo II. Tendrían que pasar varias generaciones para que una deficiencia en la inflamación o la toxicidad causara realmente diabetes. Probablemente tendrías hipoglucemia o diabetes gestacional antes de que se manifestase como un tipo permanente de diabetes. Por supuesto hay una amplia gama de diabetes, de la misma manera que el grado de deficiencia pancreática varía. Recuerda que alguien tuvo que empezar con esta debilidad en un principio. La pregunta sigue siendo: «¿Cómo empezó?».

La diabetes se considera otro problema autoinmune, donde los linfocitos atacan las células beta y las destruyen. Según mi experiencia, esto es un malentendido de los mecanismos protectores del cuerpo. Recuerda que tu sistema inmunitario está diseñado para eliminar a los débiles. No se ataca a sí mismo sin ninguna razón. La comunidad médica alópata no puede encontrar una razón para esta respuesta autoinmune aparte de decir que está, probablemente, en los genes. Sin embargo, la verdadera razón se hace evidente cuando entiendes que en la naturaleza los fuertes sobreviven, mientras que los débiles perecen. La naturaleza nunca procrea a los débiles. La naturaleza los elimina.

He visto crearse la diabetes sólo de trematodos pancreáticos. Los trematodos son parásitos que pueden infiltrarse en el hígado y el páncreas. La limpieza de la mayoría de los parásitos dañinos del cuerpo es parte de un buen programa de detoxificación. Ahora bien, los parásitos no crean originalmente la enfermedad o la insuficiencia de los tejidos. Son secundarios en la toxicidad y deficiencia de los tejidos.

LAS GLÁNDULAS SUPRARRENALES

Una de las relaciones más importantes que se han pasado por alto es la que existe entre el páncreas y las glándulas suprarrenales. La corteza de las glándulas suprarrenales produce hormonas andrenocorticales. Los esteroides suprarrenales, llamados glucocorticoides (a saber, cortisol y corticosterona), actúan principalmente en el metabolismo de los carbohidratos. El cortisol y la cortisona tienen muchas funciones, incluyendo la antiinflamatoria y la digestión de carbohidratos o el metabolismo. Esta acción es catabólica por naturaleza, lo que significa que participa en el proceso de descomposición.

Las glándulas suprarrenales también producen neurotransmisores que afectan la función pancreática. Por lo tanto sería importante trabajar sobre ambas glándulas. Siempre es importante fortalecer las glándulas suprarrenales, ya que tienen una relación vital con cada célula del cuerpo.

COMBUSTIBLES DEL CUERPO

- La glucosa y la fructosa son azúcares simples esenciales para que tu cuerpo «funcione», de la misma manera que tu auto necesita combustible para funcionar.
- Los azúcares simples requieren mucha menos insulina que los azúcares complejos.
- Los azúcares complejos, como la maltosa, la dextrosa y la sacarosa refinada, deben descomponerse en azúcares simples antes de que el cuerpo puede absorberlos. Esto crea grandes demandas de insulina y también conduce a un exceso de glucosa, que causa acumulación de grasa.
- Los aminoácidos son tus materiales de construcción y los azúcares (glucosa, fructosa, etcétera) tus combustibles.
- No utilices las proteínas como combustibles. Esto crea daños en los tejidos, cáncer y muerte. Las proteínas son materiales de construcción, no combustibles.

TIROIDES/PARATIROIDES

La glándula tiroides/paratiroides también debe ser tenida en cuenta dado su control del metabolismo y los factores de absorción del calcio. Sin una adecuada absorción del calcio, todas las células del cuerpo pueden debilitarse. El calcio también juega un papel en la absorción de zinc, selenio y hierro, que afecta a la absorción de glucosa y a las funciones celulares.

HIPOTÁLAMO Y PITUITARIA

Otra área de debilidad a tener en cuenta en la diabetes es el hipotálamo y la glándula pituitaria. La parte posterior de la glándula pituitaria, controlada por el hipotálamo (el ordenador central del cuerpo), libera una hormona antidiurética que cuando es hipoactiva causa la diabetes insípida. También es importante señalar que el colon transverso está en el centro de un 80 por 100 o más deficiencias del cerebro superior, incluyendo especialmente las áreas de la pituitaria y del hipotálamo. Con una mayor comprensión del tracto gastrointestinal, especialmente del colon y su relación con órganos y glándulas, apreciarías por qué es necesario un tracto gastrointestinal sano para ayudar a que el resto del cuerpo esté sano.

TRACTO GASTROINTESTINAL Y DIABETES

El tracto gastrointestinal tiene relación con todos los órganos y glándulas de tu cuerpo. Al igual que el eje de una rueda de bicicleta, el tracto gastrointestinal se considera el eje de tu cuerpo. Cuando el tracto gastrointestinal se impacta con la placa de putrefacción de los productos de la carne y la harina, la inflamación resultante y la toxicidad producida se hace eco en las zonas afines. Por eso limpiar y fortalecer el tracto gastrointestinal es de vital importancia para superar cualquier enfermedad, incluida la diabetes.

LAS VERDADERAS CAUSAS DE LA DIABETES

Hay muchas teorías sobre qué causa la diabetes, desde las placas de colesterol alrededor de las células beta, pasando por los problemas autoinmunes, hasta la genética. Otros dicen que es del estrés y la obesidad.

Cada célula de tu cuerpo es una célula genética. Algunas se vuelven más débiles que otras dependiendo de lo anterior. Estas debilidades se magnifican y se transmiten a través de cada nueva generación. Debido a nuestra falta de conciencia sobre este hecho, la especie humana se enfrenta actualmente a graves deficiencias de los tejidos, lo que ha dado como resultado, principalmente, enfermedades crónicas y degenerativas.

Recuerda que hay sólo **dos causas de enfermedad,** de cualquier enfermedad. El número uno es la **toxicidad** y el número dos es la **acidosis,** en forma de inflamación. Estas dos causas son los efectos de lo que comes, bebes, respiras, de lo que te pones en la piel, así como de lo que piensas y sientes. Éstos son los caminos por los que puedes fortalecer o debilitar a tu cuerpo, y a las células que hay en su interior.

TRATAMIENTO DE LA DIABETES

Siempre les he puesto a los diabéticos una dieta de verduras y frutas crudas. Este tipo de dieta limpiará y reconstruirá el páncreas y las glándulas suprarrenales. También es vital seguir combinaciones de alimentos (*véase* instrucciones para la combinación de alimentos en el capítulo 7, «Comer para adquirir vitalidad»), ya que la fermentación y la putrefacción de los alimentos afecta negativamente a los niveles de azúcar en el páncreas y la sangre. También utilizo un programa de detoxificación a base de hierbas y una fórmula de apoyo pancreático con la dieta (*véase* el capítulo 8 para hierbas y fórmulas de hierbas que proporcionan este apoyo). En la diabetes de tipo II, si sigues un buen programa de detoxificación y utilizas hierbas de alta calidad, dejarás de necesitar insulina en un período de tres a ocho semanas.

Yo aconsejaría siempre la ayuda de un **profesional médico cualificado** que pueda guiarte a través de este proceso de detoxificación. Es vital que controles tus niveles de azúcar en la sangre. Pueden bajar muy rápidamente y no puedes ponerte mucha insulina cuando los niveles de azúcar en la sangre se van normalizando. Esto podría llevarte al coma.

Usa el sentido común. Tómate tu tiempo y haz las cosas de manera inteligente. Si estás con insulina y ya estás autorregulado o controlas diariamente tus azúcares, no tienes que preocuparse si tus azúcares suben temporalmente. Algunas frutas pueden aumentar, temporalmente, tu azúcar en la sangre. Si notas que una fruta en concreto te hace esto, simplemente elimina esa fruta hasta que se estabilicen tus niveles de azúcar. Recuerda que tu objetivo es **limpiar y regenerar el páncreas y las glándulas suprarrenales,** no tratar la diabetes.

No te olvides de que los azúcares complejos, como la sacarosa, la maltosa y la dextrosa, pueden sobrecargar tu sistema con glucosa. Tratar de manejar esta glucosa excesiva en las células con insulina no es la respuesta. La respuesta es evitar estos alimentos con azúcares complejos.

Además vas a notar que las proteínas, especialmente la carne, también elevarán tus niveles de azúcar en la sangre. La carne no es un alimento equilibrado, ya que consiste, sobre todo, en proteínas. Por lo tanto, tu cuerpo descompondrá la grasa y la convertirá en glucosa para equilibrar. La respuesta de la glucosa, después, elevará tus niveles de glucosa en la sangre.

Hay factores que contribuyen a la diabetes. No te compliques. Come el alimento que fue diseñado para tu cuerpo: frutas, verduras y frutos secos.

«No hay enfermedades incurables, solamente personas incurables». Esto significa que algunas personas no se curarán porque no quieren curarse. Muchas personas utilizan su enfermedad para captar la atención de miembros de la familia o de otros. Muchas personas se sienten perdidas y buscan el amor y la atención de los demás como un mecanismo de apoyo. Hazte fuerte a ti mismo; pasa tiempo a solas, contigo mismo.

Aprende tanto como puedas acerca de los alimentos y sus verdaderos efectos sobre los tejidos. Nunca temas a Dios y a la naturaleza. Los efectos devastadores de la diabetes son grandes, pero su curación es simple. Aunque tardes de seis meses a un año en curarte, eso es mejor que toda una vida de miseria. Libérate de tus enfermedades. Recupera la salud.

MÓDULO 5.8 ✳ Pérdida de peso y control: tratar la causa

Hay muchas razones al respecto de por qué las personas tienen sobrepeso. La obesidad se ha convertido en un gran problema en el mundo, especialmente en Estados Unidos. En enero de 2003, el secretario de Salud y Servicios Humanos, Tommy Thompson, citado en el *New York Times,* dijo que 50 millones de adultos, o el 25 por 100 de la población adulta de Estados Unidos, son obesos. Si en estas cifras sobre obesidad se añadieran los niños, aumentaría considerablemente el número.

En la obesidad siempre hay que abordar las causas, no los efectos. Dado que la conciencia social considera la grasa como excesiva, malsana, un signo de la pérdida de control, o como algo malo, buscamos a toda costa deshacernos de la grasa de nuestros cuerpos. Algunos individuos se rinden y se entregan a ella, ocultando sus enfados y ansiedades, profundamente, en su interior. Por supuesto, esto puede agravar el problema.

Vamos a examinar las causas de la obesidad. Primero tenemos el sistema glandular endocrino. Muéstrame obesidad y yo te mostraré una afección de hipoactividad de la tiroides y las glándulas suprarrenales. El hipotiroidismo es una de las causas más comunes de la obesidad. Muchos médicos utilizan un análisis de sangre para determinar la hipo o la hiperactividad de la glándula tiroides. Por lo general, realizan la prueba de TSH, T3 y T4 en tu sangre para determinar cómo está funcionando tu tiroides. *(Véase* el apéndice D para una visión de conjunto de las pruebas sanguíneas y de cómo interpretar sus resultados). Después de años de observación, se ha hecho patente para mí que estas pruebas son muy imprecisas. Por esta razón, fue diseñada la prueba de la temperatura basal *(véase* el apéndice A). He visto miles de casos en los que el T3 y el T4 de una persona son normales y el paciente está sentado delante de mí con las extremidades frías, pérdida de cabello, fatiga, uñas quebradizas o estriadas, problemas cardíacos, depresión o debilidad de la voz, por nombrar sólo algunos de los signos clásicos del hipotiroidismo.

Las glándulas suprarrenales son la segunda causa más común de obesidad, cuando la corteza suprarrenal se vuelve hipoactiva. Esto puede afectar a diferentes esteroides que tratan el metabolismo de los carbohidratos, lo que significa que incluso la glucosa y los azúcares complejos (almidón) se pueden convertir fácilmente en grasa en lugar de ser metabolizados correctamente. Por supuesto, la glándula central, la pituitaria, también puede estar implicada.

La tercera y más popular causa de obesidad son los hábitos alimenticios. Somos una sociedad que ama los disacáridos. Éstos son azúcares complejos, que incluyen la sacarosa, la dextrosa, la maltosa y la lactosa. Nuestro cuerpo sólo puede utilizar azúcares simples: la glucosa, la fructosa, o, en los bebés, la galactosa. Todas las moléculas de los azúcares complejos deben descomponerse en azúcares simples antes de que las células puedan utilizarlos como energía. El exceso, entonces, se convierte en glucógeno o grasa y se almacena como tales. La dieta media estadounidense también incluye un gran número de grasas saturadas que, en un medio ácido, saturan aún más. Esto las pone a disposición de las células para la nutrición y la energía. También provoca una afección consecuente en la sangre y el sistema vascular. Cálculos, formación de placa y adherencia de glóbulos rojos son los efectos secundarios.

Los almidones, como los cereales, se han vuelto muy populares entre los *Homo sapiens*. Los cereales no germinados son muy bajos en nutrición disponible, son formadores de ácido, engordan, son difíciles de digerir y tienen un pegajoso almidón. La razón por la que alimentamos con cereales al ganado y a los cerdos es para engordarlos de cara al mercado.

La genética, por supuesto, desempeña un papel importante en la conciencia de nuestro cuerpo. Cada célula de tu cuerpo es una célula genética. Sin embargo, algunas son más débiles y otras son más fuertes. Y las células débiles pueden conducir a deficiencias glandulares, que después se pasan de generación en generación. Cada generación se vuelve más débil a menos que alguien comience a fortalecer sus células genéticamente deficientes.

COMPONENTES EMOCIONALES DEL AUMENTO DE PESO

Como sociedad, nos hemos convertido en extremadamente emocionales y codependientes, es decir, emocional y mentalmente débiles. Esto tiene un efecto considerable en la obesidad, ya que se nos ha enseñado a sustituir con alimentos refinados o dulces –llamados «alimentos de la comodidad»– momentos de debilidad emocional y dolor. Puesto que somos frugívoros, los dulces se adaptan a nuestras necesidades biológicas. Sin embargo, estos azúcares deben ser azúcares simples, no azúcares complejos, que se almacenan, en su mayoría, como grasas.

Si deseas cambiar tu vida, pasa tiempo contigo mismo y descubre quién eres realmente. Eres Divino. Dios te creó, por lo que eres la expresión de Dios. La individualidad es el nombre del juego en la creación. Aprende a disfrutar del hecho de que eres único en tu especie. Todos venimos a este mundo solos, vivimos solos, excepto por la compañía de aquéllos con quienes queremos pasar un tiempo, y luego nos morimos solos. Siempre estamos solos en nuestro interior. Comienza a amarte a ti mismo, porque eres todo lo que tienes, a excepción de Dios.

Tu mente es la herramienta más poderosa que utilizas para crear. Cómo te ves a ti mismo dicta tu experiencia. Si deseas ser delgado, te debes *ver delgado*. La mayoría de las personas obesas no se sienten delgadas, por lo que tienen dificultades para verse a sí mismas delgadas. Al sentirte delgado, empezarás a verte delgado. *Cambiar la dieta a fruta y ensaladas crudas y frescas hace que el cuerpo se sienta delgado, ligero y limpio.* La dieta recomendada en este libro te derretirá la grasa y, al mismo tiempo, mejorará la función celular, aumentará tu vitalidad.

Trabaja también tu sistema de glándulas endocrinas, especialmente la tiroides y las glándulas suprarrenales. Una dieta de alimentos crudos y el uso de hierbas pueden regenerar, literalmente, todo. Reconstrúyete tú mismo, es divertido. Sé feliz contigo mismo y disfruta de Dios en cada momento. Deja que la rabia, la envidia, los celos o el odio se vayan y trae el amor para toda la vida, ya que toda la vida es Divina.

EL PELIGRO DE LAS DIETAS RICAS EN PROTEÍNAS

A menudo, tratando de perder peso experimentamos con dietas ricas en proteínas. Las dietas ricas en proteínas son muy tóxicas para nosotros, especialmente cuando estas proteínas son de origen animal. Tu cuerpo debe dedicar mucho tiempo y gastar mucha energía para descomponer estas estructuras de las proteínas en aminoácidos simples antes de que pueda utilizarlas. El cuerpo no puede, de ninguna manera, utilizar las estructuras de las proteínas. Evidentemente, la energía que se necesita para hacer esto provocará un almacenamiento de grasa para descomponerla, ya que el cuerpo luchará para lograr la conversión de la proteína.

Los aminoácidos son tus bloques de construcción para la reparación y el crecimiento de los tejidos. No están diseñados para ser utilizados como combustible celular. Si intentamos quemar aminoácidos para combustible, lo que provoca una demanda excesiva de energía, perderemos tejidos y funciones del hígado, páncreas y riñones en este proceso. Nuestro tejido muscular también se verá afectado; entonces, nos debilitamos y en muchos casos morimos. Sí, la muerte. Cada año hay miles de muertes por toxicidad relacionada con las proteínas. Las proteínas son ácidas y ricas en fósforo (nitrógeno) y hierro, que expulsan tus electrólitos, sobre todo el calcio. Ser ácido causa inflamación y la mucosidad se acumula en el cuerpo. Todo esto, finalmente, conduce a la muerte celular. Es importante entender las verdaderas necesidades biológicas de nuestros cuerpos y los devastadores efectos de las dietas ricas en proteínas.

LOS AZÚCARES SIMPLES SON LA RESPUESTA

Los azúcares son el combustible necesario para la vida celular. Sin embargo, estos azúcares deben ser azúcares simples, como los que se encuentran en frutas y verduras. Los azúcares complejos, que se encuentran en cereales, azúcares refinados, productos lácteos y similares, causan el almacenamiento de grasa, y son ácidos y muy congestivos.

Una dieta de frutas y verduras crudas te ofrece una meganutrición, incluyendo los azúcares simples y los aminoácidos. Estos alimentos reducen el peso –especialmente si comemos 100 por 100 crudo. Además, te limpiarán y empezarán a mejorar la tiroides y las glándulas suprarrenales. Recuerda,

---

DELGADEZ EXCESIVA

Muchas personas sufren la plaga de la delgadez excesiva debido a la mala digestión; problemas con el páncreas y mala absorción en el tracto digestivo. Cuando uno es incapaz de descomponer apropiadamente los alimentos en materiales de construcción y combustibles, o cuando el tracto intestinal tiene tantas incrustaciones que no puede absorber estos nutrientes, el cuerpo morirá de hambre. Incluso en condiciones de hipotiroidismo, donde uno esperaría ver un exceso de peso, si la persona tiene un páncreas débil y un tracto digestivo con incrustaciones, puede llegar a ser bastante delgada a pesar de la hipoactividad de la tiroides. A veces se puede tardar años en corregir esta afección. Sin embargo, el viaje a la salud siempre vale la pena.

Muchas personas, incluso médicos, asocian la delgadez excesiva con el deterioro y, a menudo, ponen en peligro su propia salud o la de sus pacientes utilizando o sugiriendo diferentes alimentos para ayudar a engordar. Por lo general, los alimentos recomendados son grasas de productos lácteos y cereales. Éstos, sin embargo, causan todavía más debilidad en las células debido a su naturaleza ácida y congestiva.

Si uno está siguiendo un programa de detoxificación y está perdiendo peso, una de las preguntas más importantes que debe hacerse es: «¿Por qué razón estoy perdiendo peso si estoy aportando más nutrientes y aminoácidos a mi cuerpo con una dieta de alimentos crudos?».

Una de las respuestas es que cuando tu cuerpo se vuelve más fuerte y más saludable empieza a desprenderse de la toxicidad y de sus células débiles, por consiguiente, hará espacio para las nuevas células sanas. En un proceso de detoxificación, puedes perder las uñas de las manos o de los pies, la piel, los músculos, etcétera, especialmente si estos tejidos son demasiado débiles para fortalecer el cuerpo. No te preocupes, volverán; no como antes, sino mucho más fuertes y saludables.

¡glándulas, glándulas, glándulas! Tus glándulas controlan tus 76 billones de células. Afectan a tu metabolismo digestivo, tu metabolismo del azúcar y tu metabolismo de las grasas, todos los cuales determinan el peso y los niveles de energía.

NOTA: Algunas personas que empiezan una dieta de frutas y verduras crudas, en un principio, aumentarán de peso. ¡No te asustes! Esto es sólo el peso del «agua». El 90 por 100 de las frutas y verduras crudas es agua. Si retienes el agua, es porque tu cuerpo es demasiado ácido y tiene muchos depósitos ácidos en sus tejidos. El cuerpo retiene el agua para amortiguar o alcalinizar y eliminar estas afecciones. Esto no durará mucho tiempo y es muy beneficioso.

Sé paciente y pásatelo bien en esta nueva aventura de comer para la salud y la vitalidad. Y mira cómo los kilos desaparecen.

MÓDULO 5.9 ✳ La piel y sus trastornos

La piel es el órgano vital más grande que tienes. Sus funciones van desde la protección y el control de la temperatura hasta la eliminación. La piel también es el órgano de eliminación más grande que tienes y, a veces, se le denomina el «tercer riñón». Tu piel se supone que debe eliminar cada día tanto como tus pulmones, tus riñones y tus intestinos. Esta eliminación se hace en forma de mucosidad, toxinas (ácidos) y gases.

Los efectos o subproductos de muchos de los alimentos que consumes se congestionan e inflaman tu sistema. Las enfermedades de la piel son sólo signos de este proceso. A medida que el cuerpo trata de eliminar estos subproductos, puedes experimentar algo que puede ir de la caspa, las espinillas y las erupciones cutáneas, a la dermatitis, la psoriasis y el cáncer de piel. La psoriasis y el cáncer de piel son los más tóxicos y están implicados parasitariamente en todas las enfermedades de la piel.

Los parásitos son carroñeros. Se encuentran en cualquier sitio donde haya toxicidad y células muertas o moribundas, incluyendo las capas de la piel y la superficie de la piel. Si quieres, puedes llamar a todos estos síntomas «enfermedades», lo mires como lo mires la causa siempre es la misma. Solamente varía el grado de gravedad. La mayoría de los médicos alopáticos utilizan cortisona o esteroides, como la prednisona, para tratar estas afecciones de piel, que sólo sirven para conducir a las toxinas y los parásitos a un nivel más profundo de los tejidos, bloqueando todavía más una eliminación adecuada.

Cuando los órganos de la piel y de eliminación están atascados por toxinas, también lo está el hígado. Si tienes alguna afección en la piel –desde pequeños granos hasta dermatitis o psoriasis–, debes desintoxicarte tú mismo, especialmente el sistema linfático, el hígado, los riñones y los intestinos. Deja de comer productos lácteos y azúcares refinados, que causan una congestión pesada en los tejidos del cuerpo. A los hongos les encanta este tipo de congestión y toxicidad como fuente de alimento. Esto lleva a una afección llamada *Candida albicans,* que es un crecimiento excesivo de levadura. La levadura es parte de la familia de los hongos. Puedes matar a la mayoría de estos hongos (levaduras) con una buena fórmula herbaria antiparasitaria. Sin embargo, si no eliminas la toxicidad y la congestión de la que se alimenta, regresarán.

La fiebre es una de las mejores herramientas que el cuerpo utiliza para ayudar a eliminar a través de la piel. El aumento de la temperatura del cuerpo aumenta la transpiración, acrecentando así la eliminación de toxinas, venenos y mucosidad. Por esta razón, el cuerpo produce los síntomas del resfriado y la gripe, como resultado de los ataques de parásitos, la estimulación y la detoxificación (alcalinización). **Nunca interrumpas un resfriado o los síntomas gripe o fiebre.** No son enfermedades, sino una reacción natural del cuerpo para aumentar la eliminación, que es vital para ponerse bien.

Si no sudas, tu piel se congestiona, provocando sequedad o inflamación. Muchas mujeres tienen este problema, así que utilizan cremas hidratantes para que su piel vuelva a ser suave y aceitosa de nuevo. Esto aumenta el problema, ya que estas lociones añaden la congestión a las capas subcutáneas de la piel. La congestión y la toxicidad bloquean los conductos del sebo de la piel y la salida de los poros, haciendo que la piel sea seca y escamosa. La salud de la piel es un tema interno no externo. En otras palabras, un cuerpo sano en el interior se traduce en una piel sana en el exterior. Si tienes que alimentar la piel externa, usa aceite de semilla de uva puro, crudo, orgánico, o aceite de oliva. O se recomienda una mezcla de tocoferol-vitamina E, aceite de jojoba o aceites esenciales puros.

Si tienes hipotiroidismo, del 60 al 70 por 100 de la población lo tiene, tendrás dificultades para transpirar. La glándula tiroidea afecta a la capacidad de sudar, ya sea haciendo sudar demasiado o no lo suficiente. La falta de ejercicio y la baja actividad es de las razones por la que las personas no sudan lo suficiente. Consulta el capítulo 9 sobre hábitos saludables, y lee las secciones sobre tratamientos en frío y cepillado de piel seca. Éstas son sólo dos formas sencillas para aumentar la eliminación de la piel. Una dieta de alimentos crudos es tan esencial para la buena salud de la piel como lo es para la salud de cualquier célula. Cuando la piel comienza a prolapsar (caída) o a tener arrugas, no es vejez. Es piel debilitada.

Debes cuidar tu piel como lo harías con cualquier órgano vital. Recuerda que la tiroides y el hígado están relacionados con la piel, así que desintoxica el hígado y mantiene tu tiroides funcionando correctamente. Usa la prueba de la temperatura basal *(véase* el apéndice A) para determinar más precisamente tu función tiroidea.

Disfruta de una piel sana. Si detoxificas y regeneras, todo tu cuerpo te lo agradecerá y te lo pagará con una buena salud. He ayudado a personas de ochenta y noventa años de edad a recuperar una piel vibrante, saludable, sin arrugas, tonificada y fortalecida. El cuerpo es la máquina más maravillosa e inteligente. Cuida el tuyo, ya que es tu vehículo durante tu estancia terrenal.

MÓDULO 5.10 ✳ La mente, las emociones y las células

Hasta aquí hemos estudiado el impacto y el efecto que tienen los diferentes alimentos y las toxinas que consumes en tu cuerpo. Vamos a examinar ahora los procesos más sutiles, que te afectan a ti y a tu cuerpo, y que también provocan la enfermedad.

Las dos herramientas más poderosas que utilizas para crear tu experiencia en el mundo físico son tu mente y tus emociones. Tu cuerpo físico es sólo un caparazón de arcilla que transporta tu conciencia por todas partes. No serías capaz de crear los acontecimientos en tu vida si no fuera por los procesos de pensamiento que te permiten imaginar la secuencia de los acontecimientos que deseas experimentar. Sin las emociones, sin embargo, no habría ningún deseo de crear. A medida que la mente toma imágenes del pasado y del presente y las pone juntas para crear el futuro, son las emociones las que conducen a manifestar estas imágenes. Cuanto más fuertes sean tus sentimientos hacia una idea o una imagen, más vas a «experimentar la experiencia», no importa lo que sea. Añadido a estos aspectos creativos gemelos está tu ego, que es tu sentido de individualidad. Coloca todo esto junto y obtendrás el juego de la vida.

La mente y las emociones pueden trabajar para nosotros de manera positiva, o contra nosotros, de manera negativa, controlándonos y esclavizándonos. Te sugiero que uses tu mente y tus emociones para mejorar y revitalizarte. Recuerda, la mente funciona a partir de imágenes. Lo que imaginas se convierte en tu realidad a uno u otro nivel. Así que vira este proceso hacia tu beneficio. Imagínate a ti mismo sano y vital. Aquí es donde te pueden llevar tus emociones. Ilusiónate con una nueva vida llena de vitalidad y dinamismo. Deja que tus emociones te conduzcan al éxito. Lee y rodéate de libros e información sobre alimentos crudos y detoxificación. Es vital para nosotros, como almas, entender a nuestros cuerpos, pues son nuestros vehículos en este viaje a través de la creación. Debes aprender a usar correctamente el cuerpo para tu mayor beneficio. Lo que crees, mental y emocionalmente, se convertirá en tu experiencia.

La salud y la vitalidad verdaderas se encuentran cuando tenemos estos «cuerpos», el mental y el emocional, en equilibrio. Cada uno de estos cuerpos impacta entre sí. Tus emociones, especialmente las negativas, como la ira, el odio y los celos, pueden hacer que tu cuerpo físico enferme y tenga muchas dolencias. Estas emociones se almacenan en el hígado y los riñones. Bloquean la función pancreática adecuada (digestión) y también otras funciones glandulares. Las emociones pueden, incluso, bloquear nuestra mente, afectando a nuestra capacidad de comprender, pensar y tomar decisiones racionales. Sobre todo, pueden cerrar los centros del corazón. Una vez cerrado el centro del corazón, tu capacidad para recuperar la salud disminuye drásticamente, hasta el punto de que la muerte es el resultado inevitable.

Entre los pacientes de cáncer a los que no pude ayudar estaban aquellos que tenían su centro del corazón cerrado por una u otra razón y tenían muchas dificultades para abrirse al amor. En algunas personas, éste es un tema complejo y profundamente arraigado. Aquí es donde entran la meditación, la oración personal profunda y la terapia espiritual. Uno debe empezar a disfrutar de la vida por lo que es. Observa la naturaleza y rodéate de flores y plantas, ya que son muy curativas. La naturaleza abraza con energías de amor. Si somos capaces de dejar de lado el pasado, podremos disfrutar de cada momento por lo que es. Deja que se vayan el odio, la ira y los juicios. Dáselos a Dios. Un viejo dicho que utilizo personalmente es: «Suelta las riendas y entrégaselas a Dios».

El amor, la felicidad, la alegría, la salud y el control mental mantienen el corazón abierto. La infelicidad, la depresión, la desesperación, la ira, los celos, la rabia, la envidia y los estados negativos apagan o mantienen el centro del corazón cerrado. La mente también debe mantenerse bajo control. Dicen que la mente es un gran siervo, pero un pésimo, incluso destructivo, maestro.

El proceso del pensamiento nos impide disfrutar el momento presente, el «eterno ahora» como se lo llama. ¿Recuerdas cuando eras un niño y el momento presente te parecía que duraría para siempre? Aquellos días eran largos y llenos de juegos y emoción. A medida que creciste, estos momentos eternos se perdieron en manos del pensamiento y el deseo. La forma de enseñanza que se hace en la mayoría de nuestros sistemas escolares promueve la competencia y limita el libre pensamiento, al igual que el mundo materialista de las posesiones limita la libertad y la felicidad. Estas circunstancias han reducido en gran medida nuestra conciencia global y nuestra capacidad para experimentar a Dios, fuente de la verdadera vitalidad, alegría y felicidad.

Desintoxicar tu cuerpo físico puede iniciar una cadena de acontecimientos que te permitirá limpiar y poner bajo control tus procesos emocionales y mentales. Puedes ayudar a este proceso permitiendo que los viejos patrones de pensamiento y las emociones puedan emerger durante la detoxificación para, al fin, ser liberados y olvidados. Hay muchas maneras de hacer esto.

Empieza por observar tus pensamientos. Aléjate de ellos y conviértete en observador. Vuélvete indiferente acerca del resultado de las cosas y de las opiniones y emociones de otras personas. Libérate. Ofrece todo al espíritu, a Dios, al viento…, sea lo que sea en lo que creas. Deja ir todas tus emociones negativas y tus cadenas mentales. Esto permitirá que el mayor poder de curación fluya a través de ti y de tus cuerpos mental, emocional y físico, aportando una vitalidad y una conciencia indescriptible y extraordinaria. Disfruta de la vida momento a momento. Permítete la libertad de ampliar y experimentar. Sal de los viejos estados condicionados de pensamiento y sentimiento y sé dinámico y saludable. ¡Hazlo ahora!

Es importante tener en cuenta que cuando el sistema glandular está desequilibrado, tú también lo estás. Esto es especialmente cierto de la tríada hipófisis, tiroides y glándulas suprarrenales.

Cuando la tiroides es hipoactiva, baja la absorción del calcio. Esto puede provocar todo tipo de estados de depresión, de leve a crónica. Cuando las glándulas suprarrenales se convierten en hipoactivas, las ansiedades pueden agobiarte. Las respuestas varían, desde leve timidez e introversión, a aprehensión, preocupación crónica y ansiedad, ataques de ansiedad aguda, miedo paralizante y aislamiento. El trastorno bipolar, esquizofrenia y otras afecciones similares son todas manifestaciones de lo anterior, que afectan a tu calcio, serotonina, neurotransmisores y similares. Por esta razón la salud de tu cuerpo físico es tan importante para tus cuerpos mentales y emocionales. Están todos interconectados hasta el punto de que experimentas los tres como una sola expresión.

Resumen

Aprende los secretos que conducen a la salud y la vitalidad de tu cuerpo físico, de la mente y de las emociones. Toma las riendas de estas herramientas o cuerpos. Son tus instrumentos de expresión mientras estás en este mundo. Desintoxica y limpia tu cuerpo. Deja que todas tus emociones te lleven lejos o sean reemplazadas con amor. Ve más allá de tu mente en el mundo del Ahora. Se «tú», no tu mente. Sólo usa el pensamiento para crear lo que necesitas, no lo que quieres.

MÓDULO 5.11 * Lenguaje corporal: ¿Qué está tratando de decirte tu cuerpo?

En la vida, nada sucede sin una razón. Todas las cosas existen y cambian por una causa. Si das un largo paseo por el camino, es porque decidiste, con el pensamiento y la emoción (el deseo), hacerlo. Las células en tu cuerpo son lo mismo. Actúan y responden mediante el pensamiento y las emociones. Sin embargo, los tipos de pensamientos y emociones que actúan sobre las células se llevan a cabo de manera sutil, casi inconsciente.

Las células ya funcionan automáticamente. Sin embargo, las hormonas, esteroides, neurotransmisores, serotonina, etcétera, influyen en ellas. Estas sustancias crean una reacción en los tejidos (células) que las hace responder o reaccionar de un modo particular, dependiendo del pensamiento o emoción inicial. Un buen ejemplo de ello es el miedo. Si ves algo que te aterra, las glándulas suprarrenales producen adrenalina (epinefrina) para estimular el corazón y el flujo sanguíneo, y para fomentar el movimiento muscular. Esto te da mucha más resistencia y energía para correr o luchar. Las glándulas suprarrenales recibieron el estímulo para liberar adrenalina del cerebro, que a su vez recibió el estímulo a través de la conciencia.

Las células responden a estímulos. Esto puede tener resultados positivos o negativos dependiendo de la fuente de los estímulos. Como he reforzado a lo largo de este libro, los alimentos que comes, lo que bebes, lo que respiras, y lo que te pones en la piel puede tener un efecto positivo y favorecedor o un efecto negativo sobre las células, tejidos, órganos o glándulas. Un efecto negativo puede causar hipoactividad de las células y sus tejidos respectivos. Estas influencias negativas pueden incluso matar las células.

A medida que tus células se debilitan o mueren, puede cambiar su fisiología (función). Pueden ser invadidas por parásitos para rematarlas, o ser consumidas por una célula inmune y, por consiguiente, eliminadas.

Mientras este proceso de deterioro celular tiene lugar, tu cuerpo, en su conjunto, empieza a sufrir. Esto crea un efecto dominó, provocando un cambio en la manera de funcionar del cuerpo. Muchos de estos cambios son como signos. Unidos entre sí se convierten en un «lenguaje» corporal que puedes leer tú mismo o tu médico. Si eres observador y aprendes sobre el lenguaje de tu cuerpo o los métodos de comunicación, serás capaz de determinar qué órganos y glándulas te están fallando. Este módulo puede usarse en concurrencia con el módulo 5.12, «El cuestionario de salud», que concluye este capítulo. Este cuestionario te permitirá reflexionar sobre los diferentes sistemas y procesos corporales e identificar sus debilidades.

Por ahora, las listas que siguen a continuación son algunos signos, o efectos secundarios, del «lenguaje corporal» que he aprendido en mis más de treinta años de experiencia como profesional de la salud. Algunos te pueden parecer enfermedades, pero son simplemente los efectos de las debilidades e insuficiencias de órganos o glándulas.

EL LENGUAJE DE LAS GLÁNDULAS, ÓRGANOS Y SISTEMAS

Tiroides (sistema endocrino glandular)

La debilidad o insuficiencia de la tiroides aparecerá como:

- Obesidad (si tu páncreas es débil, puedes estar delgado y aun así una tiroides débil)
- Metabolismo bajo (puede ocasionarte una mala digestión)
- Baja temperatura corporal (extremidades frías e intolerancia al frío)
- Pérdida del cabello y calvicie
- Falta de sudor, que afecta a la eliminación por la piel (provoca piel seca y otras afecciones)

Paratiroides (sistema endocrino glandular)

El calcio requiere de una hormona paratiroidea y, de esta forma, puede ser absorbida adecuadamente por el cuerpo. No absorber el calcio se traduce en:

- Pérdida de masa ósea (osteoporosis, deterioro de la columna o hernias discales)
- Espolones óseos (calcio)
- Artritis (la debilidad de las glándulas suprarrenales también debe estar presente)
- Debilidad del tejido conectivo, que causa afecciones y prolapsos (caída) de piel, vejiga, útero, intestinos y otros órganos
- Várices y telangiectasias (arañas vasculares)
- Hemorroides
- Depresión
- Debilidad nerviosa
- Espasmos, calambres de los músculos, convulsiones
- Deshidratación
- Uñas quebradizas, estriadas o debilitadas
- Anemia (niveles bajos de calcio provocan mala absorción del hierro)
- Escoliosis
- Rotura de discos
- Hernias
- Aneurismas
- MVP (prolapso de válvula mitral, corazón)

Glándulas suprarrenales (sistema endocrino glandular)

Vinculado al sistema nervioso, inflamación, utilización de hidratos de carbono, curación y reparación de los tejidos. La debilidad o insuficiencia de estas glándulas se verá como:

- Afecciones terminadas en «-itis» (todas las afecciones inflamatorias)
- Afecciones fibroquísticas
- Fibromialgia, esclerodermia y ciática
- Quistes en los ovarios
- Sangrado excesivo
- Endometriosis y formación de células atípicas
- Prostatitis
- Cáncer de próstata
- Todos los cánceres femeninos
- Esclerosis múltiple y enfermedad de Parkinson
- Temblores
- Tinnitus (zumbido en los oídos)
- Dificultad para respirar
- Placas de colesterol
- Deshidratación
- Ansiedad, timidez excesiva, sensibilidad emocional y otras afecciones relacionadas
- Alteraciones del sueño
- Problemas de memoria
- Pubertad precoz, inicio de la menstruación y menstruación irregular
- Problemas de fertilidad
- Problemas sexuales (incluyendo la carencia de, o el excesivo, impulso sexual, impotencia, problemas de erección, frigidez en las mujeres y problemas de fertilidad)
- Energía baja (fatiga crónica)
- Falta de resistencia

Páncreas (sistema glandular digestivo y endocrino)

La hipoactividad (actividad baja) del páncreas puede causar lo siguiente:

- Gases y distensión abdominal durante la digestión
- Alimentos no digeridos en tus heces
- Delgadez excesiva

- Pérdida de tejido muscular
- Lunares que crecen en tu piel
- Bajo nivel de azúcar en la sangre (hipoglucemia)
- Alto nivel de azúcar en la sangre (diabetes, etcétera)
- Reflujo ácido
- Gastritis
- Enteritis
- Náuseas

Hígado y vesícula biliar (sistema hepático/sanguíneo–tu fábrica de productos químicos)

Cuando el hígado o la vesícula biliar se vuelven tóxicos, están inflamados y llenos de cálculos, pueden aparecer los siguientes síntomas:

- Afecciones de distensión abdominal y reflujo ácido
- Enteritis
- Mala digestión
- Anemia
- Baja absorción de aminoácidos
- Bajo nivel de hemoglobina y albúmina
- Toxicidad cutánea (resultando en dermatitis, eczema, psoriasis y otras afecciones)
- Heces blancas
- Manchas cutáneas (cambios en la pigmentación de la piel)
- Inanición
- Baja producción de colesterol = baja producción de esteroides = más inflamación
- Menor resistencia a la inflamación
- Disminuye la protección de la pared celular
- Gastritis
- Náuseas después de comer
- Pérdida de tejido muscular (baja absorción de proteínas)
- Niveles bajos de colesterol
- Problemas de azúcar (nivel de azúcar en la sangre alto o bajo)

Tracto gastrointestinal (sistemas digestivo y de eliminación)

Tu tracto gastrointestinal (del estómago hasta el ano) es el «eje» de tu cuerpo. Cuando deja de hacer su trabajo a causa de retenciones e inflamación, puede debilitar y matar de hambre al cuerpo. Cuando el tracto gastrointestinal falla, el resto del cuerpo le seguirá pronto. Los siguientes son sólo algunos de los efectos secundarios de esta insuficiencia:

- Mala absorción e inanición
- Gastritis, enteritis o colitis
- Diverticulitis (cuando se forman las «bolsas» a partir de retenciones)
- Gas
- Diarrea
- Estreñimiento (también vinculado a la debilidad de la médula suprarrenal)
- Parásitos (gusanos y otros)
- Enfermedad de Crohn
- Cáncer gastrointestinal (en la actualidad, el segundo tipo de cáncer más frecuente en Estados Unidos)
- Cuando el tracto intestinal se vuelve tóxico, envía la toxicidad a todas las partes del cuerpo
- Apendicitis
- Congestión linfática (bloqueos en la eliminación linfática)
- Náuseas al comer

Sistema linfático (sistema inmune y sistema de eliminación, «séptico»)

El trabajo del sistema linfático es limpiar y proteger el cuerpo. Este sistema es tan importante como el sistema sanguíneo. El sistema linfático es el más descuidado y necesita la mayor atención. Todas las enfermedades comienzan cuando este sistema está sobrecargado y falla. Los siguientes, son sólo algunos de los efectos evidentes:

- Resfriados y síntomas parecidos a la gripe
- Muchas enfermedades infantiles (paperas, sarampión, etcétera)
- La mayoría de los problemas congestivos respiratorios
- Congestión nasal
- Otalgias
- Pérdida de audición (que causa la congestión de los conductos de los oídos)
- Dolor de garganta
- Quistes y tumores
- Forúnculos, espinillas y similares
- Cánceres linfáticos

- Apendicitis
- Baja respuesta inmunológica
- Bajo nivel de linfocitos (cuando la glándula linfática, llamada bazo, se ve afectada)
- Bajo nivel de plaquetas, y puede ocurrir una falta de limpieza sanguínea
- Edema linfático de los ganglios linfáticos eliminados o degenerados
- Inflamación de los ganglios linfáticos
- Alergias
- Celulitis
- Visión borrosa
- Cataratas y glaucoma
- Ronquidos
- Apnea del sueño
- Amigdalitis
- Tortícolis
- Deterioro de la columna cervical por el estancamiento del sistema linfático en el cuello (especialmente cuando se han quitado las amígdalas)
- Caspa

Riñones y vejiga (sistema del tracto urinario/de eliminación)

Estos órganos son vitales en el proceso de eliminación de tu cuerpo. Sin la adecuada eliminación de los desechos metabólicos, tanto celulares como digestivos, los subproductos tóxicos pueden causar la autointoxicación de las células. Esto provocaría debilidad celular y muerte. Los siguientes son efectos secundarios o los signos de advertencia que tu cuerpo experimenta cuando los riñones y la vejiga se debilitan:

- Bolsas bajo los ojos
- Problemas de visión
- Lumbago
- Cálculos renales (factor que contribuye a la debilidad de la paratiroides)
- Infecciones del tracto urinario, infección urinaria (ardor en la micción)
- Pérdida de control de la vejiga (incontinencia)
- Dificultad para orinar (pueden ser también infecciones del tracto urinario)
- Aumento de la acidosis
- Deshidratación

- Edema (factor que contribuye)
- Toxemia
- Dolores de cabeza
- Puede afectar tu respiración

Corazón y circulación (el sistema circulatorio)

Muchas afecciones que afectan al corazón y la circulación ya han sido cubiertas por diversas glándulas y sus efectos sobre el cuerpo. Esto es porque muchas afecciones en el cuerpo son afecciones reflejas que tienen su punto de origen distintos de los síntomas obvios. Ejemplos de esto son el prolapso de la válvula mitral y la arritmia cardíaca, que tienen su origen en la paratiroides, donde el tejido conectivo y el sistema nervioso pueden verse afectados. Las glándulas suprarrenales, por supuesto, juegan un papel vital en el nervio que alimenta el corazón. El colesterol formará placas él mismo si las glándulas suprarrenales son débiles y la acidosis no tiene límites. Todo esto puede conducir a derrames cerebrales, ataques cardíacos y obstrucciones en el sistema vascular. Hay que pensar en esto y tomarlo en consideración cuando se trata del corazón y los problemas circulatorios. Los siguientes son algunos de los síntomas que el cuerpo manifestará cuando estos tejidos del corazón y la circulación se vean afectados:

- La mala circulación conduce a la muerte celular (que conduce a multitud de problemas)
- Canas
- Pérdida de memoria
- Dolor de pecho o angina de pecho
- Sensación de «pesadez» o «peso» en la parte superior del pecho
- Petequias (salen moretones fácilmente)
- Regurgitación sanguínea (reflujo) por válvulas débiles (que causa dolor en el pecho)
- Presión arterial sistólica alta o baja (relación con la glándula suprarrenal)
- Diastólica alta (número inferior)
- Sensación de cansancio (especialmente cuando hacemos ejercicio)
- S.O.B. (dificultad respiratoria) de acumulación de agua, insuficiencia cardíaca congestiva (CHF) y edema miocárdico (fluidos alrededor del corazón). La acumulación de agua es un problema inflamatorio de acidosis.
- Falta de resistencia (vinculada también con las glándulas suprarrenales)

- Calambres o espasmos como consecuencia del ejercicio
- Contribuye a la obstrucción linfática, provocando problemas linfáticos lentos
- Todos los tipos de arritmias cardíacas (aunque generalmente la culpa la tiene la debilidad de las glándulas tiroides y suprarrenales)

Piel (sistema eliminador y tegumentario)

La piel es el órgano más grande de eliminación que tienes. Se supone que elimina tantos residuos diarios como los riñones y los intestinos. Sin embargo, cuando el hígado, los intestinos y el sistema linfático están atascados, esto sobrecarga a la piel y se convierte en lenta y compacta. Esto causa muchas de las afecciones de piel existentes. Además, cuando la tiroides falla es más difícil sudar. Esto inhibe aún más la eliminación adecuada a través de la piel. Un deterioro de las funciones normales de la piel se traducirá en:
- Erupciones en la piel
- Piel seca
- Eczema
- Furúnculos, espinillas, etcétera (relacionado con el sistema linfático)
- Dermatitis
- Psoriasis
- Piel agrietada

Pulmones (sistema respiratorio)

La respiración y los pulmones son los que llevan los mayores factores de energía y oxidación a nuestro cuerpo. Sin oxígeno, por supuesto, morirías. El oxígeno ayuda a los elementos a transmutar en otros elementos o compuestos. La transmutación es el verdadero proceso de la naturaleza. El siguiente lenguaje corporal, obviamente, indica congestión pulmonar, toxicidad y acidosis:
- Bronquitis y neumonía
- Asma
- S.O.B. (dificultad respiratoria)
- Tos crónica
- Enfisema
- EPOC (enfermedad pulmonar obstructiva crónica)
- Dolor en las zonas pulmonares

- Fatiga (también debilidad de la tiroides y las glándulas suprarrenales)
- Falta de resistencia (también causada por debilidad de las glándulas suprarrenales)
- Dolor de garganta (comienza aquí)
- Niveles altos de dióxido de carbono
- Toxemia

MÓDULO 5.12 ✳ El cuestionario de salud

Ahora que hemos visto el lenguaje corporal en el módulo 5.11, este cuestionario de salud mejorará la comprensión de tu cuerpo destacando qué órganos, glándulas o sistemas son deficientes a la hora de desempeñar su función en tu cuerpo. Tras descubrir las zonas de debilidad de tu cuerpo puedes utilizar la dieta recomendada en este libro, así como las fórmulas herbarias diseñadas para estas áreas específicas. Consulta en el capítulo 8, el módulo 8.3 sobre fórmulas herbarias aplicadas a cada sistema y mira la «Guía de recursos» sobre las empresas recomendadas para suministrar hierbas y fórmulas herbarias.

También sería muy valioso compartir este cuestionario con tu médico, ya que se detallan muchas cosas que no siempre se incluyen en los sencillos cuestionarios de la historia médica y pueden revelar temas de los que nunca has hablado. Utilízalo como una manera de trabajar juntos para encontrar el mejor enfoque posible para tu programa de detoxificación y regeneración.

TIROIDES/PARATIROIDES (SISTEMA GLANDULAR)

¿Tienes sobrepeso?	Sí ☐	No ☐
¿Tienes las manos y los pies fríos?	Sí ☐	No ☐
¿Tienes pérdida de cabello o eres calvo o te estás quedando calvo?	Sí ☐	No ☐
¿Te resulta fácil engordar y difícil perder peso?	Sí ☐	No ☐
¿Tus uñas son estriadas, quebradizas o débiles?	Sí ☐	No ☐
¿Tienes varices o telangiectasias (arañas vasculares)?	Sí ☐	No ☐
¿Tienes, o has tenido, hemorroides?	Sí ☐	No ☐
¿Te dan calambres en los músculos?	Sí ☐	No ☐

¿Tu vejiga es fuerte o débil?	Fuerte ☐	Débil ☐
¿Tienes el ritmo cardíaco irregular?	Sí ☐	No ☐
¿Tienes insuficiencia de la válvula mitral (soplo cardíaco)?	Sí ☐	No ☐
¿Tienes dolores de cabeza o migrañas?	Sí ☐	No ☐
¿Tienes, o has tenido alguna vez, una hernia?	Sí ☐	No ☐
¿Has tenido alguna vez un aneurisma?	Sí ☐	No ☐
¿Tienes osteoporosis?	Sí ☐	No ☐
¿Tienes escoliosis?	Sí ☐	No ☐
¿Te irritas fácilmente?	Sí ☐	No ☐
¿Tienes niveles bajos de energía?	Sí ☐	No ☐
¿Padeces síntomas de depresión?	Sí ☐	No ☐
¿Tu puntuación es baja en las pruebas de densidad ósea?	Sí ☐	No ☐
¿Tus pruebas muestran niveles bajos de calcio?	Sí ☐	No ☐
¿Tienes, o has tenido alguna vez, bocio?	Sí ☐	No ☐
¿Tienes la columna vertebral deteriorada o hernias discales?	Sí ☐	No ☐
¿Tú, o algún miembro de tu familia, ha sido diagnosticado con la enfermedad de Hashimoto o Reidel?	Sí ☐	No ☐
¿Sudas abundantemente o casi nada?	Mucho ☐	Poco ☐

GLÁNDULAS SUPRARRENALES (SISTEMA GLANDULAR)

Médula (suprarrenal)

¿Tienes esclerosis múltiple, párkinson o parálisis?	Sí ☐	No ☐
¿Tienes ataques de ansiedad, o te sientes demasiado ansioso?	Sí ☐	No ☐
¿Te sientes excesivamente tímido o inferior a los demás?	Sí ☐	No ☐
¿Tienes la presión arterial baja (por debajo de 118 sistólica)?	Sí ☐	No ☐
¿Tienes temblores, piernas inquietas, etcétera?	Sí ☐	No ☐
¿Tienes tinnitus (zumbidos en los oídos)?	Sí ☐	No ☐
¿Tienes dificultad para respirar o te cuesta realizar una respiración profunda?	Sí ☐	No ☐
¿Tienes arritmias cardíacas?	Sí ☐	No ☐

¿Tienes dificultad para dormir?   Sí ☐   No ☐

¿Tienes el síndrome de fatiga crónica?   Sí ☐   No ☐

¿Te cansas fácilmente?   Sí ☐   No ☐

¿Alguna vez te han diagnosticado la enfermedad
de Addison o hiperplasia suprarrenal congénita?   Sí ☐   No ☐

Corteza (suprarrenal)

¿Tienes niveles elevados de colesterol en la sangre?   Sí ☐   No ☐

¿Tienes lumbago?   Sí ☐   No ☐

¿Tienes, o has tenido, ciática?   Sí ☐   No ☐

¿Tienes artritis o bursitis?   Sí ☐   No ☐

¿Tienes alguna afección terminada en «-itis»
(afecciones inflamatorias)?   Sí ☐   No ☐

Explica _____

SÓLO MUJERES

¿Tienes tus menstruaciones irregulares?   Sí ☐   No ☐

¿Tienes un sangrado excesivo durante la menstruación?   Sí ☐   No ☐

¿Tienes, o has tenido, quistes ováricos?   Sí ☐   No ☐

¿Tienes, o has tenido, fibromas?   Sí ☐   No ☐

¿Tienes, o has tenido, endometriosis o células atípicas?   Sí ☐   No ☐

¿Tienes mastopatía fibroquística?   Sí ☐   No ☐

¿Tienes fibromialgia o esclerodermia?   Sí ☐   No ☐

¿Sientes dolor en los senos, sobre todo durante
la menstruación?   Sí ☐   No ☐

¿Tienes la libido baja o excesiva?   Sí ☐   No ☐

¿Has sufrido una histerectomía?   Sí ☐   No ☐

     Parcial ☐   Completa ☐   Cuándo _____

¿Te extirparon otros órganos al mismo tiempo?
(por ejemplo, vesícula biliar)   Sí ☐   No ☐

¿Te han practicado alguna vez un legrado?   Sí ☐   No ☐

¿Has tenido un aborto espontáneo?   Sí ☐   No ☐

¿Has tenido dificultades para concebir hijos?   Sí ☐   No ☐

Otros _____

SÓLO HOMBRES

¿Tienes prostatitis (micción frecuente, especialmente
   durante la noche)?   Sí ☐   No ☐

En caso afirmativo, ¿con qué frecuencia?

¿Tienes cáncer de próstata? Recuento de PSA: Sí ☐   No ☐

¿Tienes hipertrofia testicular (agrandamiento)?   Sí ☐   No ☐

¿Tienes la libido baja o excesiva?   Sí ☐   No ☐

¿Tienes problemas de erección?   Sí ☐   No ☐

¿Tienes eyaculación precoz?   Sí ☐   No ☐

Otros _____

PÁNCREAS

¿Tienes gases después de comer?   Sí ☐   No ☐

¿Notas los alimentos retenidos en el estómago?   Sí ☐   No ☐

¿Tienes reflujo ácido?   Sí ☐   No ☐

¿Ves algún alimento sin digerir en las heces?   Sí ☐   No ☐

¿Tienes hipoglucemia (nivel bajo de azúcar en la sangre)? Sí ☐   No ☐

¿Tienes diabetes (nivel alto de azúcar en la sangre)?   Sí ☐   No ☐
   Tipo I ☐   Tipo II ☐

¿Eres delgado y tienes dificultades para aumentar de peso? Sí ☐   No ☐

¿Tienes gastritis o enteritis?   Sí ☐   No ☐

¿Tus alimentos pasan rápidamente por tu aparato digestivo
   (diarrea)?   Sí ☐   No ☐

¿Tiene lunares en el cuerpo?   Sí ☐   No ☐

TRACTO GASTROINTESTINAL

¿Tu lengua tiene saburra (blanca, amarilla, verde o marrón),
   especialmente por la mañana?   Sí ☐   No ☐

¿Tienes hernia de hiato?   Sí ☐   No ☐

¿Tienes gastritis?   Sí ☐   No ☐

¿Tienes enteritis?   Sí ☐   No ☐

¿Tienes colitis?   Sí ☐   No ☐

¿Tiene diverticulitis?   Sí ☐   No ☐

¿Tienes diarrea habitualmente?   Sí ☐   No ☐

¿Padeces estreñimiento?   Sí ☐   No ☐

¿Con qué frecuencia haces de vientre?

¿Alguna vez has tenido úlceras estomacales o intestinales?   Sí ☐   No ☐

¿Tienes, o has tenido alguna vez, cualquier tipo de cáncer
gastrointestinal: estómago, colon, recto, etcétera?   Sí ☐   No ☐

Explica _____

_____

¿Tienes la enfermedad de Crohn?   Sí ☐   No ☐

¿Tienes problemas de «gases»?   Sí ☐   No ☐

Otros problemas gastrointestinales _____

_____

HÍGADO/VESÍCULA/SANGRE

¿Tienes problemas para digerir las grasas?   Sí ☐   No ☐

¿Las grasas o los alimentos lácteos te causan inflamación
o dolor en la zona del estómago?   Sí ☐   No ☐

¿Tus heces son de color blanco o de color
marrón claro?   Sí ☐   No ☐

¿Sientes dolor en la parte media de la espalda
(especialmente después de comer)?   Sí ☐   No ☐

¿Sientes dolor en la parte de atrás de la costilla derecha,
inferior?   Sí ☐   No ☐

¿Tienes manchas «hepáticas» o marrones en la piel?
(no pecas)   Sí ☐   No ☐

¿Tienes algún cambio en la pigmentación de la piel?   Sí ☐   No ☐

¿Tiene problemas en la piel? Si es así, ¿de qué tipo?   Sí ☐   No ☐

¿Estás anémico?   Sí ☐   No ☐

¿Tienes, o has tenido alguna vez, hepatitis?   Sí ☐   No ☐
    A ☐   B ☐   C ☐

CORAZÓN Y CIRCULACIÓN

¿Tienes alguna cana?   Sí ☐   No ☐

¿Tienes problemas para recordar las cosas?   Sí ☐   No ☐

¿Tus piernas se cansan o tienes calambres después
de caminar?   Sí ☐   No ☐

¿Te salen moretones fácilmente?   Sí ☐   No ☐

¿Has tenido dolores en el pecho o angina de pecho?   Sí ☐   No ☐

¿Alguna vez has tenido un ataque al corazón (infarto
de miocardio)?   Sí ☐   No ☐
¿Alguna vez te han operado a corazón abierto?   Sí ☐   No ☐
¿Tienes arritmias cardíacas?   Sí ☐   No ☐
¿De qué tipo?
¿Tienes un soplo en el corazón o insuficiencia de la válvula
mitral?   Sí ☐   No ☐
¿Sientes presión en el pecho?   Sí ☐   No ☐
¿Tienes dolores «punzantes» en algún sitio,
especialmente en la zona del corazón?   Sí ☐   No ☐
Dónde _____
¿Tienes, o has tenido alguna vez, la presión arterial alta? Sí ☐   No ☐
Tu presión arterial media es _____ más de _____

PIEL

¿Tienes erupciones en la piel?   Sí ☐   No ☐
¿Tienes manchas en la piel?   Sí ☐   No ☐
¿Tienes eczema o dermatitis?   Sí ☐   No ☐
¿Tienes psoriasis?   Sí ☐   No ☐
¿Te pica en algún sitio? ¿Dónde?   Sí ☐   No ☐
¿Tienes la piel seca?   Sí ☐   No ☐
¿Tienes la piel excesivamente grasa?   Sí ☐   No ☐
¿Tienes caspa?   Sí ☐   No ☐

SISTEMA LINFÁTICO

¿Eres alérgico a algo? Sí ☐   No ☐   ¿A qué? _____
¿Alguna vez has tenido resfriado o síntomas similares
a la gripe?   Sí ☐   No ☐
¿Tienes problemas en los senos paranasales?   Sí ☐   No ☐
¿Tienes dolor de garganta?   Sí ☐   No ☐
¿Tienes los ganglios linfáticos inflamados?   Sí ☐   No ☐
¿Tienes, o has tenido, tumores?   Sí ☐   No ☐
¿De qué tipo? grasos _____ benignos _____ cancerosos _____
¿Dónde? _____
¿Tienes un recuento de plaquetas bajo (sangre)?   Sí ☐   No ☐
¿Tu sistema inmunitario es bajo?   Sí ☐   No ☐

¿Te han operado de apendicitis?	Sí ☐	No ☐

¿Cuándo? _____

¿Tienes forúnculos, espinillas o similares?	Sí ☐	No ☐
¿Tienes alergias?	Sí ☐	No ☐
¿Alguna vez has tenido abscesos?	Sí ☐	No ☐
¿Alguna vez has tenido toxemia?	Sí ☐	No ☐
¿Tienes, o has tenido, celulitis?	Sí ☐	No ☐
¿Alguna vez has tenido gota?	Sí ☐	No ☐
¿Tienes visión borrosa?	Sí ☐	No ☐
¿Tienes legañas en los ojos cuando te despiertas por la mañana?	Sí ☐	No ☐
¿Roncas?	Sí ☐	No ☐
¿Tienes apnea del sueño?	Sí ☐	No ☐
¿Te han extirpado las amígdalas?	Sí ☐	No ☐

¿A qué edad? _____

RIÑONES Y VEJIGA

¿Alguna vez has tenido una infección urinaria?	Sí ☐	No ☐
¿Alguna vez has sentido «escozor» al orinar?	Sí ☐	No ☐
¿Tienes problemas para retener la orina en la vejiga?	Sí ☐	No ☐
¿Alguna vez has tenido cálculos renales?	Sí ☐	No ☐
¿Tienes bolsas bajo los ojos (especialmente por la mañana)?	Sí ☐	No ☐
¿Tu flujo de orina es limitado?	Sí ☐	No ☐
¿Te dan calambres o tienes dolor a ambos lados de la parte medio-inferior de la espalda?	Sí ☐	No ☐
¿Tienes, o has tenido alguna vez, nefritis?	Sí ☐	No ☐
¿Tienes, o has tenido alguna vez, cistitis?	Sí ☐	No ☐

PULMONES

¿Tienes (o has tenido) bronquitis?	Sí ☐	No ☐
¿Tienes (o has tenido) enfisema?	Sí ☐	No ☐
¿Tienes (o has tenido) asma?	Sí ☐	No ☐
¿Tienes (o has tenido) EPOC (enfermedad pulmonar obstructiva crónica)?	Sí ☐	No ☐
¿Usas inhaladores o nebulizadores?	Sí ☐	No ☐

¿Con qué frecuencia? _____

¿De qué tipo? _____

¿Cuál es tu saturación de oxígeno? _____

¿Te duele cuando respiras?	Sí ☐	No ☐
¿Te duele cuando respiras profundamente?	Sí ☐	No ☐
¿Alguna vez has tenido, o tienes, cáncer de pulmón?	Sí ☐	No ☐
¿Tienes neumotórax (pulmón colapsado)?	Sí ☐	No ☐
¿Eres fumador? En caso afirmativo, ¿cuánto fumas?	Sí ☐	No ☐
¿Alguna vez has tenido neumonía?	Sí ☐	No ☐
¿Alguna vez has trabajado cerca de productos químicos tóxicos, en minas de carbón o junto al asbesto?	Sí ☐	No ☐
¿Toses mucho?	Sí ☐	No ☐
¿Tienes mucosidad al toser?	Sí ☐	No ☐

¿De qué color es la mucosidad? _____

OTROS (*¿Cuáles son tus principales quejas o preocupaciones de salud?*)
Por favor, enumera y detalla cualquier afección o síntoma que este cuestionario no haya cubierto o no te haya preguntado. _____

_____
_____
_____

CIRUGÍAS   ANTERIORES
Por favor, enumera cualquier operación que hayas sufrido anteriormente (por ejemplo, amígdalas, extirpación de la vesícula biliar, histerectomías, operación a corazón abierto, etcétera).

Cirugía _____ Año _____
          _____   _____
          _____   _____

MEDICAMENTOS QUÍMICOS
Por favor, indica todos los medicamentos químicos que estás tomando actualmente.

Medicamento _____ Razón _____
             _____   _____
             _____   _____

303

SUPLEMENTOS NATURALES

Enumera los suplementos naturales que estés tomando actualmente.

Suplementos _____

_____

_____

_____

Vitaminas y minerales _____

_____

_____

_____

ALERGIAS

Enumera a qué eres alérgico: _____

_____

_____

_____

HISTORIA GENÉTICA: Enumera las principales enfermedades o afecciones.

Madre _____

Padre _____

Abuelo (por parte de madre) _____

Abuela (por parte de madre) _____

Abuelo (por parte de padre) _____

Abuela (por parte de padre) _____

Hermana _____

Hermana _____

Hermana _____

Hermano _____

Hermano _____

Hermano _____

Otros _____

_____

_____

_____

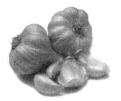

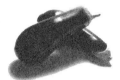

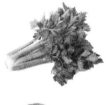

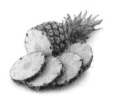

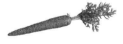

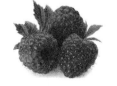

CAPÍTULO SEIS

Eliminar la enfermedad a través de la limpieza y reconstrucción de los tejidos

La mayoría de los sistemas sanitarios actuales, especialmente la medicina alopática, se centran en el tratamiento de los síntomas. Éstos incluyen, sólo por citar unos cuantos, fiebre, infecciones, desequilibrios del azúcar, insuficiencia neurológica y erupciones en la piel. Las estadísticas actuales nos dicen que el cáncer afecta a uno de cada dos hombres y a una de cada tres mujeres. Con enfermedades a punto de eliminarnos como raza, es obvio que este concepto de tratamiento no funciona. Con el método de tratamiento, los síntomas sólo se controlan o eliminan temporalmente, para regresar cuando se interrumpe el tratamiento. A menudo, los síntomas vuelven a aparecer como una venganza, como en el caso del cáncer. No puedes «tratar» enfermedades crónicas o degenerativas, ya que el tratamiento sólo empeora la enfermedad.

La regeneración y la detoxificación, por el contrario, significan la eliminación de la causa de los síntomas. Si corriges la causa del problema, los síntomas automáticamente desaparecerán. La regeneración significa reconstruir los tejidos que están fallando; y la detoxificación es el método utilizado para eliminar la inflamación y las toxinas que han causado, en primer lugar, que estos tejidos se debiliten. Pregúntate siempre cuál puede ser la causa de tus síntomas y céntrate en eso. Las personas están demasiado ocupadas persiguiendo los efectos.

Como estudiamos en detalle en el capítulo anterior, sólo existen tres causas básicas de los síntomas de la enfermedad: 1. acidosis, que provoca inflamación, lo que conduce a congestión, ulceración y atrofia (deficiencia de los tejidos); 2. toxicidad, que provoca congestión, inflamación y daño celular, lo que conduce al debilitamiento de los tejidos, y 3. debilidad de los tejidos o fallos de los propios tejidos causados por la genética, la acidosis o la toxicidad. La acidosis (exceso de acidez o inflamación) y la toxicidad son las principales causas de la deficiencia de los tejidos, que puede provocar innumerables efectos o síntomas. Esto es cierto especialmente cuando esta «deficiencia de los tejidos» afecta el sistema de las glándulas endocrinas. Estas tres causas están detrás del 99,9 por 100 de todas las enfermedades.

En treinta años de trabajo clínico con estos métodos de detoxificación y regeneración, nunca he visto una enfermedad que no pudiera mejorar enormemente o, en la mayoría de los casos, desaparecer por completo. Estos dos conceptos son interdependientes, ya que no se puede regenerar el cuerpo sin detoxificación. Son los dos pilares de la salud y la vitalidad.

He visto huesos y espaldas enderezarse y fortalecerse por sí mismos de curvaturas (escoliosis), viejas fracturas y afecciones similares. También he visto graves lesiones de médula espinal reponerse después de más de diez años. He visto cómo las glándulas y todo tipo de tejidos se reconstruían por sí mismas.

Tu cuerpo es una máquina viva y consciente. Puede reconstruirse después de cirugías, cortes y heridas importantes, así que ¿por qué no después de daños en los nervios o atrofia? ¡La verdad es que puede! Pero no con una dieta de animales muertos y otros alimentos muertos y cocinados.

La regeneración tiene tres componentes principales, a saber: **alcalinizar, detoxificar y energizar.** Los tres trabajan juntos y son inseparables. La alcalinización es vital para la regeneración de los tejidos porque es antiinflamatoria. Construye electrólitos para la ionización, la oxidación y la neutralización adecuadas. Permite la respiración celular correcta y la utilización adecuada de los nutrientes por todo el cuerpo.

Por supuesto, la detoxificación limpia todas las obstrucciones, irritantes y estimulantes, de tu cuerpo, como la mucosidad, los metales pesados, los productos químicos y los pesticidas. Esto permite la correcta digestión, absorción, utilización y eliminación.

Vigorizar tus células con la energía de los alimentos vivos también es vital para tener una buena salud. Sin el poder de los alimentos *vivos,* que están llenos de nutrición y electricidad, no puedes lograr la alcalinización y la detoxificación.

La detoxificación es la única manera de establecer una verdadera homeostasis en el cuerpo. Luego, esta homeostasis puede ser elevada a alturas ilimitadas. La vitalidad y el dinamismo siempre deben ser el objetivo. La vida se convierte, entonces, en excitante, alegre y burbujeante con energía.

Tómate tiempo para ti mismo y no te conformes con nada que no sea una salud completa, libre de enfermedad. El camino a la regeneración no es el camino más fácil. Puede estar lleno de altibajos dependiendo de tus niveles de toxicidad y tus deficiencias. Sin embargo, la regeneración es la única manera perdurable de salud, vitalidad y longevidad.

Hasta este momento hemos incluido una gran cantidad de información sobre ti: el tipo de especie al que pertenece tu cuerpo físico y los tipos de alimentos que son más adecuados para tu cuerpo. Hemos examinado cómo funcionan tu cuerpo físico, tu cuerpo emocional y tu cuerpo mental. Hemos analizado los alimentos y su composición química y hemos establecido los alimentos y productos químicos que son tóxicos para ti. También hemos determinado diversos síntomas de enfermedad, qué son y qué los provoca.

Ahora vayamos al meollo de la cuestión: **¿qué hacemos con nuestros problemas de salud?** ¿Cómo nos iniciamos en este viaje hacia la salud? Este capítulo comenzará con «La naturopatía y la ciencia de la detoxificación», y luego estableceremos el proceso de detoxificación en detalle. Es posible que quieras etiquetar este capítulo como referencia de uso, ya que te proporcionará paso a paso las directrices, advertencias y sugerencias que te llevarán a través de este proceso vital.

MÓDULO 6.1 ✳ La naturopatía y la ciencia de la detoxificación

La naturopatía es una de las grandes ciencias, ya que es el estudio y el uso de la naturaleza. Su fundamento básico es la salud y la vitalidad, y abarca todos los aspectos de la naturaleza que influyen en la regeneración.

En la naturaleza, todas las formas de vida consumen algún tipo de alimento para mantener la salud. La mayor parte de la naturaleza come intuitivamente. Los seres humanos han perdido mucha de esa intuición y, por lo tanto, consumen principalmente lo que la sociedad les enseña a comer. Puesto que el dinero es uno de los principales factores de motivación en el mundo de hoy, muchos productos y alimentos se venden para obtener un beneficio económico a expensas de la salud personal. Ya que nuestra especie se ha convertido en la más enferma y la que tiene una mayor incidencia de dolencias en este planeta, la naturopatía nació de un deseo de recuperar esa intuición perdida sobre los alimentos realmente adecuados para sostener la vida humana.

Como hemos comentado previamente, tu cuerpo es como un motor que requiere una fuente de combustible, pero necesita también ser limpiado y reconstruido conforme pasa el tiempo. Si utilizas combustibles deficientes, tu coche no funcionará correctamente y, finalmente, dejará de funcionar. Lo mismo ocurre con tu cuerpo. Puesto que los hombres y las mujeres han optado por llenar sus cuerpos con combustibles deficientes –alimentos que dejan muchos residuos en sus tejidos– debes limpiar el cuerpo o sufrir las consecuencias. **Las enfermedades no son más que signos y síntomas que reflejan la necesidad del cuerpo de limpiarse y reconstruirse.** Los alimentos frescos, crudos, especialmente la fruta, son autolimpieza. No sólo alimentan el cuerpo, sino que también lo mantienen limpio internamente.

La detoxificación es realmente una ciencia y un arte en sí misma; una respuesta necesaria para el consumo de alimentos tóxicos y congestivos que han taponado y obstruido el cuerpo humano. En la naturaleza, la detoxificación es un proceso continuo que sucede, a uno u otro nivel, toda la vida. El proceso de limpiar tu cuerpo de toxinas, mucosidades y acidosis puede crear los síntomas que algunos médicos consideran enfermedades y, de este modo, nos han enseñado a temer este proceso natural.

Toda vida en el mundo físico toma energía, la metaboliza y luego excreta los restos y subproductos. La mayoría de las veces esto se hace automáticamente. Sin embargo, el ser humano es la única especie de este planeta que *elige* comer alimentos que no son armoniosos con su especie. Los seres humanos también *eligen* alterar la química y la energía de los alimentos que consumen por procesamiento y cocción. Esto cambia la naturaleza de los alimentos y la forma en que se metabolizan. Muchos de estos alimentos se convierten, así, en irritantes, productores de mucosidad e inflamatorios para el cuerpo. Algunos alimentos, como los cereales procesados y los productos lácteos, actúan como un pegamento en los tejidos; y otros, como la carne y los alimentos procesados, contienen sustancias químicas mortales y metales pesados. Añade a esta situación destructiva el aire quimicalizado que respiramos y los productos que usamos en nuestros cuerpos y en nuestros hogares. El entorno externo también ejerce su influencia. La «lluvia ácida» es el resultado de mucha contaminación ácida proveniente de las fábricas. Ahora, casi cada aliento que tomamos es generador de ácido.

Todas estas sustancias tóxicas y productoras de mucosidad van a cambiar la manera en que el cuerpo elimina. En otras palabras, los alimentos cocinados y procesados reducen la velocidad de eliminación del cuerpo y, en la mayoría de los casos, los subproductos tóxicos de estos alimentos se almacenan o forman placas en los tejidos. Esto bloquea la respiración celular adecuada, provocando que una célula se vuelva hipoactiva, perdiendo poco a poco su capacidad de funcionar.

Muchos síntomas de enfermedad no son nada más que el esfuerzo del cuerpo para eliminar esas toxinas y mucosidades almacenadas, algunas de las cuales empezamos a almacenar *en el útero*. La mayoría de las mujeres embarazadas consumen leche, carne y otros alimentos tóxicos, pensando que están construyendo los huesos y el tejido muscular del feto. Esto, sin embargo, sólo le añade toxicidad y acidosis, aumentando así la debilidad de los tejidos. Lo mismo sucede en su feto.

El cuerpo siempre trata de mantenerse limpio y fuerte por medio de la detoxificación. Esto se hace a través de la sudoración provocada por fiebre, vómitos, diarrea, micción frecuente, resfriados, gripes y por la simple eliminación diaria. Cuanto más intoxicada está una persona, más fuerte será la purga. Tomemos, por ejemplo, una simple bronquitis. Si la primera vez que tu cuerpo tenía síntomas de bronquitis fuiste a tu médico y te dio antibióticos, o incluso dosis muy elevadas de vitamina C, los síntomas de la bronquitis se detendrían. Estos remedios no curaron la inflamación ni la congestión, simplemente detuvieron el proceso o los síntomas de eliminación. Resultados como éstos provocan la ilusión de que la enfermedad se ha curado. Sin embargo, la próxima vez que tu cuerpo intente limpiarse, podría tener síntomas de neumonía. Esto es así porque la bronquitis y la neumonía no son enfermedades, sino simplemente afecciones inflamatorias/congestivas tratando de ser eliminadas por el cuerpo. Tus síntomas pueden empeorar y penetrar más profundamente porque no has permitido que los pulmones y los bronquios se limpien correctamente la primera vez.

A lo largo de tu vida nadie te dijo que muchos de los alimentos que comes causan, en primer lugar, esta congestión. Así que continuaste comiendo alimentos que crean acumulaciones adicionales de mucosidad y congestión. Después de un tiempo, el cuerpo alcanza otra vez el punto que necesita para limpiar estas congestiones, y esto provoca experimentar un nivel más profundo de limpieza.

Si siempre detienes a tu cuerpo para eliminar la congestión y las toxinas que pones en él, al final crearás inflamación de los ganglios linfáticos y más tarde tumores, por mantener todas estas toxinas y la mucosidad demasiado tiempo.

Todo tu cuerpo entra en juego durante estos ciclos de limpieza, o lo que llamamos una «**crisis sanadora**», que pueden incluir fiebres, sudores, tos, secreción mucosa, diarrea, erupciones en la piel y mucho más *(véase* «La "crisis sanadora"», módulo 6.6). Durante estas crisis sanadoras el funcionamiento del sistema inmunitario se ve reforzado, así como sus órganos de eliminación, incluida la piel. Por esta razón, es importante no hacer nunca tratamientos, sino detoxificar y regenerar. En el proceso de detoxificación, el cuerpo se limpiará por sí mismo. Muchas personas, incluidos los profesionales de la salud, no entienden este proceso como deberían.

La verdadera naturopatía incluye la ciencia de la detoxificación y regeneración celular. Debido al *statu quo* de la mentalidad de «tratamiento», muchas personas utilizan productos naturales, como vitaminas, minerales y hierbas para tratar los síntomas. Yo **sólo uso hierbas** para ayudar al cuerpo en sus esfuerzos de detoxificación y para mejorar la función de las células en glándulas, órganos o tejidos relacionados o debilitados. Las hierbas también son altamente nutritivas, ya que son vegetales no híbridos.

El sentido común es, en medicina, el obrero especializado.

– Anónimo

MÓDULO 6.2 ✳ Obstrucciones y detoxificación

Al analizar la acidosis es importante conocer sus efectos no sólo en las células, sino también en los nutrientes y constituyentes que consumes comiendo, bebiendo y respirando. La palabra asociada a acidosis es «**aniónico**», que básicamente significa **un estado o condición de coagulación.** En otras palabras, cuando el cuerpo se vuelve ácido por lo que comes, bebes o respiras, éste crea una reacción en cadena que causa inflamación y acumulación de los nutrientes que se encuentran en la sangre y en los tejidos de tu cuerpo.

El motivo de la digestión es simplemente romper y descomponer los alimentos compuestos (como proteínas o azúcares complejos) en sus formas más simples (aminoácidos, azúcares simples, etcétera) para que las células puedan utilizarlos (**procesos catabólicos**). Sabiendo esto, puedes ver que por «agrupar» estos elementos simples o compuestos, las células no pueden utilizarlos. Se convierten en «obstrucciones», que ahora se llaman «radicales libres». Estos radicales libres son como terroristas para el cuerpo y pueden dañar las células.

Añadido a lo anterior está la mucosidad acumulada y la congestión proveniente de la reacción de tu mucosa a los estimulantes, las proteínas extrañas y los alimentos abrasivos. Esta mucosidad, por supuesto, se vuelve altamente obstructiva. La mayoría de nosotros conocemos bien la sinusitis, los dolores de garganta, la visión borrosa y otras afecciones congestivas.

El dolor es un signo de obstrucciones o bloqueos. El dolor es una afección refleja en donde la energía que fluye constantemente a través de las vías del cuerpo se bloquea y se reprime. El cuerpo también enviará energía adicional a las zonas que necesitan sanación, puesto que la energía es el sanador. Sin embargo, esto puede crear bloqueos de energía aún mayores. Como se ha indicado previamente, la acidosis a partir de elementos generadores de ácido crea inflamación que, a su vez, puede crear obstrucciones de energía. La acupuntura, la acupresión y el toque terapéutico son modalidades que «desbloquean» la energía «bloqueada» y permiten que comience a fluir de nuevo. Este desbloqueo aliviará el dolor en la mayoría de los casos y también aumentará el flujo sanguíneo y la linfa a las zonas afines.

Debes eliminar las obstrucciones y la acidosis. Si no, la causa sigue estando, ya que sólo has tratado el efecto, que puede ser la inflamación, el dolor u otros síntomas. Estas dolencias no son más que las defensas naturales del cuerpo en respuesta a la causa. La detoxificación es la única respuesta lógica que dará lugar a una cura duradera. La alcalinización es el método por el cual se inicia la detoxificación. La alcalinización neutraliza la acidosis. La detoxificación no sólo alcaliniza el cuerpo, sino que también le da la energía adicional que necesita para limpiarse por sí mismo.

DETOXIFICACIÓN MENTAL Y EMOCIONAL

La verdadera detoxificación debe llevarse a cabo en todos los niveles que hay en tu interior. Hemos estado hablando en este libro sobre el poder que tu mente y tus emociones tienen sobre tu salud. Si quieres tener éxito en la consecución de la verdadera salud y vitalidad, debes detoxificar pensamientos, emociones y cuerpo físico.

Toda materia está compuesta por átomos, que son los bloques de construcción básicos del universo. El movimiento de estos átomos genera energía electromagnética, que crea el magnetismo. El movimiento crea y es un reflejo de dos polos o fuerzas opuestos: positivos y negativos. La energía simplemente fluye entre estos dos opuestos. En la medicina china, estos gemelos se llaman *yin* (negativo) y *yang* (positivo). Estas energías positivas y negativas, aun siendo de la misma esencia, tienen diferentes efectos sobre ti y tu cuerpo. Por ejemplo, los estados emocionales de ira y amor afectarán a tus pensamientos y a tu cuerpo físico de diferentes maneras. La ira crea estrés y constriñe la sangre y el flujo linfático en el cuerpo. Bloquea el hígado y el páncreas, afectando a la digestión. Además, sobrecarga las glándulas suprarrenales causando una excesiva liberación de hormonas y neurotransmisores. Todo esto provoca acidosis. El amor, por otro lado, crea lo opuesto. Aumenta el flujo sanguíneo y linfático. Mejora la digestión y la eliminación renal. Y alcaliniza el cuerpo. La ira obstruye y limita, y el amor abre y expande. También se podría decir que la ira provoca «malestar» y el amor cura.

Desde un punto de vista espiritual, cada una de nuestras emociones es esencial para la creación, porque el todo es simplemente la suma de sus partes. Cada una de ellas te enseñará sus propias lecciones. Puedes juzgar si es buena o mala para ti en un momento determinado y responder en consecuencia, o simplemente puedes observar el flujo de estas emociones y sus opuestos, no permitiendo que, a menos que quieras, te afecten de ninguna manera. Debes decidir lo que quieres en tu vida y en tu cuerpo.

Voy a compartir contigo un pequeño secreto. Cuando empiezas a aumentar la energía de tu cuerpo físico a través de la detoxificación, comienzas a detoxificar *todos* tus cuerpos. Los pensamientos y las emociones se adhieren a tus células como una lapa y crean obstáculos sutiles que puedes acarrear toda tu vida (algunos dicen que muchas vidas). Por lo tanto, si comienzas a llorar o a gritar durante el proceso de detoxificación, ésta es la razón. Deja que todo salga. Sé observador de tus pensamientos y sentimientos y trata de no aferrarte a nada. Deja que estas obstrucciones se marchen. De esta manera, el río de la energía y el amor puede dominar tu interior una vez más. Éste es realmente el camino hacia la vitalidad y la espiritualidad.

MÓDULO 6.3 ✳ ¿Cómo conseguimos detoxificar el cuerpo?

La nuestra es una especie alcalina. Los alimentos generadores de ácido causan inflamación y congestión en el cuerpo, creando una situación aniónica. Esta reacción provoca que los nutrientes, las células sanguíneas, etcétera, empiecen a pegarse y favorece la formación de lípidos y cálculos de oxalato de todo tipo. De este modo, los nutrientes se vuelven inaccesibles para las células, lo que conduce a la inanición celular.

Debido a que la acidosis es inflamatoria y destructiva para las células, el cuerpo usará esteroides, electrólisis, agua, lípidos (colesterol) y otras cosas para luchar contra dicha acidosis. Esto provoca deshidratación, tanto intracelularmente como extracelularmente.

Lo primero que hay que hacer es cambiar la ingesta de alimentos de reacción ácida por alimentos de reacción alcalina. El consumo de alimentos de reacción alcalina, que son principalmente frutas y verduras, iniciará el proceso de detoxificación y rehidratación. Si quieres acelerar el proceso de limpieza, estas frutas y verduras, todas, deben estar crudas, es decir, sin cocinar ni procesar. Si deseas profundizar en los tejidos y acelerar el proceso todavía más, puedes cambiar del todo crudo a sólo fruta fresca. La fruta tiene la mayor cantidad de antioxidantes y las mayores propiedades astringentes de todos los alimentos. Sus azúcares son de combustión lenta, pero de gran alcance, y mejoran la vitalidad de las células más rápidamente que cualquier otro alimento, y con un esfuerzo digestivo mucho menor. También tienen las propiedades eléctricas más altas que cualquier otro alimento. La energía de las frutas naturales es tan alta que acelera el transporte de las neuronas y la función endocrina.

TÓMATELO CON CALMA

Dado que las frutas naturales son tan poderosas para la detoxificación y la restauración de la vitalidad, es importante señalar aquí que **uno puede detoxificarse demasiado rápido.** Esto puede conducir a síntomas de limpieza extrema. He sido testigo de muchas reacciones graves tales como: abscesos múltiples en la boca, edemas similares a tumores por todo el cuerpo, la piel realmente abierta y supurando pus e, incluso, escupir tumores. Esto ocurre porque el individuo pasó de repente de una dieta típica de productos lácteos, carne y productos químicos tóxicos a una dieta de gran pureza y limpieza de fruta fresca, natural. Una dieta de fruta despertará las toxinas y la mucosidad del cuerpo de una manera agresiva, dejándote con algunos efectos secundarios muy notorios. Sin embargo, si consumes, en primer lugar, una dieta de frutas y verduras, ambos alimentos crudos, durante unas cuantas semanas, esto permitirá un proceso de limpieza mucho más lento y, generalmente, más fácil.

Una de las formas más radicales para desintoxicarse es a través del ayuno de agua. **Sin embargo, no recomiendo el ayuno de agua para casos crónicos y, especialmente, degenerativos, en los que el paciente tiene, antes que nada, poca energía.**

El proceso de detoxificación no es siempre divertido. La mayor parte de los casos más difíciles son de cáncer, sida o lesiones de la médula espinal, en los que individuo se ha convertido en muy tóxico. Recuerda, el cuerpo comenzará a eliminar cualquier cosa que no debiera estar en él, hasta el punto de eliminar tejidos débiles (como las uñas) y tejidos musculares débiles. Esto suena más espantoso de lo que es, pero debes saber lo que el cuerpo va a hacer para limpiarse. El cuerpo puede destruirse a un nivel alarmante para librarse de sus debilidades y toxinas. Sin embargo, puedes estar seguro de que el cuerpo *se reconstruirá* maravillosamente. Si tu casa se incendia parcialmente, tendrás que quitar el material quemado antes de poder reconstruirla adecuadamente. Tu cuerpo tiene que hacer lo mismo. La mayoría de los médicos huyen con temor de esto, aunque es un proceso normal de la naturaleza. La naturaleza siempre elimina al débil y lo sustituye por el fuerte. Lo mismo puede decirse de las células.

Si tienes productos químicos tóxicos almacenados en tu cuerpo, al limpiarlo, puedes experimentar palpitaciones en el corazón. Es raro, pero puede suceder. Recuerda que tenemos toxinas almacenadas en lo más profundo de nosotros, desde tan atrás como cuando estábamos en el útero de nuestra madre. No esperes limpiar esto de la noche a la mañana. Sin embargo, he visto desaparecer linfomas en cuarenta y cinco días, cáncer de estómago en cincuenta y nueve días y eliminar la diabetes en sesenta días.

El cuerpo también estimulará su propia diaforesis (proceso de transpiración) aumentando su temperatura sistémica para dilatar, sudar y matar parásitos. Lo bueno es que este proceso no dura mucho tiempo, y cuanto más limpio estés internamente, menos limpieza será necesaria. Sólo necesitarás pasar por uno, dos o tres ciclos de este proceso para superar la mayoría de los síntomas de la enfermedad.

PARA EL RESTO DE TU VIDA

La vida es un proceso constante de consumo y eliminación. A uno u otro nivel, estarás desintoxicado para el resto de tu vida; sobre todo si comes frutas y verduras frescas regularmente. Tu cuerpo va a seguir ahondando más y más profundamente en tu interior, limpiando y restaurando las funciones correctas. La mayor parte de este proceso se vuelve, así, muy sutil. No sabrás que aún está en marcha, a excepción de ocasionales síntomas de secreción de mucosidad, síntomas de resfriado o dolores y molestias.

El cuerpo está increíblemente diseñado y es muy inteligente. Aunque hayas aprendido todo lo que se sabe sobre la química, la bioquímica y la física, todavía te falta mucho para comprender el cuerpo humano y cómo funciona. Siempre hazte la pregunta: «¿Por qué está haciendo esto mi cuerpo?».

Hay siempre una razón por la cual tu cuerpo hace lo que hace en cualquier circunstancia. Sólo tenemos que aprender el lenguaje corporal para entender lo que está haciendo y por qué. *(Véase* «Lenguaje corporal: ¿Qué está tratando de decirte tu cuerpo?», módulo 5.11). La observación y el sentido común casi siempre sustituyen a la ciencia. Pese a que la ciencia comenzó por la observación y el sentido común, se ha vuelto muy sesgada, cediendo a la industria y a las altas finanzas.

Para descubrir los beneficios reales de un programa de sanación natural o de una modalidad de sanación pregúntate: «¿Qué puede hacer por mí para fijar la causa de mi problema? ¿Me puede ayudar a aumentar la vitalidad, la salud y la longevidad? Lo más importante, ¿me ayuda en mi desarrollo o despertar espiritual?». La verdadera espiritualidad es una salud dinámica, en la que cuerpo, emociones, mente y alma se armonizan.

Recuerda, la verdadera naturopatía es el estudio de la naturaleza y de cómo la naturaleza mantiene su propia salud. Cuando los seres humanos aprendan, finalmente, las verdades fundamentales de la naturaleza, también serán capaces de restaurar la salud. La detoxificación es la llave dorada que abre la puerta mágica de la naturaleza y permite que la regeneración y la vitalidad tengan lugar. Tómatelo con calma, siempre.

Dado que la detoxificación es sinónimo de alcalinización, el siguiente módulo examinará este proceso en relación con los alimentos que comemos.

MÓDULO 6.4 ✳ La detoxificación y los alimentos productores de ácidos y los productores de álcalis

Es importante saber un poco sobre los alimentos que comes. Como se dijo anteriormente, uno de los factores más importantes de la comida es cómo afecta al pH del cuerpo. Los alimentos pueden dividirse en dos categorías básicas: los alimentos que tienen una reacción ácida en el cuerpo y los alimentos que tienen una reacción alcalina. Esto no está necesariamente relacionado con el pH del alimento en sí mismo.

La alcalinidad es el gran detoxificante del organismo, por lo que los alimentos que son productores de alcalinos detoxificarán el cuerpo. Cuanto más productores de álcalis son, mayor y más profunda será tu detoxificación. La fruta, en general, es un ejemplo de alimentos ricos en formación de alcalinos. Los constituyentes alcalinos se utilizan también para alimentar el cuerpo. Son, realmente, los regeneradores.

Los alimentos lentos productores de ácidos inhibirán o detendrán el proceso de detoxificación. Son inflamatorios y producen mucosidad en tu cuerpo, que causarán, en última instancia, debilidad de los tejidos. Los ácidos pueden convertirse en radicales libres, provocando daño tisular a menos que estén vinculados a un antioxidante (que es alcalino) y sean eliminados. No obstante, los ácidos son necesarios para la ionización y la oxidación.

No te dejes engañar. Los alimentos o te alimentan, limpian y reconstruyen o te destruyen. Algunos alimentos te llenan de mucosidad, congestión e inflamación, lo que conduce a la hipoactividad o deficiencia de las células, los tejidos, los órganos y las glándulas. Deja que los alimentos sean tu salud y medicina, no la causa de tu enfermedad. Ahora vamos a hablar de las diferencias entre estos tipos de dos alimentos.

ALIMENTOS PRODUCTORES DE ÁLCALIS

Yo comparo los alimentos alcalinos con el invierno. Refrescan y calman los tejidos inflamados, curan las ulceraciones y mejoran las funciones celulares. Estos alimentos dejan principalmente residuos de calcio, magnesio, sodio y potasio después de haber sido digeridos, produciendo principalmente una reacción y condición alcalina.

El ser humano es una especie predominantemente alcalina. La mayoría de nuestros fluidos corporales son (o deberían ser) alcalinos, incluyendo la sangre, la saliva, la orina, el líquido sinovial, el líquido cerebral y las enzimas digestivas (excepto las que están en el estómago). Si estos líquidos se convierten en ácidos, pueden producir deterioro y muerte. Sólo tenemos una cámara ácida en el cuerpo, el estómago. Aquí es donde las proteínas se descomponen, en primer lugar. La boca, las enzimas pancreáticas e intestinales se utilizan para la digestión alcalina.

Es vital consumir alimentos de reacción alcalina si quieres que tenga lugar el proceso de detoxificación. La alcalización es la llave de tu éxito para la regeneración de tu cuerpo y estar sano. Un buen ejemplo de la importancia de la alcalización se encuentra en la medicina de urgencias. En las salas de urgencias de un hospital, o en otros tratamientos de urgencias sobre el terreno, se da casi siempre una solución salina normal por vía intravenosa, que es una solución de sodio. Al sodio se lo llama «el gran alcalinizante». Esto ayuda a revertir la acidosis, la principal razón por la que tenemos problemas, en primer lugar. La acidosis es igual a dolor, hinchazón e inflamación.

Las frutas y verduras crudas actúan de la misma manera que la solución salina normal, pero son mucho más energizantes y nutritivas. No puedes alcalinizar correctamente si no consumes alimentos crudos, maduros, vivos. Los alimentos alcalinos, como las frutas frescas y las verduras, son el alimento natural de los seres humanos. Debes comer por lo menos del 80 al 90 por 100 de alimentos productores de álcalis.

ALIMENTOS PRODUCTORES DE ÁCIDOS

Yo comparo los alimentos ácidos con el fuego. Los alimentos ácidos son ricos en nitrógeno, fósforo y azufre. Son principalmente alimentos proteínicos (ricos en aminoácidos). Estos alimentos incluyen todas las carnes, huevos, cereales, judías, frutos secos, semillas, productos lácteos pasteurizados y tomates cocinados, por nombrar sólo unos pocos.

La mayoría de los alimentos ricos en proteínas animales son irritantes para las mucosas y las células del cuerpo, que demandan una respuesta inmunológica. Esto causa que tu sistema linfático y tus mucosas respondan con mucosidad y células linfáticas. Las proteínas extrañas causan producción de mucosidad en todo el cuerpo, creando problemas congestivos. Cuanto más consumimos más congestión creamos, y cuanto más creamos más almacenamos, hasta que nuestros pulmones, senos paranasales, canales auditivos y garganta se saturan. Los intestinos también se saturan con esta mucosidad. Esto conlleva parásitos, aumento de glóbulos blancos y crea inflamación, todo lo cual afecta a la capacidad del cuerpo para funcionar correctamente. Esta congestión e inflamación conduce, finalmente, a la muerte celular.

El ejemplo más claro de esta congestión y del problema de la inflamación se ve con los productos lácteos. Estas proteínas son tan abrasivas para los tejidos del cuerpo que muchas personas, al beber o comer estos alimentos, pueden sentir cómo se congestionan sus pulmones, senos paranasales, oídos y garganta. La congestión pondrá en peligro la función de los tejidos en estas zonas, ya que la mucosidad se almacena o penetra más profundamente en el cuerpo. Gran parte de esta mucosidad y de estas toxinas se almacena o se filtra a través del sistema linfático, especialmente en los ganglios linfáticos. (Los cánceres linfáticos son sumamente frecuentes en Estados Unidos). El cuerpo está tratando constantemente de eliminar esta congestión a través de procesos como resfriados y gripes, bronquitis, estornudos y tos. La profesión médica convencional ve este esfuerzo del cuerpo para eliminar estas toxinas y mucosidad como «enfermedad» y trata de detener este efecto con productos farmacéuticos tóxico-químicos que sólo se suman al problema. Estos medicamentos impiden la eliminación de la mucosidad o venenos del cuerpo. El sistema inmunitario se vuelve contenido y con exceso de trabajo, ya que tiene que luchar contra esta tremenda agresión al cuerpo. Recuerda: lo que no se elimina, se acumula. A la larga, esto conduce a problemas crónicos y degenerativos, por no hablar de simples forúnculos o de masas tumorales.

Muchas personas comen alimentos predominantemente ácidos. Como consecuencia de ello, observa cómo muchos tipos de inflamaciones («-itis»), ulceraciones, trastornos congestivos y, por supuesto, cánceres dominan nuestro mundo hoy. Dado el alto contenido de nitrógeno o fósforo de estos alimentos, perdemos nuestro calcio y otros electrólitos, ya que nuestro cuerpo utiliza estos minerales alcalinos para taponar los elementos ácidos.

Lo mejor es que tu dieta sólo contenga el 10-20 por 100 de alimentos ácidos. Los alimentos alcalinos deben consumirse sobre todo en primavera, verano y otoño, cuando las temperaturas son más cálidas. En el frío invierno alcalino, uno debe aumentar un poco la ingesta de alimentos ácidos. Recuerda que los opuestos se atraen, creando armonía. Cuando hace calor (ácido) en el exterior, necesitas consumir alimentos fríos (alcalinos), y viceversa.

Puedes que ahora quieras mirar el gráfico que hay más adelante sobre alimentos alcalinos/ácidos *(véase* «Tabla de alimentos ácidos/alcalinos», módulo 7.2). Este gráfico te ayudará a saber qué es cada alimento. Esa sección también explica cómo se determina la naturaleza ácida o alcalina de los alimentos. Recuerda, ya que el *Homo sapiens* es una especie alcalina, nuestros cuerpos están biológicamente preparados, preferentemente, para ingerir alimentos de reacción alcalina. Estos alimentos traerán salud y vitalidad, mientras que los alimentos de reacción ácida traerán enfermedad y desesperación. La elección es tuya.

MÓDULO 6.5 ✳ ¿Qué puede pasar durante el proceso de detoxificación?

No es raro experimentar muchos efectos secundarios durante la detoxificación. Éstos incluyen resfriados y síntomas similares a la gripe, cambios en las deposiciones, dolores de diferentes tipos, fiebre, ardor de estómago, congestión pulmonar, pérdida de energía, edemas y picor e, incluso, vómitos. En esta sección examinaremos cada uno de estos posibles efectos secundarios. A veces vamos a sugerir formas de ayudar a lo largo del proceso de limpieza o maneras de aliviar el malestar de esta «crisis sanadora», como se le llama. En general, te animamos a continuar a través de estos efectos secundarios en la dirección a la regeneración.

RESFRIADO Y SÍNTOMAS SIMILARES A LA GRIPE

A medida que el cuerpo comienza a limpiar su sistema linfático, los senos paranasales, los pulmones y otros muchos tejidos del cuerpo se volverán activos en el proceso de limpieza. **No detengas este proceso natural.** Éste es el único camino verdadero para aumentar la función de tus células e iniciar a tu cuerpo en el camino de la regeneración.

Comenzarás a ver que el cuerpo secreta gran cantidad de mucosidad. Esta mucosidad puede ser transparente, amarilla, verde e incluso marrón o negra. En ocasiones, es posible encontrar sangre en el moco. No te asustes. Esta sangre ha estado allí durante un tiempo. La congestión es ácida y puede causar inflamación y sangrado de los tejidos. La garganta puede estar muy irritada. Es la mucosidad y las toxinas en los tejidos, que están tratando de salir. Es mejor no utilizar gotas para la tos. Sin embargo, si es necesario, utiliza únicamente pastillas naturales para la tos, como las elaboradas con el olmo americano.

Los efectos del proceso de limpieza pueden ir desde muy leves (sólo una secreción nasal y tos leve), a muy fuertes, con expectoración bronquial y pulmonar intensa. Estos procesos de limpieza profunda pueden llegar a ser incómodos y, a veces, aterradores. Confía en que el cuerpo sabe lo que está haciendo.

El cuerpo eliminará lo que le perjudica a través de cualquier orificio, incluyendo piel, oídos, nariz, boca, riñones e intestinos. Si te desintoxicas demasiado rápido y eras muy tóxico, el cuerpo incluso puede abrir (separar) la piel y expulsar las toxinas a través de la abertura. Un ejemplo de esto fue un paciente que se desintoxicó tan rápidamente que su piel por encima del «ombligo» se abrió y apareció un pequeño tumor. He visto a tetrapléjicos, que desarrollan una enorme cantidad de toxicidad debido a la inactividad, pasar por la misma experiencia. La piel se abre y expulsa las toxinas.

El cuerpo también puede sentir un dolor generalizado. Relájate. Conserva tu energía porque tu cuerpo va a hacer un trabajo exhaustivo de limpieza de sí mismo. Bienvenido a estos procesos de «sanación» o «purga». Son indispensables para el bienestar. A veces tu cuerpo puede tardar varios meses en conseguir una respuesta. Mantén tu desintoxicación en marcha.

Muchas personas han acumulado sulfuro de las sulfamidas, que son un importante inhibidor del sistema linfático. Este azufre debe salir de tus tejidos antes de que tu sistema linfático pueda fluir con eficacia y libremente. Dado que la linfa es el vehículo para tus células inmunitarias y el sistema de alcantarillado para cada célula de tu cuerpo, te darás cuenta de lo importante que es mantener este sistema en movimiento. Sé paciente y persevera. Todo valdrá la pena si, cuando tu cuerpo está limpio, sientes el aumento de la fuerza de la vida.

El proceso de detoxificación siempre tendrá lugar cuando aumentes la energía y alcalinices tu cuerpo. Permite a tu cuerpo limpiarse por sí mismo.

CAMBIOS EN LAS DEPOSICIONES

Es vital que tengas por lo menos una deposición al día; aunque sería mejor dos o tres veces. Tener una salud intestinal óptima significa defecar treinta minutos después de comer. Muchas personas defecan anormalmente de tres a seis veces o más al día, lo que se llama SII (síndrome de colon irritable), una expresión para la inflamación del tracto gastrointestinal.

Si tienes deposiciones demasiado sueltas o líquidas (por ejemplo, diarrea), utiliza una buena fórmula herbaria para el intestino hecha con corteza de olmo americano, raíz de malvavisco o manzanilla. Estos tipos de fórmulas ayudarán a que tus heces se vuelvan sólidas y, al mismo tiempo, eliminar la toxicidad y la inflamación que causa la diarrea. Algunas fórmulas, que también son correctas, contienen arcilla de bentonita y carbón de leña.

Una dieta de alimentos crudos es esencial para sanar, reparar y fortalecer los tejidos del tracto gastrointestinal. Si sientes que no puedes con la fibra de los alimentos crudos, utiliza una fórmula herbaria para atenuar el malestar del intestino. Será sólo un malestar temporal, ya que no se tarda mucho tiempo en reducir la inflamación del tracto gastrointestinal.

La mayoría de las personas tienen el problema contrario: **estreñimiento.** El estreñimiento es muy perjudicial para el cuerpo de muchas maneras, incluida la absorción de la putrefacción de los alimentos que se está llevando a cabo en los intestinos. Como consecuencia de ello, también puede darse la destrucción de la pared intestinal, especialmente si estos residuos están incrustados. Mantén las deposiciones con un montón de fruta y verduras crudas y frescas y utiliza una buena fórmula correctiva para el intestino hasta que tu colon esté limpio y sano.

Las mejores fórmulas intestinales están diseñadas para lograr lo anterior además de restaurar y reconstruir el peristaltismo normal del intestino. *(Véase* el apéndice C –«Guía de recursos»– para empresas que suministran las mejores fórmulas intestinales). Una buena fórmula fortalecerá y tonificará el intestino y no creará adicción. También curará la inflamación y las ulceraciones por comer alimentos ácidos.

La manzanilla o el té de menta son ideales para los intestinos inflamados. Ambos tés calman el tejido muscular liso. El consumo de 60 ml de jugo de aloe vera tres veces al día también es muy útil. Sin embargo, el aloe puede causar un poco de diarrea. Otros dos productos botánicos que pueden reducir la inflamación del tracto gastrointestinal son el olmo americano y la raíz de malvavisco. Haz un té con ellos poniendo una cucharadita de hierbas en una taza de agua. Hierve el té durante 8 minutos, luego déjalo reposar durante otros 5 minutos. Cuela y bebe. La dosis adecuada sería tomar una taza 3-6 veces al día.

NOTA: En caso de estreñimiento severo, puede que necesites añadir una hierba purgante más potente. Sólo la utilizarás para un tratamiento a corto plazo, ya que estas fórmulas pueden ser muy adictivas. Además, las lavativas son muy recomendables en estos casos. (Más información sobre el uso de lavativas, más adelante en este capítulo, *véase* módulo 6.9).

MOLESTIAS Y DOLORES

Puede haber muchos dolores y molestias durante la limpieza y el proceso de sanación. Dondequiera que haya una debilidad en el cuerpo, ésta se mostrará a través de dolores y molestias. El cuerpo va a tirar, aflojar y extraer la toxicidad de sí mismo. Este proceso también puede causar dolor en las áreas degenerativas. Estos achaques son normales y no se deben temer. La mayoría de ellos durarán alrededor de un par de horas a la semana. Después de la crisis (crisis sanadora), te darás cuenta de cómo esa zona en particular se vuelve mucho más fuerte.

El dolor es consecuencia de la acidosis que ha creado la inflamación. Esto puede estimular o degenerar el sistema nervioso. El dolor también se desarrolla allí donde la energía se bloquea en el cuerpo a causa de toxinas, esquirlas, coágulos, colesterol, depósitos cristalinos ácidos (úrico, calcimate, etcétera) y por medicamentos químicos.

Se nos ha enseñado a tratar el dolor o a deshacernos del síntoma. Pero, los fármacos que bloquean el dolor también pueden bloquear el proceso de sanación. En la ciencia de la salud natural aprendemos, sin embargo, que es la causa, no el síntoma, lo que debe ser eliminado. El dolor es la señal de advertencia para detener y limpiar nuestros cuerpos de forma natural. Enmascarar los síntomas de dolor por medios no naturales puede limitar al cuerpo para futuros problemas degenerativos, ya que se ignora la causa del dolor. Esto permite seguir por el camino de la degeneración de los tejidos.

El dolor puede tener diferentes niveles en función del grado de inflamación o degeneración de los tejidos. Sin embargo, en el cáncer de huesos, otros tipos de cáncer, herpes zóster y algunas otras afecciones, puede ser necesario usar un medicamento contra el dolor. Demasiado dolor puede debilitar el espíritu y el cuerpo hasta el punto de llegar a la muerte. Como los analgésicos causan estreñimiento, la persona que los toma necesitará una fórmula intestinal para mejorar el control del intestino. Siempre es necesario mantener las deposiciones, especialmente cuando se está siguiendo una detoxificación, ya que este proceso crea una carga extra de toxinas que hay que eliminar.

Trabajando con el dolor de la detoxificación

En situaciones dolorosas, puede ser útil alternar compresas calientes y frías. El aceite de árnica, utilizado por vía tópica, también puede ayudar. Las compresas de aceite de ricino también son beneficiosas. Cuando estos métodos no son suficientes, las situaciones dolorosas deben ser supervisadas estrechamente por un profesional de la salud. Recuerda que el dolor es ácido. Alcalinízate a ti mismo siempre.

VÓMITOS

La mayoría de la personas no vomitan a menos que sean muy tóxicas o que hayan tomado muchos medicamentos químicos, que pueden acumularse en el tejido del estómago. Vomitar es normal cuando el estómago necesita eliminar rápidamente toxinas y mucosidad. Algunas personas incluso vomitan gusanos o parásitos que han desarrollado en el tracto gastrointestinal superior. Sin embargo, los vómitos rara vez se han experimentado en este programa.

¿Qué hacer para vomitar?

Vomitar es la forma natural que el cuerpo utiliza para limpiar el estómago cuando hay demasiado veneno, mucosidad, toxinas o parásitos acumulados en sus tejidos. El jengibre, el té de menta o la manzanilla te ayudarán a calmar el estómago y a aliviar los espasmos. Estos tés te ayudarán a estimular el hígado y la función intestinal, y te aliviarán.

FIEBRE (TERMOTERAPIA)

La fiebre es un proceso natural que tu cuerpo utiliza para eliminar, de forma rápida, toxinas como pus, mucosidad, parásitos e incluso células no deseadas. La piel es el órgano de eliminación más grande de tu cuerpo. Según la Asociación Médica Americana, el cuerpo elimina, en circunstancias normales, más de 900 gramos de desechos por día a través de la piel. Cuando el cuerpo se está depurando necesita eliminar todavía más.

La mayoría de los adultos desarrollan fiebres por debajo o alrededor de los 39º. Durante el tiempo de la limpieza, bebe siempre mucha agua pura y zumos de fruta o de vegetales frescos. Nunca dejes que el cuerpo se deshidrate. Puedes usar duchas o baños de agua fría o una toallita fría en la frente o en la parte posterior del cuello para refrescarte un poco.

Los niños pueden tener, de forma natural, de 40º a 40,50º de fiebre, así que no te asustes. Una vez más, la cuestión más importante en estos casos es la hidratación. Muchos parásitos se mueren durante esta fiebre alta por el calor y el aumento de los glóbulos blancos.

Se ha dicho que la fiebre por encima de los 41º mata las células cancerígenas. A los 43º, empieza a matar las células sanas. Las altas temperaturas se producen a partir de la glándula tiroides y del hipotálamo por la liberación celular de interleucina-1, que estimula y libera prostaglandina E2 (PGE2) desde el hipotálamo, que a su vez crea diaforesis (sudoración). Esto dilata el sistema vascular y crea actividad en las glándulas sudoríparas. La sudoración expulsa las toxinas a través de la piel; luego, estas toxinas son oxidizadas (comidas por los ácaros de la piel) o arrastradas. Esto es vital para ayudar al cuerpo en la eliminación adecuada. La fiebre estimula el sistema inmunitario para aumentar los glóbulos blancos y el interferón. Esto mejora considerablemente el sistema inmunitario, llamando a su ejército para la batalla.

El cuerpo tiene su propia inteligencia; sólo tenemos que entenderla. Nunca temas un proceso natural que el cuerpo utiliza para ayudarse a mantenerse saludable. La fiebre es sólo uno de los mecanismos utilizados para lograrlo. No temas la fiebre, ¡entiéndela! Si tuvieras que tener miedo de algo de la fiebre, sería de la deshidratación. La mayoría de las personas siempre se deshidratan hasta un cierto punto, a través de la acidosis. Aprende todo lo posible sobre los métodos de la naturaleza. Esto te ayudará enormemente en tu viaje hacia la salud y la vitalidad.

Trabajar con fiebre causada por la detoxificación

En caso de fiebre alta, mantente hidratado. Bebe mucha agua destilada, jugos de fruta fresca o jugos de vegetales. Te puedes colocar un paño frío en la parte posterior del cuello y de la frente, y también puedes tomar un baño frío. No suprimas esta reacción natural del cuerpo.

NOTA: Para una hidratación mejor, se pueden añadir minerales líquidos al agua o al jugo, importante en casos muy degradados.

HECHOS SOBRE LA DESHIDRATACIÓN

- La acidosis conduce a la deshidratación y la deshidratación conduce a la acidosis.
- Comer preferentemente alimentos cocinados conduce a la deshidratación.
- La deshidratación conduce a la hipoactividad de los tejidos, lo que conduce, a su vez, a la muerte de los tejidos.

INFLAMACIÓN GENERAL

La inflamación no siempre necesita ser eliminada. La inflamación procedente de una respuesta a la histamina es uno de los métodos que el cuerpo utiliza para dilatar el sistema vascular, que trae sangre adicional y factores inmunológicos durante una crisis o cuando está implicado un agente irritante. Las compresas calientes y frías pueden ayudar. Hay muchos productos botánicos antiinflamatorios disponibles, por ejemplo, la raíz de ñame silvestre, la raíz de malvavisco, el olmo americano, la consuelda (hojas y raíz). La inflamación siempre es ácida, así pues ¡alcaliniza, alcaliniza y alcaliniza! Las frutas y verduras crudas son tus mejores alcalinizadores. Al sodio se le llama el «gran alcalinizante».

ARDOR DE ESTÓMAGO

El ardor de estómago es el resultado de la acidosis del estómago y el tracto intestinal. Las combinaciones incorrectas de alimentos causan la fermentación y la putrefacción, provocando esta afección de exceso de ácido o acidosis. Comer demasiados alimentos de reacción ácida también crea acidez. Esto es especialmente cierto en los consumidores de carne, donde el ácido clorhídrico se produce en exceso. Comer demasiados cereales o tomates cocinados puede causar acidez estomacal severa. La falta de enzimas pancreáticas provoca mala digestión, que también puede dar ardor de estómago y gases.

Una producción deficiente de sodio de bicarbonato del páncreas, al igual que un flujo o producción de bilis deficiente del hígado/vesícula biliar, también crea reflujo gástrico. Muchas veces, los cálculos biliares bloquean el conducto biliar, por lo que se restringe el flujo de bilis. Además, un esfínter débil entre el esófago y el estómago permite a los ácidos del estómago regurgitar hacia arriba produciendo el reflujo gástrico.

El programa de detoxificación y regeneración recomendado en este libro no causa ardor en el estómago. Sin embargo, dado que la naturaleza de los alimentos crudos es la «energía», temporalmente, puedes experimentar algún tipo de estas afecciones.

Trabajar con ardor de estómago durante la detoxificación

El té de jengibre es excelente para el ardor de estómago. En esta situación, deben examinarse las combinaciones de alimentos. Si se ha comido inadecuadamente, incluida una combinación incorrecta de alimentos, una manzana ayudará. Las manzanas contienen enzimas digestivas fuertes y ayudarán en gran medida a la digestión. También se puede hacer un té de otras hierbas relajantes: flores de manzanilla, raíz de genciana, corteza de olmo americano o raíz de malvavisco para ayudar a calmar las paredes gástricas. ¡Alcalinizar, alcalinizar, alcalinizar! Es el único y verdadero camino hacia la salud.

CONGESTIÓN PULMONAR

Los pulmones tratarán de limpiarse de mucosidades y toxinas. En casos de asma, enfisema y EPOC (enfermedad pulmonar obstructiva crónica), donde también están involucradas las glándulas suprarrenales, los espasmos de los tejidos pueden ser un problema. Pueden bloquear o inhibir la capacidad de respirar. Aquí es cuando un antiespasmódico de hierbas es muy oportuno. Detendrá los espasmos, pero permitirá a tus pulmones expectorar la congestión.

Si uno quiere realmente curar la enfermedad pulmonar y está utilizando un inhalador, el éxito va a ser moderado. Recomiendo el uso de un antiespasmódico herbáceo en lugar del inhalador. Ahora bien, si estás en un estadio avanzado de la enfermedad, puede que necesites utilizar el inhalador periódicamente. Algunas personas utilizan cuatro o más inhaladores diferentes, lo que, potencialmente, es una situación muy peligrosa. Algunas investigaciones actuales incluso han indicado que los inhaladores pueden ser cancerígenos.

El problema principal con los inhaladores son sus propiedades de inhibición linfática. No sólo dilatan las vías respiratorias, sino que lo hacen mediante la inhibición de la expectoración. Por el contrario, las hierbas antiespasmódicas no sólo dilatan y permiten una respiración adecuada, sino que también permiten la expectoración. La expectoración es la expulsión o eliminación de la congestión de los tejidos de los pulmones. Esto es vital para aumentar el intercambio de oxígeno. Muchas hierbas, como la raíz de consuelda, pamplina, raíz de malvavisco y hojas de hierba santa, pueden ayudar a reconstruir el tejido pulmonar.

Los asmáticos crónicos y aquellos que tienen problemas pulmonares crónicos deben tener cuidado cuando se acercan a la detoxificación. Es mejor comenzar con el 70 por 100 de alimentos crudos y el 30 por 100 de alimentos cocinados, lo que permitirá que la limpieza se haga de una manera lenta y suave.

Recuerda tus glándulas suprarrenales. Desempeñan un papel vital en el porqué de los espasmos pulmonares. La hipoactividad de las glándulas suprarrenales puede causar una producción baja de neurotransmisores, lo que debilita el sistema nervioso pulmonar. Esto puede dar lugar a la sensibilidad e irritabilidad del sistema nervioso. Añade a esto una hipofunción de la tiroides, que causa una absorción baja del calcio, y aquí tienes las condiciones espásticas de los tejidos. Limpia tus pulmones. Mejora la función de tus glándulas suprarrenales y comprueba la temperatura basal de tu cuerpo para determinar la implicación de la tiroides (absorción del calcio). Es muy recomendable que un profesional de la salud vigile de cerca este proceso cuando se trata de afecciones pulmonares graves.

Trabajar con asma y congestión pulmonar durante la detoxificación

Los asmáticos y las personas con congestión pulmonar pueden utilizar compresas calientes de pimienta de Cayena con aceite de ricino en el pecho, en la zona del pulmón. (Las indicaciones para la elaboración y administración de una compresa de aceite de ricino se dan en el capítulo 10). Beber una taza de té de hierbabuena cada 10 minutos con una cucharadita de tintura de lobelia (hasta 6 cucharaditas). La lobelia es un antiespasmódico en dosis bajas y un emético en dosis más altas. Esto podría provocar vómitos en algunas personas. Los vómitos comprimirán los pulmones y expulsarán la flema.

Alternar compresas calientes y frías también es bueno; aplica una compresa caliente durante dos minutos, seguida de una compresa fría durante otros dos minutos, luego otra serie o dos de cada una. Puedes utilizar una fórmula herbaria antiespasmódica. Esto controlará los espasmos permitiéndote respirar y expectorar la mucosidad.

PÉRDIDA DE ENERGÍA O AGOTAMIENTO

Como las toxinas almacenadas están divididas y liberadas de los tejidos en el sistema sanguíneo, los efectos secundarios del veneno o de una toxina en particular pueden volver a experimentarse. En términos generales, cuanto mayor sea la persona, mayores serán las toxinas acumuladas. Las deficiencias glandulares, un funcionamiento bajo del sistema inmunitario, la infelicidad, la hipofunción pulmonar crónica, la tiroides, debilidad suprarrenal y mala absorción son todos factores que pueden causar graves pérdidas de energía. Los desequilibrios de azúcar también pueden causar cambios de energía. Se necesita más descanso en diferentes momentos, especialmente cuando los estimulantes (como el café, el té y los azúcares refinados) se eliminan de la dieta.

Somos una sociedad que se basa en estimulantes de energía. Esto, con el tiempo, debilita nuestros verdaderos centros de energía, las glándulas. Cuando abandonamos nuestra ingesta de estimulantes, podemos experimentar un efecto de latigazo cervical y sentirnos muy fatigados. Esto pasará pronto con la ingestión de jugos y alimentos frescos. Es importante entender que la S.A.D. (dieta estándar americana) está debilitando tu cuerpo físico, no la fortalezcas. Esos alimentos crean mucha inflamación y toxicidad en los tejidos. Cuando a todo esto añades estimulación, puedes empezar a darte cuenta de por qué desarrollamos debilidad tisular.

La mayoría de los casos de «síndrome de fatiga crónica» *no son* consecuencia del virus de Epstein-Barr. Este virus puede causar fatiga. Sin embargo, es un virus fácil de matar. (Si, de hecho, un virus es un organismo. Dado que los virus son tan pequeños, debe utilizarse un microscopio electrónico para verlos. Muchos científicos consideran a los «virus» una proteína, lo que implica una respuesta inmunológica, en lugar de un organismo vivo unicelular, como las bacterias).

La verdadera causa de tanta fatiga en nuestra sociedad es tener la tiroides y las suprarrenales débiles. Cuando estas dos glándulas endocrinas están debilitadas, los resultados pueden ser fatiga, depresión y ansiedad. Estas glándulas deben ser regeneradas si realmente deseas superar la fatiga crónica. Esto no sucederá en una noche, pero si persistes tendrás éxito. Una dieta de alimentos crudos y fórmulas herbarias son el secreto.

Trabajando con falta de energía o fatiga durante la detoxificación

La interrupción de la ingesta de todos los alimentos estimulantes puede causar una gran pérdida de energía. Esto es especialmente cierto si una persona tiene la tiroides o las glándulas suprarrenales hipoactivas. Éstas son las glándulas de la energía, que se vuelven débiles por la acidosis y la toxicidad. Los alimentos estimulantes tienen un efecto negativo sobre estas glándulas haciéndolas más débiles en lugar de más fuertes. La estimulación constante de café, té, etcétera, te esconde este hecho. La mayor parte de nuestra energía, a lo largo de nuestra vida, proviene de la actividad celular estimulada.

La energía debería ser dinámica, no estimulada. Beber un vaso de 300 ml, de tres a seis veces al día, de jugo de zanahoria, espinacas y apio aumentará tus niveles de energía. Comer tanta fruta fresca y madura como te sea posible, te ayudará. El extracto de panax ginseng, jalea real, alfalfa, complejo de cebada verde o un complejo de superalimento bien equilibrado, ayudará también a aumentar los niveles de energía. (*Véase* la «Guía de recursos» para saber dónde encontrar las mejores mezclas de superalimentos). El descanso y el tiempo también son grandes sanadores.

EDEMAS Y PICOR

Durante la detoxificación, pueden aparecer muchos edemas que hagan erupción en la piel. Los tumores pueden incluso aumentar de tamaño antes de que se disuelvan. La mayoría de los edemas son de escasa duración, sin embargo, es importante mantener la fruta durante esos momentos.

El picor es otro factor en la detoxificación. Principalmente, lo causa un hongo o cándida. Un individuo puede desarrollar comezón y enrojecimiento de la piel en cualquier parte.

Remedios para el picor durante la detoxificación

La raíz de angélica, el aloe vera o la hierba gallinera aplicadas tópicamente pueden aliviar el picor. Si el prurito continúa, la infestación micótica debe ser eliminada y la linfa en la que viven se debe limpiar. Esto requiere fórmulas herbarias linfáticas y parasitarias y una dieta de alimentos crudos.

OTROS EFECTOS SECUNDARIOS DURANTE LA DETOXIFICACIÓN

Se pueden incluir otros efectos secundarios, pero no se limitan a estos: menstruación excesiva; tos frecuente o intensa; ganas frecuentes de orinar; dolores de cabeza; diarrea; entumecimiento; hormigueo en los brazos, piernas, manos y pies; erupciones en la piel, y gases.

Durante este proceso de limpieza y sanación, viejos síntomas de enfermedades o debilidades pasadas pueden volver y luego desaparecer, a medida que el cuerpo sana esa zona en particular. Éstos son problemas viejos, tóxicos, que originalmente fueron suprimidos; y ahora el cuerpo ha trabajado a su manera en estas áreas para reconstruir y restaurar la función normal de los tejidos. En un caso, una mujer amish que había tenido, hacía más de veinte años, una erupción en la piel a causa de hiedra venenosa se había tratado con medicamentos químicos y se había «curado» (supuestamente). En su programa de detoxificación, su hiedra regresó exactamente al mismo lugar que había tratado entonces. Esto fue increíble, incluso para mí. Puedes limpiar la toxicidad vieja, eliminada cuando eras un niño o, incluso, cuando aún estabas en el vientre de tu madre.

LIMITAR O DETENER EL USO DE FÁRMACOS

Si estás tomando medicamentos químicos y deseas limitar su uso, o pararlo completamente para empezar este proceso de detoxificación y regeneración, éstas son algunas de las cosas que, personalmente, yo haría:

PRIMERA – Este programa normaliza el azúcar en la sangre. Si fuera un diabético, controlaría mis niveles de azúcar diariamente y ajustaría, en consecuencia, mi insulina o le pediría ayuda a mi doctor.

SEGUNDA – Este programa reduce la presión arterial cuando es demasiado alta y la aumenta cuando es demasiado baja. Si estuviese tomando medicamentos para la presión arterial alta controlaría mi presión arterial regularmente. No me gustaría provocarme hipotensión o presión arterial baja. Esto podría volverte débil, tener problemas de equilibrio, o peor. No es inteligente.

TERCERA – Siempre reduciría, poco a poco, mi uso de medicamentos. No obstante, la presión arterial alta y la diabetes pueden requerir acabar de una forma más rápida con la medicación y se puede hacer sin efectos secundarios.

Algunos medicamentos te «bloquean» y hacen que tu cuerpo se vuelva adicto a ellos. Esto es especialmente cierto en el caso de los medicamentos neurológicos y algunos esteroides como la prednisona. Pídele siempre ayuda a tu médico. Si se niega, entonces no tienes más remedio que hacerlo según tu propio criterio. Muchos médicos se enfadan y molestan si sus pacientes tratan de ayudarse a sí mismos. Muchos, si no la mayoría de médicos alopáticos, no tienen ninguna capacitación ni educación sobre detoxificación y regeneración; por lo tanto, tienden a menospreciar lo que no saben. Este punto de vista deja a muchas personas descontentas y buscan sus propios caminos. Ésta es una de las razones por las que escribo este libro. Recuerda que siempre es tu elección. Vive sano, vive libre de medicamentos.

Nota: Es raro tener reacciones entre medicamentos y hierbas. Sin embargo, siempre es posible. Simplemente, obsérvate a ti mismo y mira cómo te sientes. Sabrás si las cosas que estás tomando son incompatibles o no. Usa el sentido común y trabaja con tu profesional de la salud natural.

Resumen

La mayoría de las personas no experimentan muchos de los síntomas anteriormente explicados. En general, cuanto más tóxica es la persona, más fuerte es la «crisis sanadora» que puede ocurrir. Recuerda siempre que una crisis sanadora es muy importante y muy beneficiosa. Los síntomas o el malestar son parte del proceso de limpieza, ya que las toxinas y los venenos del cuerpo deben ser expulsados.

Generalmente, la crisis sanadora es de corta duración, así que no te preocupes, da tiempo al tiempo y sé paciente. Asegúrate de que estás comiendo todos los alimentos crudos, principalmente frutas y zumos recién exprimidos. La mayoría de las frutas tienen fuertes propiedades antioxidantes y astringentes para ayudar al cuerpo a deshacerse de las toxinas. Si no te apetece comer, no comas. Deja que el cuerpo descanse y asegúrate de beber mucha agua pura o zumos naturales. No permitas que el cuerpo se deshidrate.

Si tu dieta se compone del 80 por 100 o más de frutas y verduras crudas y frescas, sin cocinar, **todos tus síntomas se deberán al «proceso de detoxificación»**, ya que tu cuerpo se está poniendo del revés. Si tu dieta es 50/50, tus síntomas pueden ser un poco más que una afección ácida. Esto puede mantener tu crisis sanadora pendiente durante días.

También puedes utilizar fórmulas herbarias para ayudar a la limpieza. Descansar y tener una actitud mental positiva también será esencial. Si la crisis sanadora dura más de dos a tres semanas y necesitas un descanso de este proceso, comienza a comer de nuevo alimentos cocinados. Esto reducirá la energía del cuerpo haciendo que tu acción limpiadora se detenga. Sin embargo, es muy recomendable hacer la limpieza tanto como sea posible. La detoxificación *siempre* conduce a la vitalidad. **Al final, la detoxificación traerá una salud dinámica, vitalidad y espiritualidad.**

MÓDULO 6.6 ✳ La «crisis sanadora»

Los siguientes son algunos ejemplos de «crisis sanadora» que pueden ocurrir durante el proceso de limpieza. En mis treinta años de experiencia de detoxificación he sido testigo de tan variados tipos de «crisis» de sanación que no tengo espacio para cubrir todos. Esta sección trata sobre los efectos secundarios más comunes, muchos de los cuales he experimentado en mi propia detoxificación.

He dividido estos efectos secundarios de limpieza en tres categorías: leves, moderados y severos. Cada uno de estos niveles puede experimentarse en un momento u otro. Sin embargo, la mayoría de las personas no experimentan niveles severos. Todo depende del nivel de toxicidad de cada uno, combinado con sus energías sistémicas (el cuerpo entero) o con la fuerza.

EFECTOS LEVES DE LA LIMPIEZA

- Síntomas de resfriado y gripe
- Fiebre baja (37º - 37,5º)
- Tos, con o sin secreción
- Secreción mucosa, transparente y amarilla, de la nariz o de la garganta (pulmones, bronquios, etcétera; esta mucosidad puede incluir sangre)
- Dolores y molestias menores
- Mucosidad en las heces
- Mucosidad en la orina
- Pérdida de energía (puede subir y bajar)
- Erupciones y prurito (picor)
- Aumento temporal de los síntomas de la enfermedad
- Mucosidad en los ojos
- Dolores de cabeza leves
- Visión borrosa leve
- Vértigo leve
- Pérdida de peso (de 3 a 7 kilos de media en dos semanas. Depende del nivel de debilidad de la tiroides. También se puede perder sólo un kilo)
- Escalofríos
- Las emociones afloran, tales como el llanto suave, la ira o incluso la risa
- Hemorragias nasales a corto plazo
- Algún sangrado rectal (hemorroides o lesiones)
- Sangre insignificante en la orina

EFECTOS MODERADOS DE LA LIMPIEZA

- Síntomas de bronquitis o neumonía
- Copiosas secreciones de mucosidad verde o marrón de la nariz y la garganta (pulmones, bronquios, etcétera)
- Dolor en las articulaciones
- Cuantiosa secreción de los riñones (el color de la orina cambia a marrón, naranja o amarillo oscuro etcétera)
- Dolor en viejas lesiones o en zonas degenerativas del cuerpo
- Parálisis leve de las extremidades inferiores

- Síntomas de fatiga crónica
- Hemorragias nasales
- Espasmos de los pulmones en asma/enfisema/EPOC
- Dificultad moderada para respirar (asma, enfisema, EPOC)
- Aumento temporal del tamaño del tumor
- Aumento de los síntomas de la enfermedad (de corta duración)
- Aparecen llagas en la piel
- Exudación de innumerables sustancias de la piel, especialmente de las manos y los pies
- Moretones
- Débil degradación muscular (músculo construido a partir de la proteína de la carne)
- Copiosa secreción mucosa de los ojos y los oídos
- Vómitos
- Diarrea
- Celulitis «agrupamiento»
- Mareo o vértigo
- Leves palpitaciones del corazón
- Dientes flojos (insignificante)
- Leves abscesos en la boca
- Migrañas
- Fiebre alta (39º a 40º)
- Tos profunda (a veces seca). Uso de hierbas para aflojar y eliminar el moco impactado (expectorar)
- Depresión o ansiedad
- Liberación emocional (llanto, ira, risa, etcétera)
- Pensamientos densos (falta de claridad)
- Piel agrietada donde hay muchas toxinas
- Picor excesivo
- Los empastes dentales, de mercurio, pueden ser expulsados del cuerpo
- Sangría rectal del pasado o hemorroides o lesiones del presente

Puedes experimentar uno o varios de los efectos de la limpieza antes mencionados. No te asustes. Quieres esto. Me encanta ver la mucosidad de color verde oscuro que sale de mis pacientes. Es una excelente señal de que están haciendo el programa correctamente y se están beneficiando de él.

Siempre es inteligente trabajar con un profesional médico cualificado que haya tenido bastante experiencia con la desintoxicación y sus efectos secundarios.

EFECTOS SEVEROS DE LA LIMPIEZA

- Parálisis de cualquier parte del cuerpo
- Secreciones mucosas negras de los pulmones
- Cuantiosa secreción marrón o sangre en la orina con dolor renal asociado
- Cuantiosa secreción negra de los intestinos con diarrea
- Tumores apareciendo por todo el cuerpo
- Pérdida de visión
- Pérdida de audición
- Mareo grave (o vértigo)
- Fatiga grave
- Abscesos alrededor de la boca
- Pérdida de las uñas de las manos o de los pies
- Pérdida excesiva de peso (esto puede ocurrir cuando existe una debilidad pancreática)
- Grave dificultad para respirar (utilizar un antiespasmódico o inhalador)
- Profunda depresión temporal, liberada a través del llanto, la ira, la risa, etcétera
- Confusión mental
- Grietas abiertas en la piel
- Los dientes cada vez más sueltos (grave)
- Vuelven a aparecer antiguos síntomas eliminados (como el caso de la «hiedra venenosa»)

La mayoría de las personas no experimentan este nivel severo de detoxificación. Depende de la persona y de lo intoxicada que esté. La cantidad de medicamentos que está tomando la persona también es un factor. Algunas personas que han optado por suprimir la necesidad de su cuerpo para limpiarse a sí mismo (a través de esteroides como la prednisona) tendrán algunos problemas más serios. No obstante, aquellas personas que son más propensas a experimentar los efectos severos son las que tienen toxicidad crónica, desde el nacimiento, quienes padecen cáncer, sida y otras enfermedades graves.

DOS CASOS DE LIMPIEZA

Vamos a examinar dos casos que ejemplifican la crisis sanadora.

Caso n.º 1

Mujer de treinta y seis años con cáncer de páncreas. Éste fue el tipo degenerativo de cáncer que acabó con su páncreas. Quedó muy poco de cualquier actividad digestiva. Cuando comía algún alimento, éste salía en sus heces intacto, tal como había sido ingerido. Sus niveles de gastrina eran extremadamente altos. Durante su programa tuvo por lo menos cuarenta tumores del tamaño de la bola de golf que aparecieron «de repente» en ambas piernas. El médico le dijo que su cáncer se había extendido por todo el cuerpo. Sin embargo, mantuvo una dieta de fruta y en tres semanas más o menos todos los tumores desaparecieron de las piernas.

Un mes más tarde fue al dentista porque uno de sus dientes se aflojó. El dentista le dijo que era un absceso y tiró de él. Cuando se encontró con un segundo diente flojo, el dentista de nuevo le recomendó sacarlo. Por suerte, su cita mensual conmigo fue antes de la segunda extracción del diente. Le dije que era sólo un síntoma de su crisis de sanación y que fuera paciente.

A la semana siguiente su boca estaba llena de abscesos y la mayoría de los dientes estaban flojos. Sin embargo, una semana más tarde, todos los abscesos se habían ido. Sus dientes estaban ajustados y su boca se sentía «limpia» y más saludable que nunca. Su sentido del gusto también había mejorado radicalmente. Después de once meses el cáncer desapareció y, a día de hoy, está viva y bien.

Caso n.º 2

Mujer de treinta años con grave lesión de las cervicales C3-C4 a causa de una colisión frontal. Había permanecido inmóvil durante doce años. Además de los procesos estándar de curación (limpieza), pasó por algunos procesos difíciles de liberación emocional. Una noche me llamaba llorando profundamente. La noche siguiente me llamaba riendo de forma incontrolada. Esta liberación emocional se prolongó casi dos meses. ¡Su cuidador quería estrangularme! Sin embargo, le aseguré que era su cuerpo emocional, que se limpiaba a sí mismo. El accidente automovilístico que la dejó paralizada en su adolescencia también dio lugar a la muerte del otro conductor. Durante doce años ella había retenido todos los sentimientos que puedas imaginarte asociados a esta situación. Para abreviar esta larga historia, en once meses realizó una reconexión neurológica total, movimiento libre y consciente de cualquier parte de su cuerpo, con sensibilidad completa. Porque la limpieza le había ayudado a la eliminación de este profundo dolor. También se convirtió en alguien emocionalmente más estable y su proceso de sanación se aceleró.

Estos dos casos están entre los miles de los que he sido testigo en mis treinta años como sanador y representan extremos. Algunas crisis sanadoras, como las dos citadas, merecen un «¡Impresionante!», pero la mayoría son del tipo «Oh, no era nada...».

La mayoría de vosotros probablemente tendréis síntomas de leves a moderados como máximo. No importa lo que parezca tu crisis de sanación, lo importante es no perder de vista su objetivo: la salud integral. Para alcanzar esta meta valdrá la pena la incomodidad de cualquier síntoma.

Nunca temas una crisis sanadora o de limpieza, ya que son tan naturales como la salida del sol cada mañana. Desea estas limpiezas. Con cada una te sentirás mejor y, gracias a tu esfuerzo, estarás mucho más saludable.

NOTA ESPECIAL

Para aquellos que toman múltiples medicamentos químicos, es conveniente tener un profesional médico que les ayudará a dejar de depender de éstos. Las ventajas de dejar estos medicamentos serán evidentes y normalizarán el azúcar en la sangre, y la presión arterial será de nuevo normal. La presión arterial alta es, obviamente, un reflejo de las obstrucciones del cuerpo y de la acidosis. La mayoría de las personas con la presión arterial alta, en realidad, tienen la presión arterial baja. Cuando sus cuerpos se están desintoxicando, la presión arterial reflejará esto. Tu ritmo sistólico puede caer a 100, 90 o incluso a 80, dependiendo de cuán débiles sean tus glándulas suprarrenales.

RESULTADOS FINALES DE UN PROCESO DE LIMPIEZA

- Aumento de energía, muchas veces más dinámica y prodigiosa
- Respiración más profunda (mayor capacidad pulmonar)
- Mayor sentido del olfato, el gusto y el oído
- Reducción o eliminación del tumor

- Desaparición de la inflamación linfática
- Mayor resistencia en las áreas previamente débiles
- Aumento de la circulación
- El cabello gris comienza a desaparecer (vuelve a su color natural)
- La piel empieza a tensarse y se vuelve más suave
- Claridad de pensamiento
- La memoria mejora
- Desaparecen los síntomas de la enfermedad
- Los niveles de azúcar en la sangre se normalizan
- La presión arterial se regulariza
- Relación más profunda con Dios y la naturaleza
- Mayor sensación de felicidad, alegría y bienestar
- Desaparecen las manchas de la piel (como espinillas, erupciones, etcétera)
- Las deposiciones mejoran
- Mejora la función renal
- La voz se fortalece
- Desaparecen las arritmias cardíacas
- La visión mejora
- Vuelve la sensación general de bienestar y vitalidad
- Reversión del proceso de «envejecimiento»
- Nunca estás «enfermo» o «pillas » lo que hay alrededor
- Y mucho, mucho más

¿QUÉ SE DEBE EVITAR DURANTE UNA CRISIS DE SANACIÓN?

DESHIDRATACIÓN – Mantente hidratado con agua mineral fresca o jugos frescos de fruta y verduras.

SOBREESFUERZO – Durante una crisis de sanación intenta conservar tu energía.

DEMASIADOS PESTICIDAS – Los pesticidas pueden causar dificultades para respirar y afecciones «hipo» del sistema de las glándulas endocrinas y del sistema nervioso.

NO SOBREPASAR LOS LÍMITES – Si necesitas ir más despacio o detener temporalmente el proceso de limpieza, empieza a comer algunos alimentos cocinados. Trata de hacerlo, si es posible, en una mínima cantidad, como algunas verduras al vapor o arroz integral. Esto reducirá la energía sistémica del cuerpo durante un tiempo y detendrá la limpieza profunda. Tan pronto como puedas, reanuda el programa de limpieza.

FIEBRE POR ENCIMA DE LOS 39,50º – En adultos y niños, las fiebres tan altas deben controlarse mediante baños de agua fría y similares. Los niños, de forma natural, tienen fiebre alta, especialmente alrededor de 40º y 40,5º. Mantén al niño enfriado con baños y paños fríos. Hay una línea muy fina entre interferir en el esfuerzo del cuerpo para limpiar y curarse a sí mismo y, simplemente, darle la libertad a tu cuerpo para hacer lo que quiera. No obstante, una fiebre leve no sería motivo de preocupación y no requiere control. Pero con fiebres altas debemos vigilar cuidadosamente el cuerpo y controlar las situaciones que podrían provocar efectos secundarios más graves. Recuerda, siempre hay que mantener el cuerpo hidratado bebiendo mucha agua o jugos de fruta fresca. Pero tampoco sobrehidratarse. El equilibrio es la clave.

IMPACIENCIA – Cuando empiezas a energizar y alcalinizar tu cuerpo, comenzará a limpiarse por sí mismo. Recuerda siempre que el cuerpo está haciendo esta limpieza. Puedes utilizar fórmulas herbarias para aumentar la acción de limpieza de los sistemas linfáticos congestionados, para matar parásitos, y para mejorar la función de los órganos y las glándulas. Ahora bien, tu cuerpo tiene tu propio ritmo de sanación y limpieza en sí mismo. Sé paciente.

NO COMER EN EXCESO – Los animales generalmente no comen nada cuando están enfermos. Su cuerpo fue diseñado para curarse y limpiarse a sí mismo, como Dios está obrando en todos sus mecanismos. Todo lo que tienes que hacer es alimentar al cuerpo correctamente.

LA LIMPIEZA INTELIGENTE

Es importante ser inteligente para ayudar a tu cuerpo a desintoxicarse. Una vez más, puede haber una línea muy fina entre ayudar o entorpecer. Apela a tu sentido común en todo este proceso de detoxificación. Cada persona es única. Lo que le puede ocurrir a un asmático durante el proceso de limpieza puede ser totalmente diferente a lo que le pase a una mujer con cáncer de útero.

ARTÍCULOS PARA EL BOTIQUÍN CASERO DE PRIMEROS AUXILIOS

A continuación, hay una lista de artículos de primeros auxilios para tener en tu casa, que te ayudarán y te proporcionarán bienestar durante tu proceso de detoxificación.

COMPRESAS DE ACEITE DE RICINO
Véase el capítulo 10 para saber lo que se necesita para prepararlas.

ACEITE DE OLIVA
Se utiliza como el aceite de ricino o en su lugar.

PIMIENTA DE CAYENA
Se utiliza para dilatar la piel o el sistema vascular; para la presión arterial alta o para las compresas de aceite de ricino.

RAÍZ DE PLEURESÍA, HOJAS DE GORDOBOBO O SEMILLAS DE FENOGRECO
Expectorantes pulmonares.

UNA FUENTE DE CALOR
Botella de agua caliente o almohadilla térmica, etcétera. Utilizada para dilatar o «conducir» hierbas a través de la piel.

UN ANTIESPASMÓDICO (UNA TINTURA A BASE DE HIERBAS)
Espasmos, convulsiones, calambres y dolor.

FÓRMULA HERBARIA PARA EL DOLOR
Tintura, preferiblemente.

INFUSIONES DE OLMO AMERICANO O RAÍZ DE MALVAVISCO
Para el reflujo gástrico.

ACEITE DE ÁRNICA
Se usa externamente para esguinces, tirones, rigidez o dolores en los músculos, etcétera.

UNGÜENTO CURATIVO A BASE DE HIERBAS
Debe contener diversas hierbas curativas como la consuelda, la cola de caballo, la lobelia, la caléndula, etcétera. Se utiliza para los esguinces, tirones musculares, dolor en las articulaciones, heridas, etcétera.

UNGÜENTO DE TINTURA DE PLÁTANO
Se usa para picaduras de insectos, mordeduras de serpiente y otras picaduras venenosas.

«HEAL-ALL TEA»™ [1]
God,s Herbs™ (*véase* la Guía de recursos) u otra alternativa. Se utiliza para tumores, mordeduras de serpientes, abscesos, infecciones, para todo lo que posible.

LAXANTE CORRECTIVO PARA EL INTESTINO A BASE DE HIERBAS ALOE VERA
Un «curalotodo» para quemaduras, picor de hongos, calmante intestinal, etcétera.

ACEITE DE ÁRBOL DEL TÉ
Antiséptico a base de hierbas, picor de hongos, etcétera.

UNA FÓRMULA HERBARIA ANTIPARASITARIA
Infecciones bacterianas, *E. coli*, cándidas, etcétera.

---

1. Hierbas de Dios. Combinado de hierbas registrado por el doctor Morse. *(N. de la T.)*

El proceso de sanación es realmente magnífico. Es parte de un «dejar ir» que te libera a muchos niveles, pero pocos entienden eso. ¡Abraza la vida, la salud y a Dios!

Si a medida que avanza la limpieza experimentas semejantes efectos secundarios que sientes que necesitas ir a urgencias, ¡VE! Pasé muchos años trabajando allí. Están ahí para ayudar en una crisis. Es una lástima que la mayoría del personal de urgencias no sepa nada sobre el proceso de detoxificación y la «crisis de curación». Durante este período, que será generalmente raro, revisa el módulo 6.5, «¿Qué puede pasar durante el proceso de detoxificación?».

MÓDULO 6.7 ✳ El ayuno en la detoxificación

El ayuno, en una u otra forma, se ha venido practicando desde el principio de los tiempos, tanto por los seres humanos como por los animales. Ayunar es algo instintivo y se asocia con el descanso y la gestión de nuestra propia energía. En 1972 disfruté con un ayuno de seis meses a base de naranjas. Eso acabaría siendo una de las experiencias más increíbles de mi vida. Tenía tanta energía que continuamente tenía increíbles experiencias extracorpóreas que me llevaron al mismísimo corazón de Dios.

Hay, básicamente, dos formas de ayuno. La primera, que se conoce como «ayuno obligado», nos viene impuesto, literalmente, por alguna enfermedad. Uno, simplemente, no puede comer. O si uno lo intenta, no puede aguantar la comida dentro del cuerpo. Ése es el mecanismo del propio cuerpo para desviar la energía esencial que se necesita para la digestión hacia los sistemas inmunitario, linfático y endocrino. Eso proporciona a nuestro cuerpo la energía necesaria para expulsar al intruso o deshacer la obstrucción y la congestión.

La segunda forma de ayuno es el «ayuno consciente», que se realiza para limpiar el cuerpo y restablecer la buena salud. El ayuno consciente aporta autodisciplina y seguridad en sí mismo. Ésos son dos atributos importantes para el desarrollo del camino hacia la buena salud.

Ambas formas de ayuno forman parte de la gestión de la energía de nuestro cuerpo. La mayoría de los alimentos que los humanos comen, en vez de aportar energía a sus cuerpos, se la roban. La buena salud y la vitalidad constituyen energía; la enfermedad es la falta de esa energía. El ayuno es la manera que tiene el cuerpo para descansar de los constantes aspectos relacionados con la digestión y el metabolismo. En su lugar, hace uso de esa misma energía para limpiarse de ácidos y toxinas, permitiéndose así el poder curarse.

Nuestros sistemas digestivo y excretor acaban agotados y debilitados del trabajo que supone la típica dieta de carne, cereales y legumbres, productos lácteos y similares. Ayunar permite al páncreas, el estómago, el hígado, los intestinos e incluso a los riñones disfrutar de un poco de descanso. Eso proporciona más energía a los sistemas inmunitario, glandular y linfático. **El ayuno, en una u otra medida, es vital para ponerse bien.**

Hay varios tipos de ayuno que puedes hacer. Exploremos cuatro tipos básicos de ayuno y después hablemos de cómo terminar o «romper» un ayuno.

TIPOS DE AYUNO

Ayuno íntegro de alimentos crudos

Éste no es, por supuesto, un ayuno en sí, ya que todavía estás ingiriendo alimentos. Pero la mayoría de la gente cuya dieta se basa en comidas pesadas, de alimentos cocinados, lo considera definitivamente un ayuno. Recuerda: ningún otro animal cocina sus alimentos antes de comérselos. Afronta este ayuno como si se tratara de un solo día, e intenta comer ese día tan sólo alimentos crudos. Intenta hacer este ayuno cinco, diez, treinta o sesenta días sucesivos, comiendo tan sólo alimentos crudos; cuanto más largo sea el ayuno, mejor. Este tipo de ayuno se compondrá de fruta fresca cruda, zumos de frutas, verdura y zumos de verduras. Nada de alimentos proteínicos como frutos secos o semillas.

Ayuno íntegro de frutas

Recomiendo encarecidamente este tipo de ayuno. Siendo frugívoros, este ayuno sería más armonioso con nuestro diseño y nuestros procesos fisiológicos y anatómicos. La uva debería ser nuestro foco de atención, orgánica a ser posible. Si no lo fuera, se debería lavar muy bien ya que contiene un elevado número de pesticidas. Aunque ése es el caso de cualquier fruta o combinación de frutas, o hasta de los melones. Tal como verás en el capítulo correspondiente a la combinación de alimentos, «el melón, cómelo solo o déjalo solo». Se puede comer uva sola, o sandía, o manzanas, lo que sea que a uno le apetezca o se le antoje más. He ayudado a muchas almas a limpiar sus cuerpos físicos de cáncer a base de ayunos de uva y zumo de uva. Come tanta como quieras. En este programa, no se cuentan las calorías.

Ayuno con zumos

Éste es un ayuno a alto nivel que le da tanto a tu tracto digestivo como al gastrointestinal un descanso. Los ayunos con zumos son ayunos de gran energía que estimulan la muy necesaria limpieza del cuerpo y el movimiento linfático, al tiempo que mantienen los riñones limpios. Los zumos aportan glucosa y fructosa a las células para proporcionar energía. Los zumos pueden ser de verduras o de fruta; aunque, en realidad, el potente es el zumo de fruta y, en concreto, el zumo de uva recién hecho.

Siempre hay excepciones que confirman la regla. En el caso de un cáncer pancreático que traté, la persona en cuestión había dejado de digerir comida por completo. La puse en un régimen a base de zumos de fruta. Después, añadí zumos de verdura y, al final, después de un breve período de tiempo, añadí primero fruta fresca cruda y luego verdura. La razón por la que escogí este método es muy sencilla. Primero, el páncreas había dejado de digerir los alimentos que consumía. Cuando comía algo lo excretaba sin haberlo digerido. Necesitaba mantener su energía sistémica, pero darle algo que le supusiera poco esfuerzo para que lo digiriera el páncreas. Un zumo de fruta recién hecho es la mejor opción para solucionar este problema. Añadí zumos de verduras un tiempo después, aunque son más difíciles de digerir, cuando le había mejorado el páncreas lo suficiente como para poderlos tomar. También utilicé extractos de hierbas para potenciar la función de algunos órganos y glándulas de su cuerpo, y muy en concreto el páncreas. Al final, añadí alimentos sólidos empezando por fruta, claro está, por sus altos niveles energéticos y fácil digestión. Once meses después, por fin, estaba libre del cáncer.

Ayuno con agua

Éste es el cuarto y el definitivo tipo de ayuno. Los ayunos sólo con agua deberían hacerse con ósmosis reversible o agua destilada. A este nivel, la energía procedente de tu aparato digestivo pasa en su totalidad a los sistemas inmunitario, linfático y hormonal. Un ayuno con agua crea un alto nivel de limpieza y depuración interna del cuerpo. Éste, con su enorme sabiduría, se centrará en deshacerse de las toxinas acumuladas, la mucosidad y la inflamación.

Para una persona en condiciones normales, el ayuno con agua puede aportarle energía. Sin embargo, en casos de condiciones debilitadas o faltas de defensas, el objetivo es el de proporcionar energía al cuerpo mediante el aumento de energía sistémica. **No recomiendo un ayuno con sólo la ingestión de agua en casos de personas muy debilitadas o bajas de defensas,** y muy concretamente, las que padezcan cáncer. Esto es debido a que uno no está alimentando la energía del cuerpo, *per se,* por lo que el cuerpo tiene que trabajar con la energía con la que ya cuenta.

A pesar de que ayunar aporta energía a la mayoría de las personas, cuando uno está tratando con una profunda debilidad de los tejidos, los alimentos crudos, en especial la fruta, proporcionará fuerza al cuerpo a través de sus nutrientes y energía. Consumiendo fruta o zumos de fruta de alto nivel energético empezarás a elevar los niveles de las energías celular y sistémica y, al mismo tiempo, permitirás la detoxificacion. El ayuno con agua en severos casos bajos de defensas puede debilitar el cuerpo y llevar hasta la muerte. Una vez que la persona se ha recompuesto, entonces el ayuno con agua puede ser apropiado.

PREPARACIÓN PARA EL AYUNO

Si intentas «ir hasta el final» con un ayuno de zumos o de agua, te ocuparás de prepararte durante una semana comiendo alimentos crudos, ingiriendo los dos últimos días sólo fruta. Esto ayuda a limpiar los intestinos de materia putrefacta, limpia el hígado y los riñones y le da al cuerpo un buen impulso hacia el ayuno.

Ayunar puede ser divertido y darte una gran sensación de empoderamiento. El papel que realiza en la limpieza del cuerpo y la recuperación de la buena salud se ha probado una y otra vez. **Para ayunos largos, prolongados, busca el consejo de alguien que tenga experiencia en ayuno y detoxificación.**

CUÁNDO «PONER FIN» A UN AYUNO

El mejor momento para «poner fin» a un ayuno lo descubrirás si escuchas a tu guía interna o intuición. Conoces tu cuerpo mejor que nadie. Escúchalo. Sabrás entonces cuándo decir basta. (Pero también, sé justo y sincero contigo mismo, sabiendo que las ganas de comer pueden aparecer sigilosamente aunque puede que en realidad tú no tengas hambre). Después de tres días, más o menos, en general uno pierde las ganas de comer. Eso ocurre porque el cuerpo está empezando a usar la energía de la digestión para limpiar y curar. Cuando te vuelven las ganas de comer, es una buena señal, que indica que estás preparado para empezar a ingerir. Recuerda comenzar sólo con fruta.

Otra manera de determinar cuánto tiempo deberás ayunar es el método de «examen de la lengua». Éste es el método tradicional que he utilizado durante años. Cuando empieces a ayunar, la lengua se te cubrirá con una capa gruesa de una sustancia blanca, amarilla o verde. Cuanto más lleno de toxinas esté tu cuerpo, la capa será más gruesa y oscura. Por supuesto, cuanto más saludable sea tu estado general, mucho menos se cubrirá tu lengua cuando ayunes. Si ayunas hasta volver a tener la lengua rosa, habrás realizado la increíble tarea de limpiar por completo tu cuerpo.

La detoxificación es un proceso continuo que puede durar años. Eso suena peor de lo que es. La salud debería convertirse en una de tus aficiones. Pásate un buen año, más o menos, dedicándote a ti mismo; proponte entonces un nuevo estilo de vida acorde con el equilibrio y la armonía. Ése será el nuevo, más sano, vibrante, limpio y más consciente tú. A medida que vayas desarrollándote espiritualmente, intenta buscar siempre el equilibrio entre tu estilo de vida y hábitos alimentarios con tu conciencia espiritual. Cuanto más expandas tu conciencia, más querrás comer de forma más sana y confiriéndote energía. Querrás que tu cuerpo físico te acompañe. Pásatelo muy bien en tu viaje hacia la buena salud, la vitalidad y la espiritualidad; no hay nada igual.

CÓMO «PONER FIN» A UN AYUNO

Es muy importante cómo poner fin al ayuno, y dependerá del tiempo que hayas ayunado y el tipo de ayuno que hayas realizado. Por regla general sería:

acaba los ayunos con un día o dos a base de comer sólo fruta fresca, cruda, por cada tres días de ayuno que hayas hecho. Eso se ha de aplicar en particular después de ayunos de zumos o agua. Cuanto más largo haya sido tu ayuno, más días deberías estar comiendo sólo fruta antes de volver a comer verduras pesadas. He sabido de uno o dos casos, a lo largo de estos años, en que una persona ha muerto como consecuencia de romper un ayuno de forma incorrecta. Un hombre murió al romper un ayuno comiendo patatas hervidas. Al constituir un almidón pegajoso, como un pegamento, puedo entender cómo se le cerraron los intestinos. Intenta siempre que tus intestinos estén en movimiento. Cuando estás en medio de un ayuno con zumos o agua, eso no siempre es posible. En el módulo 6.9 hablaremos de la salud y el cuidado de los intestinos.

POR FAVOR, CÓMPRATE UNA LICUADORA

N. W. Walker vivió con buena salud hasta los 107 años gracias a los zumos. ¿Qué más pruebas se necesitan? Prueba hoy un vaso de zanahoria, espinacas y apio.

Los zumos de fruta y verdura crudas son fuentes de energía y puntales básicos de la nutrición. Un vaso de zumo de zanahorias contiene de seis a ocho zanahorias y aporta seis veces más nutrientes que una simple zanahoria. Eso es lo que yo llamo una bebida de «alta electricidad», una poderosa fuente de energía y aminoácidos. Bebe de dos a cuatro vasos al día de zumos de tus frutas y verduras favoritas.

Lee *Zumos de frutas y verduras*, de N. W. Walker.

MÓDULO 6.8 ✳ Dos estupendos ayunos de zumos de fruta

AYUNO DE LIMONADA

CÓMO HACER LIMONADA:
- 2 cucharas soperas de zumo de limón o lima (aprox., ½ limón)
- De 1/2 a 3/4 cucharada sopera de auténtico sirope de arce (no sirope azucarado con sabor a arce)
- Una pizca de pimienta de Cayena (opcional)

Mezcla el zumo, el sirope de arce y la pimienta de Cayena en un vaso grande de agua (aprox. 300 ml) y llénalo con agua destilada o agua de ósmosis reversible un poco caliente (si se prefiere, se puede usar agua fría). Utiliza sólo limones o limas frescos; no utilices nunca limones en conserva o en lata o zumo de lima preparado, o limonada o zumo de lima congelados.

La pimienta de Cayena se puede usar en esta fórmula ya que añade vitaminas extra: la C y las del grupo B. También ayuda subiendo un poquito el tono. Para los que no estáis acostumbrados a los pimientos picantes, empezad con una pizca e id aumentando en la medida en que podáis. Si queréis, podéis eliminar la pimienta. El sorgo puro, las melazas negras o la miel se pueden usar como sustitutos menores cuando no se dispone de sirope de arce. Puede que quieras hacer un litro de limonada para todo el día.

PARA HACER UN LITRO DE LIMONADA:
10 tacitas de agua destilada
1 tacita y media de zumo de limón recién hecho
1/2 tacita de sirope puro de arce
Agita bien y ponlo en la nevera

CÓMO TOMAR LA LIMONADA:
Bebe tanta limonada como quieras, cuando quieras; pero toma sólo esta limonada, nada de comida ni ninguna otra bebida. Este ayuno con zumo de fruta se puede llevar a cabo uno, dos, tres y hasta diez días con gran facilidad.

AYUNO CON ZUMO DE UVA

CÓMO HACER ZUMO DE UVA:
- Se necesita una licuadora.
- El zumo de un kilo de uva (incluyendo las semillas y las ramitas)
- Cualquier variedad de uva es buena; aunque las oscuras, con semillas, son las mejores. Y siempre intenta utilizar uva orgánica.

CÓMO TOMAR EL ZUMO:
Bebe este zumo de uva cuando quieras y en la cantidad que quieras. La uva tiene grandes propiedades antioxidantes y astringentes, lo que ayuda a expul-

sar las toxinas del cuerpo. Comer uva y beber zumo de uva constituye un ayuno excelente. He hecho que gente ayunara veinte días sólo con uva. Un ayuno de entre cinco a diez días de uva o de zumo de uva es magnífico y muy beneficioso.

La uva y el limón son dos de los mejores limpiadores del sistema linfático y «destructores de tumores». He visto desaparecer linfomas al cabo de cuarenta y cinco días y también un cáncer de estómago en cincuenta y nueve días usando sólo estos ayunos de fruta en combinación con infusiones de hierbas y una dieta a base de alimentos crudos.

MÓDULO 6.9 ✳ El buen cuidado de los intestinos

El cuidado deficiente de nuestros intestinos es la raíz de muchos problemas de salud de la mayoría de la gente. He estado enseñado cómo mantener un colon saludable durante los últimos treinta y cinco años. Mi amigo, el difunto doctor Bernard Jensen, lo estuvo enseñando durante más de sesenta. Habiendo trabajado con más de 300.000 pacientes, la conclusión de la investigación del doctor Jensen era: «Son los intestinos los que invariablemente hay que cuidar antes de que cualquier cura pueda tener efecto». De hecho, el mundo de las alternativas naturistas *comenzó* en torno a cuestiones del tracto gastrointestinal.

El conocimiento profundo de nuestros intestinos es un tema del que muy poca gente desea hablar. Y eso que el mantenimiento sano y el buen funcionamiento de nuestro tracto intestinal es una de las mejores maneras de estar fuera del alcance de la toxicidad y de la debilitación de las células.

Tu tracto gastrointestinal es el centro o puntal de actividad del cuerpo, al igual que el punto central de una rueda es el puntal para que esa rueda se mantenga firme. Constituye uno de los principales sistemas orgánicos del cuerpo. Ahora, la auténtica pregunta debería ser: «¿Cómo salvamos y regeneramos el tracto gastrointestinal, que es tan importante como el corazón?». Sin la digestión, absorción *y* eliminación de los alimentos moriríamos. Este canal, que va desde la boca hasta el ano, es la vía por la que introduces energía y productos químicos procedentes de los nutrientes de los alimentos en tu cuerpo. A partir del colon es donde se produce la eliminación de los productos de desecho de nuestro cuerpo, lo que es vital para su supervivencia. La eliminación correcta de los productos de deshecho de la digestión y del metabolismo celular es tan importante como la ingestión misma de los alimentos.

Como ya vimos en el capítulo 2, el intestino delgado se divide en tres partes: el duodeno, donde la digestión tiene lugar, que tiene unos 25 cm de largo; el yeyuno, que se encarga tanto de la digestión como de la absorción, y cuya longitud es casi de 3 m, y el íleon, encargado por entero de la absorción, y que mide alrededor de 4 m. El intestino grueso se denomina colon, es de una longitud aproximada de 1,5 m y se puede dividir en las siguientes secciones: ciego, colon ascendente, colon transverso, colon descendente, colon sigmoideo y recto. Cada una de las secciones del colon se ha relacionado con determinados órganos y glándulas del cuerpo y tiene un efecto, bueno o malo, sobre los tejidos de éstos. Cuando estabas en las etapas embrionarias de vida, el colon y la medula espinal fueron las dos partes del cuerpo que se formaron primero. Todas nuestras deficiencias genéticas se encuentran primero en el colon, y luego se reflejan en órganos, glándulas, nervios u otros tejidos dentro del cuerpo.

Tus intestinos son la parte más castigada por el abuso al que le someten alimentos y bebidas que causan acidez y toxicidad. Muchos de estos alimentos inflaman y debilitan su estructura. Algunos de ellos actúan como el pegamento y, de hecho, se adhieren a sus paredes. Muchos otros alimentos son tan abrasivos que ocasionan que las paredes intestinales produzcan una mucosidad excesiva para protegerse. Todo lo que acabamos de mencionar afecta la capacidad de tu tracto gastrointestinal de digerir la comida y absorber los nutrientes alimenticios.

Tu tracto gastrointestinal también juega un papel importante en relación al sistema linfático. El sistema linfático es tu sistema de alcantarillado. Debe tener una vía para eliminar los productos de desecho del cuerpo. En principio, los riñones, el tracto gastrointestinal y la piel son las principales vías del cuerpo para dicho propósito. Cuando la piel, los riñones y, especialmente, el colon acaban dañándose o están obstruidos, el sistema linfático se constituye como plan B, de reserva. Puedes imaginar lo que pasaría en tu hogar si el tanque séptico se bloqueara. Las deposiciones acumuladas en el baño rebosarían y se esparcirían. La mayoría de la gente, llegado este punto, se iría de casa.

Los nervios simpáticos y parasimpáticos del sistema nervioso autónomo controlan el tracto gastrointestinal a través de los neurotransmisores producidos por las glándulas suprarrenales. Las glándulas suprarrenales deficientes pueden dar lugar a la debilitación de los nervios, causando estreñimiento. Muchas personas no se fijan en la relación causa-efecto entre glándulas suprarrenales y debilidad nerviosa (que puede ocasionar estreñimiento) y su producción de esteroides para responder a la inflamación ocasionada. Siempre vale la pena fortalecer tus glándulas suprarrenales al mismo tiempo que estás regenerando tu tracto gastrointestinal.

La importancia de mantener el tracto intestinal limpio y sano nunca es exagerada. Recuerda que es tu canal principal de la digestión, donde se realiza la descomposición de tus alimentos en combustibles y materiales de construcción. Una vez digieres tus alimentos, entonces se absorben a través del revestimiento de los intestinos, gracias a sus vellosidades. La absorción de los nutrientes contenidos en los alimentos que comemos es tan esencial como el mismo proceso digestivo. Los billones de células que componen el cuerpo dependen de la absorción que se realiza en los intestinos para nutrirse. Como ya hemos señalado, una nutrición correcta a las células se puede ver bloqueada mediante productos de desecho retenidos en el colon. Eso lleva a que la toxicidad vaya aumentando y se vaya acumulando una sustancia pegajosa por todo el intestino denominada «placa mucoide». Esta placa provoca inflamación y la descomposición de los tejidos de las paredes intestinales.

La placa mucoide es principalmente un subproducto del proceso digestivo de los almidones refinados, azúcares y productos lácteos. Cuando las paredes intestinales están cubiertas con capas de placa pegajosa, los nutrientes que el cuerpo necesita para funcionar correctamente y dar su mayor rendimiento no se pueden absorber. Y lo que es más, la pegajosa placa mucoide es un perfecto caldo de cultivo para infecciones parasitarias. Estos parásitos destructivos consumen cualquier nutriente que haya quedado en el tracto gastrointestinal.

Requerimos de ciertos parásitos intestinales (conocidos como flora intestinal) para descomponer de forma positiva y benéfica varios subproductos de la digestión. Un muy buen ejemplo de esto son las vitaminas B, que se crean gracias a la acción de la flora intestinal sobre los almidones. En general, tus intestinos están colonizados por organismos no dañinos que ayudan a la digestión y a la descomposición de comestibles en otros nutrientes. No obstante, hay muchos parásitos destructivos que pueden florecer en los intestinos. Eso se hace más que evidente en el caso de consumo de carne, lo que puede dar lugar a la formación y crecimiento de todo tipo de gusanos (anquilostoma, oxiuros, tenia, etcétera) y microorganismos proteolíticos (disolventes de proteína). Es importante limpiar las paredes intestinales y curar la inflamación al mismo tiempo que se esté tratando con la eliminación de sustancias tóxicas.

Una dieta sana dará lugar a una deposición aproximadamente una media hora después de comer. Es importante que eso se produzca de dos a tres veces al día. Si los intestinos se vuelven lentos, eso causará una fermentación y putrefacción adicional de los alimentos ingeridos. La absorción de esas toxinas y partículas gaseosas va directamente a nuestro flujo sanguíneo. Eso puede provocar dolor de cabeza, razonamiento confuso, hinchazón, dolor abdominal e incluso arritmias cardíacas. He conocido personas que se han pasado treinta días sin tener deposiciones. ¡Que no pase ni un día sin que tengas una!

La diarrea es tan mala como el estreñimiento: el paso de la comida demasiado deprisa por el tracto gastrointestinal es tan malo como que lo ingerido permanezca allí demasiado tiempo. Algunos dicen que la diarrea no es más que otra forma de estreñimiento. Con la primera se crea una deficiencia en la descomposición correcta de los alimentos ingeridos, produciéndose una mala absorción; y la segunda causa fermentación y putrefacción de los alimentos ingeridos produciendo alcohol, acidosis, gases e inflamación. Ambas crean inanición: el cuerpo se desnutre.

CUATRO FORMAS DE LIMPIAR LOS INTESTINOS

Fórmulas a base de hierbas para los intestinos

Una buena tisana de hierbas para los intestinos (un preparado especial que se tomará a diario durante el tiempo que dure la purificación) ayudará a descomponer la placa mucoide, matará sólo los parásitos destructivos, bajará la inflamación hasta que desaparezca y reforzará las paredes intestinales.

Cuando confeccioné mis fórmulas de hierbas para el estómago y los intestinos, quería que fueran tisanas que ayudaran a tener deposiciones sin esfuerzo. Una preparación que fuera antiinflamatoria (haciendo que desaparezca la inflamación) y que también sacara la placa mucoide de las paredes. Mis fórmulas limpiarían también las bolsas (divertículos) creadas por las retenciones fecales. Quería una preparación que también reforzara el tracto gastrointestinal, eliminando esas bolsas, así como la enorme distensión o los espasmos que todos padecemos con ello. El problema con la mayoría de los preparados de hierbas para los intestinos es que contienen pimienta de Cayena, aloes, espino cerval u otras hierbas estimulantes y que crean dependencia, causantes además de dolores espasmódicos, calambres o excesiva producción de mucosidad. Este tipo de preparados pueden causar un gran malestar abdominal y son, a menudo, difíciles de regular. Muchas fórmulas a base de hierbas para el tracto intestinal pueden hacerse adictivas; esto es, que el cuerpo, para que funcione, llegue a hacerse dependiente de ellas, tal como ocurre con otros estimulantes, haciendo que, cuando se dejen de tomar, se produzca el efecto contrario: el estreñimiento.

Una buena fórmula herbal para los intestinos no creará adicción. Hará que tengas deposiciones sin esfuerzo, que desaparezca la inflamación y que se refuercen; todo al mismo tiempo. Encima, estimulará el flujo en el sistema linfático y la circulación en las mismas paredes intestinales *(véase* «El poder de las fórmulas herbarias», módulo 8.3; también, *véase* la «Guía de recursos» para empresas que producen buenas fórmulas a base de hierbas para los intestinos).

Irrigación del colon

La terapia de irrigación del colon puede ser de gran ayuda en la depuración del colon (intestino grueso). No obstante, el intestino delgado también debe limpiarse y cuidarse; por eso, un preparado a base de hierbas es recomendable. La irrigación del colon es como un enema «profundo», pero tiene además un efecto de «lavado» sobre el tejido. Los terapeutas especializados en el colon, generalmente terapeutas licenciados para dar masajes, realizan irrigaciones del colon. (En mi opinión, cada sala de urgencias de un hospital debería disponer de una máquina para la irrigación del colon y, entre el personal, un terapeuta del colon capacitado). La irrigación del colon va estupendamente bien para acabar con la retención fecal, siendo de gran ayuda contra la acidosis, la distensión del abdomen, lumbago, dolor de ciática, dolor de riñones, dolores de cabeza y fiebre, por mencionar unas pocas afecciones. También pueden ayudar en la limpieza o vaciado de los divertículos o bolsas intestinales.

La terapia de irrigación de colon es un procedimiento suave, aunque puede tener resultados agresivos, ya que puede hacer que se deshaga placa retenida en las paredes del colon durante años. He visto cómo una irrigación del colon ha extraído retenciones fecales que han permanecido en el cuerpo durante cincuenta años o incluso más.

Hace muchos años, un quiropracticante amigo mío contaba en su personal con un enfermero que realizaba irrigaciones de colon. Una paciente del enfermero, que se había ido a casa al finalizar la irrigación de colon, empezó a sentir dolor en la parte del colon sigmoideo al cabo de un rato. La paciente esperó unas cuantas horas hasta que decidió que necesitaba saber con exactitud qué es lo que estaba causándole el malestar, y al final fue a urgencias. Allí descubrieron que padecía cáncer de colon en la fase sigmoidea. La irrigación de colon no lo causó, claro, sino su estilo de vida. Lo que sí hizo la irrigación de colon fue aflorar el cáncer. Eso fue algo bueno, ya que la mujer entonces pudo hacer algo al respecto. Si no se hubiera sometido a la irrigación del colon, el cáncer se podría haber extendido por todo su cuerpo sin que se enterarse, hasta que hubiera sido demasiado tarde para conseguir realizar un tratamiento efectivo.

Hacer que aflore la inflamación, como pasó en este caso, puede ser doloroso y conllevar algo de malestar. En general, por eso prefiero recomendar una buena fórmula a base de hierbas para los intestinos que sea antiinflamatoria y restauradora, no laxativa. Las fórmulas de hierbas para los intestinos de acción restauradora harán que se afloje y desprenda la placa que está retenida en sus paredes. Reducirán también la inflamación existente debajo de esa placa y curaran la pared intestinal. De esta forma, tu proceso de curación es mucho más suave y menos traumático.

La irrigación de colon va muy bien para tratar obstrucciones en el colon, siempre que no se trate de tumores o adherencias. Funciona bien en el intestino grueso. ¿Mi preferencia por lo que respecta a la administración de esa técnica? Personalmente recomiendo la Dr. Jensen's Colema Board®[2] como la mejor opción. He sido testigo de casos en los que con este proceso se ha conseguido un éxito total eliminando la placa mucoide acumulada en el tracto gastrointestinal. La tabla colema está diseñada para que encaje por encima

---

2. Tabla colema del Dr. Jensen. (*N. de la T.*)

de la taza del váter por un lado y, por el otro, descanse en una silla o taburete. Estirándote en esta tabla (mientras, al mismo tiempo, usas un cubo de unos 19 litros de agua a la temperatura de la piel), consigues un potente enema que actuará con profundidad. Con todo, este procedimiento es mucho más relajante que un enema típico porque sólo tienes que yacer allí y dejar que el agua, poco a poco y sin brusquedad, te vaya limpiando.

El doctor Jensen creó un programa completo de cuidado de los intestinos que no se puede superar (véase su libro *Tissue Cleansing Through Bowel Management,* 1981). Sus procedimientos ayudan a limpiar el intestino delgado además del intestino grueso, mientras que las técnicas profesionales de irrigación de colon sólo actúan sobre el intestino grueso. Con un poco de autodisciplina, el sistema colema se puede adoptar en casa con la compra de una tabla colema. Para informarse sobre este programa, y para adquirir y usar una tabla colema, véase www.colema-boards.com. No estoy en contra de las técnicas profesionales de irrigación del colon. Para potenciar al máximo los beneficios, cambia tu dieta y adopta una que no contenga más que comida cruda y añade tisanas restauradoras durante un mes más o menos antes de empezar con el régimen de irrigación de colon. Tres o cuatro irrigaciones deberían bastar.

Enemas

Los enemas constituyen otra fantástica manera de ayudarse uno mismo en momentos de necesidad, o hacer un buen servicio en casos de afecciones de colon y del recto, tales como hemorroides o cáncer. Hay varios tipos de enema que se pueden usar para ayudar a limpiar y abrir este canal.

ENEMAS SUAVES – Éstos, generalmente, limpiarán y reforzarán las partes descendentes, sigmoideas y rectales del intestino grueso (colon). Para ello se requiere de medio a un litro de agua a temperatura de la piel dentro de una bolsa de enema (la mayoría de las farmacias las venden; a menudo etiquetadas como «bolsa de agua caliente/enema» o «bolsa multiuso de agua caliente/ enema/ducha interna».

Cualquiera de las siguientes hierbas puede utilizarse, en infusión y coladas, en lugar de agua en la bolsa para el enema. Estas hierbas limpiarán y reforzarán las paredes intestinales: cáscara sagrada, raíz de malvavisco, corteza de olmo rojo, hoja de plátano verde, raíz de consuelda, raíz de bardana, genciana, etcétera. *Véase* «Cómo hacer un enema», en la página siguiente.

ENEMAS PROFUNDOS – Un enema profundo es necesario cuando se trata de conseguir resultados en la zona más profunda del intestino grueso o colon; por ejemplo, en la zona del transverso, del ascendente o del ciego. Lo que, a menudo, distingue el enema profundo del suave es la manera en que se aplica y la cantidad de agua/mezcla que se usa, lo que determina hasta dónde llegará el agua/mezcla en el colon. Las mismas hierbas se pueden utilizar tal como dijimos antes. En casos de debilidad donde se padece fatiga extrema, los enemas profundos se pueden aplicar utilizando zumos recién hechos de plantas tales como hierba de trigo, espinacas, quelpo, alfalfa, cebada, etcétera, en vez de agua o infusión de hierbas. Estos zumos se absorben fácilmente a través de las paredes del colon y electrifican el cuerpo, aportando esa energía de la que anda tan necesitado. La clorofila es otro constituyente que se puede introducir dentro del colon mediante el método del enema para ayudar en el proceso de limpieza y curación.

ENEMAS DE CAFÉ – Mucha gente usa enemas de café, ya que tienen una acción muy estimulante en el hígado y los intestinos. Sin embargo, yo no los recomiendo a menos que el colon se haya «cerrado», haciendo imposible una deposición. El uso continuo de enemas de café provoca un efecto «latigazo», causando extrema debilidad del colon e inflamación del hígado y de los riñones.

Los enemas de café tienen además un efecto negativo sobre el sistema nervioso, provocando hipo o hiperactividad de este sistema. Esto, a su vez, tendrá un efecto residual en todo el cuerpo que se traducirá de muchas maneras: trastornos del sistema nervioso, estreñimiento agudo, diarrea, hinchazón, edema o acidosis.

CÓMO HACER UN ENEMA

1. Compra una bolsa para enema/bolsa de agua caliente multiuso en una farmacia.
2. Llena la bolsa con una cantidad de medio litro a dos litros de agua o de infusión de hierbas a temperatura de la piel. Asegúrate de utilizar siempre agua a la temperatura de la piel, ya la mezcles o no.
3. Cuelga la bolsa de agua caliente a unos 60 cm por encima de ti.
4. Yace sobre tu lado izquierdo cuando empieces tu enema.
5. Usa un ungüento a base de hierbas medicinales para lubricar la punta de la goma para facilitar la inserción.

6. Deja que el agua (o la infusión de hierbas) discurra suavemente penetrando en el colon, parando el flujo de forma regular mientras descansas, y respira profundamente.

7. Al cabo de unos minutos, cambia de posición y ponte boca arriba, dejando que el agua continúe penetrando en el colon y más tarde hazlo yaciendo en tu lado derecho.

8. Puede que te apetezca masajear la zona del colon al tiempo que notas cómo se va llenando con el líquido. Eso ayudará a que la «placa» retenida se suelte y se pueda expulsar.

9. Intenta retener el líquido un poco antes de permitir que salga.

10. Repite el proceso hasta que la bolsa esté vacía.

Utiliza los enemas de forma sabia y cuando sean necesarios. No hay ninguna necesidad de excederse en su uso. Una dieta de fruta y verdura cruda combinada con un buen rejuvenecedor del intestino funciona mucho mejor a largo plazo para reestablecer la salud del tracto gastrointestinal.

Arcilla curativa

Un cuarto método para la limpieza de los intestinos hace uso de la arcilla. Ésta no se utiliza tanto en Estados Unidos como en Europa. En muchos países, como Portugal, los profesionales de la sanidad usan paquetes de arcilla sobre el abdomen para conseguir los mismos efectos que la técnica de irrigación del colon. El difunto doctor John Christopher produjo un magnífico polvo para uso intestinal *(Intestinal Corrective #2®)* que contiene arcilla bentonita y carbón. Esto tiene un efecto limpiador y absorbente muy profundo en los intestinos. Este producto es muy beneficioso en casos de síndrome de intestino irritable y con diarrea crónica.

Resumen

Nuestros intestinos (tracto gastrointestinal) son tan vitales para nosotros que Dios hizo que fuera una de las primeras cosas que se forma cuando una célula se convierte inicialmente en un embrión. En esta primera etapa se forman los tejidos de la columna vertebral y de la «tripa», y el tejido de la tripa es lo que se convertirá más adelante en el tracto gastrointestinal. Tu supervivencia depende por completo de su buen funcionamiento. Los nutrientes, los materiales de construcción y el material combustible se absorben a través de sus paredes, y además el tracto gastrointestinal crea glóbulos blancos, diversos aminoácidos y vitaminas. La función sinérgica del sistema gastrointestinal con el linfático es algo que no se entiende completamente todavía, pero su relación esencial con cada una de las células de nuestro cuerpo (a través del sistema linfático) debería darte al menos una indicación de cuán vital es que siga funcionando bien. Deberías «alimentarlo» tan sólo con alimentos vivos, fáciles de digerir, con fibra eléctricamente activa para que así pueda mantener su buena salud.

> *Los doctores administran medicinas de las que saben poco, para curar enfermedades de las que saben todavía menos, a humanos que desconocen por completo.*

> –VOLTAIRE, escritor satírico francés (1694-1778)

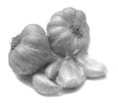

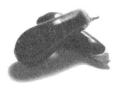

CAPÍTULO SIETE

Comer para adquirir vitalidad

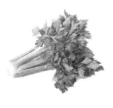

Hasta ahora hemos visto cómo funciona el cuerpo, los procesos de la enfermedad, la detoxificación y la regeneración. Hemos examinado nuestra especie y los tipos de alimentos que mejor nos van. También hemos revisado los alimentos y sus efectos sobre los tejidos.

En este capítulo descubriremos qué comer y cómo comerlo. Es importante no sólo saber qué comer, sino también *cómo mezclar* adecuadamente los alimentos para sacar el máximo provecho de ellos; el arte de combinar alimentos.

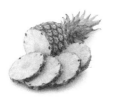

Aquí, además, ofreceremos una serie de menús que puedes empezar a utilizar inmediatamente para ponerte en la buena dirección hacia la detoxificación y la regeneración de tu cuerpo. Estos menús responderán a tus necesidades, tanto si te consideras un principiante tímido como un aventurero audaz.

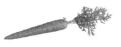

Otros temas incluirán lo increíblemente sanos que son los zumos de fruta y de verduras crudos y el papel que juegan las judías, la soja y los cereales en lo que respecta a la detoxificacion y la regeneración.

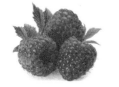

En las páginas finales de este capítulo encontrarás una lista de excelentes recetas tanto de alimentos crudos como cocinados al vapor que te fortalecerá en este viaje y hará que tus comidas sean más variadas y apetitosas.

MÓDULO 7.1 ✳ ¿Qué alimentos comer?

A continuación tienes una lista de alimentos crudos: fruta, verdura, frutos secos y semillas. Compra, siempre que te sea posible, productos orgánicos.

LA MAYORÍA DE FRUTAS Y BAYAS

Uvas
Plátanos
Fresas
Mangos
Naranjas
Pomelos
Manzanas
Melocotones
Peras
Piñas
Toda clase de fruta desecada (sin sulfuro)
Las flores se pueden comer
EVITA – Arándanos, ciruelas y frutas sin madurar

VERDURAS

Lechuga romana
Espinacas
Zanahorias
Apio
Pimientos verdes
Pepinos

Coles
Aguacates
Verduras de hoja verde
Calabaza
Judías verdes
Guisantes
Tomates crudos
Alga kelp, dulse y otros vegetales marinos

OTROS ALIMENTOS CRUDOS

Pacanas (nuez lisa)
Almendras
Semillas de girasol
Semillas de sésamo
Semillas de calabaza
Cocos
Piñones
NOTA – Come con moderación lo que hay en esta categoría. Muchos de estos alimentos pueden ser formadores de ácido y robar energía al cuerpo, y ralentizarán o detendrán el proceso de limpieza.

MÓDULO 7.2 ✳ Tabla de alimentos ácidos/alcalinos

Todos los alimentos contienen elementos que acidifican y elementos que alcalinizan. No es la materia orgánica de los alimentos lo que deja estos residuos ácidos o alcalinos en nuestro cuerpo. Es la materia inorgánica, los minerales, lo que determina la acidez o alcalinidad de los fluidos y tejidos del cuerpo. El potasio, el sodio, el magnesio y el calcio están considerados los electrólitos que alcalinizan. El fósforo, el sulfuro y el manganeso son los elementos que acidifican.

Se pueden usar diferentes procesos para determinar si un alimento es más formador de ácidos o de álcalis. En general, si en un alimento dominan los elementos formadores de ácido sobre los que alcalinizan se considera que acidificará. Y viceversa. Si en un alimento los dominantes son los que alcalinizan, entonces el alimento se considera que alcaliniza.

La **valoración** (análisis volumétrico) es el método utilizado en el laboratorio para medir la acidez vs. alcalinidad. Hay dos fases en este proceso. Primera, la cantidad apropiada de alimento se quema hasta que quedan las cenizas. Esto se hace en lugar de la digestión. Segunda, se añade aproximadamente un litro de agua destilada por cada 100 gramos de ceniza, para hacer una solución que será la que se someterá a examen para medir su acidez o alcalinidad.

Otro método para determinar la acidez o alcalinidad de un alimento es la cantidad de nitrógeno o de proteido (compuestos químicos que comprende la estructura de una proteína) que contiene. Debido a que el nitrógeno tiene una influencia directa sobre la acidez, se considera que todo alimento rico en proteínas (rico en nitrógeno) es formador de ácido. No obstante, éste es un viejo método y no es muy preciso porque se ha visto que la materia vegetal aporta más nitrógeno y material proteido que las carnes.

La tabla de alimentos ácidos/alcalinos que aparece a continuación en este módulo se basa en la combinación de los métodos mencionados y te ayudará en tu camino hacia la alcalinización. Recuerda que una dieta de alimentos que alcalinizan en un 80 por 100 y de alimentos que acidifican en un 20 por 100 es esencial para tener una salud excelente.

No te compliques. La gente siempre me pregunta: ¿qué puedo *añadir* a mi dieta alimenticia? Mi respuesta es: ¿qué puedo quitar? Puede que no lo creas, pero cuanto más sencilla sea tu dieta, más sano estarás. Esta declaración vuelve locos a los profesionales nutricionistas, porque el foco se ha puesto en las deficiencias, lo que ha traído consigo el uso de grandes dosis de aminoácidos, vitaminas y minerales. Megadosis de suplementos como éstos puede que hagan desaparecen los síntomas, para volver a aparecer en cuanto se dejan de tomar estos suplementos. Esto no se puede considerar una auténtica regeneración o cura, sino simplemente el tratamiento de los síntomas ignorando las causas. La clave de la cuestión no es consumir una gran cantidad de nutrientes. Es el poder y la acción sinérgica de los alimentos integrales, crudos y maduros. El poder que tienen los alimentos crudos para limpiar y regenerar el cuerpo físico es poco comprendido en nuestras comunidades científicas y farmacéuticas.

Mira la dieta de la mayoría de los animales salvajes herbívoros; por ejemplo, elefantes, caballos o vacas. Esos animales comen predominantemente hierba y hojas. Mira a los gorilas «espalda plateada»: su dieta es muy sencilla, consiste en alimentos dulces como la fruta, los tubérculos dulces, las bayas y las flores. Al menos el 70 por 100 de la dieta del oso pardo norteamericano es hierba. Estos animales se encuentran entre los más fuertes del planeta.

Te puedo decir, gracias a mi experiencia personal, que nunca me sentí mejor, ni más en sintonía con Dios y la naturaleza que cuando hice un ayuno de seis meses con naranjas navel orgánicas. Confía siempre en la naturaleza, en Dios y en tu intuición para saber la verdad.

La tabla de alimentos alcalinos/ácidos muestra qué alimentos alcalinizan y qué alimentos acidifican. Lo mejor, mientras dure la detoxificación, es comer sólo fruta y verdura, TODA cruda.

ALIMENTOS QUE ALCALINIZAN

FRUTA

Albaricoques
Bayas del bosque
Cerezas
Coco, fresco
Dátiles
Fresas
Granadas
Grosellas
Guayabas
Higos
Higos chumbos
Limas
Limones, maduros
Mandarinas
Mangos
Manzanas
Maracuyá o fruta de la pasión
Melocotones
Melones, todas las variedades
Naranjas
Nectarinas
Nísperos
Papayas
Pasas
Peras
Piña, fresca
Plátanos
Pomelos
Quinotos o naranjita china
Tamarindos
Uvas
Zapotes

VEGETALES

Acedera, verde
Acederilla o acedera de las ovejas
Acelgas
Aguacates
Ajo
Alcachofas
Alfalfa
Almendras
Apio
Bambú, brotes
Berenjena
Berro
Berzas
Boniato
Brócoli
Calabazas
Castañas
Cebollas
Cebollino
Chirivías
Chucrut
Col rizada, hoja
Col roja y blanca
Coles
Coles de Bruselas
Coliflor
Colinabo o rutabaga
Diente de león
Endivias
Eneldo
Escarola
Espárragos
Espinacas
Frijol de lima o mantequilla
Guisantes
Judía fresca (verde y amarilla)
Lechuga
Maíz dulce
Nabos
Olivas
Patata blanca
Pepinos
Perejil
Pimientos, todos los colores
Puerros
Quingombó
Rábano picante, raíz
Rábanos
Remolacha
Ruibarbo
Tomates, sólo naranjas
Zanahorias
Zapallo

OTROS

Aceite de oliva
Cereales: Amaranto, mijo y quinoa
Dulse y kelp
Especias naturales
Leche cruda (sin pasteurizar)
Melazas
Miso
Suero de leche
Suero de mantequilla, crudo
Tisanas de hierbas y de la medicina tradicional china
Vinagre de sidra de manzana
Vino, orgánico
Yogur crudo (sin pasteurizar)

ALIMENTOS QUE ACIDIFICAN

Aceites procesados
Agua con gas (soda)
Alcachofas
Almidón de maíz
Arándanos
Arándanos azules
Arroz, integral y blanco
Aspirinas
Aves
Azúcar, refinada
Bebidas alcohólicas
Cacahuetes
Café
Carne
Cebada
Cereales de desayuno
Cereales, la mayoría
Chocolate y cacao
Ciruelas
Ciruelas secas
Clara de huevo
Colas y bebidas sin alcohol
Colorantes artificiales
Condimentos preparados, todos
Condimentos, artificiales
Copos de avena
Cremas de huevo y/o vainilla
Dónuts
Dulces y caramelos
Frutos secos
Frutos, en lata
Galletas crackers
Galletas de arroz
Garbanzos
Gelatina
Grapenuts [cereal de desayuno a base de trigo y cebada]
Harina y derivados
Helados
Judías secas
legumbres de soja
lentejas
Maíz, cocinado
Marisco
Mayonesas
Mermeladas, confituras y gelatinas
Olivas aliñadas
Pan
Pasta
Pasteles
Pasteles de hojaldre y salados
Pescado
Pimienta, negra
Plátanos verdes
Polenta
Productos elaborados con soja
Productos lácteos
Puntas de espárragos (sólo blancos)
Queso, todos
Sal
Salsas
Tabaco
Tapioca
Tés, de la India
Verdura y legumbres en lata
Vinagre
Vinagretas y otros aliños
Yogur

Recuerda...

El placer, la risa, la felicidad, el descanso y un sueño reparador contribuirán a *alcalinizar* nuestro cuerpo.

Las preocupaciones, el enfado, el odio, la envidia, el cotilleo, el miedo y la falta de sueño contribuirán a *acidificarlo*.

MÓDULO 7.3 ✳ La función vital de la adecuada combinación de alimentos

A lo largo de este libro hemos realizado un periplo simplificado por el organismo humano, hemos visitado sus numerosos sistemas y hemos visto cómo funcionan. También hemos tratado de los procesos patológicos y sus causas. Ahora estás al tanto de la importancia del pH del cuerpo y estás familiarizado con los dos pilares de la química: ácidos y álcalis, así como con el papel de la acidosis en la enfermedad. Tienes una idea del poder de los alimentos crudos y de sus efectos en los tejidos. Ha llegado el momento de juntar todos estos elementos y examinar la correcta combinación de alimentos.

De acuerdo con la Asociación Dietética de Estados Unidos, no importa cómo combinamos nuestros alimentos, siempre que tomemos proteínas, hidratos de carbono y algo de grasa con cada comida. Esta filosofía es ridícula y acientífica, y por culpa de ella todos hemos sufrido con los gases, indigestiones y acidosis resultantes. La química no justifica este enfoque. De hecho, la química se convierte en nuestra aliada cuando estudiamos las adecuadas combinaciones de alimentos. Para un diabético, en particular, es vital observar una combinación correcta de los alimentos si desea regular los niveles de azúcar en sangre.

Se han escrito muchos libros excelentes sobre la correcta combinación de alimentos y te aconsejo que te informes un poco sobre esta importante cuestión. (Véase *La combinación de los alimentos*, de Herbert Shelton, y *Proper Food-Combining Works*, de Lee DuBelle).

La química nos dice que cuando combinamos una base (o álcali) con un ácido, se neutralizan mutuamente, con lo que la digestión se produce por obra de la fermentación y la putrefacción, en vez de las enzimas digestivas. Esto impide la adecuada descomposición de los alimentos y comporta numerosos cambios químicos, dando lugar a una mala absorción, a acidosis e inanición celular. Los alimentos predominantemente proteicos, si se mezclan con fécula, entran en esta categoría.

Los dos consejos más importantes en materia de combinación de los alimentos son: en primer lugar, no mezclar nunca proteínas (alimentos ácidos) con hidratos de carbono (alimentos alcalinos) y, en segundo lugar, separar el consumo de fruta de cualquier otro tipo de alimento. En lo que sigue comentaremos más en detalle estas dos recomendaciones.

Si observas una correcta combinación de los alimentos, acabarás con la regurgitación ácida, las ulceraciones, las indigestiones y los gases que suelen producirse cuando se incumplen estas reglas naturales. Recuerda siempre que cuantos menos tipos de alimentos distintos combines, tanto mejor digerirás la comida. Si yo te pidiera que pensaras en diez cosas diferentes al mismo tiempo, seguro que te sentirías confuso, ya que la mente sólo puede atender plenamente a una sola cosa al mismo tiempo. No olvides esto cuando pienses en juntar diez alimentos distintos en la misma comida. Lo sencillo siempre es lo mejor. No se trata de cuánto comes, sino de si podrás digerir, absorber, aprovechar y eliminar lo que has ingerido.

Sigue una dieta simple y lleva una vida sencilla. Sé feliz cuando comes. Nunca comas cuando estás enfadado o disgustado, pues en este estado de ánimo se incrementan los ácidos gástricos que pueden neutralizar tus esfuerzos digestivos y generar acidosis. Tranquilízate y disfruta de lo que estás comiendo. Mastica bien los alimentos, ya que el primer paso de la digestión tiene lugar en la boca. Procura no beber durante las comidas, pues esto sólo diluye o neutraliza las enzimas digestivas.

LOS DOS CONSEJOS PRINCIPALES SOBRE LA COMBINACIÓN DE ALIMENTOS

No combinar proteínas (ácidos) con hidratos de carbono (álcalis)

La química nos enseña que no podemos combinar enzimas digestivas ácidas con enzimas digestivas alcalinas porque normalmente se neutralizarán unas a otras, deteniendo la correcta digestión y dando lugar a putrefacción y fermentación.

Los hidratos de carbono comienzan el proceso digestivo en la boca por obra de la amilasa, la ptialina y otras enzimas digestivas alcalinas. Los alimentos de tipo proteico, incluidas la carne y los frutos secos, inician su proceso digestivo en la parte inferior del estómago, con la secreción de HCL (ácido clorhídrico), que a su vez libera pepsina. Estas dos sustancias son de naturaleza ácida.

Cuando una fécula se combina predominantemente en el estómago con una proteína predominante, se produce una colisión. El resultado es la sensación de empacho que tiene uno cuando come un menú de esta composición. La fermentación del azúcar genera alcohol, que a su vez estimula o reduce nuestros niveles de energía y provoca exceso de acidez, mucosidad congestiva, toxicidad proteica e inflamación de los tejidos. El hígado, el páncreas y los tejidos suprarrenales son los que más sufren. A los diabéticos les resulta difícil, en estas condiciones, regular los niveles de azúcar en sangre.

Separar la ingesta de fruta de todos los demás alimentos

La fruta se digiere muy rápidamente, y cuando se combina con alimentos que se digieren lentamente, los azúcares que contiene permanecen dentro del estómago y empiezan a fermentar, produciendo alcohol. Este alcohol procedente de la fermentación del azúcar de los alimentos incrementa el nivel de alcoholemia y ha llegado a provocar accidentes de aviación y de circulación y detenciones por conducir bajo los efectos del alcohol.

Lo mejor es realizar una comida entera basada únicamente en fruta. Es un alimento muy energético y depurativo y sumamente importante para el proceso de desintoxicación.

Existen muchos otros conceptos importantes en el tema de la combinación de alimentos, como el de «no combinar dos tipos diferentes de proteínas en la misma comida» o «ciertas frutas pueden combinarse con ciertas proteínas». El tema puede llegar a ser muy amplio y en este libro no vamos a entrar en detalles al respecto. Para más información me remito a los libros anteriormente recomendados.

Cuanto más simple sea nuestro menú, mejor será el proceso digestivo. Cuanto mejor se descompongan los alimentos, más energía sacaremos de ellos. El siguiente esquema muestra una sinopsis de las combinaciones de alimentos correctas (e incorrectas).

COMBINACIÓN SIMPLE DE ALIMENTOS

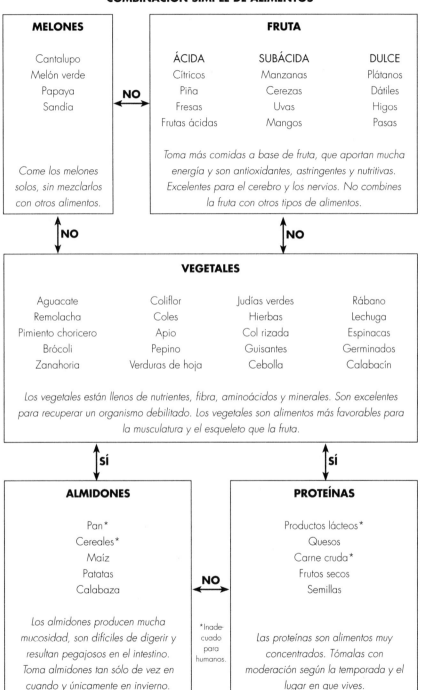

MELONES

Cantalupo
Melón verde
Papaya
Sandía

NO

Come los melones solos, sin mezclarlos con otros alimentos.

FRUTA

ÁCIDA	SUBÁCIDA	DULCE
Cítricos	Manzanas	Plátanos
Piña	Cerezas	Dátiles
Fresas	Uvas	Higos
Frutas ácidas	Mangos	Pasas

Toma más comidas a base de fruta, que aportan mucha energía y son antioxidantes, astringentes y nutritivas. Excelentes para el cerebro y los nervios. No combines la fruta con otros tipos de alimentos.

NO

NO

VEGETALES

Aguacate	Coliflor	Judías verdes	Rábano
Remolacha	Coles	Hierbas	Lechuga
Pimiento choricero	Apio	Col rizada	Espinacas
Brócoli	Pepino	Guisantes	Germinados
Zanahoria	Verduras de hoja	Cebolla	Calabacín

Los vegetales están llenos de nutrientes, fibra, aminoácidos y minerales. Son excelentes para recuperar un organismo debilitado. Los vegetales son alimentos más favorables para la musculatura y el esqueleto que la fruta.

SÍ

SÍ

ALMIDONES

Pan*
Cereales*
Maíz
Patatas
Calabaza

Los almidones producen mucha mucosidad, son difíciles de digerir y resultan pegajosos en el intestino. Toma almidones tan sólo de vez en cuando y únicamente en invierno.

NO

*Inadecuado para humanos.

PROTEÍNAS

Productos lácteos*
Quesos
Carne cruda*
Frutos secos
Semillas

Las proteínas son alimentos muy concentrados. Tómalas con moderación según la temporada y el lugar en que vives.

MÓDULO 7.4 ✳ Los menús milagrosos para detoxificarse

He elaborado el siguiente programa dietético después de treinta años de aplicarlo clínica y personalmente. Lo llamo «dieta milagrosa detox» porque he visto cómo cura y reconstruye tejidos de miles de personas. También lo llamo «divina dieta arcoíris», pues muestra todos los colores de las frutas y verduras. Cada alimento y su color alimentan, energizan y curan el organismo de su propia manera particular. La fruta nutre el cerebro y el sistema nervioso, mientras que las verduras alimentan los músculos y el esqueleto. Los frutos secos y las semillas son alimentos estructurales.

Cuanto más crudos, no cocinados y no procesados sean los alimentos que tomas, más vitalidad te aportarán. Desafía tu autodisciplina y prueba un programa crudívoro al 100 por 100, es decir, no tomes nada cocinado. La diferencia es enorme con respecto al nivel de vitalidad que puedes alcanzar. Habría que plantearse por lo menos consumir un 80 por 100 de los alimentos crudos y un 20 por 100 cocinados.

He aquí algunas cosas que debes tener en mente al iniciar este proceso:

1. No recomiendo ninguna clase de productos de origen animal, debido a su enorme toxicidad y a su naturaleza ácida. Causan enfermedades en vez de reconstruir el cuerpo. Si comes carne, procura no hacerlo más de tres veces a la semana, y únicamente para el almuerzo. Esto permitirá que tenga lugar el grueso del proceso digestivo, que es ácido. Hay quien cree que el organismo no produce ácido clorhídrico después de las 14 horas, pero yo personalmente no he visto nunca ninguna prueba científica que apoye esta teoría. En cambio, las cenas alcalinas ligeras te aportarán más energía, te harán dormir mejor y potenciarán tu capacidad de curación.

2. No comas nunca carne junto con almidón. Si te place esa sensación de pesadez, propongo que sustituyas la carne por una patata asada. Puedes usar mantequilla o algún aceite natural, como el de oliva, pero nada de sal, nata líquida o queso. Un boniato asado sería preferible a una patata.

3. Si te apetece algo caliente, propongo una taza o un bol de sopa casera de verduras (sin tomate), verduras hervidas o salteadas, junto con una ensalada. *(Véase* el apartado de recetas al final de este capítulo, donde se proponen varias sopas que puedes prepararte).

4. Pide alimentos ecológicos, madurados en la mata, libres de productos químicos y no irradiados. No podemos permitir que destruyan nuestros alimentos, o moriremos todos. En un mundo en que pronto el cáncer afectará a la mitad de la población, es hora de que cada uno despierte y se haga cargo de su propia salud. Nadie más lo hará.

5. Durante los dos o tres primeros meses de desintoxicación deberías privilegiar los alimentos bajos en proteínas o sin proteínas. Esto supone evitar la carne, las legumbres y los frutos secos. Estos últimos, por supuesto, son tu mejor fuente de aminoácidos, y serían mi opción preferida si sientes que necesitas este tipo de alimentos.

CINCO DÍAS DE PRUEBA

Aborda cada día según venga. Trata de comer ese día solamente frutas y hortalizas crudas. Al día siguiente, vuelve a intentarlo. Prueba cada día hasta que hayas comido exclusivamente frutas y hortalizas crudas y sin cocinar durante **cinco días seguidos.** Nota la diferencia entre comer sólo alimentos crudos y tomar algunos cocinados. La diferencia es como la que va de la noche al día.

Es posible que algún día sólo te apetezca tomar fruta, lo cual es estupendo. La fruta es la que tiene el mayor poder depurativo de todos los alimentos. Su alto nivel energético hace que no tenga parangón como alimento para los nervios y el cerebro.

Otro método que he visto que da resultado consiste en tomar sólo alimentos crudos de lunes a viernes. Entonces, el sábado o el domingo puedes, si tienes ansiedad, comer verduras cocinadas con arroz, etcétera. Crea un ciclo que se adapte a ti. El cuerpo ama los ciclos, los hábitos. De hecho, depende de la rutina y funciona mejor con ella. Con el tiempo tal vez quieras intercalar algún ayuno en tu programa. Esto acelerará el proceso de desintoxicación. Dedica al ayuno toda tu voluntad, pues cuanto más dure, más sanarás. Recupérate cambiando de hábitos de alimentación.

He concebido este menú en nuestro programa «Ponte sano» para que resulte fácil pero efectivo. Disfruta de la sensación de limpieza y vitalidad que ofrece la comida cruda. Nunca lamentarás este viaje a la vitalidad, la longevidad y la espiritualidad.

¿CUÁNTA COMIDA Y CON QUÉ FRECUENCIA?

Siempre se ha planteado la siguiente cuestión: «¿Qué cantidad y con qué frecuencia debería comer una persona?». En mi opinión, **no deberíamos comer más de uno a tres tipos diferentes de alimentos a la vez y comer tantas veces como queramos, pero sólo si tenemos hambre.** Nuestra sociedad tiene por costumbre comer sólo tres veces al día: desayuno, almuerzo y cena. Debido a esto, tendemos a comer demasiado y a combinar muchos tipos diferentes de alimentos en cada comida. Con esto no hacemos más que sobrecargar el tracto gastrointestinal y los órganos digestivos, causando malas digestiones y una mala absorción de los nutrientes. Así, la gente de nuestra cultura «vive» casi siempre de los subproductos de la fermentación y la putrefacción.

¿SIN DINERO? HAZ QUE LA COMIDA SEA TU MEDICINA

La falta de fondos es un problema común que la mayoría de nosotros ha experimentado. Mi respuesta a ello es simple: «Siempre has de comer». Pero lo que comes tiene mucho que ver con tu salud. En vez de comprar carne, que puede ser cara, dedica ese dinero a adquirir frutas y verduras. Tus objetivos y prioridades deberían incluir siempre tu salud.

La enfermedad puede ser carísima en comparación con la salud. Un buen ejemplo de esto es el de un hombre joven que vino a mi consulta con cáncer de estómago. Acababan de diagnosticárselo en un centro de oncología de Tampa, Florida. Los médicos de allí le dijeron que tenían que extirparle dos tercios del estómago. Además, necesitaría algo de quimioterapia y creo que también radioterapia. El coste ascendería a unos 100.000 dólares, tras lo cual tendría un 25 por 100 de probabilidades de sobrevivir. Le cobraron 5000 dólares tan sólo por el diagnóstico y el informe médico. Yo necesité 59 días para ayudarle a curarse del cáncer de estómago con un coste de 1800 dólares. De modo que, si crees que la salud natural cuesta dinero, recapacita.

En vez de comprar caprichos, compra únicamente lo que necesites. Emplea el dinero que puedas tener en hierbas o fórmulas herbales de calidad, que te ayudarán a alcanzar tus objetivos de salud. La enfermedad puede dejarte sin un céntimo, pero la salud te hará rico.

MÓDULO 7.5 ✳ El menú detox para recobrar vitalidad

Este menú está pensado para una **transición de cuatro semanas de una alimentación sumamente tóxica a otra más alcalina y pura, dando lugar a la desintoxicación y regeneración** de tu cuerpo. Si bien este menú se ha concebido especialmente para los principiantes en este proceso y para los «comilones sociales», es decir, para quienes comen mucho fuera de casa, no es necesario hacer uso de las alternativas a base de verduras y cereales cocinados que se ofrecen. En su lugar, para quienes deseen emprender este proceso de forma más dinámica desde el principio o quienes están siendo tratados por un terapeuta por determinadas razones médicas, como un cáncer, esclerosis múltiple, párkinson, lesiones de la médula espinal, alzhéimer y otras dolencias, este menú puede sustituirse simplemente en cualquier momento por la opción de comer exclusivamente frutas y verduras crudas *(véase,* «El menú detox para los audaces», módulo 7.6). Recuerda que eres libre de hacer con tu vida lo que te apetezca y de hacerlo del modo que prefieras. Bueno, ahora preparémonos para comer.

PLATOS DEL DÍA

En todo momento puedes optar por comer únicamente frutas o verduras frescas y crudas en lugar de este menú para acelerar la desintoxicación y la regeneración.

Desayuno
Elige una opción
1. Fruta
2. Melón

Elige cualquier fruta o melón o cualquier combinación de frutas o melones que desees. Puedes añadir alguna fruta desecada o coco.

Zumo de media mañana
Bebe de 250 a 300 ml de zumo de frutas o verduras recién preparado.

Comida

Elige una opción

1. Un buen plato de ensalada, acompañada de: **
   Verduras hervidas o crudas
   Sopa de verduras sin tomate
   Verduras salteadas
2. Fruta
3. Melón

Zumo de media tarde

Bebe de 250 a 300 ml de zumo de frutas o verduras recién preparado.

Cena

Elige una opción

1. Un buen plato de ensalada, acompañada de: **
   Verduras hervidas o crudas
   Sopa de verduras sin tomate
   Hortalizas salteadas
2. Fruta
3. Melón

Tentempiés

Entre comidas, cualquier tentempié debe consistir exclusivamente en fruta fresca o seca o en zumo de frutas o verduras.

** No mezcles almidones y proteínas en la misma comida. Son incompatibles.

MÓDULO 7.6 ✳ El menú detox para los audaces

Este menú está pensado para la persona firmemente dispuesta a gozar de plena salud dinámica y vitalidad. Es un menú que también deberían seguir quienes padecen alguna enfermedad o lesión crónica, especialmente si es degenerativa, como un cáncer, diabetes, esclerosis múltiple, párkinson, lesiones de la médula espinal o esclerosis lateral amiotrófica.

Trata de adquirir productos ecológicos, si es posible. De lo contrario, lava, lava y lava lo que compres. Vierte dos capuchones llenos de agua oxigenada y el zumo de dos limones frescos en el fregadero lleno de agua. También puedes añadir una pizca de sal. Sumerge las frutas o verduras en el agua durante unos cinco minutos y después ponlas a escurrir. Si quieres, repásalas con un cepillo de cerdas vegetales.

Sé feliz comiendo y relájate. Trata de no beber durante la comida. Come platos sencillos y que te hagan gracia.

PLATOS DEL DÍA

Desayuno
Elige una opción
1. Fruta
2. Melón

Elige cualquier fruta o melón o cualquier combinación de frutas o melones que desees. Puedes añadir a este plato alguna fruta desecada o coco.

Zumo de media mañana
Véanse los zumos recomendados.

Comida
Elige una opción
1. Un buen plato de ensalada
2. Fruta
3. Melón

La ensalada puede consistir en toda clase de hortalizas crudas. *(Véanse* las sugerencias adicionales al respecto en las recetas del módulo 7.9).

Zumo de media tarde
Véanse los zumos recomendados.

Cena
Elige una opción
1. Un buen plato de ensalada

2. Fruta

3. Melón

La ensalada puede consistir en toda clase de hortalizas crudas. *(Véanse* las sugerencias adicionales al respecto en las recetas del módulo 7.9).

Tentempiés

Entre comidas, cualquier tentempié debe consistir exclusivamente en fruta fresca o seca o en zumo de frutas u hortalizas.

Zumos recomendados

Zumos de vegetales y hortalizas:

Zanahorias, espinacas, perejil, hojas de diente de león. *(Véase* el módulo 7.7, donde figuran más propuestas de combinación de zumos).

Zumos de frutas:

Uvas, manzanas, peras, naranja o limón recién exprimido. No recomiendo zumo de piña (envasado), de arándano ni de ciruela.

MÓDULO 7.7 ✳ Zumos de frutas y verduras crudas

Los alimentos más ricos en energía nutritiva y eléctrica que hay en el planeta son las frutas frescas, hortalizas, hierbas, algas marinas, frutos secos y semillas en crudo. Estos son los alimentos para los seres humanos. Es muy importante que al menos el 80 por 100 de tu dieta consista en frutas y verduras frescas, maduras y crudas. Estos alimentos llevan dentro la energía de la vida. Están llenas de enzimas, vitaminas, minerales (sales tisulares), aminoácidos, antioxidantes, azúcares simples, agua, electricidad y muchas cosas más. De todos modos, al ser frugívoros, la fruta y los frutos secos son los más adecuados para nosotros. No olvidemos que el tracto gastrointestinal humano sólo tiene doce veces la longitud de la columna vertebral, mientras que el de los herbívoros tiene treinta veces la longitud de su columna. Los herbívoros también tienen más de un estómago, pues las fibras de las verduras son mucho más difíciles de descomponer que las de la fruta.

La fibra de la fruta es la que nuestro tracto gastrointestinal maneja con mayor facilidad, manteniendo por tanto limpias las paredes de nuestro intestino. Dado que la energía de la fruta es mucho mayor que la de las verduras, su poder de mejora del sistema nervioso es superior. Esto incrementa asimismo el peristaltismo intestinal. Las verduras, por otro lado, contienen más minerales, clorofila y aminoácidos, que ayudan mucho a la recuperación de un cuerpo agotado. Probablemente has observado que los niños comen fruta mucho antes de que tomen sus verduras.

A estas alturas, en nuestra sociedad prácticamente todo el mundo habrá oído hablar de zumos de frutas u hortalizas recién preparados, o incluso los ha probado. Esto se lo debemos a Norman W. Walker, Paul Bragg, Herbert M. Shelton, Bernard Jensen y «The Juice Man», algunos de los pioneros y creadores de zumos para la salud.

Si te sientes debilitado o agotado, especialmente en relación con el aparato digestivo, o si no deseas tomar mucha fibra, pero sí buenos nutrientes, lo mejor es un zumo. Al exprimirlo, eliminas las fibras y obtienes todo el resto en forma bebible, aportando así energía concentrada al organismo. Mientras que sólo podrías comer una zanahoria entera, puedes beber el zumo de cinco o seis zanahorias. La importancia de esto en casos de cáncer, lesiones o cualquier enfermedad o agotamiento salta a la vista.

Si estás sano, la ingesta de zumos frescos te hará todavía más sano. Es importante ser consciente, sin embargo, de que la fibra de la fruta y las hortalizas es fundamental para la buena salud intestinal. Cuando los cereales refinados, mezclados con otros alimentos cocinados y con carne, se convirtieron en la dieta común de los estadounidenses, el cáncer de colon pasó en Estados Unidos del cuarto puesto al primero en incidencia de cáncer. Actualmente es el número dos, por detrás tan sólo del cáncer de pulmón.

Hace treinta años estuve polemizando con el *establishment* médico a propósito de la importancia de la fibra. Ellos me acusaron de que mi programa era dañino y agravaba afecciones como la gastritis, enteritis, colitis o diverticulitis. No se daban cuenta de que la causa de estas inflamaciones, incluida la formación de divertículos en el intestino, radicaba en la falta de fibra. Sin embargo, hoy en día la mayoría de médicos son conscientes de la importancia de la fibra de frutas y hortalizas. La fibra de los cereales, en cambio, puede ser demasiado dura para nuestro tracto gastrointestinal, como pudimos comprobar al consumir demasiado salvado en las décadas de 1960 y 1970.

Se han publicado muchos libros sobre zumos de frutas y hortalizas. Recomiendo los siguientes: *La salud del colon: la clave para una vida saludable, con energía y vitalidad,*[3] de N. W. Walker; *Juicing*, de Michael T. Murray; y *Juicing Therapy*, de mi amigo Bernard Jensen. Toma cosas sencillas, pero explora y disfruta del enorme poder de estos zumos.

Recomiendo tomar como mínimo de dos a cuatro vasos de 300 ml de zumo de fruta o verdura al día, junto con una dieta crudívora. El mejor momento para preparar un zumo fresco es justo antes de que vayas a tomarlo. No obstante, en nuestra sociedad he conocido a personas que se han cansado de prepararse zumos por eso de la limpieza de los utensilios. Propongo preparar zumos para todo el día y guardarlos en tarros de vidrio en la nevera, pero no durante más de dos días.

Véanse los módulos 6.7 y 6.8, sobre el ayuno a base de zumos para recordar los enormes beneficios de los zumos. Recuerda que los zumos de fruta son excelentes alimentos para el cerebro, los nervios y las glándulas. También depuran el cuerpo. Los zumos de verduras reconstruyen la estructura del cuerpo, especialmente los huesos, los músculos y los tejidos conjuntivos.

Tu cuerpo pasará por ciclos en los que no ansiarás otra cosa que los zumos de frutas y la fruta fresca. Después habrá períodos en los que ansiarás los zumos de verduras y las hortalizas. Hazle caso y satisface esas ansias. El cuerpo sabe qué hace y qué necesita. Una de nuestras mayores flaquezas es que no escuchamos. La gente no escucha a Dios ni a su propio cuerpo. Pensamos que estamos gobernados por la mente y las emociones, pero éstas no son más que instrumentos condicionados que podemos utilizar para crear nuestra vida. Las tradiciones, los sistemas sociales de creencias sobre el bien y el mal, lo que hemos aprendido y estas cosas son las que condicionan nuestra mente y nuestras emociones. Actualmente, en particular, cuando las principales empresas y asociaciones no se fijan más que en el dinero y el control, nos enseñan y nos venden un estilo de vida tóxico. Libérate y vuelve al camino de Dios hacia la vitalidad y el vigor.

La preparación de zumos es un arte y tiene algo de ciencia. Lee, aprende y busca la sencillez. Disfruta viendo cómo estos zumos reconstruyen y depuran el organismo. Sentirás que no puedes vivir sin ellos. Hazte con una licuadora fácil de limpiar (como las de la marca Champion®) y empieza ya a prepararte zumos.

---

3. Ediciones Obelisco, Barcelona, 2010.

MÓDULO 7.8 ✳ Legumbres y cereales: ¿buenos o malos?

Las legumbres y los cereales son alimentos latentes. Unos inhibidores enzimáticos impiden el proceso de germinación bloqueando la acción de las enzimas, lo que permite almacenarlos durante mucho tiempo sin que se deterioren. Pese a que las legumbres son más ricas en proteínas y los cereales son hidratos de carbono, ambos forman ácidos y resultan muy difíciles de digerir.

Siempre he dicho que el cuerpo gasta más energía sistémica en digerir, asimilar y excretar estos alimentos que la que estos le aportan. Simplificando, en última instancia roban energía al cuerpo.

¿Por qué damos cereales a los cerdos y las vacas? Para que engorden. Y estos alimentos harán lo mismo contigo. Las legumbres secas y los cereales están muy concentrados, haciendo que su digestión sea larga y difícil. También es posible que los inhibidores enzimáticos afecten a la acción de las enzimas del organismo.

BROTES PARA LA VIDA

Si pones a **germinar legumbres o cereales**, liberas la «fuerza vital» que hay en ellos: las enzimas. Entonces, su contenido nutritivo se torna más equilibrado y más fácil de aprovechar por el cuerpo. Se vuelven ricos en clorofila. A esta última la han llamado «sangre verde», ya que su composición es similar a la de la sangre humana. No sólo te aporta energía, sino que también tiene efecto antioxidante y elimina los metales tóxicos y las mucosidades del cuerpo. Lectura recomendada: *Love Your Body* y *Nutrición en la nueva era*, de Viktoras Kulvinskas; y *Sprouts*, de Kathleen O'Bannon, CNC.

Si aspiras de verdad a recuperar vitalidad y regenerar el cuerpo, evita la ingesta de legumbres y cereales no germinados. Si tienes que comerlos, hazlo en climas fríos y nunca juntos, pues no es bueno combinar proteína y fécula en la misma comida. Esto provoca un debilitamiento aún mayor del organismo debido a la fermentación y la putrefacción *(véase* «La función vital de la adecuada combinación de alimentos», módulo 7.3). Los animales salvajes no consumen esos alimentos, pues si lo hicieran se quedarían aletargados y serían presa fácil de otros animales más robustos.

La salud es energía y la energía proviene de la vida, no de la muerte. Cuando empieces a tomar alimentos «vivos», comprobarás de primera mano los efectos que tendrán las legumbres y los cereales en tus niveles de energía y tu agilidad. Hemos de mirar más allá de nuestras ideas limitadas y condicionadas culturalmente en materia de nutrición para contemplar la gran variedad de alimentos que nos ofrece la naturaleza.

Las estaciones del año nos afectan mucho, sobre todo en los climas del norte, donde se producen cambios meteorológicos más drásticos. En verano, que es ácido, necesitamos alimentos mayoritariamente alcalinos. En cambio, en el frío invierno, que es alcalino, nos apetecen más los alimentos ácidos, como las legumbres y los cereales. Es un proceso natural. Sin embargo, siempre conviene ingerir lo menos posible de estos últimos. Recuerda que cuanto más sanas estén las glándulas, más capaz será el cuerpo de autorregular naturalmente su temperatura interior.

Un ejemplo de este factor regulador de la temperatura se puede ver en el funcionamiento de la glándula tiroides. Puesto que dicha glándula regula el metabolismo, la temperatura del cuerpo puede verse muy afectada si estos tejidos están debilitados. Las legumbres y los cereales, aunque por su naturaleza aportan calor, a la larga pueden debilitar la glándula tiroides. Esto puede tener entonces el efecto contrario y hacer que sientas frío todo el rato, especialmente en las extremidades.

EL MITO DE LA SOJA

Como en todos los aspectos de la vida, continuamente hemos de poner en tela de juicio y buscar la verdad tras la propaganda que divulga la prensa en materia de nutrición y salud. Si te familiarizas con los fundamentos de la salud, tal como se exponen en este libro, estarás más preparado para distinguir la verdad de la ficción. Utiliza como plantilla los hechos y verdades que se presentan aquí.

Pregúntate y trata de investigar quién podría sacar provecho de cualquier información que se publica. La actual «manía de la soja» es una cuestión que sin duda merece tu atención. Para comprender quién podría estar detrás de lo que para mí es un mito horrendo y muy bien calculado, examinemos primero algunos de los datos comprobados sobre la soja.

Propiedades de las habas de soja crudas
- Formadoras de ácido.
- Contenido muy elevado de ácido fítico (bloquea la absorción de minerales, sobre todo de zinc).
- Contienen inhibidores enzimáticos.
- Son muy difíciles de digerir.
- El 85 por 100 están genéticamente modificadas (también llamadas Round-Up Ready Soy Beans'), en las que el ADN y la estructura celular

están combinadas con herbicidas y bacterias para crear resistencia a estos factores y mejorar el rendimiento.

- Contienen cantidades excesivas de hemaglutina, un compuesto coagulante.
- Provocan alergias.
- Contienen niveles extremadamente altos de aluminio (muy tóxico para el tejido cerebral y nervioso).

Datos sobre las habas de soja cocidas y procesadas

- Más del 80 por 100 de los aceites y las grasas que se utilizan en Estados Unidos provienen de habas de soja procesadas.
- Más del 80 por 100 de la margarina producida en Estados Unidos proviene de habas de soja.
- Las habas de soja, como la mayoría de las legumbres, contienen inhibidores enzimáticos y, asimismo, un alto nivel de ácido fítico. Tienen que procesarse a altas temperaturas para descomponer estos bloqueadores del metabolismo.

Procesos básicos de obtención de aceite y proteína de soja

1. COCCIÓN

Se cuecen a temperaturas de 110 a 120 °C, lo que supone:

- La destrucción de todos los nutrientes.
- El enlace de las proteínas con los minerales.
- El enlace de las proteínas con lípidos y féculas.
- La formación de radicales libres.
- La creación de ácidos grasos trans (que endurecen y obstruyen y son mutágenos del ADN).
- La aceleración del enranciamiento (que es tóxico para la acción bacteriana requerida).
- Una acidificación extrema.
- La posible formación de acrilamidas (compuestos carcinógenos).

2. PRESIÓN

La presión en frío y la extracción con disolventes implica:

- La exposición a la luz y al aire, que da lugar a la formación de radicales libres debido a la oxidación.

- El enranciamiento, que provoca una mayor descomposición (casi siempre se guardan en contenedores transparentes que permiten la continuidad de este proceso).
- La presión en frío se realiza siempre después de la cocción.
- El método de extracción con disolventes genera muchos compuestos tóxicos y carcinógenos, siendo la lisinealina uno de los más importantes.
- La extracción con disolventes requiere jabones alcalinos, hexano (destilador de petróleo), ácido fosfórico e hidróxido sódico (el principal ingrediente de Drano, un producto para desatascar desagües).

3. HIDROGENACIÓN
- Un proceso de calentamiento del aceite a más de 200 °C, inyectando gas hidrógeno (en presencia de un catalizador metálico) en el aceite durante más de cinco horas.
- No sólo «mata todo», sino que hace que la sustancia alimenticia resulte literalmente «muerta y tóxica».

Como se desprende del resumen anterior, la soja no es un alimento, sino una toxina, especialmente si está cocida o procesada. Si tiene efectivamente alguna propiedad estrogénica, habrá que añadirla a sus efectos secundarios destructivos, en particular en el 80 por 100 de las mujeres que padecen dominancia de estrógeno.

La soja no es un alimento sano, sino un engendro industrial de megaempresas químicas y biotecnológicas que se hacen pasar por productoras de alimentos. Es vergonzoso que una empresa ponga el dinero por encima de Dios y de la vida.

Más del 60 por 100 de los alimentos producidos en Estados Unidos tienen algo que ver con la soja, desde aromas naturales hasta mantequilla vegetal, pasando por proteína hidrolizada, proteína vegetal texturada y aceite y proteína de soja.

Muchas personas consumen algún tipo de soja: proteínas en polvo, leche de soja, barritas de caramelo de soja, barritas dietéticas e incluso comidas para bebés. Los productos de soja alcanzan una cifra de negocio de casi 100.000 millones de dólares al año. ¿Qué te dice esto del motivo por el que la soja se presenta como lo más grande que se ha creado desde el pan blanco?

Recuerda: no es una fruta, una verdura, una semilla o un fruto seco, no lo necesitas y probablemente es tóxico para ti.

NOTA – Una excelente página web sobre este tema y otros es www.thedoctorwithin.com

MÓDULO 7.9 ✳ Recetas para gozar

Esta pequeña colección de recetas de alimentos crudos y cocinados te dará alguna idea de los numerosos platos sencillos que puedes prepararte. Existen innumerables combinaciones distintas de hortalizas en ensaladas, sopas y alimentos rehogados o hervidos al vapor. Prepara estas combinaciones en platos de frutas o de hortalizas como más te gusten. Haz cosas sencillas. Las cremas y salsas pesadas se crearon para esconder el sabor a muerto de los platos cocinados. Disfruta del arcoíris de colores, energías, aromas y sabores de los alimentos naturales. Estos alimentos están concebidos para nuestra especie.

MENÚ CRUDO

Ensalada maestra
Combina cualquiera de los siguientes alimentos:
 Lechuga romana
 Guisantes
 Espinacas
 Pepinos
 Aceitunas
 Pimientos morrones (todos los colores)
 Tomates
 Cebollas
 Espárragos
 Aguacate
 Col (lombarda o blanca)
 Judías verdes

Zanahorias

Maíz dulce

Cualquier verdura de hojas de color verde oscuro

Prepárate una ensalada alegre y llena de hortalizas de todos los colores. Utiliza poca cantidad de aderezo. *(Véase* la receta para un aderezo en este apartado). Para quienes deseen aderezar la ensalada con aceite, aconsejo utilizar exclusivamente aceite ecológico crudo de oliva, de coco o de pepitas de uva. Disfruta de los sabores naturales de las hortalizas.

Condimento

2 tazas de granos de maíz dulce, sacados directamente de la mazorca

1/4 de taza de cebolla dulce picada

1/4 de taza de pimientos morrones rojos picados

Mezcla todos los ingredientes. Si lo prefieres más cremoso, pon los ingredientes en una batidora y tritúralos hasta obtener la consistencia deseada.

Aderezo crudo

Aguacate

Ajo

Pepinos

Aceite de oliva (opcional)

Pimientos morrones (de todos los colores)

Cebolla dulce

Vinagre de sidra de manzana

Pon los ingredientes en una batidora y tritúralos hasta obtener una masa semilíquida. Viértela sobre la ensalada a voluntad.

Guacamole

2 tazas de aguacates cortados a dados (una vez eliminada la piel)

4 cebolletas cortadas a dados

Zumo de medio limón recién exprimido

1/2 taza de tomates

1/4 de taza de pimientos morrones picados (opcional)

Pica o aplasta los ingredientes hasta obtener la textura deseada, y después mézclalos.

Sándwich vegano

Lechuga (romana o cualquier verdura de hojas de color verde oscuro)
Aceitunas negras
Brotes
Tomate
Aguacate*
Cebolla dulce
Encurtidos
Pimientos morrones (de todos los colores)
Pepinos
Pan natural multicereal o de mijo, de granos germinados**

* Puedes aplastar el aguacate y emplearlo como una mayonesa. También puedes verter sobre el sándwich un poco del aderezo para ensalada.
** Recomendamos pan de mijo porque es más alcalino para el cuerpo, mientras que la mayoría de los cereales son acidificantes.

Ensalada de frutas arcoíris

Las ensaladas de frutas son deliciosas y apetecen en todas las edades. Determinadas frutas, sin embargo, no combinan bien entre sí. En general, las de tipo ácido, como los pomelos y las naranjas, no casan bien con las de tipo dulce, como los plátanos. He aquí algunas sugerencias para componer ensaladas de frutas. Sé creativo.

Plátanos, melocotones
Plátanos, arándanos
Plátanos, fresas
Plátanos, mangos
Plátanos, manzanas, fresas, uvas
Plátanos, arándanos, manzanas, uvas
Plátanos, fresas, manzanas
Plátanos, manzanas, uvas

Melones

Recuerda: «mejor solos que mal acompañados». Son aceptables todas las variedades.

Sandía
Cantalupo
Melón verde
Papaya

Leche de almendras

1 taza de almendras crudas
1/2 taza de jarabe de arce
3,5 a 4 tazas de agua destilada
1/2 cucharadita de extracto de almendra (o de vainilla)

Para una versión india especiada, añade lo siguiente a los ingredientes arriba indicados:

1/4 de cucharadita de cardamomo
1/4 de cucharadita de nuez moscada
1/2 cucharadita de canela

Pon todos los ingredientes en una batidora y tritúralos a alta velocidad durante tres minutos. Para obtener una consistencia más suave, pasa la mezcla por un colador grande cubierto con una estopilla. La leche de almendras es una proteína, por lo que no debe combinarse con almidones. Utiliza leche de arroz si deseas combinarla con algún almidón.

Helado de plátano

4 a 6 plátanos
1 a 1,5 tazas de zumo de manzana
1 cucharadita de vainilla
1/2 taza de almendras crudas

Para preparar un buen helado necesitarás alguna fruta congelada y zumo de fruta fresco. Siempre es preferible que la fruta y el zumo sean productos ecológicos frescos, pero también se puede emplear zumo ecológico envasado.

Pela de 4 a 6 plátanos y congélalos durante la noche dentro de una bolsa cerrada. Pon alrededor de 1 a 1,5 tazas de zumo de manzana y una cucharadita de vainilla en la batidora. Rompe pedazos del plátano congelado y añádelos al zumo mientras vas batiendo (pocos trozos cada vez), hasta obtener una consistencia cremosa. Si prefieres una crema más espesa, añade simplemente más plátano congelado, o tritura primero 1/2 taza de almendras crudas y después añade el zumo de manzana, la vainilla y los plátanos congelados.

Rollitos de dátiles/coco

2 tazas de dátiles
1 taza de uvas pasas
1/4 de taza de coco
1 taza de frutos secos: cacahuetes o almendras (opcional)

Saca los huesos de los dátiles y pasa estos, junto con las pasas, por la picadora. Tritura los frutos secos a un tamaño mediano. Mezcla todos los ingredientes y luego forma unas pelotillas. Pásalas rodando sobre coco rallado o frutos secos finamente triturados. Guarda los rollitos en la nevera.

Plátanos congelados

Plátanos
Semillas de sésamo
Miel
Algarroba fundida (opcional)

Pela los plátanos, úntalos de miel y pásalos luego rodando sobre las semillas de sésamo o vierte encima o sumérgelos en algarroba fundida. Pon los plátanos en una bandeja, cúbrelos y congélalos.

Batido de frutas

1/2 taza de arándanos
2 plátanos
4 dátiles
Zumo de uva ecológico (fresco o embotellado)
4 a 6 cubitos de hielo machacados

Pon el zumo, los dátiles, el hielo, los plátanos y los arándanos en la batidora y tritura todo hasta obtener la textura deseada. Puedes utilizar cualquier combinación de frutas y zumos de fruta. Los batidos de fruta son parecidos a los de leche, pero más sanos.

MENÚ COCINADO

Sopa de verduras
Zanahorias
Maíz dulce
Cebollitas francesas
Judías verdes (opcional)
Guisantes
Ajo (opcional)
Coliflor
Patatas (con moderación)

Utiliza una base de agua para hacer esta deliciosa sopa. Puedes añadir cualquier aderezo herbal, como Herbamare® o Spike®, hacia el final de la cocción o una vez hecha la sopa. Son preferibles las especias crudas frescas. No añadas sal ni pimienta de ninguna clase porque son irritantes y forman mucosidad.

Sopa de coliflor
2 tazas de coliflor picada
3 tazas de agua destilada
1 cebolla dulce de gran tamaño
2 cucharadas de aceite de oliva
1/2 taza de pimiento morrón picado (rojo o amarillo)

Saltea la cebolla en el aceite de oliva hasta que transparente. Da un hervor a la coliflor y el pimiento en el agua destilada y mantén todo a fuego lento durante 10 minutos. Añade la cebolla salteada y remueve. Saca dos tazas de la sopa y pásalas por la batidora. Vierte la sopa batida de nuevo en la olla, remueve y ¡disfruta!

Sopa de zanahoria/calabaza

1 cebolla dulce picada

1,5 kilogramos de calabaza troceada (pelada y sin las pepitas)

10 zanahorias picadas

4 a 5 dientes de ajo picados

2 cucharadas de aceite de oliva

1/3 de ramillete de perejil picado

Saltea la cebolla en 2 cucharadas de aceite de oliva hasta que transparente y reserva. Pon la calabaza y las zanahorias en la olla con agua (asegúrate de que las cubra) y dales un hervor. Cocina a fuego mediano hasta que las zanahorias y la calabaza estén ligeramente tiernas. Incorpora la cebolla salteada, el ajo y el perejil picados y deja que siga hirviendo durante 1 minuto más. Aparta la olla del fuego y sirve la sopa.

Verduras al vapor

Brócoli

Coliflor

Pimientos morrones (de todos los colores)

Cebollas

Espárragos

Vainas de guisante (opcional)

Judías verdes (opcional)

Pon las verduras que prefieras en un vaporizador de acero inoxidable* y cocina al vapor durante 5 a 7 minutos. Si lo deseas, coloca estas verduras cocinadas sobre un lecho de arroz integral o una salsa vegetal.

* Los vaporizadores de acero inoxidable no son caros y están disponibles en cualquier almacén que tenga un departamento de utensilios de cocina. Están dimensionados de manera que caben en una olla. Evita los utensilios de cocina de aluminio.

Verduras salteadas

3 cucharadas de aceite de oliva

Verduras picadas a elegir (inclusive brotes de judías)

Vierte el aceite de oliva en la sartén. Caliéntalo y añade las verduras picadas (puedes elegir las que prefieras). Saltéalas durante 5 a 10 minutos aproximadamente, pero no las cocines excesivamente. Adereza al gusto con tus especias herbales favoritas.

Arroz integral de grano corto

1 taza de arroz integral de grano corto
2 tazas de agua

Enjuaga el arroz y ponlo en un cazo con dos tazas de agua. Dale un hervor, tapa el cazo y deja que hierva a fuego lento durante 45 minutos, hasta que haya absorbido toda el agua.

Copos de mijo

Toma este plato únicamente una vez a la semana. Prepáralo según las instrucciones del paquete, o como si fueran copos de avena. Utiliza exclusivamente leche de arroz. Endulza con miel, melaza o jarabe de arce.

Tu alimentación determina en gran medida durante cuánto tiempo vivirás, o cuánto disfrutarás de la vida y lo exitosa que ésta será.

— DR. KIRSCHNER, *Live Food Juice*

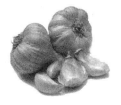

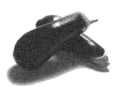

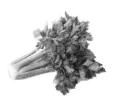

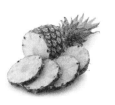

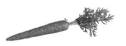

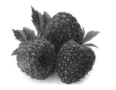

CAPÍTULO OCHO
El poder de las hierbas

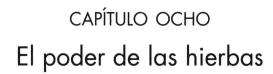

Cuando comencé a utilizar las hierbas y las fórmulas herbales hace más de 27 años, mi éxito en mi clínica se disparó. Empecé a ver una depuración y una curación mucho más profundas –verdadera regeneración y auténtica vitalidad– de los tejidos. Anteriormente, con los suplementos, podía ver alguna mejora y eliminar tal vez algunos síntomas. Síntomas que, sin embargo, se reproducían al dejar de administrar los suplementos.

Hoy en día, el uso de hierbas (remedios vegetales) es crucial para la recuperación de la especie humana. Su capacidad para impulsar el proceso de depuración y regeneración no puede ser igualada por los suplementos fabricados o los medicamentos químicos. Mientras que la medicina química suprime las toxinas y las deja en el cuerpo, las hierbas expulsan y eliminan esas toxinas y al mismo tiempo refuerzan las células. Al no haber sido hibridadas, las hierbas no han perdido sus potentes propiedades nutritivas y eléctricas.

Desde un punto de vista espiritual, las hierbas son portadoras de la «conciencia original» con que fueron creadas. Cuando la «conciencia» de una hierba se une a la conciencia de una célula humana, capacita a la célula para funcionar tal como había sido creada originalmente. Puesto que el ADN y la actividad celular cambian, esto aporta mayor vitalidad a las células, los tejidos o las glándulas. Con su potente acción depuradora, las hierbas capacitan al organismo para autodepurarse eliminando todas las obstrucciones y por tanto mejorando el flujo de sangre, linfa y neuroenergía a las células.

La fuerza original (conciencia), la nutrición y los ingredientes activos que contienen las hierbas pueden marcar la diferencia entre la vida y la muerte. Hemos llegado genéticamente a un punto en nuestros patrones celulares en que el tratamiento ya no es eficaz. Los niveles de toxicidad química en la atmósfera y en los alimentos son tan altos que la acidosis y el deterioro afectan a todo: los edificios, los monumentos, el agua potable, a los animales y especialmente a nosotros. En los últimos cien años, los humanos han hecho lo que ningún otro animal ha hecho jamás durante miles de millones de años: hemos destruido la tierra. Si queremos sobrevivir, el cambio de planteamiento, sustituyendo el tratamiento por la desintoxicación, es fundamental. Si no alcalinizamos y depuramos los venenos que nos están matando, las probabilidades de recobrar la salud son muy escasas.

Este libro pretende cambiar tu punto de vista sobre el tratamiento. La obra de mi vida ha consistido en desintoxicar y regenerar en vez de tratar. Esto es especialmente cierto en el caso de las enfermedades crónicas y degenerativas, como la diabetes (de tipo I), el cáncer, la artritis y la esclerosis múltiple. No podemos limitarnos a tratar estas enfermedades, sino que hemos de restaurar los tejidos (órganos y glándulas) que están fallando.

Las hierbas se han utilizado desde tiempos inmemoriales por los humanos y los animales para tratar enfermedades y también para alimentarse. Las hierbas son vegetales, no híbridos. Su contenido nutritivo, eléctrico y medicinal es mucho mayor que la mayoría de hortalizas híbridas. El carácter único y superior de las hierbas radica en sus potentes compuestos medicinales, o lo que denomino sus propiedades restauradoras, que incluyen ácidos, alcaloides, saponinas, flavonoides, cumarinas (factores de coagulación), taninos (propiedades astringentes), antioxidantes (sistema inmunitario), principios amargos y muchas cosas más. Encontrarás una lista de muchas de estas hierbas y sus efectos sobre los tejidos en el módulo 8.2, «El poder de las plantas: Una guía de referencia».

Los principios restauradores de las hierbas pueden mejorar, depurar y nutrir las células y los tejidos, por lo que afectan a la respuesta de éstos. Las hierbas incrementan el flujo sanguíneo y linfático dentro de los tejidos, mejorando así la nutrición de las células y facilitando la eliminación de los residuos.

Las hierbas son «específicas» con respecto a los tejidos, en el sentido de que Dios ha concebido cada hierba para que afecte a un determinado tipo de tejido o parte del cuerpo. La belleza de las hierbas divinas reside en que pueden afectar y afectan a muchos tipos distintos de tejidos al mismo tiempo. Ejemplos de ello son el regaliz, las bayas de palmito silvestre y las bayas de árbol casto, que no sólo afectan a los tejidos de las glándulas endocrinas, sino que también tienen un efecto de amplio espectro en el organismo. Refuerzan el sistema vascular, mejorando el funcionamiento de los órganos femeninos y masculinos, y además son antiinflamatorios. Las hierbas antiparasitarias, como la cáscara de nuez negra y el lapacho, no sólo acaban con los parásitos, sino que fortalecen el sistema inmunitario y el sistema glandular endocrino. Su efecto es de amplio espectro, pues eliminan todas las clases de parásitos, inclusive levaduras, hongos, mohos, bacterias, virus, trematodos y lombrices. Los fármacos antibióticos, por otro lado, sólo matan las bacterias, mientras que al mismo tiempo estimulan el crecimiento de levaduras. Dado que los antibióticos son medicamentos de tipo sulfuroso, el azufre inorgánico que contienen se acumula en los tejidos y los daña. Las hierbas antiparasitarias también son proliferadoras celulares, lo que significa que reconstruyen y refuerzan las células. La verdadera belleza e importancia del uso de vegetales es que estos afectan positivamente al conjunto del organismo.

He utilizado grandes cantidades de hierbas a lo largo de mi carrera (a menudo con el mismo paciente) y no he observado más que resultados positivos en mis treinta años de actividad profesional. Nuestra clínica goza de renombre internacional gracias a sus éxitos, mientras que otras han fracasado. No hemos constatado ninguna interacción negativa de las hierbas con medicamentos químicos, aunque esto siempre entra dentro de lo posible. El objetivo, por supuesto, es que el paciente pueda prescindir totalmente de la toma de fármacos.

Soy de la opinión de que las hierbas están concebidas principalmente para ser consumidas crudas y sin cocinar, o en forma de tintura, en cuyo caso el proceso digestivo es mínimo y la absorción es óptima. No obstante, las raíces, cortezas y tubérculos pueden hervirse y a pesar de ello tener un efecto excelente en la función del hígado, del páncreas y del tracto gastrointestinal. La cocción, por supuesto, destruye los componentes hidrosolubles, como los complejos de vitamina C (flavonoides), las vitaminas B, etcétera. La cocción o el calentamiento de las hierbas también puede saturar (enlazar) las grasas. Sin embargo, casi siempre, cuando tomas una tisana que ha hervido, estás tratando síntomas e intentando obtener un efecto inmediato en el cuerpo. La mayoría de las propiedades medicinales activas no se destruyen a causa del calor.

Utilizo las hierbas para promover la desintoxicación y mejorar los tejidos mediante el estímulo nutritivo y energético, no el estímulo abrasivo. Somos seres vivos que precisan alimentos vivos y hierbas para curarnos. La capacidad de una hierba natural para cumplir esta misión es cien veces mayor que la de sus equivalentes hervidas.

Recuerda que las hierbas son alimentos. Están hechas de proteínas (aminoácidos), hidratos de carbono (féculas y azúcares) y grasas. También contienen montones de fibra (celulosa), que es fundamental para la salud del tracto intestinal. Las palabras inmortales de Hipócrates, el famoso naturópata y padre de la medicina, vienen muy a cuento: «Haz que tu alimento sea tu medicina y que tu medicina sea tu alimento».

En textos religiosos y espirituales de muchas tradiciones del mundo se hace mención de las potencialidades y la importancia de las hierbas. Dios no creó medicamentos químicos, pero sí creó las hierbas.

Da gusto utilizar las hierbas y ver cómo depuran y reconstruyen el organismo es una experiencia notable. Solamente hay unas pocas hierbas que hay que tomar con precaución, como la quinina *(Cinchona calisaya),* que es beneficiosa en dosis bajas, pero tóxica en dosis elevadas. Yo me olvidaría de hierbas como ésta.

Este capítulo empieza con un breve ensayo (módulo 8.1) sobre los usos comunes y tradicionales de los vegetales, mientras que en el módulo 8.2 figura una lista detallada de algunas de las plantas más potentes y eficaces que nos ofrece la naturaleza. Estas hierbas han sido clínicamente probadas durante muchos años, y sus resultados en el proceso de regeneración de los tejidos son milagrosos. Los humanos tenemos mucho que aprender con respecto a la capacidad de los vegetales para reconstruir el organismo.

Las fórmulas herbales, que consisten en combinaciones de hierbas, pueden tener un efecto mucho más fuerte en el cuerpo que las hierbas tomadas de una en una. Hay muchas cosas que tener en cuenta cuando se combinan hierbas, como la compatibilidad, las acciones sinérgicas y los efectos en los tejidos correspondientes. En el módulo 8.3 propongo una tintura o mezcla ideal de hierbas para cada una de diez afecciones importantes, incluida la mejora de las glándulas suprarrenales, la eliminación de parásitos y la función de los riñones y la vejiga.

En el módulo 8.4 se enumeran de nuevo los sistemas que componen el organismo (cardiovascular, digestivo, etcétera), con propuestas de desintoxicantes y reforzantes herbales para cada uno de ellos. Finalmente, cerraremos con un importante comentario sobre los antibióticos farmacéuticos en comparación con los antiparasitarios naturales en el módulo 8.5.

Disfruta con las hierbas y las fórmulas herbales, ya que su potencia y su fuerza son muy necesarias en el mundo de hoy. Utilizando hierbas para depurar y reconstruir el cuerpo puede lograr una salud vibrante quienquiera que esté dispuesto a poner en ello todo su empeño. No temas a lo que Dios ha creado para que lo utilices, dedícate a aprender qué hierbas son buenas para qué finalidad. Las hierbas son fáciles de utilizar. No permitas que quienes no han estudiado herbología te digan que las hierbas son malas. Es como decir que Dios es malo. Dios creó las hierbas para ayudar en todo, desde el crecimiento óseo y la reparación del esqueleto hasta la regeneración del sistema nervioso. Las hierbas son los mejores remedios divinos, especialmente cuando se toman junto con una dieta crudívora.

> El número de junio de 1992 de *Food and Drug Law Journal* incluía lo siguiente: «Los resultados de una amplia revisión de la seguridad botánica, realizada por la Herbal Research Foundation (una organización sin ánimo de lucro formada por grandes expertos en farmacognosia, farmacología y toxicología), confirman que no existen pruebas sustanciales de que las reacciones tóxicas a los remedios vegetales sean causa de preocupación. La revisión se ha basado en informes de los centros de la Asociación de Control de Venenos y del Centro de Control de Enfermedades de Estados Unidos». (McCaleb, R. S.)

MÓDULO 8.1 ✳ Usos comunes y tradicionales de las fórmulas herbales

Cada país tiene unas hierbas estupendas. Siempre recomiendo utilizar las hierbas que crecen en el país en el que uno vive, pues éstas suelen tener un efecto más potente en el propio cuerpo, ya que éste se adapta y armoniza con su entorno predominante.

En todo el mundo se utilizan miles de hierbas. Recomiendo estudiar tanto como puedas las 50 o 100 mejores y más eficaces hierbas conocidas y utilizadas en el propio país. Esas hierbas te cuidarán y evitarán que te sientas confuso y abrumado si pretendes enterarte de los detalles de todas las hierbas que existen. Claro que toda regla tiene sus excepciones, y aunque vivas en Estados Unidos no deberías dar la espalda a algunas hierbas notables procedentes de China, Brasil y la India, por ejemplo, como el ginseng, el ginkgo biloba, el jengibre, el lapacho y ciertos hongos medicinales. Cuando utilizo hierbas de otros países, sólo empleo las mejores y más eficaces que puede ofrecerme ese país.

Las hierbas deberían cultivarse de manera ecológica o recogerse en estado silvestre. Por desgracia, la demanda de hierbas ha crecido tanto que muchas de ellas ya no se encuentran en estado silvestre. Hacen falta centros de cultivo ecológico de hierbas, del mismo modo que los hay de frutas y hortalizas. Esas explotaciones agrícolas son la única esperanza que nos queda para regenerar y salvar a nuestra especie.

Las hierbas pueden consumirse en forma de tisanas, cápsulas o tinturas. Yo prefiero las tisanas y las tinturas, especialmente en caso de mala digestión y falta de absorción de nutrientes.

TISANAS

Las tisanas son fáciles de preparar. Por cada taza de tisana de una sola hierba, pon una cucharadita colmada de la hierba en cuestión y una taza de agua destilada o tratada con ósmosis inversa en una cazuela de vidrio o un cazo. Recomiendo utilizar vidrio en vez de cualquier otro metal, incluido el acero inoxidable. Este último también libera cobre en las tisanas o alimentos. Si vas a tomar varias hierbas, hierve una taza de agua por cada una de ellas y añade una cucharadita colmada de cada hierba.

Si la hierba consta de hojas y flores, hiérvelas en el agua 3-6 minutos y déjalas reposar durante otros 5-10 minutos. Si las hierbas son raíces, tubérculos o rizomas, hiérvelas durante 10-15 minutos y déjalas reposar luego durante otros 10-15 minutos. Si la tisana resulta demasiado fuerte, añade más agua a la mezcla. Bebe una taza de 3 a 6 veces al día o utiliza la tisana como ducha, enema o cataplasma, según los efectos deseados.

TINTURAS

Las tinturas a base de hierbas se preparan destilando hierbas en alcohol, vinagre o glicerina. El método más potente para preparar una tintura consiste en mezclar una parte de hierba con 3-4 partes de alcohol de cereal puro, mezclado a partes iguales con agua destilada. Pon la mezcla en un contenedor de vidrio y guárdala en un lugar oscuro durante unos 30 días. Comienza con luna nueva y termina con luna llena. Agita la tintura todos los días. El último día, expón la mezcla a la luz del sol durante 4 horas como mínimo. Si ese día no hace sol, espera a que venga un día soleado o sáltate esta etapa. Ahora ya puedes embotellar la tintura. Utiliza algo parecido a una prensa para filtrar esta mezcla destilada y obtener un líquido puro. Toma un cuentagotas lleno de 3 a 6 veces al día.

Existen muchísimas maneras de utilizar las hierbas en beneficio propio, pero no es el propósito de este libro abordarlas todas. Los interesados pueden consultar mi otro libro, *Power Botanicals and Formulas* (disponible en God's Herbs, www. godherbs.com), que constituye una guía más completa para estudiar la química y el uso de los remedios vegetales. Además, en el mercado puedes encontrar excelentes libros para profundizar en el tema de las hierbas y sus usos. Algunos de ellos se citan en la bibliografía.

Por desgracia, también hay muchos libros sobre hierbas que no valen ni el papel en el que están impresos. Estos libros están escritos por supuestos herboristas o personas que no conocen a fondo el uso de cada una de esas hierbas. Simplemente contienen información tomada de otras fuentes, y algunos de ellos copian lo que dice la FDA (Administración de Alimentos y Medicamentos de Estados Unidos) sobre las hierbas, junto con informaciones engañosas que divulgan las compañías farmacéuticas para atemorizar a la población sobre el uso de los alimentos y medicamentos naturales que ha creado Dios. Nunca temas a la naturaleza ni a sus productos. Simplemente aprende lo que otros han estado utilizando y haciendo durante cientos de miles de años.

Lucha siempre por tu derecho a comer y utilizar los alimentos naturales. Se calcula que cada año se producen más de 2 millones de muertes (hay quien habla de 5 millones) innecesarias debido a procedimientos y productos pregonados por la medicina alopática y la industria farmacéutica. Rara vez oímos hablar de una muerte provocada por el consumo de hierbas. Cuando ocurre alguna, casi siempre se debe a un mal uso de éstas. Lee... Estudia... Experimenta... Pierde el miedo... Vuelve a vivir.

MÓDULO 8.2 ✳ El poder de las plantas: Una guía de referencia

Las siguientes son algunas de las mejores plantas que puedes encontrar en el hemisferio norte. Mientras estudias esta sección, asegúrate de revisar el glosario para las definiciones de términos desconocidos.

Agripalma

- La agripalma es gran tonificador cardíaco.
- Ayuda a eliminar las palpitaciones y arritmias.
- Utilizada para cualquier afección del corazón, incluyendo la fibrilación auricular, taquicardia ventricular, PVC (presión venosa central), PAC (contracción auricular prematura), taquicardia y CHF (insuficiencia cardíaca congestiva).
- Ayuda a realzar las glándulas suprarrenales.
- Utilizada en afecciones femeninas, incluyendo los dolores menstruales y los sofocos.

Nombre científico: *Leonurus cardiaca.*
Partes utilizadas: La parte aérea de la planta.
Acciones: Antiespasmódica, cardíacas (tonificante), catártica (laxante), diaforética, diurética, emenagoga, hepática, nervina y tonificante.

Ajenjo

- Una de las mejores plantas de la naturaleza para los parásitos.
- El ajenjo es una planta especialmente recomendable para los parásitos grandes, incluyendo los gusanos de todo tipo y las platijas.
- Estimula la digestión y la función hepática.

- Ideal para la parálisis y los trastornos del estómago.
- Una planta potente para afecciones debilitadoras.
- Un tónico excelente para los nervios.
- Tiene propiedades antisépticas.
- Se ha utilizado para contrarrestar los efectos tóxicos de varias plantas venenosas.
- Se usa para ansias, náuseas matutinas y malestar estomacal.
- Se usa en afecciones nerviosas y lesiones nerviosas.
- Ideal para afecciones de ictericia e hígado y para problemas congestivos.
- Se ha demostrado que es beneficiosa en casos de gota y reumatismo.

Nombre científico: *Artemisia absinthium.*

Partes utilizadas: Toda la planta y las hojas, el aceite (sólo de uso externo).

Acciones: Antibiliosa, antiséptica, antivenenosa, aromática, astringente, carminativa, febrífuga, hepática, nervina, estimulante, estomacal (vermífuga), tonificante, antihelmíntica.

Ajo

- El ajo es uno de los grandes limpiadores de la sangre.
- Tiene propiedades antisépticas, antiparasitarias, antibacterianas, antivirales, antifúngicas.
- Especialmente bueno contra los parásitos intestinales.
- Gran potenciador inmunológico.
- Estimula la acción del hígado y de la vesícula biliar.
- Excelente para resfriados, gripe, bronquitis y cualquier otra afección congestiva.
- Ideal para las infecciones de todo tipo de hongos.
- El ajo puede ser demasiado fuerte y penetrante para los frugívoros.
- Estimula las enzimas digestivas.

Nombre científico: *Allium sativum.*

Partes utilizadas: Los bulbos.

Acciones: Alterativa, antibacteriana, anticatarral, antifúngica, antiparasitaria, antiséptica, antiespasmódica, antisifilítica, antivenenosa, antiviral, aromática, carminativa, catártica, colagoga, depurativa, diaforética, digestiva, desinfectante, diurética, emenagoga, expectorante, hipertensa, hipotensa, inmunoestimulante, nervina, rubefaciente, estimulante, estomacal, sudorífica, tónica, vulneraria.

Alfalfa

- Un gran alcalinizante del cuerpo.
- Alto contenido en clorofila y nutrientes.
- Rico en minerales y oligoelementos.
- Un limpiador del cuerpo.
- Mejora el sistema glandular endocrino, especialmente las glándulas suprarrenales y la glándula pituitaria.
- Ayuda a eliminar la retención de agua y dióxido de carbono.
- Ayuda con el alcohol, el tabaquismo y la adicción a narcóticos.
- Ayuda a eliminar sustancias químicas tóxicas y metales pesados (plomo, aluminio, mercurio, etcétera) del cuerpo.
- Enlaces (quelación) a los minerales inorgánicos para su eliminación.
- Combate la infección y actúa como desodorante natural.
- Fortalece el cuerpo.
- Alto contenido en clorofila, ayuda a rejuvenecer la sangre.
- Drena la mucosidad (catarro) de los tejidos.

Nombre científico: *Medicago sativa.*

Partes utilizadas: Toda la planta (hojas, semillas y flores).

Acciones: Astringente, diurética, nutritiva.

Aloe Vera

- Internamente, el aloe cura ulceraciones e inflamaciones del tracto gastrointestinal.
- El aloe y la bardana son los «botánicos de las quemaduras». Todas las quemaduras de primero, segundo, tercer y cuarto grado responden a las propiedades de sanación y reconstrucción de tejidos del aloe.
- Se utiliza como motor del intestino en casos de fuerte estreñimiento. (Evitar el uso prolongado).
- El aloe vera es conocida como la planta de los primeros auxilios. Es ideal para cortes, heridas y similares.

Nombre científico: *Aloe vera linn.*

Partes utilizadas: La pulpa (gel) del interior de las hojas y el polvo de la hoja.

Acciones: Abortiva (cuando se usa en dosis altas), alterativa, antihelmíntica, antiartrítica, antifúngica, antibacteriana, antiinflamatoria, antiséptica, astringente, tónico amargo, amarga, catártica, estimulante de la proliferación celular, colagoga, descoagulante, bálsamo emoliente, depurativa, emenagoga, emoliente, insecticida, laxante, nutritiva, purgante, estimulante de resina, estomacal, tónica, vermífuga, vulneraria.

Arándano

- Formidable para el fortalecimiento del sistema vascular (arterias, capilares y venas); excelente para las venas varicosas.
- Ayuda a reducir la inflamación (flavonoides) en las paredes vasculares, por lo tanto, reduce la arterioesclerosis (obstrucción de las paredes vasculares con lípidos).
- Inhibe la agregación de las plaquetas en la sangre.
- Ayuda con el edema, ayuda en la diarrea.
- El arándano ayuda a tonificar la piel.
- Ayuda a prevenir las cataratas y protege el tejido del ojo de los efectos de la diabetes.
- Utilizado en fórmulas para controlar los niveles de azúcar en la sangre.
- Un gran antiinflamatorio para todos los tejidos.
- Ayuda a controlar el estrés y la ansiedad.
- De gran ayuda en la ceguera nocturna o cualquier deficiencia en la visión.

Nombre científico: *Vaccinium myrtillus.*

Partes utilizadas: Las hojas y los frutos.

Acciones: Efecto antidiabético, antidiarreico, astringente, antiinflamatorio.

Astrágalo

- El astrágalo es un gran estimulante de la proliferación celular (fortalece las células).
- Me gusta esta planta por su efecto sobre los tejidos suprarrenales.
- El astrágalo es un excelente constructor inmunológico, fortificante de la médula ósea, el sistema glandular endocrino (timo, etcétera) y el bazo.
- Ayuda cuando hay dificultad para respirar.
- Refuerza el sistema nervioso.
- Aumenta la energía de las células, especialmente en el bazo y el tracto gastrointestinal (en particular, el estómago).
- Fortalece las situaciones con prolapso, por ejemplo, útero, estómago, intestinos y vejiga.
- Tiene leves propiedades diuréticas y ayuda a tonificar los pulmones.
- Aporta tono y equilibrio a los tejidos.

Nombre científico: *Astragalus membranaceus.*

Partes utilizadas: Las raíces.

Acciones: Anhidrótico (detiene la sudoración), estimulante de la proliferación celular, diurético.

Bardana

- Las hojas son consideradas por muchos como uno de los mejores «curanderos de quemaduras» de todos los tiempos. Esto incluye primero, segundo, tercero y cuarto grado de quemaduras.
- Fuerte depurativo sanguíneo y hepático, y tónico.
- Reduce la inflamación en el cuerpo, especialmente alrededor de las articulaciones.
- De gran ayuda en la desintoxicación.
- La bardana libera al cuerpo de toxinas y mucosidad.
- Estimula el flujo de la orina y la transpiración.
- Número uno en todo tipo de enfermedades de la piel.
- Promueve la función renal y ayuda a eliminar la acumulación de ácido en el cuerpo, especialmente sulfúrico, fosfórico y ácidos úricos.

Nombre científico: *Arctium lappa.*

Partes utilizadas: Las hojas, las raíces y las semillas.

Acciones: Alterativa, antiinflamatoria, antiescorbútica, laxante, astringente (de leve a medio), bálsamo emoliente, depurativa, diaforética, lipotrópica, estomacal, tónica, sedante.

Betónica

- La betónica se considera un tonificante para los nervios superiores.
- Afecta especialmente a los nervios de la cabeza y de la cara.
- Actúa como un tonificante para el sistema digestivo.
- Gran depurativo sanguíneo y hepático.
- Se usa en problemas congestivos del hígado, como la ictericia.
- Un gran depurativo y fortalecedor del bazo.
- Famosa por expulsar lombrices.
- Utilizada para dolores de cabeza, convulsiones, espasmos y calambres.
- Se usa para trastornos del sistema nervioso como la esclerosis múltiple, el párkinson y la parálisis.
- Se usa en casos de neuralgia.

- Se usa en períodos de estrés y tensión nerviosa.

Nombre científico: *Stachys officinalis.*

Partes utilizadas: Toda la planta, las partes aéreas.

Acciones: Alterativa, analgésica, antihelmíntica, antiescorbútica, antiespasmódica, antivenenosa, laxante, aromática, astringente, tonificante amargo, carminativa, febrífuga, tónico nervioso, sedante, estomacal.

Cardo mariano

- El gran «protector del hígado».
- La leche de cardo protege, tonifica, fortalece y desintoxica el hígado, como ninguna otra planta.
- Tiene un alto poder antioxidante y se considera una de las mejores plantas para proteger del daño de los radicales libres.
- Ayuda en la regeneración del hígado y del páncreas (estimula la producción de nuevas células del hígado).
- Excelente para la hepatitis A, B y C y para la cirrosis hepática.
- Aumenta la producción y el flujo de la bilis.
- Aumenta la formación de nuevas células hepáticas.

Nombre científico: *Silybum marianum.*

Partes utilizadas: Las semillas maduras.

Acciones: Emenagoga, diaforética, colagoga.

Cáscara de la nuez negra americana

La cáscara de la nuez negra americana es una de mis plantas favoritas por muchas razones.

- Es uno de los antiparasitarios más potentes de la naturaleza.
- Matará desde microorganismos (bacterias, hongos, levaduras, etcétera) hasta los parásitos más grandes, incluyendo a todos los gusanos y trematodos.
- Es un estimulante celular (fortalece las células).
- Aumenta la oxigenación de las células sanguíneas.
- Es un desintoxicante que se usa para equilibrar los niveles de azúcar y dispersar los materiales grasos.
- La cáscara de la nuez negra es excelente para cualquier afección y debilidad del cuerpo.
- Estimula la curación de todos los tejidos y se dice que ayuda a restaurar el esmalte de los dientes.

- Fortalece y estimula el sistema inmunitario.
- Promueve la circulación de la linfa y la peristalsis del intestino.
- Fortalece los huesos (rica en calcio).

Nombre científico: *Juglans nigra.*

Partes utilizadas: La cáscara interior (se puede utilizar la corteza).

Acciones: Amarga alternativa (hojas), antihelmíntica (vermífuga), astringente, colagoga, detergente, expectorante, hepática, laxante, catártica leve, purgante, tónico (fruto).

Cáscara sagrada

- En dosis bajas, excelente planta para fortalecer el tracto gastrointestinal.
- Ayuda a tonificar y fortalecer los intestinos.
- Aumenta y fortalece el peristaltismo.
- Aumenta las secreciones del hígado, el páncreas, el estómago y los intestinos.
- Refuerza el sistema nervioso autónomo del canal alimentario.
- Se utiliza para el estreñimiento, pero mejor utilizarlo en una fórmula de limpieza y reconstrucción para el tracto gastrointestinal.
- Ayuda a limpiar y fortalecer el hígado.
- Promueve la secreción biliar.
- En pequeñas dosis, mejora la digestión.
- Usar en casos de cálculos biliares, almorranas y hemorroides.
- Puede utilizarse contra los parásitos intestinales.

Nombre científico: *Rhamnus purshiana.*

Partes utilizadas: La corteza seca, envejecida.

Acciones: Alterativa, antibiliosa, antidiabética, tónico amargo, catártica, emética, febrífuga, hepática, laxante, tónico nervioso, fortalecedor peristáltico, purgante, estomacal.

Castaño de Indias

- Ésta es otra de las excelentes plantas circulatorias de Dios.
- El castaño de Indias fortalece y tonifica las paredes vasculares.
- Tiene propiedades antiinflamatorias, por lo tanto, ayuda a disolver las plaquetas de los lípidos.
- Las dos acciones anteriores juntas aumentan, en gran medida, la circulación.

- De uso «obligado» para varices y arañas vasculares así como para las hemorroides.
- Reduce la inflamación vascular.
- Un astringente fuerte, similar a la corteza de hamamelis y roble blanco.
- Útil para afecciones ulceradas.
- Ayuda a eliminar las toxinas del cuerpo.
- Útil para la prostatitis.
- En casos de reumatismo.

Nombre científico: *Aesculus hippocastanum.*

Partes utilizadas: La corteza, las semillas secas y las hojas secas.

Acciones: Antiinflamatoria, antirreumática, astringente, amarga, estimulador celular (especialmente para las paredes vasculares), febrífuga, narcótico suave, nutritiva.

Chaparral

- El chaparral es una de las mejores plantas de Dios en el hemisferio norte.
- Su mayor potencia radica en su capacidad para mover el sistema linfático.
- Utilizada para la eliminación de tumores, forúnculos y abscesos.
- Tiene fuertes propiedades antimicrobianas (bacterias, virus, hongos, etcétera.
- Muy útil en las enfermedades reumáticas y artríticas. También es excelente para la gota.
- Tiene propiedades analgésicas (para el dolor).
- Estimula la circulación periférica.
- Estimula la función hepática y aumenta el flujo y la producción de bilis.
- Funciona como antiinflamatorio.
- En cierto modo, estimulante celular (fortalece las células).
- Se utiliza en todos los tipos de cáncer y en el sida.
- Se usa para todos los tipos de formaciones de cálculos.
- Afecciones con prolapso, especialmente del útero.
- Mordeduras venenosas, incluidas las de serpientes.
- Varicela, paperas y similares.
- Útil para todo tipo de afecciones de la mujer.
- Muy útil para afecciones del estómago e intestinales, incluidas las hemorroides.

Nombre científico: *Larrea tridentata.*

Partes utilizadas: Las hojas y los tallos pequeños.

Acciones: Alterativa, analgésica, antiartrítica, anticancerígena, antiinflamatoria, antioxidante, antirreumática, antiescrofulosa, antitumoral, antivenenosa, aromática, astringente, amarga, depurativa, diurética, emética (dosis altas), expectorante, laxante (suave), tónica, vasopresor (leve).

Cohosh negro o cimicífuga

- Esta planta estimula los receptores de los estrógenos y tiene, en sí misma, propiedades estrogénicas.
- Se utiliza en las afecciones donde está presente la sequedad vaginal, la ausencia de menstruación y la infertilidad. Estimula la producción de estrógenos.
- No adecuada para las mujeres con exceso de estrógenos, donde existen sangrado excesivo y quistes, fibromas y afecciones fibroquísticas.
- Se dice que ayuda a aflojar y expulsar la mucosidad de los pulmones.
- Contrae el útero y aumenta el flujo menstrual.
- Se dice que es un tónico para el sistema nervioso central (SNC).

Nombre científico: *Cimicifuga racemosa.*

Partes utilizadas: Los rizomas, las raíces frescas y secas.

Acciones: Alterativa, antiséptica, antiespasmódica, antivenenosa, arterial, astringente, estimulante cardíaco, diaforética, diurética, emenagoga, expectorante, sedante, tónico estomacal.

Cola de caballo

- La cola de caballo es una de las plantas más importantes para los huesos y las debilidades del tejido conectivo.
- Es muy rica en sílice, que el hígado convierte en calcio.
- Esta hierba tiene grandes poderes curativos para los tejidos del cuerpo.
- Es una hierba muy buena para las vías urinarias (riñones y vejiga).
- Se utiliza para reforzar cualquier afección con prolapso del cuerpo, por ejemplo, de la vejiga, los intestinos, el útero, las venas, la piel y similares.
- Tiene algunas propiedades antiparasitarias menores.
- Una de las mayores ayudas para aumentar la producción de plaquetas del bazo.
- Una hierba muy buena para la inflamación de la próstata y la debilidad.
- Se utiliza para la desintoxicación del cuerpo.

- Tiene propiedades diuréticas, por lo tanto, es muy beneficiosa para aliviar la congestión renal.
- Se utiliza para fortalecer las uñas (*véase* tiroides/paratiroides).

Nombre científico: *Equisetum arvense.*

Partes utilizadas: Toda la planta.

Acciones: Alterativa, antiinflamatoria, antiparasitaria (leve), antiespasmódica (leve), antitumoral, astringente, carminativa, proliferador celular, diaforética, emenagoga (leve), galactagoga, hemostática, nutritiva, tonificadora, vulneraria.

Consuelda

- Durante siglos, considerada una de las mejores sanadoras de la naturaleza.
- Apodada «tejedora de hueso» por su potente efecto sobre la reconstrucción de la estructura del sistema esquelético.
- Fortalece el tejido conectivo. Se utiliza para las hemorroides, varices y arañas vasculares, afecciones con prolapso (útero, intestinos, vejiga, etcétera), degeneración muscular, osteoporosis, hernia, aneurismas, etcétera.
- Potente cicatrizante.
- Útil en esguinces, fracturas y similares.
- Excelente astringente, utilizada para desintoxicar y limpiar los tejidos.
- Ayuda a mover el sistema linfático.
- Muy beneficiosa para problemas respiratorios, tanto por sus propiedades expectorantes como por sus propiedades antibacterianas.
- La consuelda es un tónico para el cuerpo, fortalece las células y los tejidos.
- Controla las hemorragias, especialmente en el tracto gastrointestinal, tracto urinario y pulmones.
- La consuelda se utiliza para ayudar a regular el azúcar en la sangre.
- Se dice que ayuda a las proteínas mediante el aumento de secreción de pepsina.
- Un gran tónico pulmonar.
- Excelente como cataplasma para cualquier lesión.
- Estimula la formación de las células epiteliales.

Nota: Debido a que contiene un fuerte alcaloide llamado ácido pirrolizidínico, la FDA considera que esta planta es peligrosa para el hígado. Sin embargo, generaciones de uso no lo corroboran. Si se aislara este alcaloide y se tomase en grandes dosis podría causar daños en el hígado. Sin embargo, en fitoterapia nunca se extraen componentes individuales.

Nombre científico: *Symphytum officinalis.*

Partes utilizadas: La raíz y las hojas.

Acciones: Alterativa, antiinflamatoria, antiséptica (suave), astringente, proliferante celular, emoliente, aceite esencial, expectorante, hemostática, inulina, mucílago, nutritiva, pectoral, componentes fundamentales, almidón, estíptico, taninos, tónica (yin), vulneraria.

Corteza de roble blanco

- Otra planta extraordinaria de Dios.
- La corteza de roble blanco es un gran limpiador del cuerpo.
- Tiene propiedades astringentes muy potentes.
- Aumenta el flujo linfático y ayuda a reducir la inflamación de los ganglios linfáticos.
- Un potente limpiador de los tejidos, se utiliza para enjuagues bucales, cataplasmas, duchas vaginales, enemas y abscesos.
- Se usa como ducha para las infecciones y formación de células atípicas.
- Fortalece las células (estimulador celular).
- Magnífica para hemorragias internas o externas.
- Tiene propiedades diuréticas, por lo tanto, aumenta el flujo de la orina.
- Mata y expulsa a los gusanos pequeños (oxiuros, etcétera).
- Se utiliza para eliminar los cálculos biliares y, especialmente, para las piedras en los riñones.
- Ayuda a limpiar y fortalecer el tracto gastrointestinal.
- Excelente para afecciones con prolapso, incluyendo intestinos, útero, vejiga, sistema vascular, etcétera.
- Se utiliza en todas las afecciones de la boca y las encías.
- Tiene un efecto poderoso sobre el esmalte dental y el crecimiento óseo.
- Se utiliza con plátano para las mordeduras de serpientes.
- Úlceras, furúnculos, gangrena, tumores y similares.
- Se usa en todas las afecciones de la piel incluyendo eczema, dermatitis y psoriasis.
- Hemorroides, almorranas y lesiones.
- Se utiliza para fortalecer las arterias, las venas y los capilares; especialmente aconsejable para las venas varicosas y las arañas vasculares.

Nombre científico: *Quercus alba: fagaceae.*

Partes usadas: La corteza interna, las agallas, las bellotas.

Acciones: Antihelmíntica (vermífuga), antiemética, antiflogística, astringente (potente), antiséptica, antivenenosa, diurética, febrífuga, hemostática, estimulante (leve), tonificante.

Corydalis

- La «gran corydalis» está considerada como una de las mejores plantas, no adictivas, contra el dolor del mundo.
- Se utiliza para todo tipo de dolor, incluidos los nervios, las articulaciones, el dolor abdominal, los dolores menstruales, musculares, del corazón.
- Se usa para la artritis y el reumatismo.
- Como planta amarga, tiene efectos beneficiosos en el hígado y el tracto gastrointestinal.
- Se usa para espasmos, ataques y convulsiones.
- Se usa para relajarse y calmar el sistema nervioso.
- Útil para ataques asmáticos.

Nombre científico: *Corydalis yanhusuo.*

Partes utilizadas: La raíz.

Acciones: Analgésica, antiespasmódica, tónico amargo, emenagoga, diurética.

Cúrcuma

- Una planta antigua usada para las afecciones del hígado y la sangre.
- Estimula la producción y el flujo biliar.
- Ayuda a disolver y eliminar los sedimentos del hígado.
- Tiene algunas acciones antiparasitarias, especialmente para infestaciones de protozoos.
- Ayuda a mejorar la circulación.
- Tiene un efecto beneficioso sobre todo el tracto gastrointestinal.
- Tiene fuertes propiedades antiinflamatorias, por lo tanto, muy beneficiosa para la artritis, bursitis, tendinitis, etcétera.
- Ayuda en la digestión.
- Estimula la curación.

Nombre científico: *Curcuma longa.*

Partes utilizadas: El rizoma.

Acciones: Estimulante aromático, aliterada, analgésica, antiséptica, astringente, colagoga, emenagoga.

Diente de león

- Una de las plantas más importantes de la naturaleza.
- Tónico para el hígado y la vesícula biliar.
- Ayuda en la función pancreática.
- Tónico y depurativo para el riñón y la vejiga.
- Se dice que tiene la misma fuerza diurética que el Lasix© (nombre comercial de la furosemida).
- Promueve la formación de la bilis.
- Mejora el esmalte de los dientes.
- Gran alcalinizante.
- Eficaz para problemas de hígado (hepatitis, ictericia y cirrosis).
- Alto contenido en hierro y otros minerales, que aumenta la capacidad de transporte de oxígeno de la sangre.
- Es una fuente natural de proteínas.
- Ayuda en problemas de azúcar en la sangre, como la diabetes y la hipoglucemia.

Nombre científico: *Taraxacum spp.*

Partes utilizadas: Toda la planta (hojas, raíces y flores).

Acciones: Alterativa, antirreumática, antitumoral, laxante, amarga, purificadora de la sangre, colagogo, desobstruyente, depurativa, diurética, hepática, potenciador inmunológico y reconstructor, purgante (leve), nutritiva, estomacal, tónica.

El amor del hortelano

- Es una de las grandes plantas linfáticas. Ayuda a mover y disolver la congestión linfática.
- Uso en ganglios linfáticos, abscesos, forúnculos y tumores.
- Un buen limpiador sanguíneo.
- Tiene propiedades diuréticas y ayuda a disolver los sedimentos del riñón y la vejiga.
- Una hierba potente para la limpieza de la piel.
- Excelente para eczemas, dermatitis y psoriasis.

- Ayuda a eliminar la congestión respiratoria superior (senos paranasales, garganta, pulmones, etcétera).
- Ayuda a limpiar, tonificar y fortalecer el cuerpo.
- Se usa para todos los cánceres.
- Se utiliza para las obstrucciones de las vías urinarias.
- Tiene propiedades antiinflamatorias y se utiliza para las afecciones terminadas en «-itis» (inflamatorias).

Nombre científico: *Galium aparine.*

Partes utilizadas: Toda la hierba, especialmente las hojas.

Acciones: Alterativa, antiinflamatoria, antipirética y laxante, antiescorbútica, antitumoral, aperiente, astringente, purificadora de la sangre, diurética, hepática (suave), lipotrópica, refrigerante y tónica.

Enebro común

- El enebro común está considerada como una de las mejores plantas para el riñón.
- Tiene una acción muy fuerte sobre los riñones. Precaución en casos de daño renal severo.
- Es antiinflamatoria y tiene algunas propiedades antiespasmódicas.
- Tiene propiedades antisépticas, que sirven para matar hongos, bacterias y levaduras.
- Ideal para infecciones urinarias (infecciones del tracto urinario) y el sobrecrecimiento de parásitos en el tracto gastrointestinal. También es un diurético natural y alivia el exceso de agua.
- Se dice que ayuda a restaurar el páncreas y es beneficiosa en casos de diabetes, ya que tiene propiedades naturales de la insulina.

Nombre científico: *Juniperus communis.*

Partes utilizadas: Generalmente las bayas, también el aceite (de las bayas y la madera), hojas, corteza.

Acciones: Anodina, antiséptica, aromática, carminativa, diaforética, diurética, emenagoga, estimulante, estomacal.

Equinácea angustifolia

- La equinácea es otra de las plantas principales de Dios.
- Es conocida como la «planta inmune».

- Fortalece y estimula el sistema inmunitario.
- Mejora la función de los tejidos, especialmente de la médula ósea, de la glándula timo y del tejido del bazo.
- Tiene propiedades antibióticas y antisépticas fuertes.
- Purificadora de la sangre y antiinflamatoria.
- Útil en casos de artritis y reumatismo.
- Útil en resfriados, gripe, neumonía y afecciones similares.
- Fortalece las células.
- Muy útil en la sepsis de la sangre o en cualquier afección tóxica de la sangre.
- De uso obligado en todos los cánceres, tumores, forúnculos y abscesos.
- Excelente en infecciones del tracto urinario e inflamación.
- Útil en enfermedades de la próstata.

Nombre científico: *Echinacea angustifolia*

Partes utilizadas: Las raíces, los rizomas.

Acciones: Alterativa, antibacteriana, antiinflamatoria, antiputrefacción, antivenenosa, antiséptica, antiviral, desodorante, depurativa, afrodisíaca, sialogoga, diaforética, aromática, carminativa, amarga, estimulante, vulneraria.

Escoba de carnicero o rusco

- Una excelente planta circulatoria.
- Tiene propiedades antiinflamatorias (flavonoides y taninos) que ayudan a eliminar la placa en el sistema vascular. Se utiliza en casos de flebitis.
- Tonifica y fortalece las paredes vasculares (arterias, capilares y venas), por lo que se utiliza para las venas varicosas, las hemorroides y los posaneurismas.
- Aumenta la circulación en todo el cuerpo, especialmente en las áreas periféricas (por ejemplo, cerebro, manos y pies).
- Antitrombótico (se utiliza para prevenir la trombosis postoperatoria).
- Fortalece los huesos y el tejido conectivo.
- Ayuda a la alcalinización de la sangre.

Nombre científico: *Ruscus aculeatus.*

Partes utilizadas: La hierba y el rizoma.

Acciones: Antiinflamatoria, aromática, proliferador celular, diurética, laxante (suave), vasoconstrictora.

Escutelaria

- Una de las mejores plantas para el cerebro, la columna vertebral y el sistema nervioso.
- Fortalece el cerebro y el sistema nervioso.
- Es un potente tonificador nervioso, sedante y antiespasmódico.
- Utilizada para espasmos, calambres, convulsiones y similares.
- Ayuda en casos de insomnio e inquietud.
- Específica para esclerosis múltiple, párkinson y parálisis.
- Refuerza la médula, por consiguiente, se utiliza para vértigos y mareos.
- Lesiones de la médula espinal.
- Se utiliza para los síntomas de abstinencia de drogas y alcohol.
- Como un aromático, calma las emociones.

Nombre científico: *Scutellaria lateriflora.*

Partes utilizadas: Las partes aéreas de la hierba.

Acciones: Antiespasmódica, tonificante nervioso, sedante.

Falso unicornio (helonias)

- Uno de los mejores tónicos de la naturaleza, especialmente para los órganos reproductivos masculinos y femeninos y para las glándulas.
- Fortalece las glándulas endocrinas.
- Se usa en afecciones con prolapso de los intestinos, útero, hemorroides, venas, etcétera.
- Revitaliza y regenera los tejidos, especialmente los tejidos reproductivos.
- Aumenta la capacidad de concepción.
- Fortalece las membranas mucosas, especialmente los tejidos génitourinarios.
- Se usa para la diabetes.
- Se usa para los ovarios y para el útero o la próstata débiles o enfermos.
- Ayuda a prevenir abortos involuntarios.
- Se usa para problemas de esterilidad.
- Se usa para la vagina atónica.

Nombre científico: *Chamaelírium lúteo.*

Partes utilizadas: La raíz y los rizomas.

Acciones: Antihelmíntica (vermífuga), estimulante celular, diurética, emética (dosis altas), emenagoga, oxitócica, sialagoga (fresca), estimulante, tónico, tónico uterino.

Fenogreco

- El fenogreco es un gran expectorante.
- Suaviza, afloja y ayuda a expulsar las mucosidades (flema), especialmente de los tejidos bronquiales y pulmonares.
- Ayuda a disolver el colesterol y otros lípidos.
- Gran limpiador y antiséptico de la sangre.
- El fenogreco es un asesino de parásitos de gama media.
- Tiene algunas propiedades diuréticas.
- Excelente para la diabetes (ayuda a regular los niveles de azúcar e insulina).

Nombre científico: *Trigonella foenum-graecum.*

Partes utilizadas: Las semillas.

Acciones: Alterativa, antiparasitaria, afrodisíaca, aromática, emoliente, carminativa, astringente, desobstruyente, detergente, desintoxicante, emoliente, expectorante, galactagoga, laxante, nutritiva, estimulante, estomacal, tónica.

Fitolaca (también conocida como hierba carmín)

- La destructora del tumor. Uno de las mejores plantas para abscesos, forúnculos y masas.
- Estimula el movimiento en el sistema linfático.
- Utilizada para órganos y glándulas agrandados o endurecidos (tiroides, bazo, hígado, etcétera).
- Tiene algunas cualidades de depresor cardíaco leve.
- Limpiador de la piel, especialmente buena para eczema, dermatitis y psoriasis.
- Aumenta la bilis y los jugos digestivos.
- Estimula la función del riñón.
- Tiene algunas propiedades antiinflamatorias.
- Útil para el reumatismo crónico y la artritis.
- Estimula la función tiroidea y suprarrenal.
- Utilizada para todos los tipos de cáncer y el sida.

Nombre científico: *Phytolacca americana.*

Partes utilizadas: La raíz fresca, las bayas y las hojas.

Acciones: Alterativa, anodina, antisórbica, antisifilítica, antitumoral, catártica, detergente, emética; hojas: anodina, depresora cardíaca, nutritiva y resolutiva.

Frambuesa roja

- Una de las mejores plantas femeninas de la naturaleza.
- Considerada un tonificador nutritivo.
- Su uso específico durante el embarazo produce un parto menos doloroso y más natural.
- Fortalece a la madre y al feto durante el parto.
- Controla las hemorragias, especialmente durante el parto.
- Enriquece la leche materna.
- Planta para limpiar los órganos reproductivos masculinos y femeninos.
- Excelente para la limpieza y el fortalecimiento de la sangre.
- Disminuye el flujo menstrual excesivo.
- Se utiliza para el prolapso del útero, el ano, el intestino, la vejiga, etcétera.
- Se utiliza para las almorranas y las hemorroides.
- En cierto modo, tonificante de los nervios y nervinos.
- Estimula la cicatrización en heridas, llagas y afecciones ulceradas.
- Utilizada para aliviar los dolores de parto excesivos (cólicos uterinos).
- Utilizada como enjuague bucal para las encías sangrantes e infectadas.
- Utilizada como colirio para la inflamación, congestión o tumefacción.

Nombre científico: *Rubus idaeus.*

Partes utilizadas: Las hojas, la corteza de la raíz y el fruto.

Acciones: Aliterada (suave), antiabortiva, antiemética, antigonorréica, antileucorrea, contra la malaria, antiséptica, astringente, catártica, hemostática, parturienta, estimulante, estomacal, tonificante. *La fruta* actúa como un antiácido, comestible, suave laxante, parturienta, refrigerante. *Las hojas* son aliteradas, antiabortivas, antieméticas, antigonorréicas, antileucorreas, estimulantes antipalúdicas, antisépticas, astringentes, catárticas, hemostáticas, parturientas, estomacales, tonificantes.

Gayuba o uva de oso

- Un potente antiséptico y limpiador del sistema de las vías urinarias.
- Tiene una fuerte influencia en el páncreas y se utiliza para ayudar a regular el azúcar en la sangre.
- Tiene un efecto saludable en el hígado y el bazo.
- Ayuda a la eliminación de los cálculos renales.
- Una planta ideal para la glándula prostática (especialmente en la prostatitis o el cáncer de próstata).

- Excelente para afecciones congestivas del cuerpo (especialmente la vejiga, los riñones, el hígado, la vesícula biliar, el páncreas y el bazo).
- Diurética.
- Fortalece el hígado, los riñones, la vejiga, el útero, la próstata y el bazo.
- Es útil en la corrección de los problemas de orinarse en la cama.
- Es útil como ducha vaginal en las infecciones y los trastornos vaginales.
- Alivia, fortalece y tonifica las membranas mucosas de las vías genitourinarios (órganos urinarios, riñones, vejiga urinaria).
- Se utiliza en uretritis, cistitis, nefritis, incontinencia y ulceraciones del tracto urinario.
- Se utiliza para la ICC (insuficiencia cardíaca congestiva), edema cardíaco.
- Para almorranas y hemorroides.

Nombre científico: *Arctostaphylos uva-ursi.*

Partes utilizadas: Las hojas.

Acciones: Antiséptica, astringente, diurética.

Genciana

- Uno de los mejores tónicos amargos de la naturaleza para el tracto gastrointestinal.
- Fortalece todo el cuerpo.
- Una planta óptima para mejorar la digestión.
- Aumenta la función hepática y pancreática.
- Aumenta las secreciones gástricas y tonifica y fortalece el estómago.
- Tiene propiedades antiparasitarias, mata a plasmodios y gusanos.
- Fortalece el hígado, el bazo y el páncreas.
- Tiene un efecto tonificante en los riñones.
- Aumenta la circulación.
- Un revitalizador del cuerpo; utilizado para la fatiga, el agotamiento y niveles bajos de energía (anemia).
- Utilizado en todas las debilidades femeninas.
- Se usa en la indigestión, la dispepsia y los gases.
- Puede utilizarse para mareos, vértigos, etcétera.
- Se puede utilizar para infecciones y condiciones tóxicas del cuerpo.
- También se puede utilizar para las mordeduras venenosas y la malaria.

Nombre científico: *Gentiana lutea.*

Partes utilizadas: La raíz.

Acciones: Alterativa, antiácida, antihelmíntica (vermífuga), antibiliosa, anti-inflamatoria, antiperiódica, antipirética, antiséptica, antiespasmódica, anti-venenosa, tónico amargo, colagogo, emética (dosis elevadas), emenagoga, febrífuga, hepática, laxante (leve), estimulante, estomacal, tónica, sialagoga.

Ginkgo biloba

- Una de las mejores plantas para el cerebro y el sistema nervioso.
- Mejora la insuficiencia vascular cerebral.
- Utilizada en todo el mundo para la pérdida de memoria y el vértigo (mareos).
- Fortalece el corazón y el sistema vascular.
- Aumenta el flujo de la sangre a los tejidos.
- Útil en casos de asma.
- Utilizada para el tinnitus (zumbido en los oídos).
- Se ha demostrado beneficiosa para la fibromialgia.
- Muy beneficiosa para las hemorroides, las venas araña y varicosas.
- Ha sido útil para el síndrome del túnel carpiano.
- Uno de los grandes tónicos de la naturaleza, especialmente en el sistema «neuro».

Nombre científico: *Ginkgo biloba.*

Partes utilizadas: La hoja: favorece la circulación sanguínea, detiene el dolor, beneficia al cerebro y es astringente para los pulmones. La semilla: considerada astringente para los pulmones, detiene las poluciones nocturnas, el asma, la enuresis, la leucorrea excesiva y aumenta la energía.

Acciones: Adaptógena, alcalinizante, antienvejecimiento, antifúngica, anti-inflamatoria, antioxidante, antiespasmódica (leve), astringente, tónico amargo, tónico cardíaco (leve), expectorante (leve), tónico nervioso, sedante (leve), tónica, vasodilatadora, vulneraria.

Ginseng siberiano (eleutero)

- Una de las mejores plantas para las glándulas endocrinas, especialmente importante para las glándulas suprarrenales.
- Aumenta la producción de los neurotransmisores y los esteroides.
- Fortalece las células (estimulante celular).
- Mejora la vitalidad y la resistencia.
- Se utiliza para la pérdida de energía o fatiga crónica.

- Ayuda a fortalecer el sistema inmunitario.
- Aumenta la circulación y ayuda a reducir el colesterol.
- Fortalece el páncreas y ayuda a controlar los problemas de azúcar en la sangre.
- Ayuda a aliviar el estrés emocional, mental y físico.
- Ayuda a reducir la presión arterial y fortalece los latidos del corazón.
- Se utiliza en casos de asma, enfisema y EPOC, donde existe una relación con la glándula suprarrenal.
- Tonificador para todo el cuerpo.

Nombre científico: *Eleutherococcus senticosus.*

Partes utilizadas: La raíz.

Acciones: Emoliente, estimulante, rejuvenecedor.

Gordolobo

- El gordolobo es uno de los grandes expectorantes (elimina la mucosidad y la congestión).
- Se utiliza sobre todo para afecciones bronquiales y pulmonares como bronquitis, asma, enfisema, neumonía y alergias.
- El gordolobo también es un gran antiinflamatorio que ayuda en todo tipo de afecciones inflamatorias.
- Una planta de excepción para el sistema glandular endocrino, especialmente la tiroides.
- Se utiliza para la tos y la garganta.
- El gordolobo también tiene enormes propiedades astringentes.
- Ayuda en la circulación del sistema linfático.
- Ayuda a reducir tumores y forúnculos.

Nombre científico: *Verbascum thapsus.*

Partes utilizadas: Las hojas, las flores, la raíz y el fruto.

Acciones: Absorbente, anodina, antihelmíntica (vermicida), antiasmática, anticatarral, antiséptica, antiespasmódica, astringente, demulcente, diurética, emoliente, germicida, hemostática, narcótica, nutritiva, pectoral, vulneraria.

Gotu kola

- Una de las mejores plantas de Dios para la regeneración de los nervios y del cerebro.

- Excelente planta para las lesiones de la médula espinal.
- Estimulante celular (fortalece las células).
- Aumenta el oxígeno de las células.
- Fortalece el sistema inmunitario.
- Ayuda en los problemas difíciles de la menopausia.
- Ayuda para la pérdida de peso.
- Utilizado para la depresión y las debilidades glandulares endocrinas.
- Estimula el flujo sanguíneo en las extremidades inferiores.
- Refuerza las paredes vasculares, por lo tanto, excelente en casos de varices o arañas vasculares, hemorroides, insuficiencia venosa o cualquier distensibilidad vascular.
- Muestra potencial para la curación de afecciones ulceradas.

Nombre científico: *Centella asiatica.*

Partes utilizadas: La planta entera o la raíz.

Acciones: Adaptogénica, alterativa, antipirética, antiespasmódica, afrodisíaca, astringente, estimulador celular, diurética, nervina, sedante, estimulante (leve), tonificante (cerebro y nervios).

Hipérico/hierba de san Juan

- Una de las grandes plantas para el sistema nervioso.
- Tiene un fuerte efecto regenerador en el sistema nervioso.
- También tiene un efecto equilibrante en los tejidos.
- Utilizada para la depresión, la ansiedad y la irritabilidad.
- Ideal para el insomnio. (El insomnio y la ansiedad son los efectos de la debilidad de las glándulas suprarrenales).
- Una gran ayuda para los dolores de cabeza y los cólicos de todo tipo, incluyendo el menstrual.
- Tiene propiedades antiparasitarias, incluidas las antibacterianas, antifúngicas y antivirales.
- Se ha demostrado que tiene un efecto muy positivo contra el virus del VIH.
- Tiene propiedades antiinflamatorias.
- En cierta medida, ayudará con la ciática.
- Se utiliza en resfriados y problemas respiratorios congestivos.
- Útil en la enfermedad de Parkinson.

Nombre científico: *Hypericum perforatum.*

Partes utilizadas: La hierba, las flores, las partes aéreas.

Acciones: Alterativa, antiespasmódica, antiinflamatoria, astringente, vulneraria.

Hongo reishi

- Un potente estimulador inmunológico.
- Ayuda a reducir el colesterol y a aumentar la circulación.
- Ayuda a los reducir los niveles de azúcar en la sangre.
- Ayuda al cuerpo a restaurarse a sí mismo en problemas degenerativos.
- Estimula la producción de las células, linfocitos T y B (NK = asesino natural) de las células.
- Se dice que mejora las funciones del corazón y del hígado.
- Se utiliza en casos de sida y cáncer.
- Se utiliza en casos de tumores, forúnculos y abscesos.
- Ayuda a reducir la inflamación de los ganglios linfáticos.
- Aumenta los fibroblastos, macrófagos y linfocitos.
- Puede ayudar a la producción de esteroides por su efecto positivo sobre las glándulas suprarrenales.

Nombre científico: *Ganoderma lucidum.*

Partes utilizadas: El hongo entero.

Acciones: Apoyo del sistema inmunitario.

Hongo shiitake

- Fortalece el sistema inmunitario incrementando la función de las células T.
- Eficaz en el tratamiento del cáncer, según se informó en un estudio conjunto del Departamento Médico de Japón.

Nombre científico: *Lentinus edodes.*

Partes utilizadas: El sombrero y los tallos. Se vende seco.

Acciones: Estimulante del sistema inmunitario, nutritivo, hipotensor, anticolesterol.

Jengibre

- Se utiliza en todo el mundo como digestivo y para la circulación.
- Se utiliza como catalizador con otras plantas.
- Aumenta la circulación en las zonas periféricas (cerebro, manos y pies) del cuerpo.

- Ideal para indigestión y náuseas.
- Aumenta el flujo linfático y ayuda a la eliminación de la mucosidad de las vías respiratorias superiores, especialmente los pulmones.
- Eficaz en las náuseas matutinas.
- Reduce el colesterol y la presión arterial.
- Previene la coagulación de la sangre.
- Útil tras derrames cerebrales.
- Ayuda en la limpieza de la congestión (moco) de las áreas cerebrales y los senos paranasales.
- Aumenta la transpiración y la eliminación a través de la piel.

Nombre científico: *Zingiber officinale.*

Partes utilizadas: Los rizomas y las raíces secas.

Acciones: Analgésica, anodina, antiácida, antiemética, antiespasmódica, afrodisíaca, aromática, carminativa, colagoga, condimento, desintoxicante, diaforética (entero), estimulante difusivo, diurética, emenagoga, expectorante, tónico nervioso, acre, rubefaciente, sialagoga, esternutatoria, estomacal, dulce, tónica.

La garra del diablo

- Una de las mejores plantas antiinflamatorias de la naturaleza. (Estimula la actividad y la producción de prostaglandina).
- Específica para la artritis y el reumatismo.
- Ideal para inflamaciones articulares, musculares u otras.
- Se usa en prostatitis.
- Excelente en casos de diabetes (pancreático) o infecciones hepáticas.

Nombre científico: *Harpagophytum procumbens.*

Partes utilizadas: Las raíces y los tubérculos.

Acciones: Alterativa (purificadora de la sangre), analgésica, anodina, antiartrítica, antiinflamatoria, antirreumática, astringente, tónico amargo, colagoga, hepática (leve), sedante.

Lapacho rosado

- Una extraordinaria «amiga» brasileña. Un verdadero tonificador.
- Considerada un gran estimulante celular (fortalece y aumenta las células).
- Una de las mejores plantas parasitarias utilizada para combatir las infestaciones de microorganismos (bacterianas, virales y protozoarios).

- Una gran constructora inmunológica.
- Utilizado especialmente en casos de cáncer.
- Tiene un poderoso efecto en el sistema linfático.
- Ayuda a eliminar tumores, furúnculos, abscesos y similares.
- Utilizada en afecciones de la piel como eczema, dermatitis y psoriasis.
- También se considera nutritiva y resolutiva.

Nombre científico: *Tabebuia impetiginosa.*

Partes utilizadas: La corteza.

Acciones: Antimicrobiana (bacterias, etcétera), antiviral, estimulador/fortalecedor celular, nutritiva, alterativa (enfriamiento), antitumoral, tonificadora, hipotensora, antidiabética, astringente, amarga (digestivo), estimulante, reconstituyente, algo descongestionante.

Lengua de vaca

- Una de las grandes plantas para el hígado y la sangre.
- Fortalece el hígado y estimula la función hepática.
- Promueve la formación de bilis.
- Aumenta la capacidad de transporte de oxígeno de los glóbulos rojos.
- Alto contenido en hierro, por lo que se utiliza para la anemia y el recuento bajo de hemoglobina.
- La mayor constructora de sangre.
- Una gran limpiadora linfática.
- Utilizada en todo tipo de afecciones de la piel.
- Fortalece el bazo y ayuda a limpiar la sangre.
- Tiene un efecto de fortalecimiento en todo el cuerpo.
- Excelente para ganglios linfáticos hinchados y tumores, así como para abscesos y afecciones tóxicas del cuerpo.
- Se usa en todos los casos de cáncer y VIH.
- Útil en casos de fatiga y falta de energía.
- Ayuda a aumentar el número de glóbulos rojos.
- Ayuda a estimular la formación de bilis y la secreción.

Nombre científico: *Rumex crispus.*

Partes utilizadas: La raíz.

Acciones: Alterativa, antiescorbútica, antiescrofulosa, antisifilítica, laxante, astringente, catártica, colagoga, detergente, nutritivas (hojas).

Lobelia

- Uno de los mayores antiespasmódicos de la naturaleza.
- Útil en espasmos, calambres, convulsiones, crisis epilépticas, lesiones de la médula espinal, y similares.
- Una nervina muy potente.
- Tiene un efecto relajante.
- Útil en casos de asma, enfisema y EPOC, donde los espasmos de los bronquios y el tejido pulmonar bloquean la respiración adecuada. La acción es similar a los inhaladores, pero permite la expectoración (que es vital).
- La lobelia tiene algunas propiedades expectorantes, por lo tanto, muy beneficiosas para la eliminación de la congestión, especialmente en el sistema respiratorio.
- También es un hemostático (detiene las hemorragias internas y externas).
- Ideal para angina de pecho e infartos (ataques cardíacos).
- Útil en casos de equilibrio o problemas de desmayos.

Nombre científico: *Lobelia inflata.*

Partes utilizadas: La hierba y las semillas frescas y secas.

Acciones: Alcaloide, antiespasmódica, antivenenosa, astringente, catártica, clorofila, antiirritante, diaforética, diurética, emética, goma, lignina, sales de cal y potasio. La lobelia también contiene azufre, hierro, cobalto, selenio, sodio, cobre y plomo, ácidos lobélico y quelidónico, lobelina, antináuseas, relajante (en dosis altas) y estimulantes (en dosis pequeñas), resina.

Maíz

- Potente limpiador del tejido de la vejiga y el riñón.
- Ayuda a limpiar las toxinas y mucosidades de las vías urinarias.
- Ayuda a reducir el azúcar en la sangre.
- Estimula suavemente el flujo de la bilis, ayudando a mejorar la digestión y la alcalinización.
- Utilizado para la enuresis nocturna y el edema.
- Utilizado para la prostatitis.
- Ayuda a eliminar los minerales inorgánicos del cuerpo.
- Se utiliza tanto para los cálculos biliares como para los cálculos renales.
- Excelente para la cistitis.
- Útil en hipertensión y en EPOC (enfermedad pulmonar obstructiva crónica).

Nombre científico: *Zea mays.*

Partes utilizadas: Estigmas.

Acciones: Alcaloide, antiséptica, antiespasmódica, colagogo, diurética, lipolítica, vulneraria.

Majuela

- La majuela o espino es «la gran planta del corazón».
- Esta fruta rica en flavonoides es específica para el tejido del corazón y del sistema vascular. Fortalece los tejidos y elimina la inflamación.
- Ayuda a disolver los depósitos de lípidos, por lo tanto, aumenta la circulación.
- Tiene propiedades vasodilatadoras, que también ayudan a aumentar la circulación.
- Se utiliza en casos de presión sanguínea alta (hipertensión) o baja (hipotensión).
- Considerada un tonificante cardíaco en todas las cuestiones relacionadas con el corazón.
- También se utiliza en casos de insomnio (a tener en cuenta también en las glándulas suprarrenales).
- Fortalece las paredes vasculares, por lo tanto, es excelente para la regeneración de varices y arañas vasculares, hemorroides y afecciones con prolapso del cuerpo.
- Tiene poder antioxidante para ayudar a eliminar los ácidos del cuerpo.
- La majuela o espino es un excelente antiinflamatorio y puede usarse en todos los casos de inflamación.

Nombre científico: *Crataegus spp.*

Partes utilizadas: Las bayas y las hojas.

Acciones: Antiinflamatoria, antioxidante, antiespasmódica, astringente, tonificante cardíaco, estimulador celular, digestiva, diurética, emenagoga, hipertensiva, hipotensiva, sedante, tonificante, vasodilatadora.

Malvavisco

- Una gran antiinflamatoria y sanadora del tracto gastrointestinal (estómago e intestinos).
- Específica para la gastritis, enteritis, colitis, diverticulitis, úlceras y cánceres del tracto gastrointestinal.

- Al ser rica en mucílago, cubre y protege del daño de los radicales libres (ácidos) en la mucosa.
- Neutraliza el exceso de producción de ácidos del estómago, así pues, permite una mejor digestión.
- Magnífica para la cistitis y la inflamación de vías urinarias.
- De gran ayuda en la prostatitis.
- Cura las heridas, especialmente buena en casos de quemaduras.
- Funciona bien en casos de bronquitis y dolores de garganta.
- Ideal contra la inflamación del sistema vascular, hígado y páncreas.
- Ayuda a la digestión y es un estimulante suave del tracto gastrointestinal.
- Alto contenido en calcio y cal. Excelente para la estructura esquelética.
- Se ha utilizado con mucho éxito en casos de gangrena.
- Especialmente útil para la tos, laringitis, inflamación de las amígdalas (amigdalitis), congestión respiratoria y afecciones inflamatorias.
- Excelente para la artritis y el reumatismo.
- Útil para los diabéticos.
- Ideal en las fórmulas de colirio para ayudar a calmar y curar la irritación ocular.
- Excelente para todo tipo de problemas vaginales.
- Útil para forúnculos, abscesos y enfermedades de la piel.
- Muy útil como enjuague bucal para la tumefacción, encías inflamadas e infectadas.

Nombre científico: *Althaea officinalis.*

Partes utilizadas: La raíz (mayor potencia), las hojas y las flores.

Acciones: Absorbente, anticomplementaria, antiinflamatoria, demulcente, diurética, emoliente, estimulante inmunológica e hipoglucémica, laxante, mucílaga, nutritiva, protectora, vulneraria.

Menta de lobo

- Específica para la glándula tiroides, especialmente cuando se agranda o cuando hay bocio.
- Se dice que es desintoxicante, y especialmente valiosa para la eliminación de los metales pesados.
- Se dice que la menta de lobo protege contra la radiación.
- Beneficiosa para ritmos cardíacos irregulares y palpitaciones.

- Mejora la función tiroidea y suprarrenal.
- Restaura esmalte de los dientes.
- Posiblemente mejora los neurotransmisores.
- También se dice que se asemeja en sus acciones a los digitálicos.
- Tiene un efecto fortificante sobre el tejido.

Nombre científico: *Licopus virginicus.*

Partes utilizadas: Las partes aéreas de la planta

Acciones: Antigonadotrópica, antiinflamatoria, antitirotrópica, astringente, tónico cardíaco, diurética (leve), narcótica (leve) y sedante.

Nenúfar/lirio blanco de agua

- Ésta es otra de las grandes plantas limpiadoras de Dios.
- Similar a la corteza del roble blanco, pero mejor para limpiar la parte inferior del cuerpo.
- Ayuda a eliminar la toxicidad de los tejidos del cuerpo.
- Tiene un efecto saludable y tonificante sobre los tejidos.
- Utilizada especialmente para limpiar y fortalecer los tejidos reproductivos en hombres y mujeres.
- Tiene propiedades analgésicas.
- Se usa en afecciones cancerosas.
- Útil para abscesos, forúnculos y tumores.
- Constituye un enjuague bucal ideal para limpiar y sanar las encías inflamadas o ulceradas.
- Hace una excelente ducha vaginal para la limpieza de la pared vaginal (infecciones, inflamación, células atípicas, ulceraciones, etcétera).
- Fortalece las afecciones con prolapso y vagina atónica.
- Uso para afecciones de próstata, especialmente la prostatitis y el cáncer de próstata.
- Excelente para el sistema de las vías urinarias (riñones y vejiga).
- Se usa para curar heridas, llagas y demás.
- Ayuda a eliminar la congestión de los tejidos.

Nombre científico: *Nymphaea; Nymphaea Odorata o Castalia Odorata.*

Partes utilizadas: La raíz fresca, las hojas y el rizoma.

Acciones: Alterativa, anodina, antiescrofulosa, antiséptica, astringente, demulcente, desobstruyente, discutiente, tonificante, vulneraria.

Olmo de la India

- Uno de los grandes curanderos de la naturaleza para el cuerpo.
- Extrae la toxicidad de los tejidos.
- Alivia la mucosa irritada e inflamada de las membranas.
- Calma la mucosa del tracto gastrointestinal (estómago e intestinos).
- Excelente para las vías urinarias (fortalece y limpia).
- Conocida por su efecto beneficioso en el sistema respiratorio.
- Calma los tejidos inflamados y el dolor de garganta.
- Ayuda a drenar moco de las vías respiratorias (expectorante).
- Rica en nutrición.
- Utilizada en la prostatitis.
- En afecciones ulceradas del cuerpo.
- Lesiones del tracto gastrointestinal.
- Utilizada en gastritis, enteritis, colitis y diverticulitis.
- Ideal para abscesos y gangrena.
- Utilizada en gota y artritis.
- Ayuda a eliminar los ácidos de los tejidos.

Nombre científico: *Ulmus fulva.*

Partes utilizadas: La corteza interior.

Acciones: Vulneraria astringente, demulcente, emoliente, expectorante, nutritiva, tonificante yin y calmante para el tubo digestivo.

Ortiga mayor (urticante)

- Una planta altamente nutritiva con una amplia gama de acciones.
- Las ortigas tiene un efecto alcalinizante en el cuerpo.
- Utilizada para aumentar la circulación.
- Específica para la artritis y el reumatismo.
- Ideal para las articulaciones.
- Utilizada en problemas de dolor e inflamación.
- Una de las pocas plantas para la glándula tiroides.
- Un fuerte desintoxicante de la piel.
- Siendo alcalina neutraliza los ácidos (como los ácidos úrico y sulfúrico).
- Algo de hemostática (detiene hemorragias).
- Alimenta la nutrición del cuerpo, especialmente de potasio y hierro (aunque también está llena de minerales).
- Útil en problemas de circulación, algo así como un vasodilatador.

- Promueve el flujo de la orina y es útil para los cálculos renales.
- Contrae los tejidos inflamados.
- Excelente para el embarazo, la nutrición y para cuestiones antiabortivas.
- Se utiliza en casos de bronquitis, especialmente asma, enfisema y EPOC.
- La ortiga es un expectorante (elimina mucosidad) y tiene propiedades antiespasmódicas.
- Utilizada para la anemia.
- Un gran purificador de la sangre y regulador del cuerpo.

Nombre científico: *Urtica dioica.*

Partes utilizadas: Las hojas.

Acciones: Astringente, diurética, galactagoga, expectorante, hemostática, tonificadora y nutritiva.

Perejil

- Una fantástica planta para el tracto urinario y las glándulas suprarrenales.
- Tiene un efecto de fortalecimiento y limpieza en la vejiga y los riñones.
- Alto contenido en clorofila, por lo tanto, mejora la sangre y limpia y mueve los vasos linfáticos.
- Excelente para metales pesados y toxicidad química.
- Mejora la función de los nervios y el corazón.
- Excelente para las glándulas endocrinas.
- Aumenta la capacidad portadora de hierro de la sangre.
- Utilizada para combatir infecciones.
- Utilizada en casos de ictericia e hidropesía (edema).
- Excelente para la congestión respiratoria superior y las infecciones.
- También se utiliza en conjuntivitis e inflamación de los párpados.

Nombre científico: *Petroselinum sativum.*

Partes utilizadas: La hierba entera; hojas, raíz y semillas.

Acciones: Antiperiódica (jugo), antiespasmódica, laxante, aromática, carminativa (semillas), culinaria, diurética, emenagoga (semillas), febrífuga (semillas), tonificante, vulneraria.

Pimienta de Cayena (roja)

- Se utiliza en casos de hipertensión arterial debido a sus propiedades de dilatación vascular.
- Aumenta la circulación. Excelente en situaciones de frío.

- Estimula el flujo de la linfa. Sin embargo, también crea mucosidad. No recomiendo el uso de cayena, o cualquier otro ají, a largo plazo debido a sus propiedades estimulantes y formadoras de mucosidad.
- Su uso prolongado puede irritar la mucosa del tracto gastrointestinal.
- Se utiliza para curar úlceras.
- Utilizado con compresas de aceite de ricino para ayudar a la conducción de los aceites y las hierbas en los tejidos.
- Se utiliza como un homeostático interno y externo (detiene hemorragias).
- Es útil en accidentes cerebrovasculares y ataques cardíacos.
- Se usa para tratar la conmoción.

Nombre científico: *Capsicum annuum.*

Partes utilizadas: Fruto.

Acciones: Alterativa, antirreumática, antiséptica, antiespasmódica, astringente, carminativa, sialagoga emética, expectorante, hemostática, penetrante, rubefaciente, estimulante, estomacal, sudorífica, tónica.

Raíz de la uva de Oregón
- Una de las grandes purificadoras de la sangre.
- Tiene un poderoso efecto sobre el hígado, el bazo, la piel y la sangre.
- Es una de las mejores hierbas para estimular, fortalecer y limpiar el hígado.
- Específica para afecciones de la piel como psoriasis, eczema o dermatitis.
- Aumenta la respuesta inmunológica.
- Alto contenido en hierro; ayuda en el aumento de los glóbulos rojos y la hemoglobina.
- Excelente para la anemia, ictericia y hepatitis A, B o C.
- Posee una potente acción antimicrobiana. Se ha demostrado que mata a diversos hongos y bacterias como: estafilococos, estreptococos, clamidia, salmonella typhi, corynebacterium, vibrio cholerae, trichomonas vaginalis, shigella, giardia, treponema pallidum, pseudomonas, neumococo y candida albicans.
- También tiene alguna actividad parasitaria más amplia.
- También se utiliza contra protozoos.
- Tonificador de los nervios.
- Ligeramente laxante.

Nombre científico: *Mahonia spp.*

Partes utilizadas: La raíz y el rizoma.

Acciones: Alterativa, antiperiódica, antiescorbútica, antiescrofulosa, antisifilítica, depurativa, diurética, hepática, laxante, tonificadora de los nervios, estimulante (ligeramente), tonificadora.

Regaliz

- Una planta de potencia definida para las glándulas suprarrenales.
- Una potente planta glandular endocrina.
- Actúa como un esteroide natural antiinflamatorio (cortisona, etcétera), sin inhibir la producción suprarrenal de esteroides.
- Ayuda a incrementar la producción de esteroides y neurotransmisores.
- Tiene propiedades antifúngicas y antibacterianas.
- Ayuda a regular el azúcar en la sangre.
- Estimula la cicatrización del tejido, especialmente del tracto gastrointestinal.
- Un gran limpiador de la sangre y desintoxicante.
- Uso para la hipoglucemia y la diabetes.
- Uso para los tejidos ulcerados.
- Puede ser utilizada para *Candida albicans*.
- Útil en infecciones y en problemas respiratorios congestivos.
- Ayuda a disolver y eliminar la mucosidad.
- Utilizada como laxante.
- Una de las mejores plantas para las hemorroides.
- Es buena para la curación de todo el tracto gastrointestinal.
- Alto contenido en fitosteroles.

Nombre científico: *Glycyrrhiza glabra.*

Partes utilizadas: La raíz y el rizoma secos.

Acciones: Laxante, demulcente, emoliente, expectorante, saborizante, pectoral, sialogoga y ligeramente estimulante.

Sello de oro

- Una de las mejores plantas «curalotodo» de la naturaleza.
- Verdadero tónico para el cuerpo.
- Dadas sus propiedades acumulativas, no se recomienda su uso a largo plazo.

- Aumenta los jugos gástricos y las enzimas digestivas. También aumenta la producción y la secreción de bilis.
- Utilizada para fortalecer y tonificar el páncreas.
- Ayuda a regular el azúcar en la sangre.
- Considerada una fuente natural de insulina.
- Fortalece el sistema nervioso.
- Tiene propiedades homeostáticas, especialmente para el útero.
- Tonifica el sistema vascular y ayuda a aumentar la circulación.
- Gran antiinflamatorio, especialmente para el sistema glandular.
- Se usa para problemas gástricos e intestinales.
- Se usa en afecciones cancerosas.
- Laxante suave.
- Se usa para la dependencia de drogas y alcohol.
- Ayuda a eliminar el catarro (moco) del cuerpo, especialmente en los tejidos de las vías respiratorias y en el tracto gastrointestinal.
- Uso en prostatitis, cistitis y nefritis.
- Excelente para las hemorroides y las hemorragias.
- Uso para el sida y las enfermedades venéreas.
- Tiene propiedades antiparasitarias y es antiséptico.
- Se utiliza para infecciones, heridas, llagas, fisuras, etcétera.
- Se usa en afecciones crónicas de la piel, eczema, dermatitis y psoriasis.
- Se usa en situaciones con prolapso (útero, intestinal, etcétera).
- Es un gran colirio.
- Tonifica y limpia el hígado. Se usa para la ictericia, la hepatitis, etcétera.
- Se usa para el tejido ulcerado.
- Se usa para la amigdalitis, la fiebre tifoidea, la malaria, la meningitis y la mononucleosis.
- Se usa para furúnculos, abscesos y tumores.
- Se usa como enjuague para afecciones de encías y aftas.
- Ideal para la tiña y la disentería amebiana.

Nombre científico: *Hydrastis canadensis.*

Partes utilizadas: La raíz y los rizomas secos.

Acciones: Alterativa, antidiabética, antiemética, antiinflamatoria, antiparasitaria, antiperiódica, antiséptica, laxante, astringente, tónico amargo, colagoga, desobstruyente, depurativa (antifúngica), detergente, diurética, curalotodo, hemostática (especialmente de orina), hepática, purgante, nervina,

oftálmica, oxitócica (estimula las contracciones uterinas), estomacal, vulneraria.

Sen o cassia

- Ayuda a tonificar y fortalecer el tracto gastrointestinal.
- Aumenta la acción peristáltica del tracto gastrointestinal.
- Se utiliza como un laxante fuerte, por lo que no se recomienda su uso prolongado. (En dosis altas y prolongadas, puede irritar).
- Ayuda a limpiar las paredes intestinales.

Nombre científico: *Cassia acutifolia.*

Partes utilizadas: Las vainas y las hojas.

Acciones: Purgante que también inhibe la reabsorción en el intestino.

Serenoa/palmito salvaje

- Una de las mejores plantas de Dios para las glándulas endocrinas (tiroi-des, suprarrenales, páncreas, pituitaria, etcétera).
- Llamada la «planta masculina» por su efecto antiinflamatorio y cicatri-zante en la próstata. (Inhibe la producción de dihidrotestosterona).
- Una planta potente tanto para los trastornos reproductivos femeninos como masculinos.
- Mejora la función sexual y el deseo.
- Beneficiosa para la inflamación del sistema respiratorio (nariz, garganta, bronquios y pulmones).
- Tiene un fuerte efecto en las glándulas suprarrenales, aumentando así los neurotransmisores y los esteroides.
- Ayuda en los problemas de azúcar que implican el páncreas y las glándu-las suprarrenales.
- Ayuda a aumentar el flujo de la orina y la función del riñón.
- Útil en infecciones del tracto urinario.

Nombre científico: *Serenoa repens.*

Partes utilizadas: Las bayas (frutos).

Acciones: Antiséptica, afrodisíaca, expectorante, diurética y fortalecedora.

Trébol rojo

- Otra de las grandes plantas de la naturaleza.
- Similar a cuchillas y sasafrás.

- Un enorme purificador de la sangre.
- Se usa en todo tipo de cáncer, especialmente en la leucemia.
- Ayuda a disolver tumores y masas. También es ideal para abscesos y forúnculos.
- Limpia y fortalece todas las afecciones hepáticas.
- Fortalece los glóbulos rojos.
- Excelente para todas las afecciones de la piel, incluyendo eccema, dermatitis y psoriasis.
- Ideal para la sífilis y las enfermedades venéreas.
- Tiene algunas propiedades antiespasmódicas y calma los nervios.

Nombre científico: *Trifolium pratense.*

Partes utilizadas: Las flores y las hojas.

Acciones: Alterativa, antiespasmódica, algo depurativa, antitumoral, desobstruyente, detergente, expectorante, nutritiva, calmante y estimulante (ligeramente).

Valeriana

- La valeriana ha calmado un montón de nervios a través de los años.
- Un potente tonificante nervioso y un sedante no narcótico.
- Ayuda en la ansiedad (glándulas suprarrenales), tensión nerviosa, espasmos musculares, convulsiones epilépticas y depresión (tiroides).
- Se dice que es algo así como un tónico cardíaco, ayuda a regular las palpitaciones del corazón.
- Ayuda en la hiperactividad.
- Reduce la presión arterial alta provocada por el estrés y la tensión.
- Ayuda a fortalecer los tejidos cerebrales y nerviosos.
- Ayuda en las afecciones cólicas, gases e indigestión a causa de nervios en el estómago.

Nombre científico: *Valeriana officinalis.*

Partes utilizadas: La raíz, el rizoma y también la hierba.

Acciones: Anodina, antiespasmódica, antitérmica, aromática, carminativa, diaforética, diurética, mervina (sedante), estimulante, tonificante.

Yuca

- Un gran antiinflamatorio (tiene compuestos de tipo esteroide).
- Excelente para la gota, el reumatismo y la artritis.

- Excelente para la prostatitis y la cistitis.
- Ayuda a aliviar el dolor en afecciones inflamatorias.
- Se utiliza para ayudar a disolver compuestos inorgánicos almacenados en los tejidos y el sistema vascular, especialmente de calcio.
- Alcaliza y aumenta el potencial curativo del cuerpo.

Nombre científico: *Yucca glauca spp.*

Partes utilizadas: Las raíces y las hojas de las plantas sin flores.

Acciones: Alterativa, antiinflamatoria, antirreumática, laxante.

MÓDULO 8.3 ✳ El poder de las fórmulas herbarias

Las fórmulas recomendadas en esta sección, u otras muy parecidas, se pueden encontrar en algunos comercios de alimentos dietéticos o encargar a las empresas proveedoras de hierbas que figuran en la «Guía de recursos» del apéndice C de este libro.

La única manera de curarse realmente y regenerar los tejidos pasa por una dieta adecuada y el uso de fórmulas botánicas. Cuando haya más gente que se dé cuenta de ello, veremos cómo cunde el interés por los productos herbales.

Hay hierbas que por sí solas son potentes y ayudan efectivamente a tu organismo a desintoxicarse y reconstruirse. Sin embargo, las fórmulas, con la acción sinérgica combinada de varias hierbas tienen un efecto más potente. Mi experiencia de los últimos 27 años, en que he creado y utilizado fórmulas herbales, me dice que la «fuerza» que tiene una fórmula determinada para producir la curación reside en la mezcla específica de las hierbas utilizadas.

He empleado fórmulas a base de hierbas creadas por mí en miles de pacientes y he obtenido resultados impresionantes. No obstante, sigo experimentando continuamente con nuevas fórmulas, en particular con aquellas que movilicen el sistema linfático y rompan cúmulos y tumores. No hay nada que se asemeje a una buena fórmula herbal a la hora de estimular la desintoxicación del organismo, especialmente cuando se trata de mejorar y regenerar los órganos y las glándulas.

Al detoxificar tu cuerpo con fórmulas a base de hierbas, conviene trabajar sobre los riñones, el tracto gastrointestinal, el hígado y el páncreas, el sistema linfático y las glándulas endocrinas, **todo al mismo tiempo**. En mi opinión, puedes ingerir sin problemas **seis o siete fórmulas herbales a la vez.** Obtendrás mejores resultados siendo un poco agresivo contigo mismo. Muchos de mis amigos han consumido de diez a doce fórmulas diferentes al mismo tiempo. Cuando te das cuenta de que la mayoría de hierbas no hacen más que reforzar los órganos y las funciones glandulares de tu cuerpo, fortalecer el sistema inmunitario e intensificar la detoxificación, perderás el miedo a consumirlas.

Para mejorar el filtrado y la eliminación a través de tus riñones, intestinos y piel, es preciso que utilices fórmulas que restauren las funciones renal e intestinal. Para reforzar la eliminación a través de la piel, usa una fórmula linfática y tiroidea (endocrina). Emplea además una fórmula hepática para detoxificar, incrementar la digestión y mejorar el metabolismo.

Tu sistema linfático es el «alcantarillado», del que forma parte tu sistema inmunitario. Esta parte del organismo es la que más se congestiona y obstruye y donde se originan la mayoría de nuestros problemas y afecciones. Cúmulos, forúnculos, tumores y otros fenómenos parecidos son efectos secundarios de un sistema linfático congestionado. Al comienzo de la detoxificación también es recomendable una fórmula antiparasitaria.

La detoxificación es un arte y una ciencia, pero es fácil de aprender. Consulta siempre a un especialista en detoxificación y herbalista experimentado. Una vez más, consulta la «Guía de recursos» del apéndice C al final de este libro, donde se recomienzan empresas proveedoras de hierbas que ofrecen fórmulas de alta calidad.

GLÁNDULAS SUPRARRENALES

Una tintura herbaria ideal que facilita la regeneración de las glándulas suprarrenales contiene todas o la mayoría de las hierbas siguientes:

Raíz de astrágalo *(Astragalus membranaceus)*
Regaliz *(Glycyrrhiza glabra)*
Raíz de perejil *(Petroselinum crispum)*
Corteza de la raíz del árbol de la cera *(Myrica cerifera)*
Raíz de zarzaparrilla jamaicana *(Smilax ornata)*
Enebrinas *(Juniperus communis)*

Hojas de kelp *(Nereocystis leutkeana)*
Alfalfa *(Medicago sativa)*
Corteza de clava de Hércules *(Zanthoxylum clava-Herculis)*
Perejil *(Petroselinum crispum)*
Raíz de ginseng siberiano *(Eleutherococcus senticosus)*

INDICACIONES

Insuficiencia adrenal, artritis, cansancio y fatiga crónica (no causada por el virus Epstein-Barr), específico para la hipotensión, hipertensión (ocasionalmente), pulso débil, inflamación sistémica, problemas del sistema reproductor femenino –especialmente la dominancia de estrógeno (quistes del ovario, senos doloridos, fibroides uterinos, etcétera)–, prostatitis, agotamiento, bajas defensas, problemas de neurotransmisión –por ejemplo, esclerosis múltiple, párkinson, parálisis, temblores, Lou Gehrig, etcétera–. Estados postictales, lesiones de la médula espinal, todos los tipos de cáncer, HIV (sida), afecciones de la piel, arritmias cardíacas, trastornos de ansiedad.

USO RECOMENDADO

Añádase a un poco de agua o zumo.

General: 1 cuentagotas lleno, de 3 a 6 veces al día.

Agudo: 1 cuentagotas lleno, cada 4 horas.

PRECAUCIONES Y CONTRAINDICACIONES

Puede elevar temporalmente la tensión arterial, conviene controlarla en casos de hipertensión.

NOTAS

1. La médula de las glándulas suprarrenales produce neurotransmisores (epinefrina, norepinefrina e hidrocloruro de dopamina) que regulan la acción del corazón y la respuesta nerviosa. La hipotensión siempre es señal de insuficiencia suprarrenal.

2. La corteza de las glándulas suprarrenales produce los corticosteroides que actúan en el organismo como compuestos antiinflamatorios. La insuficiencia suprarrenal afecta, en la mayoría de los casos, a la producción de estos esteroides de tipo lipídico (colesterol), lo que hace que no se detecte la inflamación. Una dieta de alimentos principalmente ácidos (dieta típica) produce inflamación en el interior de los tejidos del organismo. A la larga, la inflamación daña el tejido, dando lugar finalmente a ulceraciones, que a su vez causan deterioro o cáncer.

SANGRE

Una fórmula herbaria ideal para la sangre debe eliminar las impurezas, alcalinizar la sangre y los tejidos y reducir la inflamación vascular. Esta fórmula ayudaría a eliminar los depósitos de minerales y lípidos, así como los metales, reforzando el conjunto del sistema sanguíneo. Debería contener:

Hojas y flores de trébol rojo *(Trifolium pratense)*
Raíz de romaza crespa *(Rumex spp.)*
Raíz de bardana *(Arctium lappa)*
Llantén *(Plantago lanceolata)*
Corteza de roble blanco *(Quercus alba)*
Corteza de clava de Hércules *(Zanthoxylum clava-Herculis)*

INDICACIONES
Desintoxicación, toxicidad en la sangre, septicemia, leucocitosis, todos los cánceres (especialmente leucemia), sida, anemia, sífilis, lepra, colesterol alto, fatiga, falta de hierro, gangrena, agotamiento, invasión parasitaria de células sanguíneas debilitadas, trastornos de la sangre, síndrome de fatiga crónica (salvo si se debe a insuficiencia tiroidea y suprarrenal), toxicidad en el hígado y el bazo. Falta de hierro, escasa saturación de oxígeno, mala absorción.

USO RECOMENDADO
Añádase a un poco de agua o zumo.
General: 1 cuentagotas lleno, de 3 a 6 veces al día.
Agudo: 1 cuentagotas lleno, cada 2-4 horas.

PRECAUCIONES Y CONTRAINDICACIONES
No se conocen.

NOTA
En los casos de cáncer, utilícese junto con una fórmula antiparasitaria para microorganismos y una fórmula linfática.

CEREBRO Y SISTEMA NERVIOSO

Una fórmula ideal para reforzar y reconstruir el cerebro y los tejidos nerviosos del organismo debe contener la mayoría de los siguientes ingredientes:

Gotu Kola *(Centella asiatica)*
Raíz de ginseng siberiano *(Eleutheroccocus sent.)*
Hojas de ginkgo *(Ginkgo biloba)*
Bayas de schisandra *(Schisandra chinensis)*
Escutelaria de Virginia *(Scutellaria lateriflora)*
Corteza de clava de Hércules *(Zanthoxylum clava-Herculis)*
Raíz de cálamo aromático *(Acorus calamus)*

INDICACIONES

Sistema nervioso debilitado, caracterizado por anillos nerviosos en el iris (autónomo, simpático y parasimpático), falta de memoria (cercana y lejana), alzhéimer (o enfermedad de las vacas locas, como han descrito diversos médicos), demencia senil, esclerosis múltiple, párkinson, parálisis de Bell, estado postictal, jaquecas, migrañas, lesiones de la médula espinal, depresión, nerviosismo, insuficiencia de la glándula pituitaria y pineal, herpes (utilícese también una fórmula antiparasitaria general y una fórmula antiparasitaria para microorganismos), espasmos, epilepsia, agitación, debilidades eléctricas del corazón (arritmias, problemas de despolarización y repolarización, etcétera), mareos, problemas de equilibrio y trastornos mentales.

USO RECOMENDADO

Añádase a un poco de agua o zumo.
General: 1 cuentagotas lleno, de 3 a 6 veces al día.
Agudo: 1 cuentagotas lleno, cada 2-4 horas.

PRECAUCIONES Y CONTRAINDICACIONES

No se conocen.

NOTAS

1. He observado una fabulosa regeneración nerviosa en tetrapléjicos y parapléjicos con este tipo de fórmula y una dieta al 100 por 100 crudívora.
2. Es posible obtener resultados más profundos con este tipo de fórmula junto con una fórmula para la circulación (superior) y una fórmula para el sistema linfático.
3. La alcalinización del organismo es esencial para la regeneración del cerebro y del sistema nervioso. La acidez provoca inflamación, que debilita y deteriora los tejidos.

CIRCULACIÓN Y TENSIÓN ARTERIAL

Un compuesto de pimienta de Cayena y ajo sería una fórmula ideal para rebajar la tensión arterial e incrementar la circulación del cuerpo. También reforzaría el corazón y el sistema vascular. Esta fórmula de pimienta de Cayena y ajo en cápsulas contendría la mayoría de los siguientes ingredientes:

Pimienta de Cayena *(Capsicum annum)* (máximo 40.000 HU)
Ajo *(Allium sativum)*
Alfalfa *(Medicago sativa)*
Raíz de rusco *(Ruscus aculeatus)*
Regaliz *(Glycyrrhiza glabra)*
Bayas de espino *(Crataegus spp.)*
Áloe (100:1)

INDICACIONES
Hipertensión arterial, insuficiencia circulatoria, debilidad física general, especialmente en el sistema cardiovascular. Tensión nerviosa, jaquecas, hemorragias internas, depresión, congestión nasal, fatiga, falta de memoria, frialdad del cuerpo, especialmente hipoactividad de los tejidos.
USO RECOMENDADO
General: 2 cápsulas, 3 veces al día.
Agudo: 2-3 cápsulas, cada 2-4 horas.
PRECAUCIONES Y CONTRAINDICACIONES
Cuidado con la hipotensión arterial. Una tensión arterial baja se debe a la insuficiencia de las glándulas suprarrenales o de la pituitaria. En casos de hipertensión conviene emplear una fórmula suprarrenal (sin regaliz), especialmente si el iris muestra insuficiencia suprarrenal. Sin embargo, conviene controlar tu propia tensión arterial o, en su caso, la del paciente.

SISTEMA REPRODUCTOR FEMENINO

Una tintura herbaria ideal para ayudar a depurar, fortalecer y regenerar el sistema reproductor femenino contendría todos o la mayoría de los siguientes ingredientes:

Bayas de árbol casto *(Vitex agnus-castus)*
Raíz de aletris *(Aletris farinosa)*
Unicornio falso *(Chamaelirium luteum)*
Bayas de palmito silvestre *(Serenoa repens)*
Raíz de ñame *(Dioscorea spp.)*
Hojas de frambueso *(Rubus idaeus)*
Corteza de viburnum *(Viburnum prunifolium)*
Corteza de clava de Hércules *(Zanthoxylum clava-Herculis)*

INDICACIONES

Todos los problemas del sistema reproductor femenino, inclusive dismenorrea (menstruación dolorosa), amenorrea (falta de menstruación), síndrome premenstrual y trastornos de la ovulación. Flujo vaginal (utilícese una fórmula linfática, una fórmula antiparasitaria general y una fórmula antiparasitaria para microorganismos), endometriosis, quistes ováricos y fibroides uterinos (insuficiencia suprarrenal), prolapso uterino, menorragia (hemorragia excesiva, que revela dominancia de estrógeno), sofocos y calambres (insuficiente función tiroidea), edema, pechos subdesarrollados o caídos, paredes vaginales secas (bajos niveles de estrógeno), partos prematuros (dominancia de estrógeno), falta de tono del cuerpo femenino, cánceres de los órganos reproductores femeninos *(véanse* las notas), falta de impulso sexual (también tiroides subactiva).

USO RECOMENDADO

Añádase a un poco de agua o zumo.
General: 1 cuentagotas lleno, de 3 a 6 veces al día.
Agudo: 1 cuentagotas lleno, cada 4 horas.

PRECAUCIONES Y CONTRAINDICACIONES

Se recomienda tener cuidado al principio del embarazo. Puedes reducir a la mitad el uso recomendado.

NOTAS

1. Esta fórmula puede emplearse en forma de ducha vaginal. Añade 2 o 3 cuentagotas llenos al agua a temperatura de la piel.
2. Las mujeres producen estrógeno principalmente en tres lugares: el hígado, las células grasas y los ovarios (muy ácido).
3. En los cánceres del cuello uterino, del útero, de los ovarios o de la pared vaginal es fundamental aplicar un programa de detoxificación intensivo.

También es beneficiosa una ducha vaginal de 2 a 4 veces al día. Utiliza con un sistema linfático y una fórmula antiparasitaria general, además de una fórmula antiparasitaria para microorganismos.

4. Se considera que el 75 por 100 de las mujeres tienen dominancia de estrógeno. Hipotensión arterial, hemorragia excesiva, quistes ováricos, fibroides uterinos, partos prematuros, pechos doloridos, osteoporosis, incapacidad de concebir, etcétera, son algunos de los indicadores de bajos niveles de progesterona. La escasa producción de progesterona se debe principalmente a una insuficiencia suprarrenal. Utiliza una fórmula suprarrenal para mejorar y regenerar las glándulas suprarrenales. La hipotensión arterial es tan sólo uno de los indicadores de insuficiencia suprarrenal.

5. Los sofocos y los calambres pueden ser un indicador de insuficiencia de la tiroides. Añade una fórmula tiroidea al programa, si éste es el caso.

NUTRICIÓN GENERAL Y ENERGÍA

Un suplemento nutricional diario compuesto de una mezcla de alimentos saludables de máxima calidad debería contener algunos de los alimentos más energéticos y nutritivos que se conocen, como por ejemplo:

Jalea real
Hierba de trigo
Alfalfa
Raíz de ginseng siberiano
Raíz de remolacha
Corteza de canela
Diente de león
Bayas de palmito silvestre
Piel de limón
Kelp noruego
Cáscara de nuez negra
Lapacho
Bayas de árbol casto
Pamplina
Gotu kola

Bayas de espino

Semillas de cardo mariano

Hierba de cebada

Regaliz

Raíz de jengibre

Hierba de centeno

Raíz de astrágalo

Semillas de lino

Áloe 100:1

Ginkgo biloba

INDICACIONES

La fórmula nutritiva ideal debería servir para personas de todas las edades y estilos de vida. La fórmula propuesta es meganutritiva y válida para todas las situaciones, especialmente para individuos sumamente agotados. Incluso los animales pueden beneficiarse enormemente de esta fórmula.

USO RECOMENDADO EN FUNCIÓN DEL PESO

4 kg – 20 kg – 1/4 de cucharadita colmada

20 kg – 40 kg – 1/2 cucharadita colmada

40 kg – 80 kg – 1 cucharadita colmada

80 kg – 120 kg – 1 cucharada

USO RECOMENDADO

Tómese de 2 a 3 veces al día. Esta fórmula nutritiva puede mezclarse con agua o zumo, o espolvorearse sobre una ensalada.

PRECAUCIONES Y CONTRAINDICACIONES

No tomar antes de acostarse para dormir, pues esta fórmula es energizante.

NOTA

Los complejos de superalimentos son muy superiores a los suplementos orto-moleculares (vitaminas y minerales por separado). El conjunto es mucho más que la suma de sus partes.

CORAZÓN

Una fórmula herbaria ideal para reforzar y regenerar el tejido cardíaco e incrementar la circulación y la respuesta nerviosa en el corazón debería contener todas o la mayoría de las siguientes plantas:

Bayas de espino *(Crataegus spp.)*
Raíz de rusco *(Ruscus aculeatus)*
Cáscara de nuez negra *(Juglans nigra)*
Diente de león *(Taraxacum spp.)*
Gránulos de kelp *(Nereocystis luetkeana)*
Hierba de agripalma *(Leonurus cardíaca)*
Hierba de convalaria *(Convallaria majalis)*
Pimienta de Cayena *(Capsicum annuum)*
Tallo de reina de las flores *(Selenicereus grandiflorus)*

INDICACIONES

Infarto de miocardio (ataque de corazón), prolapso de la válvula mitral, pericarditis, bradicardia, taquicardia, angina de pecho (dolores torácicos), palpitaciones, disnea, varices y arañas vasculares, arritmias, inclusive fibrilación auricular, palpitaciones, ritmos de la unión auriculoventricular, contracciones prematuras auriculares y ventriculares, bloqueos cardíacos, hipertrofia (agrandamiento) del corazón o de alguna de sus cámaras, insuficiencia cardíaca (verifica en las glándulas suprarrenales), fallo cardíaco congestivo, edema y aneurismas.

USO RECOMENDADO

Añádase a un poco de agua o zumo.
General: 1 cuentagotas lleno, de 3 a 6 veces al día.
Agudo: 1 cuentagotas lleno, cada 2-4 horas.

PRECAUCIONES Y CONTRAINDICACIONES

No tomar durante el embarazo. Hacer un seguimiento si el paciente toma betabloqueantes o bloqueadores del canal de calcio. Los medicamentos para el corazón pueden resultar fuertes y rebajar excesivamente la tensión arterial.

NOTA

Para obtener un resultado óptimo, utiliza con fórmulas para el sistema circulatorio, la tiroides, los riñones, las glándulas suprarrenales o el cerebro y el sistema nervioso.

RIÑONES Y VEJIGA

Una fórmula herbaria ideal debería alcalinizar (eliminar la inflamación), depurar, reforzar y regenerar los tejidos de los riñones y la vejiga. Debería contener todos o la mayoría de los siguientes ingredientes:

Raíz de grama *(Agropyron repens)*

Barba de maíz *(Zea mays)*

Hierba de orinar *(Chimaphilla umbellata)*

Ortiga *(Urtica dioica)*

Semillas de cilantro *(Coriandrum sativum)*

Diente de león *(Taraxacum spp.)*

Lespedeza *(Lespedeza capitata)*

Eupatoria púrpura *(Eupatorium purpureum)*

INDICACIONES

Insuficiencia o fallo renal, insuficiencia vesical, cistitis, nefritis, uretritis, infecciones del conducto urinario (utilícese también una fórmula antiparasitaria para microorganismos), dolor lumbar, prostatitis, edema (hidropesía), debilidad ocular, ojeras, ceguera, gota, cálculos renales y vesicales, diálisis.

USO RECOMENDADO

Añádase a un poco de agua o zumo.

General: 1 cuentagotas lleno, de 3 a 6 veces al día.

Agudo: 1 cuentagotas lleno, cada 2-4 horas.

PRECAUCIONES Y CONTRAINDICACIONES

Este tipo de fórmula, combinada con una dieta de fruta natural, incrementará notablemente la necesidad de eliminar a través de los riñones. Si el paciente se somete a diálisis, es posible que haya que incrementar la frecuencia de tres veces a la semana a cuatro hasta lograr que orine por sí mismo. Los pacientes de diálisis deberían ingerir del 90 al 100 por 100 de los alimentos crudos. Conviene eliminar todas las carnes y los cereales, pues son ácidos e irritan los tejidos del conducto urinario.

NOTAS

1. La alcalinización es fundamental para la regeneración de los riñones.
2. No conviene tomar zumo de arándano, pues es demasiado ácido. Es mucho mejor la sandía fresca. La fruta fresca y el zumo de fruta fresca son excelentes depuradores y regeneradores de los riñones.

PULMONES

Una fórmula herbaria ideal que ayude al organismo a eliminar mucosidades y toxinas en los intersticios y las células de los tejidos pulmonares, estimulando su reparación y rejuvenecimiento, debería incluir todos o la mayoría de los siguientes ingredientes:

Raíz de platycodon *(Platycodon grandiflorum)*
Pimiento choricero *(Capsicum annuum)*
Gordolobo *(Verbascum thapsus)*
Semillas de fenogreco *(Trigonella foenum-graecum)*
Raíz de asclepias *(Asclepias tuberosa)*
Marrubio *(Marrubium vulgare)*
Raíz y hoja de consuelda *(Symphytum officinalis)*
Lobelia *(Lobelia inflata)*

INDICACIONES
Afecciones congestivas y degenerativas de los pulmones, como bronquitis, neumonía, enfisema, asma, EPOC (enfermedad pulmonar obstructiva crónica), resfriados, dolor de garganta, tonsilitis, cáncer de pulmón, tumores pulmonares, tuberculosis, congestión nasal, disnea, pleuritis, gripe, tos, hemorragia pulmonar, pérdida de audición, pérdida de gusto y olfato, congestión tiroidea (causante de hipertiroidismo o hipotiroidismo).

USO RECOMENDADO
Añádase a un poco de agua o zumo.
General: 1 cuentagotas lleno, de 3 a 6 veces al día.
Agudo: 1 cuentagotas lleno, cada 1 a 2 horas.

PRECAUCIONES Y CONTRAINDICACIONES
Evítese al comienzo del embarazo.

NOTAS
1. Lo mejor es utilizarla junto con una fórmula antiparasitaria contra microorganismos y una fórmula para el sistema linfático.
2. El lavado y la reconstrucción gastrointestinal son indispensables.

SISTEMA REPRODUCTOR MASCULINO

Una fórmula herbaria ideal para mejorar y reforzar el sistema reproductor masculino debería incluir:

Damiana *(Turnera diffusa)*
Unicornio falso *(Chamaelirium luteum)*
Bayas de árbol casto *(Vitex agnus-castus)*
Bayas de palmito silvestre *(Serenoa repens)*
Raíz de ginseng siberiano *(Eleutherococcus senticosus)*

INDICACIONES

Debilitamiento del sistema reproductor masculino con síntomas, entre otros, de impotencia, eyaculación precoz, falta de deseo sexual o hipersexualidad masculina, debilidad o fatiga general del organismo, falta de ambición, falta de energía, debilidad pituitaria, insuficiencia adrenal, anemia, depresión, desequilibrio hormonal, defensas bajas. Utilízala si deseas una fórmula diaria para la longevidad.

USO RECOMENDADO

Añádase a un poco de agua o zumo.
General: 1 cuentagotas lleno, de 3 a 4 veces al día.

PRECAUCIONES Y CONTRAINDICACIONES

No debes tomarla en caso de cáncer de próstata.

NOTA

En caso de cáncer de próstata, utiliza una fórmula prostática junto con una fórmula para el sistema linfático, una fórmula antiparasitaria contra microorganismos, una fórmula suprarrenal y una fórmula para la sangre.

PARÁSITOS – MICROORGANISMOS

Una fórmula herbaria ideal contra infestaciones de microorganismos (virus, bacterias, hongos, protozoos, etcétera) debería contener dos o la mayoría de los siguientes ingredientes:

Corteza interior de lapacho rosado *(Tabebuia impetiginosa)*
Tomillo *(Thymus vulgaris)*
Cáscara de nuez negra *(Juglans nigra)*
Corteza de nogal blanco *(Juglans cinerea)*
Raíz de equinácea *(Echinacea angustifolia)*
Liquen usnea *(Usnea spp.)*

Extracto de semillas de pomelo *(Citrus paradisi)*
Raíz de lomatium *(Lomatium dissectum)*

INDICACIONES

Infestaciones microbianas, inclusive virus, bacterias, protozoos, hongos, mohos, verrugas, etcétera (específicamente, entre otros, estreptococos, estafilococos, neumococos, pseudomonas, SARM, *E. coli* y herpes), infecciones de levadura *(Candida albicans),* hepatitis A, B y C, neumonía, tosferina, intoxicación alimentaria, disentería, cólera, fiebre tifoidea, sífilis, tuberculosis, resfriado, gripe, infecciones del conducto urinario, tiña, roble venenoso, picaduras de insectos, heridas, afecciones dermotóxicas (psoriasis, eccema, dermatitis), prurito, tonsilitis, bronquitis, gangrena, sida, cáncer, tumores, abscesos, quistes, toda clase de infecciones.

USO RECOMENDADO

Añádase a un poco de agua o zumo.

General: 1 cuentagotas lleno, de 3 a 6 veces al día.

Agudo: 1 cuentagotas lleno, cada 2-4 horas.

PRECAUCIONES Y CONTRAINDICACIONES

No debe utilizarse al comienzo del embarazo.

NOTAS

1. Para tratar infecciones fuertes, en particular de *Candida albicans* (hongos), este tipo de fórmula puede emplearse durante 4-6 meses, si es preciso.

2. En caso de lesión de la médula espinal (tetraplejia, paraplejia, etcétera), esta fórmula ayudará a eliminar infecciones del conducto urinario. Esta fórmula puede utilizarse regularmente para lograrlo. Conviene emplearla junto con una fórmula para el sistema linfático.

3. En caso de afecciones crónicas por infestación masiva, utiliza una fórmula antiparasitaria general.

PARÁSITOS – USO GENERAL

Una fórmula herbaria ideal, especialmente para parásitos de gran tamaño, como trematodos y lombrices de todo tipo, debería contener los siguientes ingredientes:

Ajenjo *(Artemisia absinthium)*
Nuez de areca *(Piper betle)*
Raíz de helecho macho común *(Aspidium filix-mas)*
Epazote *(Chenopodium anthelminticum)*
Raíz y hoja de perejil *(Petroselinium crispum)*
Clavos *(Syzygium aromatic)*
Corteza de lapacho *(Tabebuia impetiginosa)*
Spigelia *(Spigelia marilandica)*
Hierba y flor de tanaceto *(Tanacetum vulgare)*
Corteza de cáscara sagrada *(Rhamnus purshiana)*

INDICACIONES

Parásitos, especialmente los más grandes, como lombrices (todas las clases de tenia) y trematodos (en el hígado y páncreas), microorganismos como por ejemplo: virus, bacterias, protozoos, hongos, mohos, verrugas; infecciones crónicas de levadura *(Candida albicans),* hepatitis A, B y C, infecciones crónicas del conducto urinario (utiliza junto con una tintura antiparasitaria contra microorganismos), tiña, afecciones dermotóxicas (psoriasis, eccema, dermatitis), gangrena, sida, cáncer, tumores, abscesos.

USO RECOMENDADO

Añádase a un poco de agua o zumo.
General: 1 cuentagotas lleno, de 3 a 6 veces al día.

PRECAUCIONES Y CONTRAINDICACIONES

No debe utilizarse durante el embarazo.

NOTA

En caso de afecciones crónicas o de infestaciones masivas conviene utilizar también una fórmula antiparasitaria contra microorganismos.

ESTÓMAGO E INTESTINOS

Una fórmula herbaria ideal que actúa como un laxante suave y al mismo tiempo reconstruye, restaura y rejuvenece el tracto gastrointestinal debería contener las siguientes hierbas en polvo:

Corteza de cáscara sagrada *(Rhamnus purshiana)*
Corteza de olmo *(Ulmus fulva)*

Corteza de roble blanco *(Quercus alba)*

Raíz de ñame *(Dioscorea spp.)*

Llantén *(Plantago spp.)*

Regaliz *(Glycyrrhiza glabra)*

Raíz de agracejo *(Berberis spp.)*

Raíz de genciana amarilla *(Gentiana lutea)*

Raíz de unicornio falso *(Chamaelirium luteum)*

Raíz de jengibre *(Zingiber officinale)*

INDICACIONES

Inflamación (gastritis, enteritis y colitis), ulceración, degeneración y cáncer del tracto gastrointestinal, estreñimiento, diarrea crónica, dispepsia ácida, reflujo ácido, formación de placa mucoide, prolapso, síndrome de colon irritable, diverticulitis (la detoxificación es indispensable), pólipos (internos y externos), enfermedad de Crohn.

USO RECOMENDADO

General: De 1 a 6 cápsulas, 3 veces al día.

PRECAUCIONES Y CONTRAINDICACIONES

No se conocen. Sin embargo, no debe utilizarse al comienzo del embarazo.

NOTAS

1. Este tipo de fórmula intestinal sirve para regenerar el intestino, no es un laxante. El objetivo es que las hierbas actúen en el tracto gastrointestinal, depurándolo y reconstruyéndolo.

2. La finalidad no es defecar heces sueltas, sino enteras y blandas. Si se produce diarrea, conviene reducir el número de cápsulas que se toman. Los intestinos trabajan en ciclos de 12 horas. Hay que comenzar con dos o tres cápsulas por la mañana y dos o tres por la noche. Teniendo en cuenta lo anterior, yo siempre prefiero tres cápsulas, dos veces al día, por la mañana y por la tarde. Es mejor tener más hierbas intestinales restauradoras que menos en el tracto gastrointestinal, donde es preciso que las hierbas lleven a cabo su labor de depuración y fortalecimiento. Al mismo tiempo, no es deseable utilizar laxantes o defecar heces sueltas. Si el tránsito de los alimentos es demasiado rápido, su digestión no será completa.

   Si deseas un tratamiento más fuerte del tracto gastrointestinal, tal vez te convenga tomar una fórmula para el estómago y los intestinos tres veces al día. Sin embargo, la fórmula recomendable en este caso debería contener menos hierbas estimulantes (como cáscara sagrada, senna y áloe) y otras más depurativas y curativas (como llantén, malvavisco y consuelda).

3. Una limpieza del hígado y la vesícula biliar es muy importante para todo el mundo, especialmente para aquellas personas que tienen pequeñas úlceras intestinales, estreñimiento, diarrea e hipertensión arterial. *(Véanse las instrucciones para la limpieza hepática en el capítulo 9).*

TIROIDES

Una fórmula herbaria ideal que ayuda a depurar, activar, reforzar y regenerar la glándula tiroides debería contener todos o la mayoría de los siguientes ingredientes en una tintura:

Fuco *(Fucus vesiculosus)*
Bulbo de fritillaria *(Fritillaria cirrhosa)*
Phytolacca *(Phytolacca americana)*
Gordolobo *(Verbascum thapsus)*
Lycopus *(Lycopus virginicus)*
Árbol de la cera *(Myrica cerifera)*
Cáscara de nuez negra *(Juglans nigra)*
Musgo de Irlanda *(Chondrus crispus)*
Pimienta de Cayena *(Capsicum annuum)*
Bayas de palmito silvestre *(Serenoa repens)*

INDICACIONES
Hipotiroidismo, fatiga (verifica también las glándulas suprarrenales), fatiga crónica (no debida a Epstein-Barr; utiliza una fórmula antiparasitaria general y una fórmula antiparasitaria contra microorganismos para el virus de Epstein-Barr), arritmias cardíacas, osteoporosis, calambres, uñas rígidas o quebradizas, alopecia, trastornos menstruales (especialmente en presencia de dolor), artritis, bursitis, jaquecas, migrañas, obesidad (sobrepeso difícil de eliminar).

USO RECOMENDADO
Añádase a un poco de agua o zumo.
General: 1 cuentagotas lleno, de 3 a 6 veces al día.
Agudo: 1 cuentagotas lleno, cada 4 horas.

PRECAUCIONES Y CONTRAINDICACIONES

No se conocen.

NOTAS

1. En caso de inflamación y deterioro de los huesos (como en la artritis, etcétera), las glándulas tiroides y suprarrenales no funcionan debidamente.

2. La mayoría de los medicamentos para la tiroides (especialmente Synthroid®) no influyen bien en la conversión de T4 en T3. Esto significa que la tiroides siempre está hipoactiva por mucho que los niveles en suero de TSH, T4 y T3 parezcan normales (véase el síndrome de Wilson).

3. Utiliza la prueba de la temperatura basal *(véase* el apéndice A) para obtener un indicador más preciso de la función de la tiroides.

4. *Véase* también Sistema glandular, pág. 456.

MÓDULO 8.4 ✳ Rejuvenecimiento a base de hierbas de todos los sistemas del organismo

En este módulo se presentan dietas recomendadas y hierbas o fórmulas herbales específicas para cada sistema del organismo. Algunas de las fórmulas herbales (detoxificantes y reforzantes) que se recomiendan ya han sido comentadas y especificadas en el módulo 8.3: «El poder de las fórmulas herbarias». Por ejemplo, «glándulas suprarrenales», «sangre» o «pulmones». Otras fórmulas herbales que figuran en este módulo se describen simplemente por su aplicación genérica, como «bazo» o «hígado-vesícula biliar». Tanto las hierbas como las fórmulas herbales recomendadas están disponibles en muchos comercios de alimentos dietéticos o pueden adquirirse directamente en las empresas enumeradas en el apéndice C: «Guía de recursos», al final de este libro. Aunque las distintas empresas utilizan nombres diferentes para sus fórmulas herbales, la cuestión está en encontrar una concebida para el sistema u órgano del cuerpo que precisa un rejuvenecimiento.

SISTEMA CARDIOVASCULAR

ESTRUCTURAS – Corazón, sistema vascular (arterias, capilares y venas) y sangre (también forma parte del sistema digestivo).

DIETA – Una dieta a base de alimentos frescos y crudos, formada principalmente por frutas, alcalinizará (con efecto antiinflamatorio) el sistema vascular, generando una reacción iónica. Esto hará que se disuelvan las placas lipídicas (colesterol) y los depósitos minerales, liberando los glóbulos rojos de la sangre que se habían aglomerado. De este modo se incrementará la circulación y la biodinámica de la sangre, se «diluirá» la sangre y se reducirá la tensión arterial, reduciendo o eliminando el riesgo de ictus o infarto de miocardio, y se potenciará la oxigenación del cuerpo.

HIERBAS – DETOXIFICANTES

Rusco

Castaño de Indias

Corteza de roble blanco

Hamamelis

Trébol rojo

HIERBAS – REFORZANTES

Bayas de espino

Ginkgo biloba

Hoja de arándano

Cáscara de nuez negra

FÓRMULAS HERBALES – DETOXIFICANTES

Fórmulas para la circulación

Conjunto pimienta de Cayena/ajo

Sangre

Sistema linfático

FÓRMULAS HERBALES – REFORZANTES

Fórmulas para la circulación

Glándulas suprarrenales

Sangre

Inflamación/articulaciones

Glándulas endocrinas

SISTEMA DIGESTIVO

ESTRUCTURAS – Boca y glándulas salivales, estómago, intestino delgado (duodeno, yeyuno e íleon), páncreas, hígado, vesícula biliar.

DIETA – Una dieta a base de alimentos crudos está llena de enzimas, nutrientes y fibra, que facilitarán la digestión, el flujo biliar y la función intestinal.

HIERBAS – DETOXIFICANTES

Pamplina

Malvavisco

Amargos

Raíz de diente de león

Familia de acederas (acedera amarilla, bardana, raíz de uva de Oregón)

Jengibre

Familia de mentas

HIERBAS – REFORZANTES

Genciana

Raíz de diente de león

Cardo mariano

FÓRMULAS HERBALES – DETOXIFICANTES

Estómago e intestinos

Circulación (un conjunto de pimienta de Cayena y ajo)

Páncreas

Hígado/vesícula biliar

Sistema linfático

FÓRMULAS HERBALES – REFORZANTES

Estómago e intestinos

Circulación (un conjunto de pimienta de Cayena y ajo)

Páncreas

Hígado/vesícula biliar

Glándulas suprarrenales

Glándulas endocrinas

OTROS – También se recomienda una limpieza de hígado/vesícula biliar (*véanse* las instrucciones de aplicación en el capítulo 9).

SISTEMAS EXCRETORES

Véase sistema linfático, sistema inmunitario, sistema intestinal, sistema integumentario, sistema urinario.

ESTRUCTURAS – Glándula pituitaria, glándula pineal, glándulas tiroides y paratiroides, timo, glándulas suprarrenales, páncreas (islotes de Langerhans), glándulas en la mucosa intestinal, ovarios y testículos.

DIETA – Una dieta a base de alimentos crudos estimula la función glandular. También ayuda a equilibrar la respuesta hormonal y esteroide, que a su vez incrementa el aprovechamiento de los nutrientes. Crea una homeostasis de la química del organismo.

HIERBAS – DETOXIFICANTES

Licipio

Hoja de diente de león

Hoja de perejil

Raíz de phytolacca

Kelp

Bayas de palmito silvestre

HIERBAS – REFORZANTES

Regaliz

Raíz de astrágalo

Ginseng chino

Raíz de ginseng

Raíz de ginseng siberiano

Kelp

Bayas de palmito silvestre

Bayas de árbol casto

Bayas de espino

Ajuga

Hoja de diente de león

Hoja de perejil

Raíz de chamaelirium

FÓRMULAS HERBALES – DETOXIFICANTES

Sistema linfático

Próstata

Hígado/vesícula biliar

Fórmulas de circulación

Sangre

FÓRMULAS HERBALES – REFORZANTES

Glándulas endocrinas

Glándulas suprarrenales

Glándula tiroides

Páncreas

Sistema reproductor masculino

Próstata

Hígado/vesícula biliar

Fórmulas de circulación

Sangre

SISTEMA LINFÁTICO

ESTRUCTURAS – Bazo, timo, apéndice, amígdalas, nódulos linfáticos, vasos linfáticos y linfa.

DIETA – Una dieta a base de alimentos frescos y crudos, compuesta principalmente de frutas, que contienen muchos antioxidantes y astringentes que depuran, mejoran, reconstruyen y restauran la salud de las células. Los «reyes» de estas frutas son los pomelos y limones.

HIERBAS – DETOXIFICANTES

Raíz de phytolacca

Raíz de sanguinaria

Fenogreco

Pimienta de Cayena dulce

Cáscara sagrada

Corteza de roble blanco

Amor de hortelano

Trébol rojo

Lirio

Llantén

Ceanothus americanus

Acedera amarilla

HIERBAS – REFORZANTES

Acedera amarilla

Raíz de phytolacca

Lirio

Corteza de roble blanco

Seta reishi

Seta maitake

Seta shiitake

FÓRMULAS HERBALES – DETOXIFICANTES

Sistema linfático

Riñones y vejiga

Estómago e intestinos

Hígado/vesícula biliar

Fórmula para la sangre

FÓRMULAS HERBALES – REFORZANTES

Riñones y vejiga

Estómago e intestinos

Hígado/vesícula biliar

Sistema inmunitario

Fórmula para la sangre

NOTA – Los órganos de tu sistema excretor están vinculados al sistema linfático. Conviene trabajar ambos sistemas. La linfa y la sangre vierten los residuos en los canales excretores (que incluyen los riñones y el colon) para eliminarlos.

SISTEMA INMUNITARIO

ESTRUCTURAS – Sistema linfático, que incluye el timo y el bazo, la médula, las células inmunitarias (linfocitos, monocitos, basófilos, macrófagos, linfocitos T, células B, linfocitos T y B colaboradores, etcétera), el hígado y los parásitos beneficiosos.

DIETA – Una dieta a base de alimentos frescos y crudos alcaliniza y ayuda a eliminar ácidos, proteínas ajenas y sustancias de los tejidos que provocan respuestas inmunitarias inflamatorias. Esto favorece al sistema inmunitario y facilita su función.

HIERBAS – DETOXIFICANTES

Raíz de phytolacca

Sanguinaria

Lirio

Ajuga

Flor de trébol rojo

Semilla de fenocrego

Hoja de llantén

Raíz de uva de Oregón

HIERBAS – REFORZANTES

Seta reishi

Seta shiitake

Raíz de astrágalo

Kelp/Sargazo vejigoso

Cuerno (alce o ciervo)

Ginseng chino

Equinácea (todos los tipos: purpúrea, angustifolia y pallida)

Ginseng siberiano

Seta maitake

Bayas de schisandra

FÓRMULAS HERBALES – DETOXIFICANTES

Fórmula para el sistema linfático

Fórmula para los nódulos linfáticos

FÓRMULAS HERBALES – REFORZANTES

Fórmula inmunitaria n.º 1, de uso general

Fórmula inmunitaria n.º 2 (superinmunitaria) de uso general, reforzante de la médula ósea y mejorante de la producción de linfocitos B

Glándulas suprarrenales

Glándula tiroides

Bazo

Hígado/vesícula biliar

SISTEMA INTEGUMENTARIO

ESTRUCTURAS – Piel, uñas, cabello, glándulas sebáceas y sudoríparas.
DIETA – Una dieta a base de alimentos frescos y crudos tiene un potente efecto depurador y reforzante del hígado y de la piel. Las frutas y verduras crudas alicalinizan y disuelven los depósitos grasos en la piel y el hígado

459

(cálculos). Estos alimentos también estimulan la función de la glándula tiroides e incrementan el calor corporal y la eliminación a través de la piel.

HIERBAS – DETOXIFICANTES

Familia de las acederas (acedera amarilla y raíz de uva de Oregón)
Cardo mariano
Raíz de phytolacca
Chaparral
Corteza de roble blanco

HIERBAS – REFORZANTES

Familia de las acederas (acedera amarilla y raíz de uva de Oregón)
Cardo mariano
Cola de caballo
Raíz y hoja de consuelda

FÓRMULAS HERBALES – DETOXIFICANTES

Sistema linfático
Hígado/vesícula biliar
Estómago e intestinos
Sangre
Fórmulas para la circulación

FÓRMULAS HERBALES – REFORZANTES

Hígado/vesícula biliar
Estómago e intestinos
Sangre
Fórmulas para la circulación

OTROS – También se recomienda una limpieza de hígado/vesícula biliar (capítulo 9) y un cepillado de piel (capítulo 9).

SISTEMA INTESTINAL

ESTRUCTURAS – Colon, sistema linfático, sistema urinario, sistema inmunitario y la piel.

DIETA – Una dieta a base de alimentos frescos y crudos es rica en fibra «eléctrica» y nutrientes para una eliminación óptima.

HIERBAS – DETOXIFICANTES

Cáscara sagrada

Semilla de psilio

Semilla de lino

Familia de las acederas

Malvavisco

Olmo americano

Corteza de roble blanco

HIERBAS – REFORZANTES

Cáscara sagrada

Gordolobo

Pamplina

Familia de las acederas

Malvavisco

Olmo americano

Genciana

FÓRMULAS HERBALES – DETOXIFICANTES

Estómago e intestinos

Hígado/vesícula biliar

Sistema linfático

Riñones y vejiga

Fórmula antiparasitaria – para microorganismos

Fórmula antiparasitaria – fórmula general

FÓRMULAS HERBALES – REFORZANTES

Estómago e intestinos

Hígado/vesícula biliar

Riñones y vejiga

Fórmula antiparasitaria – para microorganismos

OTROS – También se recomienda una limpieza de hígado/vesícula biliar (*véase* el capítulo 9).

SISTEMA MUSCULAR

ESTRUCTURAS – Músculos, tendones y tejido conjuntivo.

DIETA – Una dieta a base de alimentos frescos y crudos, consistente en montones de vegetales de hoja verde y zumos de hortalizas, ayuda a reconstruir el tejido muscular. Estos alimentos tienen un elevado contenido de aminoácidos y minerales de calidad superior, en especial de calcio aprovechable.

461

HIERBAS – DETOXIFICANTES
Raíz de phytolacca

Llantén

Sanguinaria

Semilla de fenogreco

Chaparral

Corteza de roble blanco

Lirio

Trébol rojo

Raíz de bardana

Raíz de diente de león

HIERBAS – REFORZANTES
Alfalfa

Kelp

Ginseng chino

Raíz y hoja de consuelda

Cola de caballo

FÓRMULAS HERBALES – DETOXIFICANTES
Sistema linfático

Fórmulas para la circulación

Nódulos linfáticos

FÓRMULAS HERBALES – REFORZANTES
Huesos

Glándula tiroides

Glándulas suprarrenales

SISTEMA NERVIOSO

ESTRUCTURAS – Cerebro, medula espinal (sistema nervioso central), sistema nervioso autónomo, órganos sensoriales (ojos, oídos, nariz, nervios olfativos, etcétera).

DIETA – Una dieta a base de alimentos frescos y crudos, compuesta principalmente por frutas. Estos alimentos son los que contienen más energía electromagnética (alcalinizante) y promueven la regeneración de los nervios y del cerebro.

HIERBAS – REFORZANTES

Gotu kola

Ginkgo biloba

Escutelaria

Kelp

Bayas de palmito silvestre

Bayas de árbol casto

Ginseng chino

Ginseng siberiano

Raíz y hoja de perejil

Bayas de espino

Raíz de astrágalo

Regaliz

HIERBAS – ANTIESPASMÓDICAS

Lobelia

Hipérico

Amapola de California

Flor de la pasión

Escutelaria

HIERBAS – RELAJANTES

Valeriana

Hipérico

Flor de la pasión

Amapola de California

FÓRMULAS HERBALES – DETOXIFICANTES

Sistema linfático

Nódulos linfáticos

Fórmulas para el estómago y los intestinos

FÓRMULAS HERBALES – REFORZANTES

Cerebro y sistema nervioso

Glándulas suprarrenales

Glándula tiroides

Riñones y vejiga

Espasmos neuromusculares

NOTA – Muchas de las hierbas mencionadas refuerzan las glándulas suprarrenales, que a su vez aumenta la baja producción de neurotransmisores. Al incrementar la baja producción de neurotransmisores (insuficiencia adrenal), refuerza el sistema nervioso.

SISTEMA REPRODUCTOR

ESTRUCTURAS – Testículos, ovarios, esperma, óvulos, glándulas mamarias y glándula prostática. El sistema reproductor funciona mano a mano con el sistema glandular.

DIETA – Una dieta a base de alimentos frescos y crudos energiza las gónadas y el sistema glandular. Una dieta crudívora también tiene efectos antiinflamatorios en estos tejidos (próstata, útero, etcétera).

HIERBAS – DETOXIFICANTES

- Bayas de palmito silvestre
- Nenúfar blanco
- Raíz de phytolacca
- Corteza de roble blanco

HIERBAS – REFORZANTES

- Kelp
- Bayas de árbol casto
- Unicornio falso
- Bayas de palmito silvestre
- Raíz de ginseng chino
- Raíz de ginseng siberiano
- Hoja de damiana
- Raíz de astrágalo
- Regaliz
- Cocosh negro
- Hoja de frambueso
- Semilla de calabaza
- Raíz de viburnum

FÓRMULAS HERBALES – DETOXIFICANTES

- Sistema linfático
- Próstata
- Sistema reproductor femenino

FÓRMULAS HERBALES – REFORZANTES

- Glándulas suprarrenales

Glándula tiroides

Sistema reproductor masculino

Sistema reproductor femenino

Próstata

NOTA – No es recomendable utilizar un ginseng del tipo chino en casos de inflamación o cáncer. El ginseng de este tipo puede intensificar la producción de estrógeno y testosterona, que a su vez pueden estimular o alimentar esos procesos.

SISTEMA RESPIRATORIO

ESTRUCTURAS – Pulmones, tráquea, bronquios, bronquiolos y alvéolos.

DIETA – Una dieta a base de alimentos crudos no provoca mucosidad ni congestión. El efecto de estos alimentos es el contrario, pues ayudan a depurar los pulmones, la garganta, los bronquios, etcétera. ¡La fruta es especialmente recomendable!

HIERBAS – DETOXIFICANTES

Gordolobo

Fenogreco

Raíz de asclepias

Lobelia

Énula

Hoja de consuelda

Marrubio

HIERBAS – REFORZANTES

Gordolobo

Lobelia

Énula

Hoja de consuelda

Marrubio

FÓRMULAS HERBALES – DETOXIFICANTES

Pulmones

Sistema linfático

FÓRMULAS HERBALES – REFORZANTES

Pulmones

Espasmos neuromusculares
Glándulas suprarrenales

SISTEMA ESQUELÉTICO

ESTRUCTURA – Huesos, cartílago y tejido conectivo.

DIETA – Una dieta a base de alimentos frescos y crudos, que incluya verduras de hojas de color verde oscuro, alcaliniza y nutre el conjunto del sistema, especialmente el sistema musculoesquelético. Estas verduras son muy ricas en electrólitos (minerales alcalinos: calcio, magnesio, sodio y potasio). Los vegetales crudos tienen un elevado contenido de calcio y magnesio con la proporción adecuada de fósforo. Esto es vital para la regeneración de los huesos.

HIERBAS – DETOXIFICANTES

Cáscara de nuez negra

Corteza de roble blanco

HIERBAS – REFORZANTES

Avena

Cola de caballo

Kelp

Raíz y hoja de consuelda

Cáscara de nuez negra

Alfalfa

Corteza de roble blanco

Pamplina

FÓRMULAS HERBALES – DETOXIFICANTES

Sistema linfático

Nódulos linfáticos

Sangre

FÓRMULAS HERBALES – REFORZANTES

Huesos

Glándulas suprarrenales

Sangre

Riñones y vejiga

Páncreas

Glándula tiroides

ESTRUCTURAS – Riñones, vejiga, uréter y uretra.

DIETA – Una dieta a base de alimentos crudos es fundamental por su efecto alcalinizante en el sistema urinario. La acidosis, provocada especialmente por las dietas de elevado contenido proteico, deteriora rápidamente este sistema.

HIERBAS – DETOXIFICANTES

Barba de maíz

Enebrinas

Bayas de palmito silvestre

Hierba de orinar

Gayuba

Raíz de grama

Perejil

Hoja de diente de león

HIERBAS – REFORZANTES

Enebrinas

Bayas de palmito silvestre

Hierba de orinar

Gayuba

Trébol japonés

Raíz de grama

Perejil

Hoja de diente de león

FÓRMULAS HERBALES – DETOXIFICANTES

Riñones y vejiga

Sistema linfático

Próstata

Sangre

FÓRMULAS HERBALES – REFORZANTES

Riñones y vejiga

Glándulas suprarrenales

Sangre

Próstata

HIERBAS – TONIFICANTES
Ginseng chino

Astrágalo

Gotu kola

Ginseng siberiano

Cuerno

Alfalfa

Fo-ti

Lapacho

Bayas de árbol casto

HIERBAS – ELIMINACIÓN DE PARÁSITOS
Cáscara de nuez negra

Lapacho

Ajenjo

Helecho macho

Clavos

Ajo

Extracto de semillas de pomelo

FÓRMULAS HERBALES – TONIFICANTES
Fórmula inmunitaria n.º 2 (o superinmunitaria)

Sistema reproductor masculino

Sistema reproductor femenino

Glándulas endocrinas

Glándula tiroides

Glándulas suprarrenales

FÓRMULAS HERBALES – ELIMINACIÓN DE PARÁSITOS
Fórmula antiparasitaria – fórmula general

Fórmula antiparasitaria – para microorganismos

Sistema linfático

MÓDULO 8.5 ✳ Antibióticos farmacéuticos vs. antiparasitarios naturales

A lo largo de este libro he mencionado los parásitos (incluidas las bacterias, los hongos y las lombrices) y su función en la naturaleza. Ahora que toca comparar los fármacos con las hierbas, creo que es importante comprender dos cosas. En primer lugar, que no existe eso que llaman enfermedades, sino únicamente diversos grados de acidosis y toxicidad. En segundo lugar, que no se puede «tratar» la acidosis y la toxicidad con más acidosis y toxicidad (por ejemplo, a base de medicamentos químicos). Tratar los síntomas de la «enfermedad» mediante fármacos es absurdo, tóxico, dañino para las células y mucho más mortal. En mi opinión, entre las numerosas formas químicas de tratamiento, los antibióticos destacan como una de las peores, especialmente por los efectos secundarios que acarrean en el organismo.

Uno de los principios básicos de la filosofía médica alopática es la «teoría de los gérmenes», perpetuada por Louis Pasteur, quien creyó que, debido a la presencia de microorganismos en la mayoría de procesos patológicos, esos microorganismos debían de ser forzosamente la «causa». No pensó que podían ser un efecto derivado de la causa real.

Desde el punto de vista naturopático, siempre se ha considerado que los parásitos son un efecto derivado de las causas reales de la enfermedad, la toxicidad y la acidosis. (Hemos expuesto la mayor parte de esto en el capítulo 5, al hablar de los parásitos y las causas de la enfermedad).

Especialmente en las últimas cuatro generaciones, los humanos han debilitado notablemente sus órganos y glándulas. Hemos debilitado nuestras estructuras y funciones celulares con nuestro estilo de vida y nuestra dieta, y hemos transmitido estas debilidades a nuestros hijos e hijas. Con cada generación, las células se debilitan más y más, mientras que las respuestas inflamatorias del organismo a la toxicidad son más fuertes que nunca, con lo que la vía linfática (el sistema linfático) ha quedado en gran medida obstruida. Esto ha afectado gravemente a nuestra respuesta inmunitaria. Nuestra capacidad de digerir y absorber los alimentos se ha visto muy mermada. Si sumamos todos estos factores, podremos empezar a comprender por qué las células sucumben a los parásitos.

Recuerda que los parásitos son el medio que emplea la naturaleza para mantener limpio tu organismo, pues consumen los subproductos del metabolismo y la digestión, así como otras toxinas. También eliminan las células débiles o moribundas. Dado que esto puede poner en peligro la vida de personas intoxicadas, debilitadas y congestionadas, la ciencia médica moderna ha intentado contrarrestarlo. Así es cómo surgió el mundo de los antibióticos.

LAS MALAS NOTICIAS

Por lo menos dos millones y medio de personas al año ingresan en el hospital debido a reacciones adversas a medicamentos químicos. Por lo menos 180.000 personas al año mueren a causa de medicamentos químicos. (Algunas estimaciones elevan la cifra a más de 500.000). –*Washington Post*

Alrededor de 100.000 personas al año mueren a causa de enfermedades iatrogénicas (provocadas por médicos alopáticos).

100.000 personas al año mueren debido a errores de los hospitales. Toda persona tiene 1 probabilidad sobre 200 de morir en el hospital debido a dichos errores. – *Discovery News*

Los propios humanos han creado un gran número de cepas de microorganismos, especialmente bacterias. Entre ellas figuran el SARM *(Staphylococcus aureus* resistente a la meticilina) y las bacterias *Sinorhizobium meliloti* y *Rhizobia* (RMBPC), por nombrar tan sólo unas pocas. Estos microorganismos y muchos otros causan enfermedades como la fiebre aftosa humana, las infecciones de SARM y la «enfermedad de las vacas locas». Muchas de estas afecciones provocan la muerte.

Los virus son un asunto diferente. Muchos virus mortales y debilitantes se han formado a causa de la contaminación en la búsqueda de armas para la guerra biológica e incluso como formas de simple control demográfico. Para obtener una visión aterradora de la cuestión de los virus y su uso por parte de la comunidad científica, véase *Emerging Viruses*, de Leonard G. Horowitz.

Hablemos ahora de los antibióticos, tanto los fabricados por la industria farmacéutica como los naturales.

ANTIBIÓTICOS FARMACÉUTICOS

Los antibióticos farmacéuticos también se denominan sulfamidas. La mayoría de ellos contienen un derivado del azufre junto con compuestos químicos

470

adicionales sumamente tóxicos. Este tipo de azufre es inorgánico y se acumula en el organismo. Si consumes demasiadas sulfamidas, al final te tornarás alérgico o inmune a ellas.

El azufre es un inhibidor que tiene afinidad con los tejidos intestinales y linfáticos, provocando una disminución de la actividad en estas zonas. Normalmente, cuando una persona contrae un simple resfriado o tiene síntomas parecidos a los de la gripe, porque se ha congestionado debido al consumo de azúcares, productos lácteos u otros alimentos congestivos, tiene lugar el siguiente proceso:

- Un estímulo –como una sobrecarga de bacterias, hongos, aire o tiempo frío o un exceso de debilidad– hace que el organismo inicie un proceso de curación o depuración. Sin embargo, la comunidad médica alopática considera que se trata de una enfermedad que hay que tratar.
- Puesto que esta congestión o mucosidad está cargada de microorganismos, se la califica de «infección».
- Se administran antibióticos para suprimir los microorganismos y de este modo eliminar los síntomas de este tipo.
- Sin embargo, estas sulfamidas inhiben el sistema linfático.
- Se detienen los esfuerzos naturales del cuerpo por eliminar la congestión.

Hay que eliminar la congestión y la toxicidad, no únicamente sus síntomas, pues de lo contrario el cuerpo se ve forzado a cargar con la congestión. Estas toxinas, más el azufre que se añade y los demás componentes químicos que se hayan consumido para tratar la afección, se almacenan dentro de los tejidos (intestinal, linfático, nódulos linfáticos, etcétera). No podemos limitarnos a acabar con los microorganismos que se nutren y viven de esta congestión tóxica, sino que debemos eliminar también la propia congestión.

Con el tiempo, la supresión de los procesos de depuración naturales del organismo genera un declive continuo de la salud celular o provoca la formación de tumores. Ni que decir tiene que esto provoca una respuesta inflamatoria continua por parte del sistema inmunitario. El resultado final de todo este proceso en el mundo de hoy es el cáncer, que puede ser de un tipo u otro.

Veamos el caso de CIPRO, un antibiótico popular que se utiliza a menudo. Estuvo muy recomendado para combatir el ántrax, hasta que la gente se percató de los devastadores efectos secundarios que tiene en todos los sistemas del organismo. Algunos de ellos son:

TRACTO GASTROINTESTINAL – Náuseas, vómitos, diarrea, candidiasis oral, disfagia, perforación intestinal, dispepsia, ardor de estómago, anorexia, colitis seudomembranosa, flatulencia, malestar abdominal, hemorragia gastrointestinal, dolor en la mucosa bucal, sequedad de boca, mal sabor.

SISTEMA NERVIOSO CENTRAL – Jaqueca, nerviosismo, insomnio, pesadillas, alucinaciones, temblores, mareo, confusión, ataques, ataxia, obsesión, debilidad, somnolencia, reacciones psicóticas, malestar, depresión, despersonalización, parestesia.

SISTEMA URINARIO – Nefritis, cristaluria, hematuria, cilindruria, fallo renal, retención de orina, poliuria, vaginitis, hemorragia uretral, acidosis, cálculos renales, nefritis intersticial, candidiasis vaginal, glucosuria, piuria, albuminuria, proteinuria.

PIEL – Sarpullidos, urticaria, fotosensibilidad, prurito, eritema nodoso, candidiasis cutánea, hiperpigmentación, edema (de labios, cuello, rostro, conjuntiva, manos), angioedema, necrólisis epidérmica tóxica, dermatitis exfoliativa, síndrome de Stevens-Johnson.

SISTEMA OFTÁLMICO – Visión borrosa o distorsionada, visión doble, dolor ocular.

SISTEMA CARDIOVASCULAR – Hipertensión, síncope, angina de pecho, palpitaciones, fibrilación auricular, infarto de miocardio (ataque de corazón), trombosis cerebral, ectopia ventricular, paro cardiopulmonar, hipotensión postural.

SISTEMA RESPIRATORIO – Disnea, broncoespasmo, embolia pulmonar, edema de la laringe o los pulmones, hemoptisis, hipo, epistaxis.

SISTEMA HEMATOLÓGICO – Eosinofilia, pancitopenia, leucopenia, neutropenia, anemia, leucocitosis, agranulocitosis, diátesis hemorrágica.

VARIOS – Superinfecciones; fiebre; escalofríos; acúfenos; dolor o rigidez articular; dolor de espalda, cuello o tórax; ataque de gota; rubor; hiperpigmentación; agravamiento de una miastenia grave; necrosis hepática; ictericia colestática; pérdida de audición. Tras un uso oftálmico: irritación, ardor ocular, prurito, edema angioneurótico, urticaria, dermatitis maculopapular y vesicular, inflamación de los párpados, hiperemia conjuntiva, mal sabor en la boca, manchas en la córnea, queratitis, queratopatía, reacciones alérgicas, fotofobia, visión disminuida, lacrimeo, edema de los párpados. Asimismo, un precipitado cristalino blanco en la parte superficial de un defecto en la córnea (comienza al cabo de 1 a 7 días tras el inicio de la terapia; dura unas 2 semanas y no afecta al uso continuado de la medicación). Algunas contra-indicaciones: no debe emplearse jamás en niños ni madres lactantes.

Esta información está tomada de la *NDR-93 (Nurse's Drug Reference)* de la *RN*, de George R. Spratto y Adrienne L. Woods.

Como puedes ver, los efectos secundarios de CIPRO ponen los pelos de punta, y ¡las autoridades lo permiten! Es para dudar de la Administración de Alimentos y Medicamentos (FDA) y preguntarse quién la controla real-mente. (Se supone que la FDA es una agencia de protección del consumi-dor). Me enteré de los devastadores efectos secundarios de CIPRO por uno de mis pacientes, quien contrajo una infección del conducto urinario y fue a ver a su médico, en vez de consultarme primero a mí. Su mujer me llamó desde la sala de urgencias cuando él desarrolló tres coágulos de sangre y tuvo un ataque al corazón como resultado probable de la administración de CI-PRO, que había empezado a tomar apenas tres días antes.

Todos los antibióticos, en función de su composición, tienen su propio abanico de efectos secundarios. No sólo matan las bacterias nocivas, sino también las bacterias digestivas beneficiosas y al mismo tiempo favorecen el crecimiento de hongos y levaduras. Además, inhiben el sistema inmunitario y el sistema linfático, haciendo que el cuerpo tenga muchas dificultades para depurarse y protegerse debidamente. Como he señalado antes, esto conduce finalmente a la muerte celular y la degeneración del organismo.

ANTIBIÓTICOS NATURALES (DE DIOS)

Examinemos ahora los remedios que ofrece la naturaleza para los estilos de vida tóxicos de los humanos. Cuando la naturaleza crea algo, ese algo tiene finalidades y respuestas polifacéticas. Un magnífico ejemplo de esto es el reino de las plantas. Las hierbas son vegetales no híbridos... con cierto «to-que». Este «toque» son los principios activos que hacen que las hierbas ten-gan ese efecto único en el organismo. Tomemos por ejemplo la cáscara de nuez negra. Es un potente antibiótico, antifúngico, lombricida, protozoici-da, antitrematodo, así como un proliferador (reforzante) celular. Además, mejora el sistema inmunitario, tiene propiedades astringentes para la depuración y potencia el sistema linfático. Con su elevado contenido de calcio, refuerza los huesos y tejidos conjuntivos. Podría seguir enumerando muchas más ventajas en relación con esta hierba nada más.

Para colmo, la cáscara de nuez negra no mata las bacterias beneficiosas, como hacen los antibióticos químicos, y carece de efectos secundarios nocivos. ¡Dios nunca deja de asombrarme!

Lo que acabo de señalar se aplica a los efectos de casi todas las hierbas. Algunas son tóxicas, pero ésas no las empleamos. Todas las hierbas no tóxicas también son nutritivas, es decir, están repletas de vitaminas, minerales y un montón de otros nutrientes.

Un caso entre los miles que –literalmente– he tratado mostrará la diferencia entre los antibióticos fabricados y las maravillas botánicas de la naturaleza. Una paciente mía contrajo una infección de *E. coli*. No pudimos determinar dónde se infectó; pudo haber sido en un restaurante, o en casa al ingerir verduras sin lavar, o a través del pescado que comió el mismo día en que enfermó.

Se puso enferma y acudió a urgencias. La ingresaron en el hospital y le administraron fuertes antibióticos. Debido a que había estado siguiendo un programa de salud durante un año, su organismo era muy sensible a las toxinas. Los antibióticos la pusieron todavía más enferma. Notó una multitud de efectos secundarios, de los que el personal hospitalario hizo caso omiso.

Su marido se alarmó y finalmente la sacó del hospital tras una larga discusión con el médico. Ese profesional dijo a mi paciente que si abandonaba el hospital, al cabo de dos días estaría muerta. Al cabo de tres días, sin embargo, se había recuperado y se sentía estupendamente, todo gracias a mis consejos dietéticos y a las fórmulas herbales que eliminaron los efectos secundarios y sanaron los tejidos dañados.

Conociendo las verdaderas causas de la enfermedad y la naturaleza de los parásitos, esa verdad nos libera. Conociendo los procesos de la naturaleza, nos ahorramos muchos sufrimientos inútiles.

Como dijo Dios, «Os entrego todas las plantas que existen sobre la tierra y tienen semilla para sembrar...».

– Génesis 1, 20

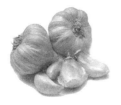

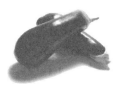

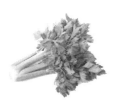

CAPÍTULO NUEVE

Herramientas
para una vida sana

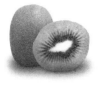

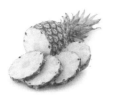

Este capítulo va a introducirte o recordarte qué otras modalidades para una vida sana distintas de la dieta podrán serte útiles en tu andadura. A medida que pases estas páginas, entrarás a través de un portal dorado en un mundo vasto e increíble, lleno de verdades, información, nuevas aficiones y maneras de mejorar nuestro potencial de crecimiento definitivo.

En el primer módulo aprenderás sobre los nueve hábitos saludables que pueden practicarse de forma cotidiana o regular para mejorar el estado de salud. Es posible que algunos de ellos, como el ejercicio y la respiración profunda, ya los estés siguiendo. Otros, como el cepillado de la piel en seco y la reflexología de los pies, puede que sean nuevos para ti.

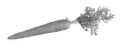

En el módulo 9.2 se te proporcionarán instrucciones para muchas de las herramientas complementarias que hemos sugerido a lo largo de este libro, incluida la limpieza del hígado y la vesícula biliar.

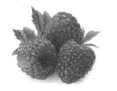

Espero que la lectura de este capítulo te resulte divertida y placentera. Recuerda que se trata de tu vida, tu cuerpo y tu opción. La naturaleza es infinita. Aprovecha las numerosas herramientas que ha creado Dios para ti.

MÓDULO 9.1 ✳ Nueve hábitos saludables

HÁBITO n.º 1
SÉ BUENO CONTIGO MISMO

Dicen que uno nace solo, vive solo (consigo mismo) y muere solo. De manera que lo mejor es que ames a ese que te acompaña. Haz que cada instante cuente. La mayoría de las personas no se conocen a sí mismas muy bien y muchas ni siquiera se estiman a sí mismas. Un día, mientras estaba meditando, escuché una voz que me dijo: «Yo te he creado». Me di cuenta de que toda vida es una manifestación de Dios. Todos somos divinos, independientemente de nuestro aspecto, de nuestra inteligencia o de lo «buenos» o «malos» que somos. No hacemos más que *utilizar* nuestros cuerpos físicos. Lo que somos como alma es mucho más grande que los cuerpos que utilizamos.

Ámate a ti mismo, pero no de manera egoísta. Sé como el sol, que vierte su luz y su calor sobre todos los seres vivos, sin juzgar ni discriminar. Ama todas las cosas, pues son obra de Dios. Eres divino y te debes a ti mismo y a toda vida mantenerte sano y feliz. Sé bueno contigo mismo y con toda forma de vida.

HÁBITO n.º 2
MEDITACIÓN: ¡CALMA! ¡CALMA! ¡CALMA!

El estrés constriñe la circulación, los intestinos, los órganos y las funciones glandulares. Esta constricción causa malestar y debilita los tejidos, provocando estreñimiento, dolor lumbar, debilidad de las glándulas suprarrenales y de los riñones, ansiedad, problemas cardíacos y mala digestión de los alimentos, por nombrar sólo algunas de las afecciones posibles.

La meditación es una de las mejores herramientas para relajarse. Nos permite relajar todos los músculos y células del cuerpo. Al relajarse el cuerpo, también se relaja la mente y se calman las emociones, que constituyen la causa principal del estrés. La meditación es sencilla y divertida, y con cierta práctica se puede realizar en cualquier momento y lugar.

Lo mejor es iniciar la práctica de la meditación en algún lugar tranquilo, donde nadie te moleste. Resérvate unos treinta minutos o así, y conviene que establezcas una rutina, empezando cada día a la misma hora, a ser posible.

Siéntate o túmbate en una posición que te resulte cómoda y en la que no te sientas molestado.

Cierra los ojos y respira hondo unas diez veces. Sería un buen momento para practicar la respiración abdominal. Relaja todo el cuerpo y permite que tu mente deje de pensar. Limítate a relajarte y observar, empezando, por ejemplo, por los dedos de los pies y relajando cada parte del cuerpo mientras vas ascendiendo. Relaja las piernas, los brazos, el tronco y la cara. Déjate ir hasta el punto de sentirse como el aire, como una pluma que flota en el aire, sin rumbo ni propósito alguno. Observa y escucha, pero hazlo de forma completamente relajada, como si estuvieras viendo una película. Una vez estés completamente relajado, tal vez quieras centrar tu atención en alguna cosa. (Si oyes un «pop» y te sientes «fuera de tu cuerpo físico», no te alarmes; acabas de tener una EEC, o sea, una experiencia extracorpórea. Calma).

La meditación es el momento que tienes para estar contigo mismo, sin influencias externas ni las constantes exigencias de la mente y las emociones. La meditación abrirá puertas hasta ahora cerradas y permitirá una verdadera curación. Tu conciencia y tu relación con Dios se expandirán enormemente. Al abrirte de la manera descrita, el espíritu puede fluir a través de ti sin obstáculos, y esto puede tener un gran efecto curativo. Si «escuchas», nunca sabes qué vas a experimentar. Es mucho mejor escuchar a Dios que hablarle.

Recuerda: limítate a *ser*.

HÁBITO n.º 3
EJERCICIO

Si hubiéramos vivido en tiempos muy pretéritos, tal vez seríamos nómadas y recolectores, siempre caminando en busca de alimentos para sobrevivir. Por necesidad nos moveríamos mucho más de lo que hacemos hoy. El movimiento desempeña un papel vital en el ámbito de nuestra salud. Buena parte de la sangre y la linfa fluyen, especialmente en las extremidades inferiores, gracias a la actividad muscular. Observa como cuando permaneces quieto durante un tiempo, sentado o tumbado, sueles quedarte rígido hasta que vuelves a moverte. Cuanto menos intoxicada esté una persona, tanto menos rígida estará tras un período de inactividad.

Existen muchas maneras excelentes de hacer ejercicio. Recomiendo caminar, nadar, saltar, practicar taichí, estiramientos, yoga, ejercicio aeróbico pasivo, por citar sólo algunas, pues casi toda persona, cualquiera que sea su estado, puede practicarlas, al menos parcialmente.

Mantente activo. Si estás débil, procede poco a poco, pero incrementa tu nivel de actividad tanto como puedas cada día. El ejercicio es indispensable para sanar.

HÁBITO n.º 4
RESPIRACIÓN PROFUNDA

El aire que respiramos es la fuerza vital de nuestro cuerpo físico. Sin el aire, moriríamos. Dios creó un ciclo natural por el que aspiramos oxígeno, carbono, hidrógeno y nitrógeno de las plantas y espiramos dióxido de carbono, que es lo que respiran esencialmente las plantas y constituye su fuerza vital. El oxígeno, por supuesto, nos es indispensable para vivir. Es un gran energizante, alcalinizante y oxidante. El aire que respiramos (generado por las plantas y los árboles) es alcalino, mientras que los subproductos del dióxido de carbono que exhalamos son ácidos. Siendo una especie predominantemente alcalina, es vital que aprendamos a respirar adecuadamente y dediquemos algún tiempo a respirar hondo. De este modo, el organismo se carga de iones negativos y crea un estado catiónico en el cuerpo, mientras que la respiración superficial genera un exceso de acidez y un estado aniónico. El oxígeno y los azúcares simples son los principales combustibles de nuestras células, como lo es el dióxido de carbono para las plantas.

A la mayoría de los humanos nunca les han enseñado a respirar como es debido, de manera que nos hemos convertido en lo que se llama «respiradores superficiales». Si nuestra respiración se aplana, también lo hace nuestra vida. Los seres humanos y la naturaleza no están separados, sino que operan juntos. Cuando el ego humano nos separa de la naturaleza, se produce la enfermedad.

La respiración profunda aporta energía al sistema, incrementando la circulación y el flujo linfático. También aclara la mente y calma las emociones, haciendo que nos sintamos más en paz con nosotros mismos y con la naturaleza.

En las tradiciones espirituales, la respiración ha recibido el nombre de *prana*, *chi*, *ki*, fuerza vital, espíritu, maná, *ECK*, entre otros muchos. Unos pocos individuos se nutren principalmente de aire. He leído algo sobre una monja católica que supuestamente vivía de nieve, y nada más, en las montañas del Himalaya. A comienzos de la década de 1970, yo mismo intenté llegar a vivir exclusivamente del aire. Llevaba una vida de ermitaño en los bosques y parques nacionales de Florida. Durante seis meses me alimenté sólo de naranjas, esperando poder prescindir al final incluso de ellas. Sin embargo, albergaba tanta energía que empecé a tener experiencias extracorporales y me desequilibré con respecto a este mundo. Me resultaba muy difícil comunicarme con otras personas. (La conciencia humana, en la tierra y en este reino material, es muy baja a la hora de comprender la verdadera realidad y la capacidad de interactuar con todas las formas de vida). Al final, equilibré mis hábitos alimenticios con frutas y hortalizas crudas.

Prueba el siguiente ejercicio de respiración profunda para incrementar el contenido de oxígeno del cuerpo. Cuanto más lo practiques, tanto más desarrollarás un hábito respiratorio mejor. Túmbate sobre la espalda en un sofá, el suelo o la cama. ¡RELÁJATE, RELÁJATE y RELÁJATE! Coloca la mano derecha sobre el abdomen, justo por encima del ombligo. Aspira por la nariz sin mover los hombros. Nota cómo la mano sube y baja con la respiración. Esto supone llevar aire hasta los lóbulos inferiores de los pulmones. Cada vez que aspires, ensancha el abdomen y empuja la mano hacia arriba, y después espira por la boca. El abdomen se contraerá naturalmente al soltar el aire. La mano descenderá al contraerse el abdomen.

Después de varias respiraciones, trata de incrementar el volumen de oxígeno aspirado ensanchando primero el abdomen, es decir, llenándolo de aire. Cuando se ha ensanchado completamente, llena de aire las cavidades torácicas superiores. Ahora se moverán los hombros hacia arriba. Acto seguido, espira poco a poco.

Vamos a repetir el ejercicio. Primero llenamos los lóbulos inferiores de los pulmones aspirando de manera que se ensanche el abdomen. Seguimos inhalando y llenamos los lóbulos superiores, elevando el tórax y los hombros para permitir que se llenen del todo. Una vez llenos, exhalamos suavemente.

La respiración profunda puede practicarse en cualquier posición. Acostúmbrate a respirar así hasta que se convierta en un hábito. La respiración profunda contribuirá a alcalinizar e incrementar la respiración celular e intensificar la eliminación de gases ácidos. Este magnífico ejercicio va muy bien antes de meditar o como técnica de relajación. Ábrete a la naturaleza de todas las maneras y ganarás vitalidad, juventud y un sentido de conexión con ella.

HÁBITO n.º 5
CEPILLADO EN SECO DE LA PIEL

En capítulos anteriores hemos hablado de la piel y sus trastornos (por ejemplo, *véase* «La piel y sus trastornos», módulo 5.9). Recuerda que a través de la piel eliminas hasta algo menos de un kilogramo al día de residuos del metabolismo y toxinas. La piel es el órgano excretor más grande que tenemos. Cuando las capas de la piel se llenan de ácidos y toxinas, se forman sarpullidos, granos, forúnculos y otras afecciones. El cuidado de la piel debería ser una de nuestras principales prioridades. Es importante limpiar la piel todos los días mediante un baño o preferiblemente una ducha. Sería conveniente instalar un descalcificador de agua o un sistema de ósmosis inversa en la casa, pues los minerales inorgánicos obstruyen y bloquean los poros de la piel. Notarás la diferencia en la piel y la suavidad del cabello cuando utilices un agua pura y blanda en vez de un agua dura y mineralizada.

Otra manera efectiva de mejorar la salud de la piel consiste en cepillarla en seco. De este modo se eliminan células cutáneas viejas y muertas y se estimula la circulación y el flujo linfático, facilitando la «respiración» de la piel. Sólo necesitas un cepillo de fibras vegetales de mango largo, que puedes encontrar en el comercio local de alimentos dietéticos. No utilices un cepillo con cerdas de nailon para la piel. Cepilla en primer lugar los pies, las piernas y las manos. No importa en qué dirección cepillas, aunque hacerlo hacia el centro del cuerpo resulta beneficioso. Puesto que en pies y manos hay terminaciones nerviosas, notarás un cosquilleo al estimular el sistema nervioso. Depurar la piel de esta manera ayuda mucho a conseguir una piel viva y sana. Con los años, las personas que asistieron a los seminarios del doctor Jensen aprendieron a distinguir una piel sana. Hasta que murió a los 93 años de edad, la piel del doctor Jensen siempre estaba suave y sana como la de un bebé.

Trata de permanecer algún tiempo al aire libre con poca ropa. Deja que la piel respire.

HÁBITO n.º 6
SAUNAS Y BAÑOS DE VAPOR

El sudor es fundamental para la detoxificación cotidiana. La piel, llamada el tercer riñón, elimina tantos residuos (subproductos y toxinas) como los pulmones, riñones e intestinos, no en vano es el órgano excretor más grande que tenemos. Cuando la función tiroidea es insuficiente o uno lleva una vida sedentaria, el cuerpo no suda correctamente. Las capas subcutáneas de la piel se obturan o estancan con la toxicidad. Esto produce sequedad, sarpullidos, granos, rosácea, caspa, dermatitis, etcétera. El sudor es un mecanismo esencial para curar la piel.

Las saunas y los baños de vapor son sumamente beneficiosos, sobre todo si se emplean también diversos aceites esenciales. Los baños públicos son menos idóneos, de modo que conviene conocer a los propietarios y su afán de limpieza (el entorno debería ser lo más estéril posible), tanto desde el punto de vista físico como psíquico. Si no hay ninguna sauna disponible en tu zona, puedes hacerte construir una o comprarla. También puedes crear un baño de vapor en tu bañera. Añade al agua mostaza, pimentón picante u otras hierbas para reforzar el efecto depurativo. *(Véanse también* las instrucciones para el tratamiento con sábana fría en el módulo 9.2).

HÁBITO n.º 7
TABLA INCLINADA

Una tabla inclinada es simplemente una tabla fijada con un ángulo de inclinación de 45°. Tumbándote encima con la cabeza en la parte baja y los pies en el extremo alto, mejoras la circulación cerebral y el flujo linfático en las extremidades inferiores. Después de años de vivir derecho, la gravedad puede afectar al organismo. La circulación cerebral se deteriora y en las piernas y pies aparecen edemas. La piel y los órganos empiezan a hundirse y decaer, limitando su función. La tabla inclinada es una buena manera de que fluya sangre fresca al cerebro. También puede ayudar a nuestros órganos internos, aliviando la presión que ejerce la gravedad sobre ellos.

HÁBITO n.º 8
CROMOTERAPIA (LUZ SOLAR)

Todas las formas de vida, de una manera u otra, miran al sol para obtener energía y salud. La luz solar nos ofrece una cromoterapia de espectro completo, y cada rayo de color individual aporta una energía única para la curación del cuerpo. Cada color tiene su propio efecto particular en el tejido. Juntos, todos estos rayos de color individuales aportan una potente energía curativa que fluye a través de todas las células del cuerpo, animando, curando y socorriendo a cada célula.

No obstante, recuerda que hay que observar un equilibrio al exponerse a la luz solar. El sol es de naturaleza ácida, y una exposición excesiva es igual de mala que una insuficiente. La mayoría de las personas son demasiado ácidas, de ahí que muchas rehúyan el sol o se quemen con mucha facilidad. Cuanto más alcalinos seamos, tanto más gozaremos del sol y de su fuerza curativa. Disfruta con Dios y la naturaleza; báñate en sus energías; están en todas partes y fluyen a través de nosotros.

Existen numerosos libros sobre la cromoterapia *(véase* la bibliografía, donde figuran algunas sugerencias), y más adelante, en este mismo capítulo, volveremos a comentar esta cuestión, especificando el poder curativo propio de cada uno de los colores. Es divertido estudiar los colores, y la observación de éstos en la vida cotidiana nos hace ser más conscientes de los colores en nuestros sueños. Los sueños tienen más colores de los que podemos imaginar. Ábrete a las energías superiores de Dios. Es un viaje emocionante.

HÁBITO n.º 9
REFLEXOLOGÍA DE PIES Y MANOS

Debajo de los terminales nerviosos de los pies se forman cristales ácidos (úrico, fosfórico, carbónico, láctico, etcétera) y se acumulan residuos celulares. Puesto que estos terminales nerviosos están conectados con todo el organismo, dichos ácidos y toxinas pueden tener un efecto devastador en las partes relacionadas. El nervio que rige el corazón, por ejemplo, tiene terminales en las manos y los pies. Si los cristales ácidos o las toxinas acumuladas afectan al terminal de este nervio, pueden provocar palpitaciones cardíacas, hipertensión arterial (al estar de pie o caminar), dolor de pecho, etcétera. Esto ocurre con todos los órganos y glándulas, ya que los nervios que los rigen también van a terminar en las manos y los pies. Si frotamos diariamente las plantas de los pies y las palmas de las manos, romperemos los cristales y acumulaciones tóxicas, aliviando los síntomas. La reflexología es una ciencia increíble. He salvado a tres individuos con paro cardíaco mediante la técnica de la reflexología. Ésta es otra ciencia sencilla que puede ahorrar mucho sufrimiento. Conviene estudiar y aprender a utilizar este mecanismo de mejora de la salud.

MÓDULO 9.2 * Cuatro herramientas saludables para contribuir a tu detoxificación... y ayudarte en la vida

HERRAMIENTA n.º 1
LIMPIEZA DE HÍGADO Y VESÍCULA BILIAR

Este proceso ayuda a eliminar los cálculos hepáticos y biliares.

Material necesario

- Un cuarto de litro de aceite de oliva virgen extra, prensado en frío y de cultivo ecológico.
- De 200 a 250 mililitros de zumo de pomelo rosa recién exprimido o el zumo de 2 limones.
- Zumo de manzana recién exprimido (las enzimas ayudan a reducir la náusea).
- Opcional: Un preparado que ayude a ablandar los posibles cálculos, como Phosfood Liquid®, producido por Standard Process Laboratories. *(Véase la «Guía de recursos» para encargarlo).*
- Opcional: Fórmula de depuración intestinal.

Preparativos

- Ingiere durante tres días principalmente frutas y verduras crudas (preferiblemente de cultivo ecológico).
- Toma un cuarto de litro de zumo de manzana recién exprimido por la mañana y otro por la noche, durante tres días.
- Tres días de desintoxicación intestinal. Utiliza una fórmula de depuración intestinal de acuerdo con la regularidad de la evacuación. Utiliza una fórmula suave si evacúas por lo menos una vez al día; elige una fórmula de fuerza moderada si evacúas al menos una vez cada dos días; emplea una fórmula fuerte si la evacuación no es regular.
- En vez de la desintoxicación herbal, se puede optar por aplicarse un enema un día antes de la limpieza hepática. Es importante que haya una buena evacuación.

- Opcional: Se pueden añadir 45 gotas de Phosfood Liquid® al zumo de manzana, dos veces al día (mañana y tarde). Esto ayudará a soltar y ablandar los cálculos existentes.

Nota: A partir del mediodía de la fecha en que se vaya a realizar la limpieza hepática no deben ingerirse alimentos sólidos (puedes tomar zumos de fruta frescos o agua destilada).

Instrucciones
- Deja de tomar líquidos a las 18.30 h, o 30 minutos antes de comenzar la limpieza.
- Inicia la limpieza entre las 19.00 y las 21.00 h, como prefieras.
- Mezcla el cuarto de litro de aceite de oliva con el zumo de pomelo o el de los dos limones.
- Ingiere la mezcla al ritmo que más te convenga: todo de golpe, o un cuarto de taza cada 15 minutos, o incluso más pausadamente. Una vez consumido todo, conviene que te acuestes, tumbándote sobre el lado derecho.

Observaciones
- Si tienes náuseas o sensación de vómito, intercala entre cada toma de la mezcla de aceite de oliva y zumo de pomelo o limón un sorbo de zumo de manzana recién preparado. Reanuda el consumo de la mezcla lo antes posible. Si continúa la sensación de náusea, ingiere la cantidad de mezcla que puedas, y acto seguido acuéstate, tumbándote sobre el lado derecho.
- Observa las heces para ver si contienen cálculos. Éstos suelen ser verdes, pero también pueden ser amarillos, rojos o negros. El tamaño va desde el de un guisante hasta el de una moneda de 2 euros, o más. La mayoría de los cálculos hepáticos o biliares son blandos, pues están formados por lípidos y bilis.
- En caso de tener problemas degenerativos, conviene que la limpieza del hígado y de la vesícula biliar esté supervisada por un profesional sanitario.

HERRAMIENTA n.º 2
AGUA DESTILADA

El agua natural de las fuentes, los pozos, los ríos y los lagos, y el agua que sale del grifo están llenas de elementos minerales que se han incorporado a través del contacto con rocas y tierra. La mayoría de las aguas naturales contienen muchas impurezas, inclusive productos químicos arrastrados por la lluvia, procedentes de las embarcaciones y las alcantarillas, y pesticidas.

Los minerales de estas aguas son inorgánicos. Hay una gran diferencia entre los minerales contenidos en el cuerpo humano y los de la tierra. Los minerales terrestres (que son inorgánicos) no tienen la misma frecuencia eléctrica que los que se hallan en el cuerpo humano y en el reino vegetal. Los minerales (terrestres) elementales son básicamente inertes. Su carga electromagnética es baja.

Cuando la lluvia (agua destilada) cae del cielo e impregna el suelo, se electrifica con las energías de los minerales y otras propiedades del suelo. El agua es absorbida entonces por las raíces de las plantas y asciende por el tallo de éstas. Esta energía, mezclada con la energía del sol, transmuta los minerales inorgánicos en sales de los tejidos, que construyen y mantienen la planta.

Cuando las plantas se desarrollan a partir de la semilla a través de la acción enzimática, los componentes forman compuestos. Los minerales de las plantas se denominan «sales celulares», pues muchos se han enlazado entre sí para generar una respuesta sinérgica. Se necesitan mutuamente y a otros compuestos sinérgicamente para ser debidamente absorbidos y utilizados por las células del animal o del humano. Los animales, especialmente los humanos, necesitan nutrirse de una fuente alimenticia de frecuencia mayor que la de los minerales elementales.

Los minerales inorgánicos, cuando atraviesan la pared intestinal, sólo actúan de estimulantes. Su carga eléctrica es baja y no pueden atravesar la membrana celular. Un ejemplo es el yodo. El yodo inorgánico se emplea en los hospitales para tinturas y para tratar la tiroides. Este tipo de yodo solamente estimula la tiroides y puede depositarse y acumularse en los tejidos de la glándula, provocando inflamación y problemas adicionales. Del mismo modo que en casa la cañería de agua se obtura con la acumulación de minerales inorgánicos y residuos, nuestras venas, arterias y tejidos también se atascan con minerales inorgánicos.

Dicen que el agua destilada es el mayor disolvente que existe. Es la única agua verdadera que puede tomarse sin dañar los tejidos. Ayuda a disolver los nutrientes, de manera que puedan ser asimilados y transportados a cada una de las células. Disuelve los residuos de la actividad celular, de manera que puedan eliminarse las toxinas. El agua destilada también disuelve eficazmente las sustancias minerales inorgánicas alojadas en los tejidos del organismo, de manera que muchas de esas sustancias pueden eliminarse en el proceso de depuración del cuerpo. No lixivia ni detrae los minerales del cuerpo. Se han llevado a cabo muchos análisis de sangre durante ayunos con agua destilada que muestran una mejora de los porcentajes de electrólitos, que resultan más homeostáticos. El agua destilada recoge y elimina los minerales que han sido rechazados por las células del organismo y por tanto no son nada más que residuos que obstruyen el funcionamiento normal del sistema.

Es importante que nos mantengamos hidratados. La mayor parte del agua la deberíamos ingerir con las frutas y verduras crudas y maduras. Cuando están crudos, estos alimentos se componen entre un 60 y un 95 por 100 de agua. Además, deberíamos beber cada día un mínimo de dos vasos de un cuarto de litro de agua destilada.

Prepara siempre las infusiones de hierbas con agua destilada. Al no estar saturada, el agua destilada extrae los nutrientes de las hierbas. El agua saturada de minerales inorgánicos y otras materias no puede lixiviar todos los componentes de las hierbas, produciendo una infusión mucho menos sustanciosa.

Si no puedes adquirir agua destilada, te recomiendo tomar agua tratada con ósmosis inversa. Puedes instalar un filtro de ósmosis inversa debajo del fregadero, con lo que su uso resulta muy cómodo. Recuerda que el agua es uno de los mayores catalizadores naturales. Bebe mucha agua fresca, pura, destilada o tratada con ósmosis inversa, pero no te pases, atiende a tu instinto natural. Mucha gente intenta ahogarse en un exceso de agua. Recuerda que una dieta crudívora ya te aporta una buena cantidad.

Nota: Nunca bebas durante las comidas, pues no hace más que diluir las enzimas digestivas y menoscaba la buena digestión de los alimentos.

HERRAMIENTA n.º 3
COMPRESAS DE ACEITE DE RICINO

El aceite de ricino, también llamado palma de Cristo, se ha utilizado durante siglos con fines curativos y es un tratamiento que el médico intuitivo Edgar Cayce lo prescribía a menudo para muchas afecciones diferentes. Un estudio preliminar con compresas de aceite de ricino, realizado en la Escuela de

Medicina George Washington, muestra que mejoran el funcionamiento del sistema inmunitario, contribuyen a la dilatación y suavizan los tejidos y los músculos.

Las compresas de aceite de ricino aplicadas al abdomen desintoxican el sistema. También pueden emplearse para síndromes dolorosos, hernias discales, tumores, acúfenos, náusea, inflamación, órganos endurecidos o hinchados (como el bazo, el hígado, los riñones, los nódulos linfáticos y los intestinos) y otros muchos problemas. Aplicadas tópicamente, pueden ayudar a soltar o disolver masas cancerosas. Son especialmente beneficiosas para tratar problemas pulmonares, como el asma.

Los pacientes con problemas pulmonares son difíciles de detoxificar porque muchos de ellos emplean inhaladores que bloquean o retienen la toxicidad en el propio tejido pulmonar en vez de permitir que esta congestión evolucione o sea expectorada. Los alvéolos de los pulmones pueden estar limpios, pero los tejidos (intersticialmente) pueden estar saturados. Esto puede afectar, como ocurre a menudo, al sistema nervioso, provocando espasmos. Es indispensable desintoxicar los pulmones si se desea eliminar por completo problemas como el asma.

Las compresas de aceite de ricino pueden ser de gran ayuda durante el período espasmódico, cuando el paciente necesita aire. Uno también puede ingerir una cucharadita de una tintura de lobelia cada diez minutos como antiespasmódico. Este remedio herbal se emplea en vez de un inhalador. Téngase en cuenta que algunos pacientes están tan apegados al uso de inhaladores que tal vez necesiten utilizarlos hasta cierto punto durante este proceso. Conviene aconsejarles que lo dejen, pero no suprimirlo sin más.

Las compresas de aceite de ricino son útiles para afecciones femeninas como dolor y dilatación abdominal, fibroides y quistes ováricos y uterinos, endometriosis y molestias menstruales.

Las compresas de aceite de ricino son fáciles de usar.

Material necesario
- Tejido suave de franela (algodón o lana).
- Cortar la franela al tamaño adecuado (por ejemplo, de 25 a 30 centímetros para el abdomen).
- Aceite de ricino prensado en frío (disponible en la mayoría de las tiendas de productos dietéticos).

- Papel encerado u hoja de plástico para embalar.
- Fuente de calor. (Es preferible una fuente no eléctrica, como una bolsa de agua caliente. Sin embargo, se puede utilizar una esterilla o compresa eléctrica, si es preciso).

Instrucciones
- Pliega el tejido de franela para formar una compresa de 5 a 10 centímetros de grosor.
- Imprégnalo de aceite de ricino prensado en frío.
- Aplica la compresa directamente a la piel en la zona que necesita el tratamiento.
- Coloca un trozo de papel encerado o de plástico sobre la compresa.
- Aplica calor sobre el papel encerado o el plástico (si la temperatura de la fuente de calor es demasiado alta, envuélvela en una toalla).
- Mantenla de este modo durante una hora por lo menos.
- Mantén la compresa aplicada durante toda la noche, si es preciso.
- La frecuencia de aplicación recomendada de la compresa de aceite de ricino es de tres a siete veces a la semana.
- No es necesario desechar la compresa de franela tras cada aplicación. Puedes guardarla en un frasco de vidrio dentro de la nevera para su uso posterior.

Durante este tratamiento, presta atención a los pensamientos y sentimientos que pueden surgir. Suele ocurrir durante un tratamiento de detoxificación que el paciente tiene pensamientos y sentimientos tóxicos del pasado. No te preocupes, son cosas que se eliminan junto con las toxinas físicas.

HERRAMIENTA n.º 4
TRATAMIENTO CON SÁBANA FRÍA

El tratamiento con sábana fría es un procedimiento hidroterapéutico potente que fue mejorado y publicitado por el difunto doctor John Christopher, y popularizado por el doctor Richard Schulze. Puede ser un método crucial para ayudar en el proceso de detoxificación. Se trata de un procedimiento muy potente que expulsa y extrae toxinas de la piel.

Puesto que es un tratamiento intenso y a menudo debilitante, no lo recomiendo para pacientes que están muy débiles, por ejemplo, a causa de un cáncer en estado avanzado. El beneficio de este tratamiento en esta situación es innegable, pero el riesgo de debilitamiento excesivo para una persona que tiene muy poca energía es demasiado grande.

NOTA: Si el paciente está muy débil, prefiero que acumule energía antes de purgarle con este tratamiento de sábana fría. Se *puede* detoxificar con demasiada rapidez. Si se mantiene una dieta crudívora al 100 por 100 y se toman fórmulas herbales de alta calidad, esto puede ser un proceso muy potente por sí mismo.

He aquí la descripción de un tratamiento básico con sábana fría que puede llevar a cabo cualquier persona en casa con la ayuda de un compañero o un amigo.

Paso 1

Aconsejo mantener una dieta crudívora durante algunos días antes de comenzar el tratamiento. De este modo se eliminarán los restos de alimentos de origen animal que están pudriéndose en los intestinos. Quizá desees hacerte un edema la noche antes de comenzar el tratamiento. El doctor Richard Schulze recomienda un implante de ajo después del enema, cosa que deberá hacerse con una jeringa rectal. Propone «meter de ocho a diez dientes de ajo grandes en la licuadora junto con un 50 por 100 de vinagre de sidra de manzana y un 50 por 100 de agua destilada». Esto me parece muy fuerte para los crudívoros, pero no cabe duda de que puede emplearse en individuos tóxicos. Cuanto más sano esté uno, tanto más sensible es a los alimentos picantes.

Paso 2

Toma un baño muy caliente, tan caliente como puedas soportar sin quemarte ni dañarte la piel. Pon 30 gramos de hierbas de mostaza seca dentro de una bolsita de algodón, y en otra bolsa de algodón limpia pon otros 30 gramos de raíz de jengibre molida. Si quieres «darle otra vuelta de tuerca», llena otra bolsa de algodón con pimienta de Cayena y métela en el baño. Recomiendo probar primero el tratamiento de sábana fría sin la pimienta.

Mete estas bolsas de algodón en el agua y deja que se filtren por toda el agua caliente. Ponte vaselina en todas las partes delicadas del cuerpo, incluidos los genitales y los pezones. Trata de permanecer en el agua caliente durante 10-15 minutos por lo menos. Se trata de estimular la sudoración generando fiebre a través del calor.

Recomiendo beber una infusión herbal caliente hecha con milenrama o raíz de jengibre para incrementar este proceso de inducción de calor y para mantener la hidratación. Cuando el calor comienza a dilatar los poros o abrir la piel, en combinación con las propiedades diaforéticas de las hierbas, especialmente la milenrama, empezarás a sudar. Esto también estimula el sistema sanguíneo y linfático, incrementando la circulación y la eliminación a través de la piel.

Bebe tanta infusión como sea posible. Si te sientes desfallecer, pide a tu ayudante que te ponga paños fríos sobre la frente y en la nuca. Es aconsejable tener a mano tintura de lobelia por si se producen espasmos. Personalmente recomiendo no dejar que las cosas vayan tan lejos. Antes de comenzar este tratamiento, mete en el congelador de tu nevera, o en un cubo con agua helada, una sábana blanca de algodón de cama doble. Necesitarás la sábana tan pronto salgas de la bañera.

Paso 3

Métete en la bañera y trata de que quede sumergido todo el cuerpo, salvo la cabeza. Es un baño muy estimulante y dilatador, especialmente si se ha añadido pimienta. Permanece en el agua tanto como puedas aguantar. Resiste un rato más. Cuando salgas del agua, pídele a tu ayudante que te envuelva en la sábana de algodón que estaba en el congelador o el agua helada. Créeme, no notarás el frío. Estarás tan caliente que gozarás con la sensación. La combinación del cuerpo caliente y la sábana fría refuerza todavía más la acción excretora de la piel, que expulsa más toxinas.

Paso 4

Ahora métete inmediatamente en la cama, envuelto en la sábana fría. Es el momento de reposar y dormir toda la noche. Conviene que pongas algún hule o cubierta impermeable sobre la cama, para que no se moje el colchón. Pon encima una sábana de algodón. Pide a tu ayudante que ponga otra sábana de algodón encima de ti, así como una manta de algodón o lana. Envuélvete bien, como una crisálida. Puedes aplicarte una «pasta de ajo» en la planta de los pies para mayor estímulo, para facilitar la respuesta inmunitaria y aprovechar sus propiedades antiparasitarias.

Por la mañana, examina la sábana en que has estado envuelto. Verás parte de la toxicidad que se acumula en tu cuerpo. Ahora dúchate y límpiate bien la piel. Un cepillado de la piel en seco sería beneficioso en este momento. Conviene que mantengas la dieta crudívora, tomando principalmente fruta fresca, zumos y agua destilada o depurada por ósmosis inversa. Asegúrate de que evacúas bien.

Existen muchas terapias naturales que puedes utilizar para contribuir al proceso de detoxificación. Ten paciencia, al cuerpo le encanta responder, pero tiene su propio criterio. La cuestión más importante es qué comes. Disfruta del viaje a la salud vibrante. El viaje es tuyo y de nadie más: conoces tu cuerpo mejor que nadie. Escúchalo. Utiliza la intuición y no te fuerces demasiado. La salud llegará si eres persistente. Te sorprenderá ver hasta qué punto y con qué celeridad alcanzas la buena salud. Desde allí, la vitalidad está a la vuelta de la esquina. Todo es cuestión de avanzar hasta que la vida sana se convierta en tu nuevo estilo de vida.

La fuerza natural que llevamos todos dentro es la que más cura las enfermedades.

– Hipócrates

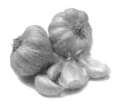

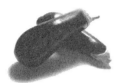

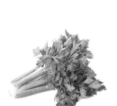

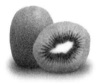

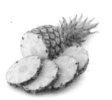

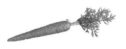

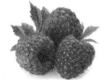

CAPÍTULO DIEZ

Salud y espiritualidad

Somos mucho más que nuestros cuerpos físicos. Disponemos de diferentes «cuerpos», muchos niveles de nosotros mismos, que pocas personas entienden. Sin embargo, la unidad y la simplicidad de la vida se ve cuando uno aprecia el significado de la conciencia o del conocimiento.

En esencia, eres conciencia pura, sin pensamiento ni emoción. Éste es tu «verdadero yo» que siempre permanece, sea cual sea tu experiencia en el mundo exterior. No puedes esconderte de tu verdadero yo –esta conciencia– que siempre está observando lo que crean tu mente y tus emociones. Este «yo» es el observador de lo observado. Aunque muchas personas consumen drogas o alcohol en un intento de esconderse de sí mismos, esto es imposible. Tu conciencia es lo único que no puedes matar o deshacerse de ella. No muere. Es la parte de ti que puede expandirse sin límite.

Contrariamente a la creencia popular, *no* se necesita pensar para existir. Te *conviertes* en consciente de ti mismo cuando dejas de pensar, de planificar y de desear. En la actualidad, sin embargo, estás encadenado a tus pensamientos, sentimientos y deseos por la atención que le das a estas energías. Esto no fue siempre así. ¿Recuerdas cuando eras un niño? El tiempo, tal como la conocemos, no

493

existía para ti. Simplemente jugabas hasta que de repente tu madre te llamaba para cenar.

La conciencia o conocimiento es la fuerza de vida que experimentas e irradias en todo. La verdadera salud es el resultado de la totalidad, en donde el cuerpo, la mente y las emociones se mantienen en armonía con esta toma de conciencia del alma y con Dios. Las afecciones tóxicas que experimentamos son esencialmente autocreadas. Dado que las creamos por nuestros estilos de vida, incluyendo nuestra dieta y nuestros pensamientos, podemos darles la vuelta. Podemos renovar y revitalizar cuerpo y mente.

Anatomía de la creación

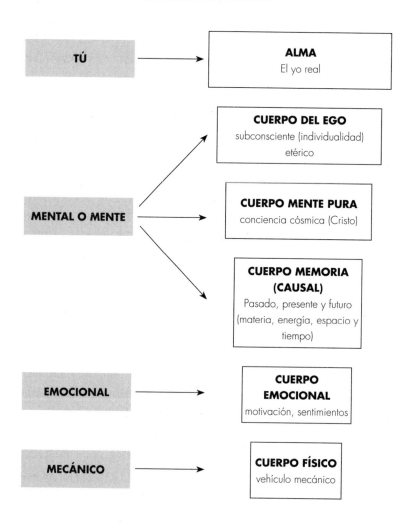

El cuerpo físico

Aunque el cuerpo físico es necesario para que experimentes y disfrutes del viaje en este mundo físico, tu persona no se limita a tu cuerpo. El cuerpo físico es un vehículo, como tu automóvil, que te lleva a todas partes y a donde quieras. Es una máquina autorreguladora. Su necesidad básica es, solamente, la supervivencia. Su conciencia es celular. Este cuerpo es tu protección. Es muy denso; se compone principalmente de agua, células, toxinas y minerales. El sistema nervioso y el cerebro son su servicio de mensajería y comunicación, sin el cual una célula no sabría qué y cómo responder a los estímulos externos o a cualquier otra célula. A pesar de sus increíbles habilidades y fortalezas, el cuerpo físico tiene una vida muy corta si se compara con la eternidad.

Ahora vamos a detenernos y pensar durante un minuto. Si nuestro cuerpo físico se compone sólo de materia, ¿de dónde sale nuestra conciencia? Y ¿de dónde vienen los pensamientos y las emociones? Es mucho más fácil entender estas preguntas si has tenido una experiencia extracorpórea. Hoy en día, muchas personas han llegado a saber que no se limitan al cuerpo, dado que han tenido una experiencia cercana a la muerte por una u otra razón. Muchas de ellas practican diariamente viajes «extracorpóreos». He pasado años trabajando en medicina de urgencias, y tengo el honor de haber estado cerca de quienes tuvieron experiencias de este tipo, así como de los que pasaron a la siguiente aventura. También pasé muchos años experimentando como viajero «extracorpóreo», aprendiendo y experimentando los diferentes niveles o cielos que existen. (Recuerda que Jesús dijo: «En casa de mi Padre hay muchas moradas»). Sólo *utilizamos* el cuerpo físico, aunque, dándole vida con nuestra conciencia…, nuestro conocimiento. Cuando nos llegue el momento de dejar nuestros cuerpos, nos limitaremos, simplemente, a retirar nuestra atención de ellos y seguir adelante.

El cuerpo emocional

La existencia de tu cuerpo emocional, llamado por muchos el «cuerpo astral», ha sido bien documentado por muchos viajeros. Este cuerpo astral o emocional es un cuerpo distinto del cuerpo físico, pero se parece mucho a él. Éste es el cuerpo de los sentimientos y las emociones. Este cuerpo conduce el pensamiento y motiva al cuerpo físico. Sin deseo, su capacidad de crear en el mundo físico no existiría.

Tus emociones o tu cuerpo emocional no son tú, sólo son usadas por ti para experimentar más allá la creación. Sin embargo, la salud de tu cuerpo físico puede verse afectada en gran medida por tu cuerpo emocional. La ira, el odio y la rabia destruirán tu hígado. Los celos, la ansiedad y las emociones negativas afectarán a los riñones y las glándulas suprarrenales. El miedo, el cotilleo y el ego apagarán el corazón. Puedes darte cuenta de lo importante que es adquirir el control de este cuerpo, que utilizas para expresar las emociones.

El cuerpo mental

Esta consideración del cuerpo emocional nos conduce a la mente, o cuerpo mental. Dios creó este cuerpo mental para formar realmente la creación. Este cuerpo o nivel es donde se manifiesta el pensamiento. Aquí es donde existe la verdadera dualidad. Aquí es donde se crea masculino/femenino, arriba/abajo, negro/blanco, pequeño/grande, etcétera. Para experimentar cualquier cosa primero debes pensar acerca de ello. Debes tener una imagen o crear una imagen de lo que ya sabes o has experimentado en el pasado. Entonces, con estos datos creas tu futuro. El pensamiento está totalmente limitado a experiencias pasadas o respuestas condicionadas. El mejor ejemplo que puedo darte es que la mente es como un ordenador; sólo puede funcionar según haya sido programado.

Solamente tu cuerpo emocional y tu cuerpo físico responden al pensamiento. El pensamiento es el creador y las emociones son la fuerza motriz o manifestadora, por así decirlo, de estas imágenes. Todos los pensamientos y las emociones son como tu cuerpo físico, que van a través del nacimiento, la vida y la muerte. La mente es sólo otro «cuerpo» que utilizas para experimentar y «crear experiencias» con él.

El ego

El ego es el «cuerpo de separación». Dice: «Soy independiente y diferente del resto». Éste es el primer cuerpo que tú, como alma, debes utilizar para comenzar tu viaje hacia la creación. Ésta es tu primera separación de Dios y la última que debes abandonar para ser libre otra vez de la creación. Cuando vas más allá de tu ego, que es un limitado y limitante «pequeño» ser, entonces puedes experimentar, una vez más, la verdad de tu yo *real*, tu yo ilimitado. Descubrirás que has «estado allí» o «aquí» todo el tiempo. Lo que esconde tu verdadero yo son tus cuerpos y sus funciones. Todo esto es necesario en el sistema de las cosas para que Dios y tú podáis experimentar sin cesar. Dios, siendo omnipotente, omnisciente y omnipresente, necesita esta separación para experimentar.

Todos juntos

La razón por la que he concluido con este capítulo en *El libro de la detoxificación milagro* es para ayudarte a conectar con tu verdadero yo y procurarte una cierta comprensión sobre por qué utilizamos la terminología «cuerpo, emociones, mente y alma». Todos tus cuerpos deben ser saludables si deseas tener una longevidad y vitalidad verdadera. Cada uno de los «cuerpos» que utilizas afecta a todos los demás. Se adaptan e interactúan tan de cerca que os han hecho creer, a ti y a la mayoría de los científicos, que son un solo cuerpo. No lo son. Existen para dar color, aroma, forma y textura a la creación. Cada uno de estos cuerpos que utilizas se crea a partir de los átomos de su respectiva dimensión del cielo. Cada uno de estos cuerpos crea una reacción eléctrica en el cuerpo físico, que es su mecanismo de respuesta. Uno debe mirar más allá del velo de los mundos físicos, emocionales y mentales (cuerpos) si quiere experimentar y conocer la verdad.

La conclusión

Libérate de las cadenas que te atan a este mundo. «Vuelve a ser como un niño», libre para disfrutar del momento presente. El momento presente es eterno, y la conciencia pura (que es lo que eres) vive sólo en el momento presente. Recuerda, se cree que se basa en el tiempo. El pasado y el futuro son sólo conceptos de la mente, al igual que la memoria y el deseo tejen tu futuro.

Utiliza las leyes naturales de Dios para crear un estado de salud óptimo. Mira al poder y la expansión de lo infinito, no a la limitación y el confinamiento de lo finito. Date cuenta de que eres una expresión de Dios y que lo que tú experimentas, Dios lo experimenta. ¿Por qué si no crearía Dios?

Observa cada momento como una experiencia espiritual. Siente y observa lo divino en todas las cosas. El futuro no es importante; no importa qué cambios hará la tierra para limpiarse a sí misma. Lo importante eres tú y tu supervivencia. Un día llegará el momento en que tengas que dejar tu cuerpo, así que pasa tiempo a solas contigo mismo y descubre quién eres realmente.

Hace años, un maestro muy viejo me dijo que «existes solo». Todo nace solo, vive separado de todo lo demás y se va (muere) solo. Intenta saber quién eres en este estado de soledad. La mayoría de las personas no pueden vivir sin un televisor o una radio. Temen esta soledad. A nivel físico y emocional, las almas se han convertido en codependientes debido a este miedo y este anhelo de Dios. Utiliza la oración, la meditación o la contemplación; no para pedir a Dios, sino para escuchar y experimentar a Dios. Dios es omnipresente; no hay ningún sitio en que Dios no esté. Si estás constantemente hablando, pensando o deseando, ¿cómo vas a experimentar o ser capaz de reconocer esta presencia eterna de Dios?

CUANDO HA LLEGADO TU HORA

En casos extremos y en algunos casos de cáncer avanzado, si uno no consigue ponerse bien, puede indicar que es su turno para dejar este planeta. Nuestros cuerpos físicos, emocionales y mentales son sólo nuestros vehículos mientras estamos de viaje por esta creación. No puede durar para siempre y no lo hará.

Uno nunca debe temer a Dios o el camino que va a tomar. «Tú» nunca te puedes morir, sólo tus cuerpos mueren. Tú, como alma, vives para siempre. Este mundo físico es uno de los mundos de Dios más difíciles para funcionar y vivir en él. Si es tu turno, puedes experimentarlo como una bendición y una gran alegría para pasar al siguiente mundo. Cuando yo he viajado fuera de mi cuerpo físico no he encontrado nada más que alegría, conciencia, éxtasis y amor puro.

Siéntete siempre pleno de amor y de Dios. Si todo el mundo hiciera esto en todo momento, este mundo sería un lugar muy diferente. Vivir en todo momento ese momento y olvidar el pasado. Vivo en el «ahora» y el futuro nunca llega. Aprende a disfrutar de cada momento, independientemente de qué dolencia tengas o de que parezca crónica y sin esperanza. Haz de tu vida lo que tú quieras que sea. Si deseas que tu cuerpo sea saludable, entonces, que así sea, hazlo saludable. Depende de ti y sólo de ti que sea saludable. Tú eliges.

Abre las puertas de la exploración y permítete a ti mismo crecer y expandirte. Esto eliminará el estrés de todos tus cuerpos y permitirá que la sanación tenga lugar. La verdadera sanación está integrada; el tratamiento es específico, separado. La sanación es expansiva; el tratamiento es restringido o limitado. Observa todo y a todos como la expresión de Dios y da amor divino a todos. Cuando experimentes la belleza del amor total y a Dios, entonces la verdadera vitalidad será tuya. Mantén tu corazón abierto en todo momento.

Aprende a dar un paso atrás desde el pensamiento y las emociones y observa. «Sé» tu verdadero ser. Esto es sobre lo que trata la auténtica oración y meditación –separa tus cuerpos para que puedas alcanzar la verdadera comunión con Dios. Límpiate y fortalécete a ti mismo en todos los sentidos.

¡Que Dios te bendiga!

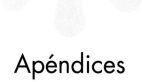

Apéndices

Estudio de las temperaturas basales en la función tiroidea

La prueba de la temperatura basal es bastante precisa cuando la temperatura se toma en la axila (el sobaco) por las mañanas durante cuatro días. Si la temperatura es persistentemente baja, entonces hay un hipo o bajo funcionamiento de la glándula tiroides a pesar de lo que indiquen otros análisis de laboratorio.

¿Cómo tomarte tu propia temperatura basal?

Por la noche, antes de irte a dormir, sacude un termómetro hacia abajo y colócalo al lado de la cama, en la mesilla de noche o en una silla. ASEGÚRATE DE QUE LO SACUDES HACIA ABAJO.

A la mañana siguiente, al despertar, no te levantes ni te muevas. Coloca el termómetro en la axila presionando el brazo contra tu cuerpo desnudo. Relájate y MANTENLO ALLÍ DURANTE DIEZ MINUTOS DE RELOJ.

Sácalo, léelo y anota los resultados. Este registro de tu temperatura basal temprano en la mañana es una gran ayuda en la determinación del hipotiroidismo. Los temas más importantes del hipotiroidismo son el metabolismo y la utilización del calcio.

La lectura normal es de 36,6 a 36,7 ºC

Cuando tu temperatura basal es inferior a 36,6, esto muestra diferentes grados de hipotiroidismo. Cuando tu temperatura está por encima de 36,7, esto puede indicar hipertiroidismo.

Las temperaturas basales entre 36,1 y 36,6 son mucho más fáciles de curar que las temperaturas entre 35 y 35,5. Estas temperaturas son crónicamente bajas, lo que requiere una detoxificación mucho más agresiva y una terapia a base de hierbas. Con bajas temperaturas basales pueden ser necesario el uso de extracto de tiroides cruda y yodo orgánico. La mayoría de las afecciones de la tiroides hipoactiva son congestivas por naturaleza, procedentes de mucosidades, ácidos y proteínas extrañas que, literalmente, obstruyen los tejidos de la tiroides. El hipertiroidismo también es, sobre todo, una afección congestiva. La desintoxicación es la clave principal para eliminar estas afecciones de la tiroides.

Hoy en día, muchas personas tienen la tiroides genéticamente débil. La respuesta es siempre la misma: desintoxicar y fortalecer estos tejidos y el cuerpo. Date tiempo al tiempo. Te podría costar un año o más cambiar estos niveles crónicos.

Fecha _____ Temperatura _____

Fecha _____ Temperatura _____

Fecha _____ Temperatura _____

Fecha _____ Temperatura _____

Para las mujeres que menstrúan, medir también las temperaturas en el segundo y tercer día de su período.

Fecha _____ Temperatura _____

Fecha _____ Temperatura _____

Fecha _____ Temperatura _____

Fecha _____ Temperatura _____

LECTURAS ADICIONALES

Fecha _____ Temperatura _____

Fecha _____ Temperatura _____

Fecha _____ Temperatura _____

Fecha _____ Temperatura _____

APÉNDICE B
La familia de las ciencias naturales

Dios ofrece una amplia gama de modalidades de sanación natural, algunas de las cuales aún no han sido descubiertas. La belleza de las terapias naturales es cómo te hacen sentir. Algunas pueden ser dolorosas al principio, ya que remueven profundamente los tejidos para liberar toxinas. Otras son suaves y apacibles, mejorando tu flujo de energía y elevando tu conciencia. Las terapias naturales afectan no sólo al cuerpo físico, sino también a tu cuerpo emocional y al mental.

Curar la causa es muy diferente a tratar, simplemente, el síntoma. Las terapias naturales de sanación pueden dividirse, básicamente, en dos categorías: sistemas de tratamiento o sistemas de desintoxicación. Algunos sistemas de tratamiento, como el masaje, en realidad, estimulan la desintoxicación. En el mundo actual son necesarios tanto el sistema de tratamiento como el de detoxificación debido a la profunda debilidad y toxicidad de nuestros tejidos. Sin embargo, personalmente, prefiero las modalidades de detoxificación porque los resultados serán permanentes. La vitalidad y la restauración de los tejidos debilitados o degenerativos deben ser tus objetivos. Diviértete usando terapias naturales al mismo tiempo que limpias y remodelas tu cuerpo físico y espiritual.

ACUPUNTURA Y ACUPRESIÓN

La acupuntura y la acupresión son sistemas que utilizan agujas o presión para mover la energía estancada, sobre todo en zonas de debilidad o congestión.

El cuerpo, de forma natural, concentra su energía donde existe irritación o congestión. Esto puede causar dolor y malestar. Al mover la energía estancada, aumentamos la circulación (sangre y flujo de la linfa) también a través de estas zonas. Esto aumenta las respuestas inmunitaria, nutricional, antioxidante y el movimiento de los electrólitos y ayuda a eliminar la inflamación y la toxicidad en estas zonas estancadas.

La acupuntura y la acupresión han ayudado a millones de personas a disfrutar de una mejor calidad de vida. La detoxificación combinada con cualquiera de estos dos artes hace un dúo inmejorable.

BIOELECTROMAGNETISMO

La ciencia del bioelectromagnetismo o medicina energética es una ciencia emergente del actual renacimiento espiritual. Esta ciencia está estrechamente relacionada con la física cuántica y abarca la electricidad y las energías electromagnéticas y sus efectos en tus células, tejidos, órganos y glándulas. El estudio de las corrientes eléctricas siempre te llevará a Dios y a las creaciones de Dios porque estamos hablando, sencillamente, de energía.

Toda materia es energía condensada. Sin energía nada existe, incluida la conciencia. La conciencia es energía pura en su más estática pero activa forma. Ésta es otra paradoja. Es decir, Dios, el creador, es energía pura, sin límite, mientras que su creación es esta energía pura, condensada y confinada en formas. Como energía pura que es se mueve hacia la creación, crea corrientes eléctricas. La energía que desprenden estas corrientes eléctricas se llama energía electromagnética.

Cada átomo sólo emite la energía electromagnética de su movimiento. Cuando se «agrupa» con otros átomos, entonces crea compuestos y estructuras; estas energías se combinan, produciendo un arco iris de tonalidades. La verdadera belleza de la creación es su ilimitado arco iris de colores que emana de sus expresiones. Esta energía fluye de tu conciencia, o alma, yendo de los mundos mentales de tu mente, a los mundos emocionales (el nivel astral) y a este mundo físico. Esta energía electromagnética emite diferentes colores, dependiendo de las frecuencias o tipo de estructura que tiene el alma, ya sea animal, humana, flor o mineral. La conciencia de uno mismo y su estilo de vida afectan y definen la forma en que esta energía se experimenta, ya que toda vida en la creación es energía definida. El estado o nivel de conciencia o de expresión individual (ya sea humano, flor, animal, etcétera) determina el nivel y el color involucrados en la energía. Cuando hay obstrucciones a este flujo de energía, hay malestar.

La creación es energía en movimiento. Uno debe consumir y vivir con energías que estén en armonía con su propio nivel de conciencia. Estas energías están contenidas en los alimentos, los pensamientos, las emociones, las influencias externas, etcétera. El nivel de conciencia de cada uno puede cambiar a medida que uno crece espiritualmente. Cualquier discordancia en estas energías, y el malestar comienza a instalarse. Cuando un elemento o forma de energía está dentro de tu cuerpo físico, se denomina un «campo endógeno de energía». Cuando está fuera de tu cuerpo físico, se denomina un «campo exógeno de energía».

Por supuesto, hay un sinfín de bandas y frecuencias de energías. Existen simples bandas de corriente continua de baja frecuencia; corrientes de nivel medio de la radio, el microondas, el radar y corrientes de infrarrojos; y de alta frecuencia, como los rayos X y los rayos gamma.

En el capítulo 4, que trata de alcalinos (catiónicos) y de ácidos (aniónicos), hablamos de la ionización. En pocas palabras, la ionización es la ruptura de unas estructuras para dar lugar a otras estructuras. La ionización es vital para la vida, ya que la vida está en constante cambio. Esto incluye todo, desde nuestra conciencia a nuestra estructura, para adaptarnos al mundo en que vivimos. La creación es un estado constante de flujo o de cambio; siempre creciendo y expandiéndose.

La electrocontaminación es un término asignado a los efectos tóxicos de las corrientes eléctricas y sus energías electromagnéticas, que dañan los tejidos. Los rayos X y los rayos gamma son ionizadores fuertes que pueden destruir el tejido biológico. Los ultravioletas y algunas de las bandas de luz visible son algo ionizantes. A pesar de su amplitud, el microondas, el radar y las bandas infrarrojas se consideran no ionizantes; en mi opinión, estas bandas pueden afectar el cerebro y el tejido nervioso de una manera destructiva, especialmente con una exposición prolongada. Estas bandas «no ionizantes» se dividen en dos categorías: la térmica, que produce calor, y la no térmica, que no produce calor. Las térmicas o corrientes que producen calor son, por supuesto, las más destructivas de las dos para el tejido biológico.

Utilizamos bandas de energía no térmicas y no ionizantes en el campo de la medicina como una forma de observación y diagnóstico de la debilidad de los tejidos. Herramientas como el electrocardiograma y el electroenfalograma son dos ejemplos de ello.

Los seres humanos están cada vez más y más cerca de comprender la fuerza de la vida y de cómo funciona. Siempre debes buscar la verdad y permanecer receptivo, permitiéndote a ti mismo crecer y explorar los infinitos mundos de Dios por dentro y por fuera.

Nota: Cuando en tu cuerpo domina la acidosis, esta condición cambia la energía electromagnética del cuerpo, lo que provoca un aumento de la energía térmica y de la ionización. Esto daña los tejidos de todo tu cuerpo.

AROMATERAPÍA – EL USO DE LOS ACEITES ESENCIALES

Siempre he dicho que si lo respiras, lo comes. La aromaterapia se basa en el poder de los aceites esenciales de las plantas para mejorar, curar, estimular y revitalizar los tejidos. Estos aceites pueden administrarse ya sea por inhalación, ingesta o absorción por la piel. La FDA (Administración de Alimentos y Medicamentos de Estados Unidos) no recomienda ingerir aceites esenciales, pero millones de personas en todo el mundo los ingieren, especialmente si tienes en cuenta que si te los pones en la piel, los estás ingiriendo.

Los aceites esenciales son muy potentes. Se dice que es uno de los compuestos más fuertes de una planta. Tienen efectos profundos llegando al interior del cuerpo, y cuando se utilizan sabiamente, los resultados son tremendamente valiosos. Trata de usar los aceites esenciales como un suplemento para estar sano. Los diferentes aceites, como las diferentes hierbas, tendrán efectos específicos sobre varios órganos o procesos del cuerpo. Consulta la bibliografía para buscar recursos adicionales en este campo.

Aceites esenciales y sus beneficios

ACEITE DE ABEDUL – Para la artritis, el dolor, la desintoxicación, la congestión linfática y las afecciones de la piel.

ACEITE DE ABETO – Se usa para la inflamación (de varias «itis»), refuerzo de las vías urinarias, propiedades fungicidas, para el hipotiroidismo en afecciones relativas a los huesos, la piel, la sudoración.

ACEITE DE AJEDREA DE MONTAÑA – Antimicrobiano, con propiedades antibacterianas, antimicóticas y antivirales. Considerado como un tónico.

ACEITE DE ALBAHACA – Antiespasmódico. Se usa para las migrañas, la claridad mental; estimula el sistema nervioso (problemas de ansiedad, etcétera), estimula la tiroides (hipofunción), estimula las glándulas suprarrenales.

ACEITE DE BERGAMOTA – Para afecciones de la piel, afecciones congestivas de las vías respiratorias, senos, sistema linfático, inflamación, vías urinarias, parásitos, glándulas endocrinas. Se dice que este aceite afecta al hipotálamo del cerebro.

ACEITE DE CANELA – Para la digestión, los parásitos (la canela tiene propiedades antibacterianas), los problemas cardíacos, el aumento de la circulación, la función de los riñones, el dolor de muelas.

ACEITE DE CILANTRO – Para el páncreas (ayuda a la digestión), para soporte cardíaco, para la circulación y para el dolor.

ACEITE DE CIPRÉS – Linfático. Se usa para la artritis, los sofocos, la función pancreática y la circulación.

ACEITE DE CITRONELA – Para las afecciones que implican al tejido conectivo; también se utiliza como digestivo (ayuda al páncreas, hígado, etcétera); ideal para el sistema linfático, las vías urinarias, el sistema respiratorio, el sistema nervioso; y ayuda a los músculos.

ACEITE DE CLAVO – Para la congestión respiratoria, reumatismo, alergias (el clavo proporciona estímulo linfático), estrés, dolores de muelas y tuberculosis. Fuerte antiparasitario.

ACEITE DE ENEBRO – Tracto urinario, especialmente los riñones; para la diabetes (ya que este aceite es compatible con el páncreas); para las glándulas endocrinas; cuestiones de «ego»; glándulas suprarrenales; gota; soporte del sistema linfático. (Es un aceite fuerte, ¡úsalo con precaución!).

ACEITE DE ESTRAGÓN – Digestivo (que estimula el páncreas, el hígado). Se usa para la inflamación (de varias «itis»), como laxante y antiparasitario. Muy útil en casos de anorexia y como soporte del sistema nervioso.

ACEITE DE EUCALIPTO – Para cualquier congestión pulmonar o afección, diabetes, dolores de cabeza, congestión nasal, congestión de los ganglios linfáticos o inflamación de los riñones.

ACEITE DE GÁLBANO – Se dice que mejora la espiritualidad. Un antiparasitario debido a sus propiedades antibacterianas. Se utiliza como tónico linfático, para el estrés y la circulación.

ACEITE DE GENGIBRE – Digestivo. Se usa para el páncreas, la circulación, la artritis, los calambres, el dolor de muelas, como laxante y para las resacas.

ACEITE DE GERANIO – Para el páncreas (especialmente en casos de diabetes, o para la digestión), para el hígado/vesícula biliar; un desintoxicante; equilibrio del sistema urinario; para la piel; para el sistema linfático.

ACEITE DE HIERBA LOMBRIGUERA – Proporciona apoyo al sistema inmunitario, el sistema linfático, las glándulas suprarrenales (especialmente, problemas emocionales).

ACEITE DE HIERBABUENA – Similar a la menta, la hierbabuena estimula el hígado, el tracto urinario y el sistema linfático. Bueno para las afecciones respiratorias y como un relajante del sistema nervioso. Es fungicida.

ACEITE DE HINOJO – Afecciones respiratorias, especialmente asma; estreñimiento; digestión; función hepática.

ACEITE DE HISOPO – Antiparasitario (antibacteriano, antiviral, fungicida). Expectorante para el sistema respiratorio. También regula la función de los sistemas linfático, urinario y digestivo. Se trata de un aceite fuerte. ¡Utilízalo con precaución!

ACEITE DE INCIENSO – Estímulo del sistema inmunitario y del sistema linfático, aumento de la formación de glóbulos rojos, mejora de los tumores, la inflamación y el funcionamiento de las vías urinarias.

ACEITE DE JAZMÍN – Para la inflamación (de las «itis»), para estimular la función suprarrenal (en casos de ansiedad), enfermedades hepáticas, problemas respiratorios, refuerzo del sistema nervioso y para los músculos.

ACEITE DE LAVANDA – Excelente para los riñones y la vejiga, dolores de cabeza, dolores de oído y como relajante para el sistema nervioso. Este aceite alimenta lentamente los nervios. Utilízalo como un desintoxicante del hígado y de la vesícula biliar. También va bien para todas las afecciones de la piel, incluidas las quemaduras.

ACEITE DE LIMÓN – Para el páncreas (en casos de diabetes y para la digestión, entre otros usos). Proporciona estímulo al sistema linfático; ayuda a las vías urinarias (riñones y vejiga); cura las cicatrices de los tejidos; útil en caso de hemorragias.

ACEITE DE LOTO BLANCO – Útil como tónico. Edificante, se dice que trae euforia. Propiedades espirituales. Mejora el sistema inmunitario. Propiedades contra el cáncer.

ACEITE DE MANZANILLA – Un relajante para los músculos; se utiliza para alergias, vejiga, ansiedades y digestión.

ACEITE DE MEJORANA – Refuerza las glándulas suprarrenales (para la ansiedad, los problemas del sistema nervioso, el estrés). Ideal para la tiroides (para la depresión, los dolores de cabeza, o en casos de hematomas). Fungicida. Refuerza las vías respiratorias y los músculos. Ayuda en la eliminación de garrapatas. Alivia la inflamación.

ACEITE DE MENTA – Ideal para la congestión respiratoria; se usa como un antiespasmódico; un gran digestivo (ayuda al páncreas, al hígado, etcétera). Se utiliza para las afecciones de la piel; para la inflamación; como soporte de las vías urinarias; y para la claridad mental. Ayuda a aliviar las náuseas del embarazo, conmociones, ansias, mareos y fatiga. Se utiliza para los cálculos biliares y el dolor de muelas.

ACEITE DE MIRRA – Mejora la inflamación, la congestión de la respiración y el hipertiroidismo. Tiene propiedades fungicidas, antibacterianas y sedantes.

ACEITE DE NARANJA – Ayuda al bazo, a las glándulas suprarrenales (ansiedad, estrés, *shock,* etcétera), al corazón, al hígado y a la sangre. También se utiliza por sus propiedades antifúngicas y como laxante.

ACEITE DE NUEZ MOSCADA – Digestivo (ayuda al páncreas) y laxante. Ayuda a aliviar los vómitos. Apoyo para el corazón.

ACEITE DE ORÉGANO – Antiparasitario (debido a sus componentes antimicóticos, antivirales, antibacterianos); bueno como soporte del sistema inmunitario.

ACEITE DE PACHULI – Ayuda al sistema nervioso, al sistema linfático y al sistema endocrino, especialmente a las glándulas suprarrenales en afecciones de ansiedad y estrés, y a la tiroides en casos de depresión, dolores de cabeza, fiebre. Bueno para la piel; se utiliza como diurético; se usa para la claridad mental y para las alergias donde es necesario el apoyo linfático.

ACEITE DE PALO DE ROSA – Propiedades antiparasitarias (bacterias, hongos, etcétera). Útil para la piel, el hígado, el sistema nervioso, las glándulas suprarrenales (para aliviar el estrés, la ansiedad, la preocupación).

ACEITE DE POMELO – Estímulo linfático. Se utiliza para la piel, el hígado y como regulador glandular. Antiparasitario.

ACEITE DE ROMERO – Se usa para la inflamación, las afecciones del hígado, las afecciones de la piel, como apoyo a las glándulas endocrinas, al páncreas (para la diabetes), epilepsia, gota, enfermedades cardiovasculares (corazón y circulación), confusión mental y afecciones respiratorias y congestión nasal, estrés. También es útil en el parto.

ACEITE DE ROSA – Regula las glándulas endocrinas; bueno para las cuestiones relacionadas con las emociones; útil para la congestión pulmonar, la tuberculosis, impotencia, úlceras, afecciones de la piel, depresión (debido a sus propiedades de soporte de la tiroides). Posee también propiedades hemostáticas (útiles para detener las hemorragias, tanto internas como externas).

ACEITE DE SALVIA – Otro gran desintoxicante, que ayuda al pulmón, el sistema linfático, senos paranasales, hígado, piel y congestión circulatoria y obstrucciones. La salvia también es un buen diurético y ayuda a la digestión. Útil para inducir la sudoración, lo que fomenta la eliminación de la piel. También se dice que es antibacteriano, antimicótico y antiviral.

ACEITE DE SALVIA SCLAREA – Este equilibrador hormonal proporciona equilibro glandular y del sistema linfático. También se usa para equilibrar el sistema nervioso, como tónico y para dolores de cabeza.

ACEITE DE SÁNDALO – Se cree que tienen efectos positivos sobre el ADN y el ARN. Útil como digestivo estimulando el páncreas y el hígado. Bueno para la vejiga, refuerza la tiroides (especialmente con depresión, problemas de calcio), enfermedades de la piel, estrés y vómitos. Tiene propiedades fungicidas.

ACEITE DE TOMILLO – Antiparasitario para todo tipo de parásitos: hongos, bacterias, virus o gusanos. Utilizar en casos de congestión pulmonar, estrés, ansiedad y tensión (cuando las glándulas suprarrenales necesitan apoyo), trastornos de la piel, problemas relacionados con la tiroides (como depresión o afecciones de la piel), afecciones linfático/congestivas, tumores, náuseas, gota, problemas cardíacos, circulación y congestión de la garganta.

ACEITE DEL ÁRBOL DEL TÉ (MELALEUCA) – Un buen aceite como refuerzo de los sistemas linfático e inmunitario. Útil para el herpes zóster, como un antifúngico o antiviral. Bueno para quemaduras, golpes y eliminación de verrugas.

En la herboristería de mi hermana tenemos una sauna en la que utilizamos aceites esenciales. Esto procura un gran beneficio al cuerpo, especialmente para ayudar a la eliminación a través de la piel, los pulmones, los riñones e, incluso, los intestinos. Utilizar aceites de esta forma puede, literalmente, extraer las toxinas de tu piel. Te recomiendo que uses aceite de eucalipto, abedul, salvia o lavanda (ver sus propiedades y usos más arriba).

Los aceites esenciales también se pueden quemar en lámparas de aceite o quemadores especiales de aceites esenciales. Pueden utilizarse en la bolsa de tu aspiradora, lo que permitirá que los aceites esenciales neutralicen muchas partículas tóxicas que escapan a tu aspiradora. Este método también extiende el aceite por toda la zona que estés aspirando.

Deja que el aroma de los aceites te estimule y mejore tu vida en un sinfín de formas.

QUIROPRÁCTICA Y KINESIOLOGÍA

La quiropráctica es un recurso terapéutico basado en la interacción de la columna vertebral y el sistema nervioso. Un quiropráctico entrenado puede usar diferentes métodos para manipular la columna vertebral, hacer ajustes en vértebras específicas y abriendo, de este modo, vías de energía y liberando bloqueos de energía en diferentes partes del cuerpo.

La kinesiología es un sistema de diagnóstico basado en la retroalimentación del diagnóstico que consiste en probar la resistencia de músculos concretos. La teoría es que los músculos se debilitan cuando cualquier parte del cuerpo se siente amenazada o débil. Haciendo «preguntas» específicas al cuerpo y probando, a continuación, la resistencia de los músculos, el kinesiólogo capacitado puede identificar qué sistema está necesitando atención y determinar la mejor manera de fortalecerlo.

Cuando se utilizan juntos, la quiropráctica y la kinesiología han salvado muchas almas del sufrimiento. La combinación es importante, ya que las vértebras de la columna muchas veces mueven de su sitio los músculos débiles y tóxicos. Los músculos mantienen el sistema esquelético en su lugar. El cuerpo almacena de forma natural toxinas en los músculos, en primer lugar, con el fin de salvar los órganos vitales. Los productos lácteos, azúcares refinados y almidones causan congestión linfática, lo que finalmente conduce a la debilidad de los músculos y de los tejidos. Esto puede dejar algunos músculos más débiles que otros. Los músculos más fuertes, entonces, comienzan a empujar a los huesos fuera de su sitio.

Por supuesto, también podemos desplazar nuestro sistema esquelético por lesiones. Cuando tu sistema esquelético está fuera de lugar, puedes sufrir molestias y dolor severo. He visto convulsiones fruto de desalineaciones de la columna vertebral. Si se agrega la detoxificación a la quiropráctica, realmente se podría curar el sistema muscular/esquelético.

COLONTERAPIA

Véase «El buen cuidado de los intestinos», módulo 6.9.

COLORTERAPIA

Sin color, la vida no existiría. Las energías que componen los millones de colores crean, apoyan y sostienen las dimensiones incalculables que existen fuera de nuestra vista. El poder de los colores para mejorar los tejidos es enorme. Desarrollé una máquina de terapia de color hace años y me divertí mucho experimentando con los colores y sus efectos sobre el cuerpo. El sol es el proveedor final de la terapia del color. Un amplio espectro de rayos rodea y fluye a través de nosotros, sanando y abrazando nuestras células. Toda la vida se ve a la «luz», de una forma u otra.

Como hemos examinado, la energía crea, apoya, sustenta y cambia el universo. Esta energía se manifiesta desde la conciencia y se extiende hacia la creación. Como se mueve, desprende colores (luz) y música (sonidos). Estas energías, sus colores y la música, son a la vez espectaculares y sutiles. La dualidad dicta qué colores o energías se mueven entre caliente (ácido) y frío (alcalino), o claro (ácido) y oscuro (alcalino).

Todo lo que existe tiene una energía o energías principales que apoyan o sostienen, tanto si se trata de un ser humano como de un animal, planta, planeta o universo. Un ejemplo de esto podría ser un planeta como la Madre Tierra, donde las piedras preciosas juegan un papel importante en la canalización de esas energías que la sostienen. También hay líneas de energía electromagnética que atraviesan la Tierra. Donde se encuentran se dice que es un lugar de energía muy alta, un lugar donde las personas más espirituales tienden a congregarse y a vivir. Sedona, Arizona, es un ejemplo de un lugar así.

Otro ejemplo de centros de energía se encuentra en los cuerpos de los animales y los seres humanos. Existen siete centros de energía principales en cada uno de nosotros. Estos centros de energía principales corresponden a diferentes aspectos o diferentes cuerpos que utilizamos. La mayoría de las personas no puede ver estos tipos de energía. Aquellos que pueden se denominan psíquicos; sin embargo, cualquier persona puede entrenarse para verlos. Tu capacidad para lograr cualquier cosa depende del grado de tu deseo para conseguirla. Estos centros de energía se «ven» como sigue:

Primer centro
Dimensión: física (supervivencia)
Localización: base de la columna (cuarta vértebra sacra)
Color: rojo

Segundo centro
Dimensión: física (social, sanación)
Localización: 5 cm por debajo del ombligo
Color: naranja

Tercer centro
Dimensión: emocional (astral, supervivencia)
Ubicación: plexo solar
Color: amarillo/rosa

Cuarto centro
Dimensión: emocional (sanación, astral)
Localización: centro del pecho (corazón) primera, segunda, tercera vértebra torácica
Color: verde

Quinto centro
Dimensión: mente (supervivencia)
Localización: delante de la garganta, se corresponde con la tercera vértebra cervical
Color: azul cielo

Sexto centro
Dimensión: mente (sanación)
Localización: tercer ojo, glándula pineal
Color: índigo

Séptimo centro
Dimensión: ego (corona)
Localización: corona de la cabeza, glándula pituitaria
Color: púrpura/violeta

Octavo centro
Dimensión: el alma misma
Color: amarillo/blanco

Los centros principales anteriores se expresan a través de tu cuerpo físico y se llaman chakras.

Cuando uno tiene una enfermedad física, emocional o mental, estos centros comenzarán a cerrarse, respectivamente. Estas energías emanan de tu cuerpo físico y a través de él. Tu aura, o la energía electromagnética que emana de ti, puede ser *leída* y analizada para determinar los puntos débiles o las fortalezas.

En el aura, el blanco o el amarillo son los colores de la conciencia. Las principales energías creativas y sostenibles de la Tierra, divididas en cinco influencias o elementos básicos, se ven en el aura en los siguientes colores:

Elemento aire = violeta

Elemento fuego = rojo

Elemento éter = azul

Elemento agua = naranja

Elemento tierra = verde

Los siguientes son ejemplos de los colores y de los tejidos específicos a los que afectan.

EL COLOR DE LAS ENERGÍAS Y TEJIDOS A LOS QUE AFECTAN

ROJO	NARANJA	AMARILLO	VERDE	AZUL	VIOLETA
Glándula de la próstata	Aparato respiratorio	Vitalidad en general	Pituitaria	Hígado	Individualidad
Colon	Estómago	Médula espinal	Activación de las células	Zona pélvica	Órganos sexuales (mujeres)
Músculos	Plexo solar	Crecimiento	Depuración	Cerebral (tejido del cerebro)	Sistema linfático
Glóbulos rojos	Paratiroides/tiroides	Sistema inmunitario	Sanación	Sangre	Estómago
Aparato excretor		Corazón	Constructor de músculos	Intestino delgado	Menstruación
Órganos (en general)		Activador linfático		Oxigenación de los tejidos	Sistema digestivo (páncreas)
Hígado		Estimulante cerebral		Glándulas suprarrenales	Embarazo
Potencia sexual		Huesos			Extremidades inferiores
Glándulas suprarrenales		Sistema nervioso			Paratiroides
		Cerebro			Funciones inmunes del bazo
					Sangre

Mediante el uso de diferentes colores o frecuencias electromagnéticas, terapéuticamente, podemos influir en los tejidos de manera positiva. Responderá o funcionará con una mayor capacidad. Hoy en día, necesitamos todo el poder curativo que podamos conseguir debido a las graves insuficiencias que la mayoría de nosotros tenemos en nuestras células, tejidos, órganos y glándulas, como resultado de nuestra dieta y nuestra genética.

Si realmente deseas estar sano física, emocional, mental y espiritualmente, entonces, debes conectarte con Dios. En este mundo estamos interconectados con la naturaleza, sin la cual la vida no podría existir tal como la conocemos. La naturaleza nos ofrece gran cantidad de herramientas para ayudarnos en la calidad de nuestra expresión mientras vivimos en este planeta. Toma el control. Utiliza todas estas herramientas que están a tu disposición para obtener tus objetivos.

A continuación hay una lista de alimentos y sus colores específicos. Come más de los alimentos que encajan con la zona del cuerpo que quieres trabajar.

En la creación siempre hay dualidad u opuestos. Sin opuestos sólo habría una cosa: ¡Dios! Los opuestos nos dan materia, energía, tiempo y espacio. Siempre hay dos procesos o fuerzas que actúan en la naturaleza: anabolismo y catabolismo. El anabolismo es el proceso de crecimiento, reparación, construcción, mejora y energía dinámica. Lo esencial frente a esto es el catabolismo, que es el destructor o el lado «demoledor». Este lado afecta al cambio; equilibra el crecimiento excesivo; mantiene la forma y el tamaño de las formas; y destruye a los débiles, para hacer espacio a los fuertes. El catabolismo crea los desechos del metabolismo, mientras que el anabolismo los expulsa hacia fuera a través del sistema linfático. La vida en estos mundos materiales requiere la dualidad de su existencia. Tenemos que entender ambos lados de los procesos esenciales de la vida.

Los colores añaden belleza y elevan la conciencia en la vida de uno. Ródéate de color, de música armoniosa y de la energía de Dios. Entonces sabrás lo que en realidad es la verdadera vitalidad.

LOS ALIMENTOS Y SUS COLORES ESPECÍFICOS

ROJO	NARANJA	AMARILLO	VERDE	AZUL	VIOLETA
Cereza	Zanahoria	Zanahoria	Lechuga romana	Arándano	Pera
Sandía	Naranja	Melón	Lechuga	Zarzamora	Espárrago
Fresa	Mandarina	Maíz	Espinacas	Ciruela	Apio
Tomate	Calabaza	Limón	Apio	Uva	Chirivía
Boniato	Colinabo	Pomelo	Perejil	Todas las frutas de color azul sin piel	Patata
Berro	Melón, algunos	Mango			
Rábano	Boniato	Cebolla			
Repollo	Ajo	Papaya			
Cebolla	Frutos secos, algunos	Caqui			
Ajo	Todas las frutas y los vegetales de color naranja sin piel	Calabacín			
Pimiento		Naranja			
Jengibre		Mandarina			
Berenjena		Nabo			
Remolacha		Melocotón			
Perejil					

519

La naturaleza es muy hermosa y poderosa. Una de sus creaciones más bellas es la flor. Me encanta ir a los jardines de flores y abrazar las energías amorosas de estos preciosos dones. Sin estos «equilibrados» dones de la belleza real, la vida en este planeta sería realmente aburrida.

¿Has notado la multitud de aromas que se encuentran en el reino de las flores? Cada aroma afecta a tu bienestar físico, emocional, mental y del alma de una manera edificante y sanadora. Cada flor está diseñada, al igual que cada hierba, para mejorar y aumentar la conciencia de tus células, tus emociones y tus pensamientos. Edward Bach fue el fundador de una modalidad de sanación que utiliza las flores para mejorar cada faceta de tu vida. Kathren Woodlyn Bateman ha creado una fantástica selección de esencias florales (Flower Essences of Running Fox Farms™ en Worthington, Massachusetts). He utilizado estas fórmulas para equilibrar el trauma emocional que las personas han experimentado en las salas de urgencias de los hospitales, en el atentado de Oklahoma City y en clínicas de salud mental. He visto trabajar a estas sutiles energías con resultados sorprendentemente positivos.

En la física se aprende que todas las cosas existen como energía que fluctúa entre dos polos. Estas energías pueden ser perturbadoras para nuestro bienestar emocional y mental, o pueden ser armoniosas, produciendo equilibrio y elevación. Esto es importante saberlo porque lo que piensas y lo que sientes afecta a tu salud tanto como lo que comes.

Se han creado muchas fórmulas de esencias florales. Son similares a las fórmulas herbales, donde la calidad de la fórmula depende de la calidad de la flor y de la habilidad del profesional que la creó. De todas las fórmulas creadas, «Rescate» es la esencia floral de Bach más famosa. Muchas empresas la han copiado en cierta medida. El remedio «Rescate» se puede utilizar en casi cualquier experiencia traumática, especialmente cuando hay una conmoción involucrada. «Milenrama dorada» (por Fox Montaña) es otra gran fórmula para golpes, ataques de ansiedad y especialmente para la depresión.

La mayoría de las personas, por lo general, no piensan ni sueñan en colores. Una noche estaba meditando sobre este tema y tuve una vívida experiencia extracorpórea en un paraíso que era cristalino, donde todos los árboles y las plantas destellaban una infinita variedad de colores y tonalidades. Esta experiencia cambió mi forma de mirar, y de soñar, la vida. La terapia floral es una parte muy importante de la terapia de color y de la aromaterapia.

Las flores también pueden comerse por sus valores nutricionales y energéticos. Capuchinas, margaritas y las flores de diente de león son sólo algunas de estas bellezas comestibles. Disfruta del «poder de la flor». Te sorprenderá cómo los alimentos del arco iris de Dios te mejorarán, calmarán, expandirán y revitalizarán. Añade un montón de flores y esencias florales a tu vida y te ayudarán a abrir tu corazón y traer la música de Dios.

TERAPIA DE PIEDRAS PRECIOSAS

La terapia de piedras preciosas se ha practicado durante miles de años. Muchas piedras preciosas, como los rubíes, se molieron hasta conseguir un polvo fino y se administraron internamente para enfermedades y dolencias. La vibración y la estimulación de los compuestos inorgánicos tuvieron un efecto beneficioso sobre el tejido biológico. Otras piedras preciosas han sido usadas como joyas alrededor del cuello, los brazos, o sobre la zona infectada. La terapia de cristal es ampliamente utilizada hoy en día para absorber la enfermedad y para enfocar la energía sanadora a las zonas debilitadas del cuerpo. Esto se hace colocando un cristal sobre una zona infectada del cuerpo y permitiendo a la energía del cristal llevar a cabo su magia. Las piedras preciosas tienen un gran poder que los seres humanos, generalmente, todavía no entendemos. Es una ciencia interesante para explorar. Para obtener más información sobre este tema os recomiendo *Love is in the Earth*, de Melody (Earth-Love Publishing House, 1995); *Crystal Enlightenment*, de Katrina Raphaell (Aurora Press, 1985); y *Cunningham's Encyclopedia of Crystal, Gema and Metal Magic,* de Scott Cunningham, (Llewellyn Publications, 1987).

FITOTERAPIA

No importa si lo llamas fitoterapia, medicina botánica o herbología, las plantas no híbridas de Dios tienen el poder de la naturaleza para sanar, limpiar y revitalizar los tejidos. A la ciencia le gusta extraer, separar, y encontrar megadosis de constituyentes en las plantas para tratar los síntomas corporales. Las plantas nunca fueron pensadas para esto. La planta entera es potente, cuando aprendes a usar sus extractos naturales. He utilizado fórmulas herbales desde hace más de veinticinco años, mucho antes de que estuvieran de moda. Eso es porque mi deseo ha sido siempre ayudar a los demás a curarse por sí mismos, no a tratar sus síntomas. He utilizado más de cuatro litros de hierbas en un solo paciente. Las plantas pueden ser muy potentes y fuertes. Sólo hay alguna que no recomiendo debido a su naturaleza tóxica. Aunque ésas son plantas exóticas, no utilizadas en la fitoterapia convencional.

Además de las diferentes propiedades de las plantas, incluidas las antiinflamatorias, astringentes, digestivas, estimulantes, antiespasmódicas, etcétera, también tienen valor nutricional. Las plantas están llenas de vitaminas, minerales, sales, flavinas, aminoácidos y azúcares, por no hablar de sus energías electromagnéticas. Estudia y experimenta con extractos naturales. Sin ellos, los seres humanos no sobrevivirían a los múltiples efectos dañinos que han creado en este planeta.

HOMEOPATÍA

La homeopatía es un sistema basado en el tratamiento con remedios a partir de partes de animales, plantas y minerales. Las fortalezas y las dosis de estas fórmulas son muy leves. La homeopatía se basa en la filosofía de «lo semejante cura lo semejante». Por ejemplo, si tuvieras un caso de hiedra venenosa, el tratamiento sería consumir hiedra venenosa internamente en cantidades mínimas. Esta modalidad trabaja más con la construcción de la respuesta inmune que con la curación real del tejido. Los remedios homeopáticos se basan en la esencia de sus componentes en lugar de en su potencia, al darse cuenta de que la energía electromagnética, no la potencia, es la clave. La homeopatía no es una modalidad de desintoxicación y regeneración profundas, pero obtiene grandes resultados en el alivio de los síntomas.

HIDROTERAPIA (TERAPIA KNEIPP, Y OTRAS FORMAS)

La hidroterapia, o terapia del agua, se ha utilizado durante miles de años. En los tiempos modernos reconocemos los méritos del difunto Sebastian Kneipp, un sacerdote católico de Baviera, que mejoró y divulgó la hidroterapia en todo el mundo.

El agua puede utilizarse para estimular la circulación linfática y sanguínea. El agua también es un transportador de elementos y toxinas hacia y desde las células a través del tracto gastrointestinal o de la piel. Sabemos del beneficio del calor, ya que dilata y aumenta la circulación. El cuerpo utiliza este medio internamente por diaforesis (sudoración y fiebre) y respuesta histamínica, para aumentar el flujo sanguíneo y linfático. A medida que aumenta la circulación a los tejidos, aumentamos la respuesta de la nutrición, el oxígeno, el sistema inmunitario y los electrólitos (alcalinización). Éstos son factores importantes para la circulación de los tejidos. Por el contrario, el frío es un constrictor y puede bloquear la circulación de energía a los tejidos. Sumando estos dos aspectos de la estimulación juntos, la terapia del agua usando una aplicación caliente seguida de una aplicación de frío puede tener mucho éxito en situaciones de enfermedad.

Se podría considerar el consumo de agua como una forma de hidroterapia. La persona promedio casi no consume la suficiente, ya sea como bebida o la contenida en los alimentos cocinados. El agua es vital para los procesos de oxidación e ionización del cuerpo. El agua es esencial para el correcto movimiento de los intestinos, la adecuada hidratación y la función renal adecuada (riñones/vejiga).

Los baños minerales, otro tipo de hidroterapia, son excelentes para estimulación de los tejidos. Sin embargo, la sobreexposición al agua mineral pesada puede obstruir la piel volviéndola seca y quebradiza. Puede hacer que el cabello sea áspero y puede retrasar el crecimiento del cabello mediante el bloqueo de los folículos pilosos. El exceso de estimulación no es la clave para la vitalidad; la clave es la energía dinámica.

IRIDOLOGÍA

Es la ciencia que estudia el iris del ojo y su relación con los tejidos en tu cuerpo. Se trata de una hoja de ruta muy detallada de todas tus células, tus funciones y tus alteraciones.

Mi viejo amigo, el fallecido doctor Bernard Jensen, llamaba a la iridología la «ciencia maestra». El iris del ojo nos muestra en detalle la genética, las debilidades o fortalezas de los tejidos y las afecciones congestivas (o tóxicas) del cuerpo. Nos muestra obstrucciones, situaciones con prolapso y acumulaciones químicas. No sólo nos muestra la debilidad de los tejidos y la congestión, sino que los ojos nos muestran el grado de estas alteraciones. No conoces realmente tu cuerpo físico hasta que no te has hecho un análisis neuroóptico.

Para un profesional, la iridología no sólo da una imagen de todas las células, sino de las estructuras y sistemas del cuerpo. Esto es esencial para ver las condiciones reflejas, particularmente la importancia del tracto gastrointestinal (tejido intestinal) y su relación con todas las células en el cuerpo. En el mundo médico alópata, muchas veces un síntoma no tiene un origen conocido y no tiene un reflejo conocido o zonas que contribuyan a la toxicidad o debilidad. La iridología nos da esta información.

La iridología es el análisis de los tejidos blandos. Proporciona un tipo de información que se necesita urgentemente en el mundo del diagnóstico y la analítica. Tus ojos no son sólo las ventanas de tu alma, sino también las ventanas de tu cuerpo físico. La iridología es una ciencia fácil de aprender por todos y muy recomendable. Te ayudará a desvelar el misterio de tu genética y las debilidades de tu cuerpo.

MASAJES (TODOS LOS TIPOS) Y REFLEXOLOGÍA

Las manos de oro de un buen masajista son verdaderamente mágicas, ya que remodelan y restauran los tejidos de tu cuerpo. Hay muchos tipos de masajes, desde la estimulación ligera y el masaje relajante, hasta el masaje profundo de los tejidos y el masaje craneosacral. El trabajo del masaje es un importante campo que tiene muchas acciones, desde ayudar al cuerpo a curarse a sí mismo de las lesiones, a promover el drenaje linfático y la detoxificación. El cuerpo almacena las toxinas en los músculos, ahorrándoselas tanto tiempo como sea posible a los órganos principales. Pero, almacenando estas toxinas el cuerpo se torna rígido y dolorido, obligándonos a hacer ejercicio para estimular el flujo linfático. Cuando no tenemos la capacidad de hacer ejercicio o nos volvemos demasiado tóxicos, el masaje es sumamente vital.

La reflexología podal, tal como se señala en el capítulo 9 sobre hábitos saludables, es una forma especial de masaje y una herramienta muy valiosa. He salvado a varias personas de un paro cardíaco con mi pulgar y su pie izquierdo. No se puede subestimar el poder de la estimulación del sistema nervioso y del sistema linfático por la presión sobre puntos de las manos y los pies. Los cristales tóxicos y ácidos se acumulan bajo las terminaciones nerviosas en las manos y los pies. Esta toxicidad puede causar una multitud de síntomas, desde hipertensión arterial a debilidad de la vesícula biliar.

NAPRAPATÍA Y TERAPIA DE POLARIDAD

La naprapatía abarca la terapia de la polaridad del doctor Randolph Stone combinada con la manipulación. «Polaridad» se refiere a un tipo de equilibrio de energía. La naprapatía es una combinación de quiropráctica (realineamiento estructural), kinesiología, terapia de polaridad y nutrición. Su objetivo es eliminar las obstrucciones de energía mediante la manipulación de los músculos y el sistema esquelético. Mi viejo amigo el doctor Rudy Splavic, instruido por el doctor Stone, fue naprápata durante cincuenta años. Cuando tenía ochenta y seis años lo vi hacer milagros en personas, cambiando totalmente su postura y su estructura después de treinta años de deformidad. Él podía decirte el año de tu lesión o cuándo empezó la enfermedad; y podía sentir un cabello bajo siete hojas de papel. Sin embargo, algunos naprápatas modernos oscilan hacia la medicina convencional.

Trata de conocer siempre al profesional. Es importante mantener tu cuerpo, y tus lesiones, en equilibrio. Es igualmente importante saber por qué se desequilibran.

NATUROPATÍA

El término «naturopatía» fue acuñado por Benedict Lust, pero se remonta a antes de Hipócrates. La ciencia de la naturopatía se basa en un sistema orgánico de la desintoxicación y nutrición100 por 100 natural, que conduce a la regeneración de los tejidos. Esto establece la verdadera vitalidad y longevidad.

Un naturópata utilizará sólo la naturaleza y los recursos de la naturaleza para lograrlo. La naturopatía es una de las ciencias más importantes del planeta. Abarca la química, la física, la hidroterapia, la terapia vibracional, la cromoterapia, la fitoterapia (plantas), la masoterapia, la termoterapia, la electroterapia, la terapia bioelectromagnética, la terapia emocional, la reflexología, la terapia de alimentos crudos, la terapia de ayuno, la adecuada combinación de alimentos, y similares. La desintoxicación y la alcalinización están en el núcleo de la naturopatía.

La naturopatía se basa en la premisa de que la enfermedad es un proceso natural. Cuando tu cuerpo es ácido y lleno de cosas tales como moco, pus, parásitos, productos químicos, conservantes, antibióticos, pesticidas y subproductos de carbono, no se puede esperar que esté sano.

La naturopatía es verdaderamente holística: abarca cuerpo, emociones, mente y alma. Puesto que somos seres altamente integrados, la enfermedad puede y se experimenta a muchos niveles, en su mayoría desconocidos por el paciente. La naturopatía abre todas estas puertas y permite que la persona se vuelva a conectar con la vida espiritual. Considero la naturopatía como la mayor modalidad de sanación en este planeta. La naturopatía se interesa por las causas, no por los efectos.

Medicina naturopática

La medicina naturopática es un sistema o modalidad similar a la naturopatía. Sin embargo, tiene más mentalidad de tratamiento que la naturopatía. Los médicos naturópatas utilizan la ciencia ortomolecular (vitaminas y minerales), sales de tejidos, suplementos glandulares y otros componentes separados para tratar los síntomas en un intento de corregir la causa del problema. La medicina naturopática utiliza algunos principios de detoxificación y dietas especiales que consisten principalmente en fruta fresca, verduras y cereales.

TERAPIAS VIBRACIONALES (ENERGÍA Y SANACIÓN)

Ésta es una categoría amplia y podría incluir Therapeutic Touch™, magnetoterapia, terapia con cristales (gemoterapia), radiónica, chi kung (energía sanadora china), sanación espiritual, sanación psíquica, feng shui, biorretroalimentación y similares. A pesar de que cada una de las modalidades anteriores es singularmente diferente, todas utilizan el «espíritu» de una u otra manera para afectar a los tejidos, aumentando la circulación y la eliminación. Estas terapias cambian la energía vibratoria de las células, mejorando así la respiración celular y la vitalidad. Nuestras energías magnéticas pierden el equilibrio por la toxicidad, los alimentos ácidos, los pensamientos negativos, las emociones negativas despectivas y la infelicidad.

Las terapias vibracionales mueven las energías estancadas o restringidas y permiten que dicha energía circule mejor a través de las células y los tejidos. Esto reduce o elimina el dolor, aumenta la circulación general y estimula la eliminación. Esto aumenta la función y la reparación de los tejidos.

Estamos sólo en la primera etapa de nuevos descubrimientos en esta área. Las terapias vibracionales dominarán el futuro, de una forma u otra.

MEDICINA ALOPÁTICA

La medicina alopática, en mi opinión, debe limitarse a la medicina de urgencias, diagnósticos y cirugías. La medicina de urgencias ha salvado cientos de miles de vidas, y muchas cirugías son esenciales para la vida, ya que los seres humanos han destruido literalmente su salud y los tejidos de su cuerpo.

Pasé muchos años implicado en la medicina de urgencias, y disfruté especialmente con cualquier cosa que tuviera que ver con el corazón. Sin embargo, hay un montón de salas de urgencias en los hospitales que podrían aprender de la naturaleza y sobre cómo aplicar más técnicas no invasivas que podrían salvar más vidas y aumentar la calidad de vida de muchas muchas más personas. Actualmente, hay demasiadas salas de urgencias que utilizan técnicas que dañan los tejidos, incluyendo las compresiones en el pecho, que agrietan o rompen el esternón.

No obstante, muchas cirugías son innecesarias. A menudo causan sufrimiento al paciente y, en muchos casos, un futuro sombrío. La mayoría de las cirugías a corazón abierto, por ejemplo, se pueden evitar. La naturaleza puede limpiar el sistema vascular en poco tiempo si el paciente está dispuesto a cambiar su estilo de vida. De hecho, del 80 al 90 por 100 de todos los enfermos se pueden curar sin medicamentos químicos o procedimientos invasivos. Los naturópatas no son invasivos y buscan una cura para la causa del problema.

Conclusión
Evitar un futuro de inmovilidad, desesperación, impotencia sexual y enfermedades masivas. No esperes hasta que sea demasiado tarde. Sé una persona

527

sana ahora. La salud, la vitalidad y la diversión pueden darte una nueva vida de libertad, tranquilidad, vitalidad y longevidad.

Está fuera del alcance de este libro cubrir todas las terapias naturales que existen actualmente, por lo que pido mis más profundas disculpas. He intentado darte una visión general de las más conocidas e importantes. Cada una merece mucho más reconocimiento. Cada modalidad natural es una ciencia en sí misma, que te ofrece un magnífico viaje a la restauración de ti mismo. Lee, estudia y aprende todo lo que puedas sobre cada una de ellas y disfruta de lo que tienen para ofrecerte. La bibliografía, al final de este libro, sugiere excelentes libros que te ayudarán en tu estudio.

Ha llegado el momento de que cada individuo asuma la responsabilidad de sus propios problemas de salud. Empodérate a ti mismo. Podrás disfrutar de cómo se siente tu cuerpo cuando se vuelve más vital y dinámico. Si buscas algo, busca ser enérgicamente saludable: física, emocional, mental y espiritualmente.

Nota: Las ciencias descritas anteriormente son las mejores herramientas que la naturaleza te ofrece para restaurar tu vitalidad. No obstante, sólo son tan buenas como el profesional que las utiliza. Un director de la Asociación Médica Americana fue entrevistado una vez en el programa de actualidad *60 Minutes* y le preguntaron acerca de cómo las personas podían protegerse a sí mismas de una mala práctica médica. Su respuesta fue citar el viejo dicho: «El comprador asume el riesgo *(Caveat Emptor)*».

> *Te reto a hacer de tu vida una obra maestra. Te reto a engrosar las filas de aquellas personas que viven lo que enseñan, que caminan por la senda que predican. ¡Vive con pasión!*

> – Anthony Robbins

APÉNDICE C
Guía de recursos

FUENTES DE LIBROS Y VÍDEOS

Nature's First Law
P.O. Box 900202
San Diego, CA 92190
(619) 645-7282 (local)
(619) 596-7997
www.rawfood.com
Dispone de una amplia gama de productos naturales y libros descatalogados de viejos especialistas en alimentos crudos.

Nutri-Books
Una sección de Royal Publications
P.O. Box 5793
Denver, CO 80217
(303) 788-8383
www.nutribooks.com
Distribuye una amplia gama de libros sobre salud natural. Sólo venta al por mayor.

Health Research
P.O. Box 70
Mokelumne Hill, CA 95245
Publican una extensa lista de reediciones de libros espirituales y sobre la salud, ya descatalogados.

PRODUCTOS PARA NIÑOS

Rejenitec

Tacoma, WA

(800) 867-2563 (número gratuito)

(206) 564-9394 (fax)

Fitositos (superalimento masticable con forma de osito). Son principalmente alimentos concentrados, biológicos y con un proceso de secado rápido.

ESENCIAS DE FLORES

Flower Essences of Fox Mountain

Kathrin Woodlyn Bateman

P.O. Box 381

Worthington, MA 01098-0381

Esencias florales de alta calidad, incluyendo dos de nuestras favoritas: Emergency Relief [Alivio de urgencia] y Moonshine Yarrow [Milenrama dorada].

ALIMENTACIÓN GENERAL, SEMILLAS, FRUTOS SECOS, CEREALES, SEMILLAS GERMINADAS – PRODUCTOS ORGÁNICOS

Diamond Organics

1-888-ORGANIC (teléfono gratuito)

P.O. Box 2159

Freedom, CA 95019

www.diamondorganics.com

Cuentan con una amplia gama de alimentos orgánicos, que te envían directamente a casa.

Pavich Family Farms

P.O. Box 10420

Terra Bella, CA 93279

Tienen unos de los mejores dátiles y pasas orgánicos del mercado, entre los alimentos naturales de los que disponen.

Eco-Organics
(201) 333-8840
Contacto: Nanda or Nick
www.eco-organics.com
Distribuye fruta y verdura orgánicas, etcétera.

Johnny Selected Seeds
Fourth Hill Road
Albion, ME 04910
(207) 437-9294 (teléfono)
(207) 437-2165 (fax)
www.johnnyseeds.com
Semillas, hierbas y otros productos de cultivo ecológico.

Seeds of Change
P.O. Box 15700
Santa Fe, NM 87506-5700
(800) 957-3337 (pedidos del catálogo) teléfono gratuito
(888) 762-7333 (servicio al cliente) teléfono gratuito
(505) 438-7052 (fax)
www.oskri.com
Semillas de hierbas orgánicas y fantásticas barritas de sésamo.

Sun Organic Farm
(888) 269-9888 (teléfono gratuito)
Contacto: Stan
www.sunorganic.com
Distribuye gran variedad de productos orgánicos: semillas naturales, frutos secos, cereales, semillas germinadas, fruta desecada a de baja temperatura, aceites vírgenes, hierbas y especias.

Nature's First Law
P.O. Box 900202
San Diego, CA 92190
Los mejores productos orgánicos: aceitunas naturales, mantequilla de coco, aceite de oliva prensado en molino de piedra, fruta desecada, etcétera.

Mountain Valley Growers
38325 Pepperweed Road
Squaw Valley, CA 93675
(559) 338-2775 (teléfono)
(559) 338-0075 (fax)
www.mountainvalleygrowers.com
Plantas y semillas.

Abundant Life Seed Foundation
P.O. Box 772
Port Townsend, WA 98368
(206) 385-5660 (teléfono)
(206) 385-7455 (fax)
www.abundantlifeseed.org
Plantas y semillas.

Elixir Farm Botanicals
Distribución y envíos
Brixey, MO 65618
(417) 261-2393 (teléfono)
(417) 261-2355 (fax)
www.elixirfarm.com
Hierbas medicinales chinas y semillas de plantas de la medicina tradicional de los nativos norteamericanos.

Horizon Herbs, LLC
The Cech Family
P.O. Box 69
Williams, OR 97544-0069
(541) 846-6704 (teléfono)
(541) 846-6233 (fax)
www.chatlink.com/herbseed
Semillas.

Richter's
357 Highway 47
Goodwood, Ontario
Canada L0C 1A0
(905) 640-6677 (teléfono)
(905) 640-6641 (fax)
www.richters.com
Semillas.

Shepherd's Garden Seeds
P.O. Box 50
Litchfield, CT 06790-0050
(860) 567-0801 ext. 6405 (teléfono)
(860) 567-9293 (fax)
e-mail: stevefrow@aol.com
www.shepherdseeds.com
Hierbas y semillas vegetales; muchas de las variedades más tradicionales; venta al por menor y al por mayor.

Walnut Acres
P.O. Box 8
Penns Creek, PA 17862
(800) 433-3998 (teléfono gratuito)
(717) 873-1146 (local)
www.walnutacres.com
Frutos secos, semillas, condimentos y una gran variedad de verduras orgánicas frescas.

PRODUCTOS VERDES

God's Herbs

730-C Tamiami Trail

Port Charlotte, FL 33953

(941) 766-8068 (teléfono)

(941) 766-8067 (fax)

www.drmorsesherbalhealthclub.com

Producen la God's Garden Superfood Blend [Mezcla de superalimentos del jardín de Dios]. (¡25 de las hierbas y plantas más poderosas y energizantes de la tierra!).

Nature's First Law

P.O. Box 900202

San Diego, CA 92190

(888) RAW-FOOD (teléfono gratuito)

Nature's First Food [El primer alimento de la naturaleza], un combinado de alimentos silvestres.

Green Foods Corporation

318 North Graves Avenue

Oxnard, CA 93030

(805) 983-7470

www.greenfoods.com

Producen Green Magma [cebada verde], jugo de hierba de cebada.

Christopher's Original Formulas

1195 Spring Creek Place

Springville, UT 84663-0777

(800) 453-1406 (teléfono gratuito)

(801) 489-8787 (local)

(801) 489-7207 (fax)

Producen Vitalherbs (extractos individuales de ginseng y de hongos) y Jurassic Green [verde jurásico], suplemento dietético en polvo a base de alfalfa, cebada y kamut.

HIERBAS Y PRODUCTOS DE HERBOLARIO

God's Herbs
730-C Tamiami Trail
Port Charlotte, FL 33953
(941) 766-8068 (teléfono)
(941) 766-8067 (fax)
e-mail: info@godsherbs.com
www.drmorsesherbalhealthclub.com
Ofrece las fórmulas herbarias más potentes y de mejor calidad por su acción en la regeneración celular y la detoxificación.

God's Herbs Pharmacy & Clinic
941-C Tamiami Trail
Port Charlotte, FL 33953
(941) 255-1979 (teléfono)
(941) 255-1815 (fax)
e-mail: robertsmorse@aol.com
Herbolario de alta calidad y clínica del doctor Robert Morse.

The Herb Shoppe
2404 Tamiami Trail
Port Charlotte, FL 33952
(941) 255-1970 (teléfono)
(941) 255-8218 (fax)
e-mail: danandtony@msn.com
Fórmulas a base de plantas, hierbas a granel, suplementos, etcétera.

Dental Herb Company, Inc.
1000 Holland Drive
Suite 7, Boca Raton, FL 33487
(800) 747-HERB (4372)
(561) 241-4480 (fax)
Auténticas fórmulas naturales a base de hierbas para uso dental.

A. C. Grace Company
1100 Quitman Road
P.O. Box 570
Big Sandy, TX 75755
(903) 636-4368 (pedidos por teléfono)
(903) 636-4051 (pedidos por fax)
www.acgrace.com
Ofrece la mejor vitamina E del mercado.

V.E. Irons, Inc.
705 McGee Street
Kansas City, MO 64106
(800) 544-8147 (teléfono gratuito)
(816) 221-3719 (local)
(816) 221-1272 (fax)
Productos de calidad para la detoxificación, especialmente para la regeneración del colon.

.

Kroeger Herb Products Co., Inc.
805 Walnut Street
Boulder, CO 80302
(303) 433-0261 (teléfono local)
(800) 255-8787 (teléfono gratuito)
(303) 443-0108 (fax)
www.kroegerherb.com
Cuenta con productos de gran calidad a base de hierbas y en especial con un buen programa contra hongos y parásitos.

www.naturalhealthsupply.com
www.huldaclark.com
En estos sitios web se pueden encontrar hierbas desintoxicantes de la doctora Hulda Clark, etcétera.

Dr. Christopher's Original Formulas
Provo, UT 84601
(800) 453-1406 (teléfono gratuito)
www.drchristopher.com
Productos elaborados con fórmulas de gran calidad a base de hierbas.

Blessed Herbs
109 Barre Plains Road
Oakham, MA 01068
(800) 489-4372 (teléfono gratuito)
(508) 882-3755 (fax)
www.blessedherbs.com
Productos de gran calidad a base de hierbas.

Sage Mountain Herbal
Products-Rosemary Gladstar
P.O. Box 420
East Barre, VT 05649
(802) 479-9825 (teléfono)
(802) 476-3722 (fax)
www.sagemtnherbproducts.com
Dispone, entre otros productos, las mejores cremas a base de hierbas para la piel y la cara.

Frontier Natural Brands
3021 78th Street
P.O. Box 299
Norway, WI 52318
(800) 669-3275 (teléfono gratuito)
www.frontiernaturalbrands.com
Cooperativa con un extenso catálogo de productos naturales.

Starwest Botanicals, Inc.
11253 Trade Center Drive
Rancho Cordova, CA 95742
(916) 853-9354 (local)
(800) 800-4372 (teléfono gratuito)
(916) 853-9673 (fax)
e-mail: sales-w@starwest-botanicals.com
Productos de medicina natural.

American Botanical Pharmacy
P.O. Box 3027
Santa Monica, CA 90408-3027
www.Drrichardschulze.com
Productos de herbolario a base de fórmulas del doctor Richard Schulze.

The Heritage Store, Inc.
P.O. Box 444
Virginia Beach, VA 23458
(800) 862-2923 (teléfono gratuito)
(757) 428-0100 (local)
www.caycecures.com
Tiene los productos elaborados con fórmulas del doctor Edgar Cayce.

Health Concerns/K'an Herb Company
6001 Butler Lane
Scotts Valley, CA 95066
(831) 438-9457
www.kanherb.com
Especializados en productos herbarios de gran calidad de la medicina china tradicional.

Motherlove Herbal Company
P.O. Box 101
LaPorte, CO 80535
(970) 493-2892 (teléfono)
(970) 224-4844 (fax)
e-mail: mother@motherlove.com
www.motherlove.com
Se especializa en productos para el embarazo, el parto y la lactancia materna. Al por mayor y al por menor.

Pacific Botanicals
4350 Fish Hatchery Road
Grant's Pass, OR 97527
(503) 479-7777 (teléfono)
(503) 479-5271 (fax)
e-mail: pacbot@internetcds.com
www.pacificbotanicals.com
Éste es el vivero con más experiencia y con mayor variedad de hierbas medicinales de América del Norte; sólo vende al por mayor.

HIERBAS CHINAS A GRANEL
East Earth Herbs
P.O. Box 2808
Eugene, OR 97402
Productos y extractos del hongo reishi; hierbas a granel.

East Earth Trade Winds
P.O. Box 493151
1714 Churn Creek Road
Redding, CA 96049-3151
(530) 223-2346 (local)
(800) 258-6878 (teléfono gratuito)
(530) 223-0944 (fax)
Hierbas chinas a granel, medicinas patentadas tradicionales, libros y suministros.

Mayway Corporation
1338 Mandela Parkway
Oakland, CA 94607
(510) 208-3113
www.mayway.com
Hierbas chinas y productos preparados.

Shen Nong
(510) 849-0291 (teléfono)
(510) 849-0291 (fax)
Hierbas chinas a granel.

Spring Wind
2325 4th Street #6
Berkeley, CA 94710
(510) 849-1820
www.springwind.com
Venta al por mayor para profesionales.

ASOCIACIONES HERBARIAS
The Herb Growing & Marketing Network
También: The Herbal Green Pages
c/o Maureen Rogers
P.O. Box 245
Silver Spring, PA 17575
(717) 393-3295 (teléfono)
(717) 393-9261 (fax)
e-mail: herbworld@aol.com
www.herbworld.com
Herbworld es la mayor asociación profesional dentro del mundo de las hierbas, con alrededor de 2000 miembros. Constituye un servicio de información, que abarca más de 3000 libros y más de 200 publicaciones periódicas. Hacen el seguimiento de 12 listas de correo de internet y bucean en la web en busca de recursos y de investigación que hagan referencia al mundo de las hierbas a fin de pasar esa información a sus miembros. Editan Herbal Green Pages, *¡imprescindible para cualquiera que esté interesado en este campo!*

American Botanical Council (ABC)
P.O. Box 210660
Austin, TX 78720
(512) 331-8555
www.herbalgram.org
Durante más de una década, la ABC ha educado al público, a agencias guber-
namentales, a instituciones dedicadas a la investigación y a organismos indus-
triales y comerciales con una sólida investigación científica sobre el uso seguro y
eficaz de las plantas medicinales. Publican la muy respetada revista trimestral,
Herbalgram, *que cuenta con una sección de críticas de libros por colegas expertos*
del sector.

American Herbal Products Association (AHPA)
8484 Georgia Avenue
Suite 370
Silver Springs, MD 20910
(301) 588-1171 x201 (teléfono)
(301) 588-1174 (fax)
e-mail: mmcguffin@ahpa.org
www.ahpa.org
La función de AHPA es promover el comercio responsable de productos herbarios.
Entre otros recursos, su página web proporciona acceso a varias bases de datos.

The American Herbalists' Guild (AHG)
1931 Gaddis Road
Canton, GA 30115
(770) 751-6021 (teléfono)
(770) 751-7472 (fax)
e-mail: ahgoffice@earthlink.net
www.americanherbalistsguild.com
AHG es una organización educativa sin ánimo de lucro que recoge las opiniones
y los objetivos de los herbolarios. Es la única organización para herbolarios pro-
fesionales especializados en el uso medicinal de las plantas.

Herb Research Foundation (HRF)
4140 15th Street
Boulder, CO 80304
(303) 449-2265
www.herbs.org/
HRF es la primera y principal fuente, a nivel mundial, que ofrece información científica detallada sobre la inocuidad del uso de las hierbas y los beneficios que reportan para la salud, y también su gran conocimiento del desarrollo sostenible de los recursos botánicos.

American Herbal Pharmacopoeia (AHP)
P.O. Box 66809
Scotts Valley, CA 95067
(831) 461-6318 (teléfono)
(831) 475-6219 (fax)
e-mail: ahpadmin@got.net
www.herbal-ahp.org
El objetivo de la AHP es producir 300 monografías de calidad sobre extractos naturales terapéuticos que se constituyan como principal fuente de información en Estados Unidos.

American Association of Oriental Medicine
5530 Wisconsin Avenue
Suite 1210
Chevy Chase, MD 20815
(301) 941-1064 (local)
(888) 500-7999 (teléfono gratuito)
(301) 986-9313 (fax)
e-mail: info@aaom.org
Este grupo tiene una página web con una base de datos que permite encontrar un acupunturista o un experto en medicina tradicional china certificados, además de ofrecer, entre otros, artículos de investigación, noticias e información política de última hora.

Herb Med

www.herbmed.org/

HerbMed es una base electrónica de datos de hierbas, interactiva, que proporciona acceso, mediante hipervínculos, a datos científicos fundamentales en el uso de hierbas para la salud. Es una fuente de información basada en resultados comprobados para profesionales, investigadores y público en general.

JABONES NATURALES Y PRODUCTOS PARA EL CUIDADO DEL CUERPO

Suisun Bay Soap Company

1239 Western Street

Fairfield, CA 94533-2458

(800) 457-0986 (teléfono gratuito)

(707) 426-3707 (local)

(707) 426-1722 (fax)

Jabones de la mejor calidad.

Soapworks

c/o Justamere Tree Farm

Patterson Road

Worthington, MA 01098

(413) 238-5902

www.justameretreefarm.com

Jabones de la mejor calidad.

Thursday Plantation

P.O. Box 5613

Montecito, CA 93150

(800) 848-8966 (teléfono gratuito)

(805) 963-2297 (local)

www.thursdayplantation.com

Aceite esencial del árbol del té.

Tom's of Maine
P.O. Box 710
Kennebunk, ME 04043
(207) 985-2944
www.tomsofmaine.com
Dentífricos naturales y productos para el cuidado del cuerpo.

Lotus Light Enterprises, Inc.
Box 1008, Lotus Drive
Silver Lake, WI 53170
(800) 548-3824 (teléfono gratuito)
(262) 889-8501 (local)
e-mail: lotuslight@lotuspress.com
Productos para la salud y el bienestar, que incluyen, entre otros, cepillos naturales de uso corporal, esponjas vegetales, cosméticos, productos para el baño y el cuidado de la piel y el cuidado de animales domésticos.

Weleda Inc.
P.O. Box 249
175 North Route 9W
Congers, NY 10920
(800) 241-1030 (teléfono gratuito)
(914) 268-8572 (teléfono)
(914) 268-8574 (fax)
www.weleda.com
Productos para el cuidado personal.

www.ginesis.com
www.safe2use.com
Productos naturales para el cuidado personal, incluyendo Kleen Kill, detergente para la ropa destinado a la lucha contra los piojos [se vende con el lema «Not nice to lice», literalmente, «Desagradable con los piojos».

ACEITES ORGÁNICOS

Lifestar International, Inc.
301 Vermont Street
San Francisco, CA 94103
Aceite de colza Salute Santé (marca registrada).

Omega Nutrition
1924 Franklin Street
Vancouver, BC Z5L IR2
Canadá
(800) 661-3529 (teléfono gratuito)
Productos de aceites orgánicos.

SUPLEMENTOS DE LA MEJOR CALIDAD, DIETÉTICOS Y PARA FUNCIONAMIENTO GLANDULAR

Progressive Research Labs
9396 Richmond, Suite 514
Houston, TX 77963
(800) 877-0966 (teléfono gratuito)
www.prlab.com
Suplementos de la mejor calidad, dietéticos y para funcionamiento glandular (de venta sólo a profesionales).

Standard Process
1200 West Royal Lee Drive
P.O. Box 904
Palmyra, WI 53156-0904
(800) 848-5061 (teléfono gratuito)
www.standardprocess.com
Suplementos de la mejor calidad, dietéticos y para funcionamiento glandular (de venta sólo a profesionales).

Nature's Path & Naturopathic Research Labs
P.O. Box 7862
North Port, FL 34287-7862
(941) 426-3375 (teléfono)
(941) 426-6871 (fax)
e-mail: orders@naturespathinc.com
Disponen, en su extenso catálogo, de una solución líquida de gran calidad de electrólitos cristaloides.

Forest Pharmaceuticals, Inc.
2510 Metro Boulevard
St. Louis, MO 63043
(314) 569-3610
www.forestpharm.com
Pastillas Armour Thyroid.

FUENTES DE RECURSOS Y ABASTECIMIENTO DE ALIMENTOS CRUDOS

Nature's First Law
P.O. Box 900202
San Diego, CA 92190
1-800-205-2350 (pedidos)
(619) 645-7282 (local)
(619) 596-7997 (fax)
www.rawfood.com
Abastecimiento de alimentos crudos, incluyendo, entre otros, aceitunas orgánicas naturales, el mejor aceite oliva extra virgen prensado en piedra y barritas de alimentos crudos orgánicos.

Diamond Organics
P.O. Box 2159
Freedom, CA 95019
(888) - ORGANIC (674-2642) (teléfono gratuito)
www.diamondorganics.com
Gran variedad de alimentos orgánicos frescos y crudos que le traen directamente a casa, sin el requerimiento de un pedido mínimo.

Gold Mine Natural Food
7805 Arjons Drive
San Diego, CA 92126-4368
(800) 475-3663 (teléfono gratuito)
www.goldminenaturalfood.com
Suministran, entre otros, alimentos totalmente naturales y de cultivo orgánico.

Herbal Answers, Inc.
P.O. Box 1110
Saratoga Springs, NY 12866
(518) 581-1968 (teléfono)
(518) 583-1825 (fax)
e-mail: aloedoc@aol.com
¡El mejor aloe crudo y orgánico del mercado hasta la fecha!

Hygia Enterprises
2422 Hutchinson Street
Vista, CA 92084-1706
(760) 630-8288
Especias deshidratadas, cultivadas orgánicamente.

Jaffee Brothers Natural Foods
P.O. Box 636
Valley Center, CA 92082
(619) 749-1133 (teléfono)
(619) 749-1282 (fax)
Frutas, frutos secos, mantequillas de frutos secos, aceites para ensalada y alimentos en general; todos productos orgánicos.

Rawganique.com
4715 SW Nash Avenue
Corvallis, OR 97333
(541) 752-4367 (teléfono)
www.rawganique.com
Alimentos y ropa para un planeta frágil.

The Grain & Salt Society
273 Fairway Drive
Asheville, NC 28805
(800) 867-7258 (teléfono gratuito)
(828) 299-1640 (fax)
www.celtic-seasalt.com
La mejor sal marina, entre muchas más cosas.

Bobarosa's
22151 U.S. Highway 19 North
Clearwater, FL 33765
(727) 791-9339 (local)
(727) 791-6019 (fax)
(800) 796-9339 (teléfono gratuito)
Encurtidos de ajo, recién cogidos del huerto.

Flora, Inc.
P.O. Box 73
Lynden, WA 98264
(800) 446-2110 (teléfono gratuito)
(888) 354-8138 (fax)
Aceites orgánicos, realmente prensados en frío.

Healthforce Nutritionals
1532 Encinitas Blvd.
Encinitas, CA 92024
(800) 357-2717 (sólo pedidos)
(760) 479-0944 (fax)
www.healthforce.net
Cuenta con una excelente selección de suplementos dietéticos (vitaminas, minerales, espirulina,…), de gran actividad enzimática, basada en alimentos integrales.

Wakunaga of America Co., Ltd.
23501 Madero
Mission Viejo, CA 92691-2764
(800) 421-2998 (teléfono gratuito)
(714) 855-2776
Elaboran productos naturales con extracto de ajo fermentado (ajo negro): la gama kyolic.

Maine Coast Sea Vegetables
3 George's Pond Road
Franklin, ME 04634
(207) 565-2907 (teléfono)
(207) 565-2144 (fax)
www.seaveg.com
Ofrece las mejores algas kelp y dulse orgánicas, entre otros vegetales del mar, y productos derivados; minerales naturales; yodo para la tiroides; y un excelente sustituto de la sal.

Sun Organic Farm
(888) 269-9888 (teléfono gratuito)
Contacto: Stan
www.sunorganic.com
Distribuye alimentos orgánicos, frutos secos, cereales y legumbres, semillas germinadas, fruta desecada a baja temperatura, aceites vírgenes, hierbas y especias.

The Spice Hunter
P.O. Box 8110
San Luis Obispo, CA 93403-8110
(800) 444-3061 Ext. 7000 (teléfono gratuito)
(805) 544-3824 (fax)
www.spicehunter.com
Tienen especias y hierbas orgánicas. No se abastecen de nada cultivado con semillas modificadas genéticamente y ninguno de sus productos está irradiado (pasteurización en frío).

Urban Organic
230A Seventh Street
Brooklyn, NY 11215
(718) 499-4321
Servicio de entrega a domicilio de productos orgánicos. Si recomiendas a alguien para que se registre con ellos, ¡te enviarán una caja gratis! (Sólo para residentes en la ciudad de Nueva York).

World Organics
5242 Bolsa Avenue
Huntington Beach, CA 92649
(714) 893-0019
Clorofila líquida, normal o con menta.

Wysong
1880 North Eastman Road
Midland, MI 48640
(800) 748-0188 (teléfono gratuito)
(517) 631-8801 (fax)
Fruta desecada, hierbas, legumbres, frutos secos, mantequillas de frutos secos y otros productos alimenticios, todos de cultivo orgánico.

Oskri Organics
1240 West Elmwood Avenue
Ixonia, WI 53036
(800) 628-1110 (teléfono)
(800) 615-0765 (fax)
www.oskri.com
Pasta de semillas crudas de sésamo, jarabe de dátiles, pasta de sésamo para untar, dátiles, etcétera.

Paws for Health
4588 Ashton Road
Sarasota, FL 34233
(407) 475-0922
(941) 924-7230
www.pawsforhealth.net
Alimentos naturales y crudos para animales domésticos.

Barleans
4936 Lake Terrell Road
Ferndale, WA 98248
(360) 384-0485 (local)
(800) 445-3529 (teléfono gratuito)
Proporciona aceite de linaza y aceite de borraja procesados a temperaturas no superiores a 96°.

Bio International
215 East Orangethorpe Avenue #284
Fullerton, CA 92832
(800) 246-4685 (teléfono gratuito)
(714) 999-2930 (fax)
Deliciosas barritas orgánicas de alimentos crudos.

Deer Garden Rejuvenative Foods
P.O. Box 8464
Santa Cruz, CA 95061
(831) 462-6715 (teléfono)
(831) 457-0158 (fax)
Proporciona frutos secos crudos, mantequillas de semillas y de frutos secos y vegetales crudos fermentados.

Sunorganics
P.O. Box 2429
Valley Center, CA 92082
(888) 269-9888 (teléfono gratuito)
(760) 751-1141 (fax)
Su extenso catálogo comprende una amplia gama de fruta desecada, vegetales deshidratados, dátiles, azúcar y jarabe de arce, azúcar de dátiles, aceites, mantequillas de alimentos crudos, pasta de semillas de sésamo, algarrobo, polen de abeja, tés de hierbas y especias.

Sunflower Farms
12033 Woodinville Drive #22
Bothell, WA 98011
(425) 488-5652
Envía lechuga de alforfón, brotes de girasol, hierba de trigo y brotes de guisantes; todo con el certificado de orgánico por el estado de Washington.

Date People
P.O. Box 808
Niland, CA 92257
(760) 359-3211
Tienen más de 50 variedades de dátiles orgánicos que son crudos, frescos y no se han hidratado.

CENTROS DE RECURSOS DE ALIMENTOS CRUDOS

Instamos a todos los Centros de Recursos a contactar con nosotros para que podamos agregarlos en nuestra próxima edición.

Mothers for Natural Law

P.O. Box 1900

Fairfield, IA 52556

(515) 472-2809 (teléfono)

(515) 472-2011 (fax)

Proporciona información sobre biotecnología y concentra sus esfuerzos para conseguir el etiquetado de todos los productos genéticamente modificados.

Native Seeds/Search

526 North 4th Avenue

Tucson, AZ 85705

(520) 622-5561 (teléfono)

(520) 622-5591 (fax)

Dedicada a la conservación de las semillas de los antiguos cultivos del desierto y a las prácticas agrícolas tradicionales. Ofrecen tanto variedades tradicionales más preciadas como semillas silvestres para jardines y huertos.

Price-Pottenger Nutrition Foundation

P.O. Box 2614

La Mesa, CA 91943-2614

(619) 574-7763 (teléfono)

(619) 574-1314 (fax)

www.price-pottenger.org

Recopila y difunde información sobre gran variedad de temas relacionados con la salud. Ofrece libros, separatas, vídeos y cintas de audio.

Super Sprouts

205 Spadina Avenue

Toronto, Ontario M5T 2C8

Canadá

(416) 997-7796

Centro de recursos de alimentos crudos en Toronto, Canadá.

Food & Water, Inc.
389 Vermont, Route 215
Walden, VT 05873
(800) EAT SAFE (teléfono gratuito)
(802) 563-3300
(802) 563-3310 (fax)
Una organización nacional sin ánimo de lucro dedicada a educar al público sobre las amenazas a la integridad nutricional de los alimentos y el suministro de agua.

Loving Foods
P.O. Box 576
Paia, HI 96779
(808) 573-4207
Una compañía con sede en Maui dedicada a proporcionar información y recursos que promuevan una dieta de alimentos crudos. Cuentan, entre otros recursos, con libros, carteles y gráficos.

Rawsome News
Raw Foods Support of San Diego
Helene D. Idels, fundadora
P.O. Box 3397
Vista, CA 92085-3397
(619) 220-2174
Este boletín contiene artículos, eventos, recetas e información sobre alimentos crudos y germinados.

Rhio's Raw Energy Hotline
(212) 343-1152
Proporciona información sobre cuestiones relacionadas con la salud y eventos sobre alimentos crudos y germinados.

ALIMENTOS GERMINADOS Y SUMINISTROS

Sprout House, Inc.

Great Barrington, MA 01230

(800) SPROUTS (teléfono gratuito)

e-mail: sprout@sproutman.com

La fuente de suministros de alimentos germinados de Steve Meyerowitz. Gran variedad de semillas y legumbres para germinar, y mezclas de brotes y germinados en diversas presentaciones: bolsa, cestas, mini invernaderos, etcétera. También dispone de manuales para adaptar el método a las diferentes variedades y recipientes y utensilios para el proceso.

Super Sprouts

205 Spadina Avenue, Toronto

Ontario M5T 2C8, Canadá

(416) 977-7796

Información sobre germinación y suministros.

The Sproutpeople

225 Main Street

Gays Mills, WI 54631

(877) 777-6887 (teléfono gratuito)

(608) 735-4735 (local)

(608) 735-4736 (fax)

Tienen una amplia selección de productos germinados y semillas orgánicas.

ESCUELAS (HERBARIAS)

Instamos a todas las escuelas herbarias a escribirnos, enviarnos un email *o llamarnos con su información para que podamos agregarlas en nuestra próxima edición.*

International School of Detoxification
Dr. Robert Morse
941-C Tamiami Trail
Port Charlotte, FL 33953
(941) 255-1979 (teléfono)
(941) 255-1815 (fax)
e-mail: robertsmorse@aol.com
www.godsherbs.com

The Australasian College of Herbal Studies
P.O. Box 130
Lake Oswego, OR 97034
(800) 48STUDY (487-8839) (teléfono gratuito)

Sage Mountain Herbal School
Rosemary Gladstar
P.O. Box 420
E. Barre, VT 05649
(802) 476-3722
www.sagemountain.com

East/West School of Herbalism
Michael Tierra, L.Ac., O.M.D.
P.O. Box 712
Santa Cruz, CA 95061
(800) 717-5010 (teléfono gratuito)
(408) 336-4548 (fax)
www.planetherbs.com

Natural Healing Institute
(800) 559-HEAL (4325) (teléfono gratuito)
www.naturalhealinginst.com

The School of Natural Healing
Enseñanzas del Dr. John Christopher
P.O. Box 412
Springville, UT 84663
(800) 372-8255 (teléfono gratuito)
www.schoolofnaturalhealing.com

Blazing Star Herbal School
P.O. Box 6
Shelburne Falls, MA 01370
(413) 625-6875 (teléfono)
(413) 625-6972 (fax)
http://blazingstarherbalschool.typepad.com

Rocky Mountain Center for Botanical Studies
P.O. Box 19254
Boulder, CO 80308
(303) 442-6861
http://medherb.com/Rocky_Mountain_Center_for_Botanical_Studies.htm

Dominion Herbal College
7527 Kingsway
Burnaby, B.C. V3N 3C1
Canadá
(604) 521-5822 (teléfono)
(604) 526-1561 (fax)
www.dominionherbal.com

The California School of Herbal Studies
P.O. Box 39
Forestville, CA 95436
(707) 887-7457
Inaugurada por Rosemary Gladstar en 1982 y ahora dirigida por James Green.

ESCUELAS (DE NATUROPATÍA)

Academy of Oriental Medicine
2700 W. Anderson Lane
Suite 204
Austin, TX 78757
(512) 454-1188
www.aoma.edu

Bastyr University
14500 Juanita Drive NE
Kenmore, WA 98028-4966
(425) 602-3090 (fax)
www.bastyr.edu

Boucher Institute of Naturopathic Medicine
4375 St. Catherine Street
Vancouver, BC V5V 4M4
Canadá
(604) 602-3330
www.binm.org

Clayton College of Natural Health
2140 11th Avenue South
Suite 305
Birmingham, AL 35205
(800) 995-4590 (teléfono gratuito)
Clayton College of Natural Healing se fusionó con The American Holistic School of Nutrition en 1997 y se convirtió en Clayton College of Natural Health.

Canadian College of Naturopathic Medicine
60 Berl Avenue
Toronto, Ontario M8Y 3C7
Canadá
Antiguamente The Ontario College of Naturopathic Medicine.

Norwich University/Vermont College
P.O. Box V559
Montpelier, VT 05602
(800) 336-6794 (teléfono gratuito)
www.norwich.edu/vermontcollege

Southern College of Naturopathy
420 Elm Street
Waldron, AR 72958
(888) 372-9555 (teléfono gratuito)
www.naturopathicdegree.org

Southwest College of Naturopathic Medicine & Health Sciences
2140 E. Broadway Road
Tempe, AZ 85282
(480) 858-9100
www.scnm.edu

University of Bridgeport College of Naturopathic Medicine
126 Park Avenue
Bridgeport, CT 06601-2449
(203) 576-4108
www.bridgeport.edu/naturopathy

Westbrook University
120 Llano Street
Aztec, NM 87410
(800) 447-6496 (teléfono gratuito)
www.westbrooku.edu

INFUSIONES Y TÉS ORGÁNICOS

San Francisco Herb and Natural Food Co.
47444 Kato Road
Fremont, CA 94538
(800) 227-2830 (teléfono gratuito)
(510) 770-9021 (fax)
www.farmworld.com
Venta por mayor de hierbas, especias y té.

Tri-Sun International
2230 Cape Cod Way
Santa Ana, CA 92703
(800) 387-4786 (teléfono gratuito)
Té de Jason Winter.

God's Herbs
730-C Tamiami Trail
Port Charlotte, FL 33953
(941) 766-8068 (teléfono)
(941) 766-8067 (fax)
Té Heal-All [Curalotodo] (anticáncer y más).

Pronatura, Inc.
6211-A West Howard Street
Niles, IL 60714
(800) 555-7580 (teléfono gratuito)
www.pronaturainc.com/
Té, cápsulas y extractos de Kombucha.

SISTEMAS DE AGUA

Clean Water Revival, Inc.
85 Hazel Street
Glen Cove, NY 11542
(800) 444-3563 (teléfono gratuito)
(516) 674-2441 (local)
Sistemas de filtración de agua de cerámica.

En Garde Health Products
7702 Balboa Boulevard #10
Van Nuys, CA 91406
(818) 901-8505
www.oxymoxy.com
DynamO2 (en botellitas de 60 ml: añade oxígeno al agua potable).

Global Water Technologies
c/o Amvi Science Products
P.O. Box 1101
Tacoma, WA 98401
(206) 922-9113
Pres-2-Purey Pump-N-Pure, reconocidos sistemas de purificación de mayor eficacia que R.O. (tanques con sistema de ósmosis inversa) y menos costoso.

Multi-Pure Corp.
(800) 689-4199 (teléfono gratuito)
Gran fabricante de filtros de agua domésticos.

Nutrition Coalition
P.O. Box 3001
Fargo, ND 58108
(800) 447-4793 (teléfono gratuito)
(218) 236-9783 (local)
www.willardswater.com
Para la auténtica gama de Willard Water, una fórmula concentrada del doctor Willard que altera la estructura molecular del agua y hace que se aumente la absorción de vitaminas y nutrientes. Para personas y animales domésticos. Se vende en diferentes presentaciones y tamaños.

Tap Dance Filters
(800) 272-0982 (teléfono gratuito)
Filtros para la grifería y ducha, económicos y asequibles para la mayoría de las personas.

Waterwise
Leesburg, FL
(800) 874-9028 (teléfono gratuito)
(352) 787-5008 (local)
(352) 787-8123 (fax)
www.waterwise.com
Gran fabricante de destiladores de agua domésticos.

TERAPIA DE AGUA
Axel Kraft Int. USA Inc.
Fort Lauderdale, FL 33301
(954) 942-9038 (teléfono)
(800) 667-7864 (teléfono gratuito)
www.axelkraft.com
Ofrece una extensa gama de productos; entre otros, de hidroterapia, jabones, de aromaterapia, para el cuidado personal, hierbas y suplementos.

Kneipp Corporation of America
105–107 Stonehurst Court
Northvale, MJ 07647
(800) 937-4372 (info en línea)
(201) 750-0600 (teléfono)
(201) 750-2070 (fax)
www.kneipp.com
Los originales métodos de hidroterapia y productos relacionados.

Weleda Inc.
P.O. Box 249
175 North Route 9W
Congers, NY 10920
(800) 241-1030 (teléfono gratuito)
(914) 268-8572 (teléfono)
(914) 268-8574 (fax)
www.weleda.com
Productos de cuidado personal.

APÉNDICE D
Todo sobre los análisis de sangre

En este apéndice encontrarás mucha información sobre la composición química de la sangre, que te ayudará a comprender los resultados de cualquier tipo de pruebas analíticas de sangre que tu profesional sanitario te pueda aconsejar. El apéndice está dividido en cuatro partes:

1. Un resumen de los tipos más comunes de análisis de sangre.
2. Un informe sobre una muestra de laboratorio para familiarizarte con el método de tabulación de los resultados.
3. Una descripción detallada de cada tipo de análisis de sangre, explicando para qué se usa y qué enfermedades o afecciones pueden indicar.
4. Las limitaciones de los análisis de sangre.

PARTE I
RESUMEN DE LOS ANÁLISIS DE SANGRE

Los análisis de sangre que se solicitan con mayor frecuencia
El «recuento sanguíneo completo y el recuento diferencial», abreviados como «CBC y diff». Estos análisis incluyen:

RBC
Recuento de glóbulos rojos
Hemoglobina (HGB)
Hematocrito (HCT)
Volumen corpuscular medio (VCM)
Hemoglobina corpuscular media (HCM)
Concentración de hemoglobina corpuscular media (CHCM)

WBC

Recuento de glóbulos blancos (leucocitos) y recuento diferencial de sus diversos tipos:

Neutrófilos

Linfocitos

Monocitos

Eosinófilos

Basófilos

Recuento de plaquetas

MARCADORES DE TUMORES CANCERÍGENOS (ANTÍGENOS)

CEA (ANTÍGENO CARCINOEMBRIONARIO) – Es una proteína que normalmente aparece en el tejido gastrointestinal del feto, pero que también se encuentra en el flujo sanguíneo de adultos con tumores en el colon u otros carcinomas presentes en la mama, el páncreas, el hígado o el estómago. También se produce en estados no cancerígenos (benignos) de afecciones tales como colitis ulcerosa, diverticulitis y cirrosis hepática.

CA19-9 – Útil marcador de tumores (antígeno) para detectar cáncer de hígado y de páncreas. Se usa principalmente para diagnosticar los carcinomas pancreáticos (70 por 100). Los marcadores CA 19-9 pueden indicar también cáncer de estómago y de colon, pancreatitis, cálculos biliares, cirrosis hepática y fibrosis quística.

CA 15-3 – Un marcador de tumor que se usa para indicar metástasis de cáncer de mama. También puede dar un coeficiente crecido en afecciones relativas a los ovarios, en masas no malignas que aparecen en la mama y en otros tumores malignos no de mama.

CA125 – Un marcador de tumores de las células epiteliales para cáncer de ovario.

AFP (ALFA-FETOPROTEINA) Y HCG (GONADOTROFINA CORIÓNICA HUMANA) – Una proteína y una hormona, respectivamente, de las células germinales utilizadas como marcadores de cáncer de ovarios.

PSA (ANTÍGENO PROSTÁTICO ESPECÍFICO) – Una glucoproteína que se encuentra en el citoplasma de las células epiteliales de la próstata. Valores altos de PSA pueden indicar inflamación o cáncer de próstata. A un

nivel superior de PSA, especialmente por encima de 5, la posibilidad de que esa inflamación se haya convertido en cáncer es más probable.

Determinación del grupo sanguíneo

La sangre humana se categoriza según la presencia o ausencia de antígenos en ella. Estos **antígenos** se denominan **ABO** y **Rh.** Los dos principales antígenos que componen la clasificación **ABO** de grupos de sangre son el **A** y el **B,** que sientan la base para el sistema ABO.

La sangre del grupo A contiene antígenos A. La del grupo B contiene antígenos B. La sangre del grupo AB contiene antígenos AB y la del grupo O no contiene antígenos ni A ni B.

La presencia o ausencia de antígenos Rh (conocido como factor) determina si tu sangre es de Rh positivo o Rh negativo.

Los grupos sanguíneos son importantes para la transfusión de sangre de una persona a otra. Los antígenos conforman lo que constituye la inmunidad particular de cada ser humano y refleja la capacidad de cada uno para luchar contra invasiones patogénicas.

Otros términos comunes y pruebas frecuentes que se solicitan

Paneles de electrólitos: Muestra el nivel de glucosa y de electrólitos en el suero de la sangre.

Paneles de la tiroides: Muestra el nivel de la hormona tiroxina (T4) y la hormona triyodotironina (T3), producidas por la tiroides, además de la tirotropina (TSH), hormona generada por la hipófisis y estimuladora de la tiroides.

Paneles del perfil de lípidos: Muestra los niveles del colesterol, de baja densidad (LDL) y de alta densidad (HDL) y de los triglicéridos en la sangre.

PART II
CÓMO INTERPRETAR TUS ANÁLISIS DE SANGRE

Bioquímica general

GLUCOSA – En general, niveles básicos de glucosa en el suero de la sangre pueden ser indicadores de afecciones en el cuerpo. Niveles elevados pueden indicar diabetes mellitus, hiperparatiroidismo, síndrome de Cushing (hipercortisolismo), estrés, pancreatitis, terapia con corticosteroides y diuréticos, feocromocitoma o acidosis celular. Niveles bajos pueden indicar hipoglucemia, hipotiroidismo, afecciones del hígado o enfermedad de Addison.

MINERALES – Los minerales sodio, potasio, cloruro y calcio son los principales cationes y aniones, átomos con carga eléctrica, que constituyen el conjunto de electrólitos del cuerpo humano.

SODIO – El sodio es el catión (ion con carga positiva) mineral más abundante en los fluidos extracelulares. Por lo tanto, es la sal principal a la hora de determinar la osmolalidad extracelular (transporte) de nutrientes y constituyentes. El sodio en la sangre es un resultado directo del equilibrio entre la dieta alimenticia y la excreción y reabsorción renal (función de los riñones).

Muchas hormonas intervienen en la consecución del equilibrio del sodio mediante el control de la excreción a través de los riñones (por ejemplo, la aldosterona, la vasopresina u hormona antidiurética (ADH) y los péptidos natriuréticos (PN), etcétera).

Bajos niveles de sodio dan lugar a la hiponatremia (deficiencia de sodio), lo que puede crear debilidad, confusión, coma y hasta la muerte. Un exceso de sodio (hipernatremia) puede provocar sed, sequedad en las membranas mucosas, convulsiones, estado de intranquilidad, etcétera. Muchas medicinas pueden ocasionar hipo e hipernatremia, incluyendo, entre otras, antibióticos, esteroides, laxantes, diuréticos, sulfuros y medicamentos para enfermedades del corazón.

El cáncer también creará bajos niveles de sodio. El cuerpo utilizará cualquier componente alcalino del que disponga para luchar contra la acidosis. El sodio tiene una gran afinidad con el oxígeno y es un metal inorgánico vital en el mantenimiento del equilibro de los electrólitos.

POTASIO – El potasio es uno de los mayores cationes existentes en las células. Hay una concentración cuarenta veces mayor de potasio en las células que en el fluido que las rodea. El nivel de potasio se ve afectado por la reabsorción del sodio en los riñones. La aldosterona reduce esos niveles de potasio al aumentar la excreción renal. Tu cuerpo siempre intentará mantener el equilibrio ácido-base existente en él. La acidosis provoca el movimiento de potasio desde el interior de la célula hacia el líquido extracelular, ocasionando cambios electromagnéticos que afectan a la permeabilidad de la pared celular para absorber nutrientes y al potencial eléctrico de la célula. Los síntomas de niveles elevados de potasio (hipercaliemia) en el suero sanguíneo

MUESTRA DE UN ANÁLISIS DE SANGRE

	RESULTADO	FUERA DE RANGO	REFERENCIA RANGO	UNIDADES
BIOQUÍMICA GENERAL				
Glucosa	103		mg/dL	70-115
Sodio	142		meg/L	133-145
Potasio	4,3		meg/L	3,3-5,3
Cloruro	104		meg/L	96-110
Dióxido de carbono	33		meg/L	21-24
Nitrógeno ureico	10		mg/dL	6-27
Creatinina	0,8		mg/L	0,5-1,5
Calcio	9,7		mg/dL	8,4-10,6
Proteína total	7,5		g/dL	5,9-8,4
Albúmina	3,6		g/dL	3,4-4-8
Bilirrubina total	0,3		mg/dL	0,0-1,2
Fosfatasa alcalina	98		u/L	51-131
Aspartato Aminotransferasa (AST)	19		u/L	0-50
Alanina Aminotransferasa (ALT)	23		u/L	0-50
PRUEBA DE TIROIDES				
T3 captación	32,0		Porcentaje	25,0-40,0
T4	10,7		ug/dL	4,9-11,7
T7	3,42		Cálculo	1,25-4,55
TSH (ultrasensible)		L <0,010	uiu/m/L	0,350-4,950
BIOQUÍMICA				
ACE (antígeno carcinoembrionario)	1,9		ng/mL	0,0-5,0
CBC (Recuento sanguíneo completo), PLAQUETAS, CT (Tomografía computarizada) Y DIFF (Diferencia o diagnóstico diferencial)				
Recuento de glóbulos blancos (VVBC)	505		4,0-10,5	X 10-3/uL
Recuento de glóbulos rojos (RBC)	4,42		4,10-5,60	X 10-6/uL
Hemoglobina		12,2 L	12,5-17,0	G/dL
Hematocrito	36,7		36,0-50,0	%
MCV (Volumen corpuscular medio)	83		80-98	fL
HCM (Hemoglobina corpuscular media)	27,6		27,0-34,0	pg
CHCM (Concentración de hemoglobina corpuscular media)	33,2		32,0-36,0	G/dL
Plaquetas	183		140-415	X 10-3/uL
Neutrófilos	44		40-74	%
Linfocitos	43		14-46	%
Monocitos	10		4-13	%
Eosifófilos	3		0-7	%
Basófilos	0		0-3	%
Neutrófilos (absoluto)	2,4		1,8-7,8	X 10-3/uL
Linfocitos (absoluto)	2,4		0,7-4,5	X 10-3/uL
Monocitos (absoluto)	0,6		0,1-1,0	X 10-3/uL
Eosifófilos (valor absoluto)	0,2		0,0-0,4	X 10-3/uL
Basófilos (absoluto)			0,0-0,2	X 10-3/uL
Panel de lípidos con el cociente LDL/HDL				
Cociente LDL/HDL	2,5		0,0-3,6	Unidades por dosis

Mg/dL (miligramos por decilitro)
Meq/L (miliequivalentes por litro)
g/dL (gramos por decilitro)
u/L (unidades por litro)

ug/dL (= mcg/dl = microgramo por decilitro)
Uiu/mL (μl /ml (microlitro por mililitro)
ng/mL (nanogramo por mililitro)

fL (puede ser un montón de cosas. Por ejemplo fluido o flúor)
pg (picogramo)

incluyen náusea, vómitos, irritabilidad, diarrea, debilitación de la despolarización eléctrica del corazón, contractilidad muscular (sin aliento, dolor en el pecho, etcétera) y acidosis. Bajos niveles en el suero sanguíneo (hipocaliemia) ocasionan un decrecimiento de la contractilidad de los músculos lisos, tanto del músculo cardíaco como de los músculos esqueléticos, lo que puede dar lugar a un gran conjunto de síntomas: dolor, parálisis, debilidad general y arritmias cardíacas.

CLORURO – El cloruro es un anión extracelular. Se considera uno de los principales electrólitos del cuerpo y sirve para mantener la neutralidad eléctrica. Al acompañar al sodio, su fluctuación la mayoría de las veces va en concordancia con el sodio, en especial en lo que respecta a la retención de líquidos. Con todo, el cloruro no siempre se ve afectado por el cáncer como el sodio. En muchos tipos de cáncer, el cuerpo usará su sodio para ayudar a alcalinizar esta enfermedad altamente ácida. El cloruro ayuda a mantener el equilibro ácido/alcalino. El cloruro reemplaza al bicarbonato intracelular en la neutralización del dióxido de carbono, manteniendo así el equilibrio alcalino de la célula y sus fluidos. Se llama hipocloremia cuando se da un nivel de cloruro inferior al normal e hipercloremia cuando es superior.

Hipocloremia
Hiperactividad del tejido muscular y nervioso
Hipotensión
Dificultad respiratoria o respiración superficial
Acidosis
CHF (insuficiencia cardíaca congestiva)
Hidratación excesiva
Vómitos
Insuficiencia respiratoria crónica

Hipercloremia
Debilidad
Fatiga
Deshidratación
Síndrome de Cushing
Mieloma múltiple

Insuficiencia renal
Anemia

CALCIO – El calcio del suero se usa como indicador de la función paratiroidea y del metabolismo del calcio. Esta prueba analítica no es muy fiable en cuanto al establecimiento del uso real del calcio. Sus niveles en la sangre pueden subir o bajar debido al cáncer, a la medicación química, a la desintoxicación, al excesivo consumo de leche, a dietas ricas en proteínas, a suplementos de vitamina D, al hiper/hipo o paratiroidisimo, a insuficiencia renal, a inflamación de los huesos, a la mala absorción intestinal, a la pancreatitis y a otras afecciones.

CALCIO IONIZADO – El calcio ionizado no enlaza con la albúmina, por lo que no se ve afectado por el desequilibrio en los niveles de albúmina. Por ello se lo considera un indicador mejor para dar una imagen más precisa del hiperparatiroidismo.

DIÓXIDO DE CARBONO – Los niveles de dióxido de carbono se usan para determinar la acidosis o la alcalosis. También se pueden constituir como indicador de una oxigenación deficiente, un desequilibrio electrolítico (celular), la neutralidad de los fluidos intra y extracelulares, una pobre eliminación de los riñones o pulmones, insuficiencia renal, intoxicación por salicilatos, cetoacidosis diabética, inanición, *shock,* enfisema y otras afecciones.

NITRÓGENO UREICO EN LA SANGRE (BUN) – Hay una analítica especial para medir el nitrógeno existente en la urea de la sangre. La urea es una sustancia que se forma en el hígado como producto de deshecho del metabolismo de las proteínas. Con el catabolismo (descomposición o cambio) de los aminoácidos se produce amoníaco, que en su mayor parte se convierte luego en urea.

La urea también se forma en el sistema linfático. Estas ureas se transportan a los riñones para su eliminación. Se pueden determinar los niveles tóxicos de la consumición de proteína, el metabolismo (de las proteínas) en el hígado y las funciones excretoras de los riñones mediante los niveles de urea en la sangre. La mayoría de las afecciones de riñón producen niveles bajos de urea.

Niveles altos pueden reflejar un excesivo consumo de proteínas, hemorragia gastrointestinal, inflamación del hígado y su deterioro. La intoxicación proteínica extracelular también puede ser un factor.

Los análisis combinados de BUN y la creatinina se usan como indicadores de la función renal. Tanto la deshidratación como una hidratación excesiva pueden afectar los niveles de urea en la sangre, al igual que muchos medicamentos, incluyendo la aspirina y los diuréticos.

La prostatitis y la hipertrofia de la glándula prostática también pueden causar niveles anormales de urea. La malnutrición y falta de digestión y síntesis de las proteínas también son factores muy importantes.

CREATININA – La creatinina es un producto resultante del catabolismo de la creatina. La creatina se usa para aportar fuerza e incrementar la contracción de los músculos esqueléticos. La creatinina se excreta por completo a través de los riñones y puede ser un indicador de mal funcionamiento de los riñones o deterioro muscular (niveles inferiores a los normales). Niveles superiores a los normales pueden ser un indicador de inflamación de los riñones, obstrucciones urinarias, deshidratación, insuficiencia cardíaca, diabetes, *shock* o trauma.

PROTEÍNA COMPLETA – Las proteínas están formadas por materiales de construcción denominados aminoácidos. Las proteínas se usan en todos los aspectos estructurales de nuestro cuerpo y en la mayoría de los funcionales. Forman parte de la constitución de los músculos, paredes de las membranas celulares, hormonas, enzimas, neurotransmisores y hemoglobina, y se usan como vehículos de transporte. Las proteínas contribuyen de forma significativa a la presión osmótica dentro del sistema vascular. Esto tiene especial importancia para el metabolismo y el transporte de los nutrientes.

ALBÚMINA – La albúmina es una proteína que se sintetiza en el hígado y constituye casi el 60 por 100 de la proteína total del cuerpo. La albúmina tiene muchas responsabilidades, entre ellas, el mantenimiento de la presión osmótica celular y el transporte de enzimas y hormonas. Los niveles de albúmina pueden dar buenas pistas en casos de afecciones de hígado, hepatitis, cirrosis, cáncer, malnutrición y otras afecciones debilitantes, incluidas aquéllas de los sistemas vasculares o gastrointestinales, tales como la enfermedad de Crohn.

BILIRRUBINA TOTAL – La bilirrubina es uno de los mejores indicadores del estado en el que se encuentra el hígado. Sus niveles pueden incrementarse durante la detoxificación ya que la orina elimina toxinas hidrosolubles. Dependiendo del órgano de que se trate (bazo o hígado, respectivamente), se da una bilirrubina indirecta (no conjugada) o directa (conjugada). El nivel de bilirrubina nos facilita la apreciación en lo que respecta al buen funcionamiento de estos órganos y cualquier inflamación o daño existentes en ellos. Las obstrucciones en estos órganos, así como en el conducto biliar debidas a tumores o piedras, incrementarán los niveles de bilirrubina. Otras afecciones que provocarán una subida de estos niveles son: anemias (perniciosa, falciforme y hemolítica) y daños ocasionados por el consumo de medicamentos.

FOSFATASA ALCALINA (FA) – La fosfatasa alcalina es una enzima fosfatasa que funciona en medios alcalinos. Se encuentra principalmente en las células de Kupffer del hígado, en el epitelio (células de la superficie) del tracto biliar y en los huesos. Cuando la acidosis está presente en estos tejidos, dependiendo del grado (ya sea debida a inflamación, tumores o cáncer, por ejemplo), el nivel de FA subirá. Esa subida también se puede dar durante un proceso de curación de fracturas y a lo largo del crecimiento natural del hueso, entre otras cosas. Muchos medicamentos y productos químicos pueden jugar un papel importante con efectos directos en los niveles de la FA. En ese grupo se incluyen: antibióticos, medicamentos para el corazón, fluoruros, contraceptivos orales, oxalatos, sulfatos y cianuros. Niveles bajos de fosfatasa alcalina pueden indicar hipotiroidismo, anemia perniciosa y exceso de ingestión de vitamina B. Algunos médicos prescriben inyecciones con alta concentración de vitamina B para bajar la fosfatasa alcalina cuando los niveles están muy altos. Tal como se ha especificado anteriormente, los niveles por encima de lo normal pueden indicar cáncer (de hígado, vesícula biliar, huesos, etcétera), aunque hay que tener en cuenta que factores normales del crecimiento pueden afectar también los niveles de la fosfatasa alcalina.

ASPARTATO AMINOTRANSFERASA (AST) – Anteriormente denominada transaminasa glutámico-oxalacética sérica (SGOT), la AST es una enzima que se encuentra en las células del hígado, las células del músculo del corazón, las de los músculos esqueléticos y, en un menor grado, en las de los riñones y las del páncreas. Un nivel elevado de AST puede sugerir inflamación de hígado, así como infarto de miocardio (ataque de corazón), afecciones musculares como la miositis y miopatía, insuficiencia renal o pancreatitis.

ALANINA AMINOTRANSFERASA (ALT) – Denominada anteriormente transaminasa glutámico-pirúvica sérica (SGTP), la ALT es una enzima que se sintetiza principalmente en las células del hígado, pero también se encuentra en las células del músculo del corazón, de los músculos esqueléticos y de los riñones, como la AST. A la enzima ALT se la considera factor específico en afecciones del hígado, tales como hepatitis, cirrosis, cáncer y necrosis.

Los medicamentos y productos químicos afectarán ambas enzimas, tanto la AST como la ALT. Entre ellos están los antibióticos, analgésicos de la familia de la aspirina, medicamentos para el corazón, y muchos más. La lista es larga.

Panel del sistema inmunitario

Para una explicación completa del funcionamiento del sistema inmunitario y sus células, *véase* módulo 2.7 «Los sistemas de eliminación».

GLÓBULOS BLANCOS (WBC) – Básicamente, los glóbulos blancos (leucocitos) son las fuerzas armadas del cuerpo humano, al que protegen de elementos extraños, entre los que se encuentran proteínas, sustancias químicas y células débiles o moribundas. Cuando se da un nivel superior al normal de glóbulos blancos sabemos con seguridad que el cuerpo está luchando contra algo. Ese algo podría ser la inflamación debida a sustancias foráneas, necrosis de algún tejido, debilidad o estado de toxicidad por la razón que sea. Todo esto nos conduce a lo que consideramos comúnmente como infección. Un trauma físico o el estrés también pueden afectar el nivel de glóbulos blancos en la sangre.

Cuando el recuento de glóbulos blancos es bajo, uno debe preguntarse «¿por qué es bajo ahora?», «¿por qué mi cuerpo no los está produciendo en cantidad suficiente?» o «¿por qué no llegan a mi flujo sanguíneo?». Estas preguntas puede que nos lleven a considerar la existencia de una lesión o enfermedad en nuestra médula ósea, el uso de la quimio y la radioterapia (que matan los glóbulos blancos) o un sistema linfático altamente congestionado. Esas situaciones, entre otras muchas, afectarán el cómputo global de glóbulos blancos (leucocitos) del cuerpo. Cuando se da un recuento bajo de leucocitos se denomina **leucopenia** *(penia* significa «deficiencia»). A un nivel superior a lo normal de leucocitos se le denomina **leucocitosis**. Un aumento del total de leucocitos puede indicar inflamación (acidosis), infección (acidosis), trauma, estrés y neurosis del tejido. Un nivel por debajo de lo normal puede indicar toxicidad por uso de medicamentos, deficiencia en la dieta alimenticia y lesión o enfermedad de la médula ósea.

Hay diversos tipos de glóbulos blancos o leucocitos:

Tipo de células	Porcentaje en el cuerpo
Neutrófilos	55 % - 70 %
Linfocitos	20 % - 40 %
Eosinófilos	01 % - 04 %
Basófilos	0,5 % - 01 %
Monocitos	02 % - 08 %

La mayoría de los grupos que aparecen en un informe de análisis de sangre proporcionan lo que se denomina un recuento diferencial. Cada tipo de célula defensiva del sistema inmunitario tiene su propia función. Cuando el porcentaje de cualquiera de los tipos de leucocito cambie, esto nos proporcionará una buena idea de la afección contra la que nuestro cuerpo está batallando. Por ejemplo: los **neutrófilos** indican que hay inflamación; los **linfocitos** pueden indicar un gran abanico de enfermedades, desde una infección leve hasta cáncer; los **monocitos** indican desde afecciones de origen parasitario a lesiones ulcerosas (tipos de destrucción de los tejidos).

Algunas de las causas relacionadas con el aumento o descenso de los glóbulos blancos, según su tipo, en un individuo son:

Neutrófilos

Causas del aumento (neutrofilia): Infección aguda; afecciones inflamatorias: por ejemplo, artritis (reumatoide y otras), fiebre reumática. Cualquier afección con la terminación «-itis», además de gota, trauma físico, leucemia y estrés.

Causas del descenso (neutropenia): Exceso de la flora bacteriana; anemia; afecciones con componente vírico (como hepatitis o sarampión); radioterapia; quimioterapia; toxicidad por medicamentos.

Linfocitos

Causas del aumento (linfocitosis): Afecciones con componente vírico o bacteriano, mieloma múltiple, cánceres linfáticos, hepatitis infecciosas y exposición a rayos X.

Causas del descenso (linfocitopenia): Sepsis, lupus, leucemia, toxicidad por productos químicos o consumo de medicamentos, uso de esteroides y exposición a rayos X.

Eosinófilos

Causas del aumento (eosinofilia): Parásitos, alergias, afecciones de la piel, como el eczema. También leucemia.

Causas del descenso (eosinopenia): Reacciones alérgicas, estrés, hipertiroidismo.

Basófilos

Causas del aumento (basofilia): Leucemia, afecciones fibroquísticas.

Causas del descenso (basopenia): Reacciones alérgicas, estrés, hipertiroidismo.

Monocitos

Causas del aumento (monocitosis): Procesos inflamatorios, afecciones con componente vírico, tuberculosis, parásitos, afecciones ulcerosas.

Causas del descenso (monicitopenia): Toxicidad debida a productos químicos o consumo de medicamentos, uso de esteroides.

Las células inmunes deberían estar trabajando *para* nosotros. Estas células viven inmersas en el océano del sistema linfático. Cuando este sistema linfático acaba congestionado o se ve afectado de algún modo, eso comprometerá en gran medida, y en muchos aspectos, la función que desarrollan las células inmunitarias.

Los parásitos, entre ellos las bacterias y los protozoos, son elementos secundarios en la causa de la enfermedad. En otras palabras, la toxicidad o acidosis son la causa de la debilidad de nuestro sistema inmunitario. Los parásitos y la respuesta inmunitaria son aspectos secundarios. La respuesta a estas alteraciones es siempre la detoxificación. **La detoxificación siempre cura la causa.**

GLÓBULOS ROJOS (RBC) – Los glóbulos rojos, o eritrocitos, son los encargados de llevar el oxígeno a las células de nuestro cuerpo, lo que se mide mediante el recuento total de eritrocitos en un milímetro cúbico de fluido sanguíneo. En cada glóbulo rojo existen numerosas moléculas de hemoglobina. Estas moléculas están llenas de hierro, que enlaza con el oxígeno y hace que avance. Muchas cosas afectan a los glóbulos rojos. Pueden acabar debilitándose, perder su forma y empezar a engancharse los unos con los otros, por ejemplo. Aunque cuando eso ocurre es debido, en gran parte, a la acidosis y a una baja función enzimática dentro del sistema vascular.

La debilidad y otros factores mencionados afectarán la capacidad de los glóbulos rojos de acarrear y transportar oxígeno, de extraer el dióxido de carbono y de llevar a cabo las demás funciones que realizan. Esto puede provocar gran cantidad de problemas, desde el descenso de las reacciones de oxidación a la acidosis y la anemia. Pueden aflorar diversos síntomas, que pueden ir desde la fatiga crónica, pasando por la fatiga de la tiroides y de las glándulas suprarrenales hasta la debilidad. Tal como ya hemos dicho, las afecciones inflamatorias de la acidosis son factores importantes que afectan a los glóbulos rojos.

La deshidratación conducirá a un nivel superior de lo normal de glóbulos rojos y un exceso de hidratación llevará a unos niveles más bajos de lo normal. La dieta alimenticia, la insuficiencia orgánica, el cáncer, la anemia, las hemorragias, la farmacoterapia y la quimioterapia harán que el nivel de los glóbulos rojos baje.

De nuevo, la desintoxicación es la única solución verdadera para devolverles a los glóbulos rojos su real y singular potencialidad. La alcalinización los separa al tiempo que incrementa el contenido y la capacidad de la hemoglobina. La desintoxicación limpia el hígado y el páncreas, y suprime los productos químicos y cualquier metal que afecte a los glóbulos rojos o, de hecho, a cualquier célula.

La detoxificacion restaurará por completo la función del riego sanguíneo haciendo que vuelva a sus parámetros normales, sin poner en peligro la propia homeostasis.

HEMOGLOBINA – Los glóbulos rojos contienen moléculas denominadas hemoglobina. La hemoglobina es una proteína conjugada que consiste en *hemo,* que enlaza con el hierro, y *globina,* una proteína simple (aminoácido). Existen cientos de tipos diferentes de hemoglobina, pero en lo fundamental coinciden en que enlazan con el oxígeno y la glucosa y transportan estos elementos a las células cumpliendo sus fines de aportar energía y facilitar la oxidación. Las implicaciones clínicas de esta prueba analítica están estrechamente relacionadas con el recuento de los glóbulos rojos.

Los niveles superiores a lo normal pueden sugerir una enfermedad pulmonar obstructiva crónica (EPOC), insuficiencia cardíaca congestiva (CHF), deshidratación u otras afecciones. Un descenso de hemoglobina puede sugerir anemia, cáncer, lupus, insuficiencia renal, lesiones esplénicas y deficiencia nutricional. Un eritrocito con nivel normal de hemoglobina se denomina normocrómico, con un nivel superior al normal, hipercrómico y con uno inferior, hipocrómico. Los viejos glóbulos rojos se descomponen y son fagocitados por macrófagos en el bazo, el hígado o la médula ósea roja. Cuando esto ocurre, el hierro de la hemoglobina se reutiliza inmediatamente para producir nuevos glóbulos rojos o se almacena en el hígado. La parte de la globina se reconvierte en aminoácidos. La parte restante, el hemo, se convierte en bilirrubina, la que a su vez es excretada mediante la bilis.

HEMATOCRITO (HCT) – El hematocrito es la proporción de glóbulos rojos o eritrocitos en un determinado volumen total de sangre. Tus hematocritos deberían estar estrechamente relacionados con el recuento de los glóbulos rojos y de la hemoglobina. Niveles superiores a lo normal pueden indicar deshidratación, diarrea severa, trauma físico o *shock*, heridas y otras afecciones. Un descenso en el nivel del hematocrito podría indicar anemia, cirrosis del hígado, cáncer, hipertiroidismo, hemorragia, insuficiencia de la medula ósea, artritis reumatoide, malnutrición o un embarazo normal.

VOLUMEN CORPUSCULAR MEDIO (VCM) – La prueba del VCM consiste en la medición del volumen o tamaño de los glóbulos rojos. Es muy útil para clasificar las anemias. Cuanto mayor es el VCM, más grandes son los glóbulos rojos, a los que se denomina macrocitos; y, a un menor VCM, son más pequeños y se denominan microcitos. El volumen del MCV se calcula dividiendo el hematocrito por el número global de eritrocitos. El MCV puede indicar afecciones hepáticas, alcoholismo, anemia perniciosa u otros problemas. La causa de un MCV menor de lo normal puede indicarnos anemia debida a deficiencia de hierro.

HEMOGLOBINA CORPUSCULAR MEDIA (HCM) – La HCM consiste en la cantidad media (peso) de hemoglobina en el glóbulo rojo de un individuo.

CONCENTRACIÓN DE HEMOGLOBINA CORPUSCULAR MEDIA (CHCM) – La prueba de la CHCM consiste en medir la proporción media de concentración de hemoglobina en un solo glóbulo rojo. Este factor se obtiene dividiendo el total de concentración de hemoglobina por el hematocrito.

AMPLITUD DE DISTRIBUCION EROCRITARIA (ADE) – Esto corresponde a la medida de la amplitud de los glóbulos rojos. Es muy útil a la hora de determinar el tipo de anemia que uno puede padecer.

PLAQUETAS (TROMBOCITOS) – Las plaquetas son esenciales para que la sangre pueda coagularse. Constituyen los puentes y telas de araña para las perforaciones de los tejidos. Se enlazan las unas con las otras de forma que el cuerpo puede repararse. Un número de plaquetas por debajo de lo normal es un indicio de debilidad o enfermedad de la médula ósea o del bazo. Otros factores relacionados con un recuento bajo de plaquetas son infecciones, medicamentos y hemorragias; por debajo de 50.000, la situación es crítica.

VOLUMEN PLAQUETARIO MEDIO (VPM) – El VPM indica el tamaño de las plaquetas, que es un indicador del estado de la médula ósea y, por extensión, mostrará cualquier posible deficiencia que haya en ella.

Grupos de perfil de lípidos

COLESTEROL (LDL y HDL) – El colesterol es esencial para la formación de esteroides (antiinflamatorio de tipo anabólico), de los ácidos biliares y de las membranas de las paredes celulares.

El cuerpo humano puede usar el colesterol sólo en su forma libre. Se sintetiza en el hígado o se metaboliza por la ingestión de alimentos ricos en colesterol (principalmente, carnes). Este colesterol, en su forma libre, se enlaza o conecta a los transportadores (lipoproteínas) para desplazarse por la sangre a las células del cuerpo.

Nota: En las carnes cocinadas, los lípidos se esterifican (se transforman, al ligar con otros componentes) y dejan de presentarse en forma libre.

Hay dos tipos principales de lipoproteínas: las de baja densidad y de alta densidad (**LDL** y **HDL**, respectivamente). El 75 por 100 del colesterol libre del cuerpo enlaza con el colesterol de baja densidad y el 25 por 100 con el de alta densidad. Las lipoproteínas de baja densidad (**LPD**) constituyen el tipo de colesterol más abundante. Esto lleva a algunos a considerar que un número elevado de este tipo de colesterol esterificado es indicador de una arterio-esclerosis. Esta conclusión me parece poco razonable. Cuando se examina por qué se produce el colesterol y cómo lo usa el cuerpo, nos damos cuenta de que la producción de colesterol está ligada al uso de esteroides, en particular, para contrarrestar inflamación; y al proceso de reconstrucción de las células tras producirse la destrucción celular.

Debido a que el hígado sintetiza y metaboliza el colesterol, los niveles bajos de éste se pueden relacionar con daño hepático (como inflamación, hipofunción, necrosis y cáncer), así como también con mala absorción, hipertiroidismo, algunas anemias, sepsis o estrés.

Los niveles altos de colesterol pueden ocasionar o indicar una insuficiencia de las glándulas suprarrenales, afecciones inflamatorias, nefrosis, cirrosis biliar, hábitos alimentarios (consumo excesivo de carne), embarazo, hipotiroidismo, presión arterial alta u otras condiciones.

Lo que los niveles de colesterol por encima o por debajo de lo normal indican es bastante diferente de lo que causan. Por ejemplo, una baja presión arterial es indicativa de deficiencia de la médula suprarrenal y de desequilibrio en los niveles de sodio, lo que puede ser reflejo de deficiencia en el córtex suprarrenal. Cuando el córtex de las glándulas suprarrenales es débil, la respuesta del cuerpo a la inflamación por acidosis (en gran parte, debida a la dieta o a causas hormonales) será baja. Por lo tanto, la producción de colesterol en el hígado aumentará, lo que a su vez supondrá un incremento de los niveles en el suero sanguíneo. El colesterol es un lípido antiinflamatorio que el cuerpo utiliza como respuesta a inflamaciones y destrucción celular.

Con tiempo, sin corregir lo anterior, la presión arterial oscilará de baja a alta (síndrome arterioesclerótico). Uno puede hasta padecer diabetes, hipertiroidismo, hipercolesterolemia, hiperlipidemia, presión arterial alta, un ataque al corazón, embolias cerebrales, arterioesclerosis, nefrosis u otras afecciones.

La respuesta a todo lo mencionado siempre te volverá a llevar, por supuesto, al mismo punto: la detoxificación. Alcaliniza y vigoriza, y tu cuerpo se limpiará y se reconstituirá.

TRIGLICÉRIDOS (TRIG) – Los triglicéridos son similares al colesterol porque, como ellos, también son lípidos. Los triglicéridos actúan como reserva de fuente de energía y curativa cuando se dan afecciones inflamatorias.

Los triglicéridos, al igual que el colesterol, también ligan con determinadas lipoproteínas para poder desplazarse por todo el cuerpo. Estas lipoproteínas son: lipoproteínas de densidad muy baja y lipoproteínas de baja densidad (**VLD** y **LDL**, respectivamente).

Los triglicéridos se sintetizan en el hígado a partir de glicerol y otros ácidos grasos. Al ser parecidos al colesterol, los triglicéridos tiene la misma respuesta biológica y patogénica. Cualquier cosa que cause acidosis (desde el consumo de alcohol a la ingestión de carne) elevará el nivel de los lípidos.

Grupos de perfiles de la tiroides

T3 (TRIYODOTIRONINA) – El análisis de la T3 o triyodotironina muestra la cantidad de T3 en la sangre. Esto se utiliza para determinar si se trata de una tiroides que funciona en exceso o en defecto.

T4 (TIROXINA) – El análisis de la T4 o tiroxina muestra la cantidad de T4 en la sangre. Niveles por encima de lo normal pueden estar relacionados con hipertiroidismo y la enfermedad de Wilson, la incapacidad del cuerpo de convertir la T4 en la T3. Niveles por debajo de lo normal de T4 están relacionados con hipotiroidismo. La tiroxina, como sucede con la mayoría de las hormonas, necesita proteínas transportadoras. La globulina fijadora de tiroxina (proteína) o TGB, es una de las transportadoras de T4 o tiroxina. Niveles altos de proteínas en el suero sanguíneo debido a acidosis o toxicidad proteínica puede aumentar los niveles de T4 o T3.

La cantidad de T3 disponible refleja el nivel de globulina fijadora de tiroxina (TGB) y de prealbúmina fijadora de tiroxina (TBPA) en la sangre. Este análisis se realiza para descartar que los niveles altos o bajos de T3 y T4 sean debidos a otros factores como el uso de contraceptivos orales, embarazo o insuficiencia renal.

HORMONA ESTIMULANTE DE LA TIROIDES O TIROTROPINA (TSH) y HORMONA LIBERADORA DE LA TIROTROPINA (TRH) – La TSH es una hormona estimulante de la tiroides que se produce en la parte anterior de la glándula pituitaria. Esta hormona activa o estimula la glándula tiroidea para producir y liberar en el cuerpo la hormona tiroxina (T4). Cuando la tiroides es débil (hipotiroidismo) o la glándula pituitaria es hiperactiva, los niveles de TSH serán elevados. Esto se debe a que actúa como respuesta a la necesidad de una mayor producción de la hormona tiroidea tiroxina, que es vital para el metabolismo y el buen funcionamiento del corazón. Niveles por debajo de lo normal de triyodotironina (T3) y tiroxina (T4) estimulan la liberación de TRH y de TSH.

El análisis de TSH también se usa para determinar si se trata de hipotiroidismo primario (de la misma tiroides) o hipotiroidismo secundario (causado por el hipotálamo). Recuerda que todas las cosas funcionan juntas en la creación para constituir un Dios. Esto también se puede aplicar al cuerpo y sus glándulas. Un funcionamiento específico de una glándula puede ser el resultado de que la glándula misma sea toxica y esté débil, o debido a que sean otras glándulas relacionadas que la estén afectando. Dado que todas las cosas están inextricablemente unidas y engranadas, un «tratamiento» convencional no funciona nunca.

NOTA: Después de treinta años de observación clínica, mi opinión es de que las pruebas que se realizan para saber los niveles de T3, T4 y TSH en la sangre son las menos precisas de los análisis relacionados con la tiroides. Por eso se creó la prueba de la temperatura basal *(véase* el apéndice A). He visto un significativo número (80 por 100) de casos de hipotiroidismo que se les han escapado a la profesión médica porque ésta actúa de acuerdo con el análisis de sangre, sin tratar al paciente.

PARTE III
LIMITACIONES DE LOS ANÁLISIS DE SANGRE

Utilizar los análisis de sangre para determinar cualquier afección que pueda padecer el cuerpo y diagnosticar la debilidad de los tejidos es una de las herramientas menos precisas de las que disponemos hoy en día. Sin embargo, cuando se combina con un análisis de tejido, la iridología, la sintomatología física, la reflexología y la kinesiología puede contribuir a darnos la imagen total más exacta que uno puede conseguir del estado general interno en el que se encuentra tu cuerpo.

Únicamente con análisis de sangre, uno sólo puede suponer lo que *podría* estar pasando en el cuerpo, y esto por supuesto depende *en gran medida* de la persona que interprete los resultados. Un análisis de tipo de sangre no refleja con precisión los desequilibrios de electrólitos, los niveles hormonales, la utilización de la glucosa y la fructosa y la verdadera naturaleza de la respuesta inmune. Cada uno de estos factores puede afectar y, por lo tanto, sesgar, los resultados.

Desequilibrio electrolítico

Tu sangre puede mostrar niveles normales de calcio, por ejemplo, pero a nivel celular los niveles podrían ser muy deficientes. Los niveles de los minerales en la sangre no muestran los factores de almacenamiento y el uso de éstos. Los niveles de minerales en el suero sanguíneo pueden cambiar debido a experiencias emocionales, técnicas de extracción de sangre y requerimientos homeostáticos (relacionados con el equilibrio interno). Además, el exceso de minerales y la acumulación tóxica de metales son muy difíciles de detectar a través de un análisis de sangre debido a que se pueden enmascarar por la acción, de almacenamiento o protección, del bazo, hígado u otros tejidos. Tu cuerpo debe mantener la sangre y el suero sanguíneo, tan limpios y equilibrados como sea posible o, si no, uno puede acabar muriendo.

Niveles hormonales

Tu sangre es el medio menos preciso para poder mostrar una producción hormonal deficiente. La actividad hormonal tiroidea (T3 y T4) estará mucho mejor indicada mediante la prueba de la temperatura basal, que se creó específicamente para este propósito *(véase* el apéndice A). Los esteroides suprarrenales y la producción de neurotransmisores tampoco se miden correctamente a través de los análisis de sangre.

Utilización de la glucosa/fructosa

Tu sangre puede mostrar niveles de glucosa en el suero sanguíneo, pero los resultados del análisis no pueden mostrar su grado de transporte.

Respuesta inmunológica

Tu sangre puede mostrar niveles por encima o por debajo de lo normal de células del sistema inmunitario (basófilos, por ejemplo), pero no puede indicar por qué el sistema inmunitario está respondiendo de tal manera. La mayoría de las respuestas inmunitarias se interpretan de forma equivocada, especialmente por una falta de entendimiento de cómo funciona la detoxificación.

Tu sangre contiene muchos metabolitos celulares, parásitos, toxinas del hígado y similares. Éstos se filtran a través del bazo, los riñones, los intestinos y los pulmones. Debido a esto, tu medio sanguíneo siempre está cambiando, dando lugar a las continuas y diversas reacciones químicas que se dan en nuestro cuerpo.

Tu análisis de sangre puede ser una fantástica herramienta para ayudarte a juntar las piezas del rompecabezas. Si hay niveles bajos de suero sanguíneo, eso puede ayudarte a determinar que hay una acumulación de exceso de carbono, excesivo deterioro de los tejidos y desequilibrios electrolíticos. Te puede alertar sobre el deterioro de tejido muscular o de las funciones del hígado, corazón o riñones. También te puede dar pistas sobre una posible acidosis sistémica y una respuesta inmunológica creando problemas de inflamación y muchas cosas más.

APÉNDICE E
Análisis mineral de los tejidos (TMA)

Tu cabello es un poco diferente de cualquier otro tejido en el cuerpo, pero requiere prácticamente los mismos elementos para el crecimiento y la reparación. Puesto que el cabello es el segundo tejido metabólicamente más activo de tu cuerpo, puede utilizarse como un «registro» de la actividad metabólica. Los tres primeros centímetros, o menos, de tu pelo pueden dar una buena estimación de la actividad metabólica de tu cuerpo en, más o menos, los últimos dos meses. A medida que crece, «encierra» la historia de la actividad metabólica intra y extracelular.

El análisis del cabello es más fiable que el análisis de sangre en cuanto a la indicación sobre el nivel de utilización de los tejidos (celulares), el almacenamiento y la excreción. El cabello se considera tejido excretor. Puede mostrar minerales, metales pesados y niveles de elementos tóxicos en el cuerpo. El FBI utiliza el análisis del cabello en los laboratorios forenses para determinar la ingestión de tóxicos y metales mortales y sustancias como el arsénico. Es tan exacto que puede determinar el año y casi el mes de la ingesta y los cambios en el nivel de éstos. El análisis del cabello también puede ser más definitivo que la sangre y la orina para indicar el almacenamiento de elementos tóxicos en el cuerpo. La EPA (Agencia de protección ambiental) utiliza el cabello como tejido de elección para determinar la exposición tóxica a metales.

Existen muchos factores que pueden afectar el análisis adecuado del cabello contaminando o alterando los resultados. Éstos incluyen los productos para el tratamiento del cabello, como tintes, decolorantes y champús.

Es importante saber lo que ocurre a nivel celular, y el cabello te lo indicará. El nivel celular es donde todo está «sucediendo». El doctor Emanuel Cheraskin ha declarado en su libro *Diet and Disease*: «Los minerales tienen interrelaciones con todos los demás nutrientes. Sin niveles óptimos de minerales en el cuerpo, los otros nutrientes no se utilizan de manera efectiva». Los minerales juegan un papel activo en la producción de síntesis de las hormonas y en la actividad (y viceversa). Algunos minerales son transportistas «eléctricos», así como estimuladores. Algunos minerales también juegan un papel en la actividad enzimática.

El análisis mineral de los tejidos puede jugar un papel vital en la comprensión de algunos de los síntomas de tu cuerpo. La mayoría de los naturópatas y muchos otros profesionales de la salud utilizan el análisis del cabello (tejido) como parte de su práctica. Estos análisis incluyen recomendaciones dietéticas, pero las dietas sugeridas no se basan en principios de salud natural.

Conclusión

Análisis de sangre, cabello, saliva y orina deben estar correlacionados con un análisis del iris y con la observación clínica, así como con los síntomas del cuerpo. Es fácil equivocarse con un conocimiento parcial de las condiciones sistémicas al usar sólo los fluidos corporales como herramientas de diagnóstico.

La detoxificación también puede cambiar drásticamente los análisis de orina, sangre, cabello y saliva y un médico, o un profesional de la salud, no entrenado puede equivocarse al pensar que el cuerpo tiene problemas cuando es sólo la limpieza en sí misma. Los niveles de colesterol en la sangre y los marcadores de cáncer (antígenos) pueden aumentar drásticamente en la fase inicial de la detoxificación, pero volverán a los registros normales cuando el cuerpo se limpie.

Sólo hay una verdadera modalidad de sanación..., la detoxificación. Ésta recuperará la química del cuerpo en la homeostasis (equilibrio) y eliminará los metales tóxicos, los elementos y las sustancias extrañas.

Busca a Dios, la salud y la felicidad.

APÉNDICE F

Pesos y medidas

1 libra	=	453 gramos
1 onza	=	28,3 gramos
128 onzas	=	1 galón
16 onzas	=	1 libra
1 cuarto	=	2 pintas
1 pinta	=	2 copas
1 cucharadita	=	60 gotas
6 cucharaditas	=	1 onza
1 cucharada	=	3 cucharaditas
1 onza de líquido	=	2 cucharadas
1 taza	=	16 cucharadas
30 mililitros	=	1 onza
1 mililitro	=	1/30 onza de fluido
1/4 copita	=	1/500 pinta
1 cucharada	=	15 mililitros
15,4 granos	=	1 gramo
1 gramo	=	100 miligramos (mg)
1 gotero lleno	=	aprox. 60 gotas
2 cucharadas de tintura	=	1/2 taza de té

1 cucharadita = 5 mililitros = 1/6 onza fluida = 1 copita

1 cucharadita de polvo = alrededor de dos cápsulas «00» = aproximadamente 50 miligramos (mg)

1 cápsula «00» = aproximadamente 500 mg = 8 granos

APÉNDICE G
Glosario

Abortivos: Causan abortos inducidos (expulsión prematura del feto).

Absceso: Una colección localizada de pus y tejido licuado en una cavidad.

Absorbentes: Hierbas utilizadas para producir la absorción de exudados (líquidos acumulados) o tejidos enfermos. (Olmo negro, gordolobo, olmo americano, etcétera).

Absorción: Nutricionalmente, el proceso por el cual los nutrientes se absorben a través del tracto intestinal hacia el torrente sanguíneo para ser utilizado por el cuerpo. Si los nutrientes no se absorben adecuadamente, dará como resultado deficiencias nutricionales (mala absorción). Esto puede afectar también a los combustibles del cuerpo y a los materiales de construcción, dando lugar al debilitamiento, al hambre y al deterioro.

Abstergentes: Detergentes.

Aceite de hígado de bacalao: Aceites naturales de bacalao que contienen ácidos grasos esenciales y vitaminas A y D; también contiene aceite omega-3.

Aceite de onagra: La semilla del aceite de onagra es rica en ácido gamma linolénico.

Aceites esenciales: También conocidos como aceites volátiles, aceites etéreos o esencias. Por lo general, son mezclas complejas de una gran variedad de compuestos orgánicos (por ejemplo, alcoholes, cetonas, fenoles, ácidos, éteres, ésteres, aldehídos y óxidos) que se evaporan cuando se exponen al aire. Habitualmente, representan los principios odoríferos de las plantas y tienen un efecto de amplio espectro sobre el cuerpo, especialmente en el sistema nervioso.

Aceites volátiles: Aceites aromáticos utilizados como aceites esenciales terapéuticamente o en perfumes. Los aceites volátiles se han utilizado durante siglos. Antisépticos; ayudan a estimular la producción de glóbulos blancos. Causan un aumento del jugo digestivo; se dice que relajan la peristalsis hiperactiva. También se sabe que tienen un efecto en el sistema nervioso central (sedar o estimular). Los aceites volátiles compuestos están hechos desde moléculas simples a complejas, como el isopreno, el isopentano y los terpenos.

Acetilcolina: Un éster de colina que se produce en diversos órganos y tejidos del cuerpo. Se cree que juega un papel importante en la transmisión de los impulsos nerviosos en las sinapsis y las uniones mioneurales.

Ácido araquidónico: Es un ácido graso esencial formado a partir de ácidos insaturados de las plantas y presente en los cacahuetes. Es un precursor de las prostaglandinas.

Ácido clorhídrico: (HCL) un componente normal del jugo gástrico. La cantidad de concentración de HCL en el estómago varía, dependiendo de varios factores, incluyendo la tasa de secreción del jugo gástrico y el tipo de alimentos ingeridos. Convierte el pepsinógeno en pepsina y produce un medio ácido favorable para la actividad de pepsina; disuelve y desintegra nucleoproteínas y colágeno; hidroliza la sacarosa; precipita el caseinógeno; inhibe la multiplicación de bacterias, especialmente los organismos de putrefacción que fermentan el ácido láctico y ciertas formas patógenas; estimula la secreción por el duodeno; inhibe la acción de ptialina y, de esta manera, detiene la digestión salival en el estómago.

Ácido úrico: Producto de desecho del metabolismo de las proteínas. Los riñones eliminan el ácido úrico del cuerpo. El consumo elevado de proteínas y los riñones obstruidos conducen a afecciones como la gota (acidosis), etcétera.

Acidophilus: Las bacterias *Lactobacillus acidophilus,* también conocidas como «flora intestinal beneficiosa», se utilizan para sustituir las bacterias destruidas. Deben usarse sólo por los bebedores de leche.

Ácidos grasos: Cualquiera de los muchos ácidos orgánicos a partir de los cuales se hacen las grasas y los aceites.

Ácidos grasos esenciales: (EFA) ácidos grasos insaturados (linoleico, linolénico y araquidónico) que no pueden ser sintetizados por el cuerpo y se consideran esenciales para mantener la salud.

Ácidos: Una clase de compuestos que tienen un pH bajo, generalmente amargo al gusto y, en su forma pura, a menudo son corrosivos (ácido cítrico, ácido benzoico, ácido fórmico, ácido úrico, ácido fosfórico, ácido carbónico, etcétera). Pueden ser compuestos orgánicos o inorgánicos. Los ácidos pueden irritar e inflamar los tejidos del cuerpo. También pueden llegar a ser radicales libres. Los ácidos se encuentran en los tejidos vegetales (especialmente frutas), sin embargo, tienden a prevenir la secreción de líquidos y el encogimiento de los tejidos. Una acumulación de ácidos conduce a la acidosis.

Acidosis: Acidez excesiva de los líquidos corporales, debida a una acumulación de ácidos (como en la acidosis diabética o la enfermedad renal) o una excesiva pérdida de bicarbonato (como en la enfermedad renal). La concentración del ion de hidrógeno se incrementa y, por lo tanto, el pH disminuye. La acidosis conduce a una respuesta inmune llamada inflamación.

Adaptógeno: Una sustancia con cualidades que aumenta la resistencia y la resiliencia al estrés. Los adaptógenos fortalecen las células, los tejidos, los órganos y las glándulas. Los adaptógenos funcionan mediante el apoyo, especialmente, a las glándulas suprarrenales (ajo, equinácea, ginkgo biloba, sello de oro, lapacho rosado y ginseng).

Adrenalina: Un neurotransmisor secretado por las glándulas suprarrenales que produce la respuesta de «lucha o huida». También se llama epinefrina.

Adsorber: Fijación de una sustancia en la superficie de otro material.

Adulterante: Un aditivo inaceptable o sustitución de una hierba determinada (también: sustituto).

Aeróbico: 1. Requiere de oxígeno para el metabolismo y la supervivencia; 2. Con respecto a los organismos que viven en presencia de oxígeno; 3. Metabolización de oxígeno para producción de energía.

Afrodisíacos: Plantas que se utilizan para corregir la impotencia sexual y fortalecer la potencia sexual y el deseo (damiana, unicornio falso, palmito salvaje, yohimbe).

Agentes colorantes: Plantas que se usan para la coloración o con el objetivo de teñir (arándano-azul oscuro o púrpura; raíz de sanguinaria–rojo oscuro o bronce; cúrcuma-color dorado).

Agentes hormonales: Plantas que contienen fitoesteroles, o las hormonas utilizadas por la planta para su propio crecimiento, son compatibles con las hormonas femeninas y parecen funcionar como bloques de construcción para proporcionar material ya preparado para la producción hormonal. Algunas plantas, como la baya del árbol casto, están pensadas para trabajar a nivel de la hipófisis (la «madre de las hormonas femeninas») y pueden pro-

591

ducir un efecto estrogénico o progestogénico. Los conocidos como estrogénicos se utilizan para tratar problemas de deficiencia de estrógenos y son, sin duda, eficaces (raíz de chamaelirium). El ñame silvestre proporciona la única fuente natural conocida de progesterona vegetal.

Aglutinación: Adherencia o pegarse juntos los glóbulos rojos. Causada por la acidosis, lo que crea una atmósfera aniónica en la que lípidos, aminoácidos, minerales, etcétera, se adhieren a las paredes celulares y entre ellos.

Aguda: Tiene un inicio rápido, síntomas severos y un curso breve (no crónico). El dolor se produce en situaciones agudas y regenerativas. «Aguda» es en realidad la etapa inicial de la enfermedad.

Alcalino: Perteneciente a, o que tiene la reacción de un álcali. Neutraliza los ácidos. En el escenario de la dualidad, se considera *yin* o enfriamiento.

Alcaloides: 1. un grupo poderoso y potente (trece) de los componentes de la planta. Sus propiedades son muy amplias yendo desde los alcaloides alucinógenos, en un extremo, a los analgésicos y alcaloides mortales, en el otro extremo; 2. los alcaloides reaccionan con los ácidos para formar sales que se utilizan para uso médico.

Alcoholes: Se encuentran en los aceites volátiles de las plantas.

Aldosterona: Una hormona secretada por las glándulas suprarrenales que provoca la retención de sodio y agua.

Alopatía/alópata: 1. Sistema de tratamiento de la enfermedad mediante la inducción de una reacción patológica que es antagónica a la enfermedad que se está tratando; 2. La medicina convencional o medicina alternativa en comparación con la naturaleza.

Alterativa: Tiende a restaurar la salud normal; limpia y purifica la sangre; altera los procesos nutritivos y excretorios existentes restaurando gradualmente las funciones normales del cuerpo (equinácea, sello de oro, sanícula, lengua de vaca, entre otras plantas).

Amargas: Plantas que tienen un sabor amargo y que tienen el poder de estimular la mucosa gastrointestinal y el tejido hepático, sin afectar el sistema general (genciana, chaparral, ajenjo).

Amenorrea: Ausencia o supresión de la menstruación.

Aminoácidos: Compuestos químicos nitrogenados que forman la base estructural de las unidades proteicas.

Ampollas: Plantas que causan exudación inflamatoria (formación de ampollas) del suero de la piel cuando se aplica localmente; utilizado como revulsivo; reaccionan con los ácidos (mostaza negra, raíz de violeta, nabo del diablo, otros).

Anabólico: 1. La construcción de los tejidos del cuerpo. La utilización o fase constructiva del metabolismo; 2. La conversión y utilización de nutrientes para reparar, reconstruir o para construir y mantener las células, los tejidos, los órganos y las glándulas; 3. Durante esta fase del proceso se utiliza y se necesita energía.

Anaeróbico: 1. Que no requiere oxígeno para funcionar; 2. Vida sin oxígeno.

Anafrodisíacos: Hierbas utilizadas para disminuir las funciones y los deseos sexuales (sauce negro, salvia de jardín, uva de Oregón, escutelaria, otras).

Analéptico: Sustancia, alimento o medicamento que estimula la recuperación de la actividad vital de los órganos.

Analgésico: Alivia el dolor cuando se toma por vía oral.

Análisis del cabello: Un método para determinar los niveles de determinadas sustancias en el cuerpo, incluyendo metales tóxicos y minerales, mediante la medición de sus concentraciones en el cabello. A diferencia de los niveles en la sangre, en el pelo reflejan el estado de la persona durante varios meses.

Andrógenos: Hormonas esteroideas, tales como la testosterona o androsterona, que controlan el desarrollo y el mantenimiento de las características masculinas. También se le llama *hormona androgénica*.

Anestésicos locales: Hierbas que producen pérdida de la sensibilidad (anestesia) cuando se aplica localmente a una superficie (aceite de alcaravea, coca, kava kava).

Anestésicos: Plantas para producir anestesia o pérdida del conocimiento.

Anhidrótico: Dejar de sudar (agrimonia, buchú, rusco, otros).

Aniónico: 1. Una condición magnética creada por iones negativos o un ambiente ácido que crea la coagulación; 2. Para solidificar, enlace; similar a anabólico; 3. En referencia a la acidosis.

Anodina: Alivia el dolor cuando se aplica externamente.

Ansiolítico: Un agente contra la ansiedad.

Anterior: Antes de o delante de.

Antiabortivas: Hierbas utilizadas para contrarrestar las tendencias abortivas (corteza de calambre, unicornio falso, frambuesa roja).

Antiácidos: Hierbas utilizadas para neutralizar el ácido en el estómago y el tracto intestinal (angélica, hinojo, menta, olmo americano, otros).

Antiartríticos: Plantas que se utilizan para aliviar y curar las afecciones artríticas y la gota (cohosh negro, chaparral, diente de león, lengua de vaca).

Antibacteriano: Destruir o detener el crecimiento de las bacterias.

Antibilio: Reduce las afecciones biliares o la ictericia (cardo santo, borraja, rusco).

Antibiótico: Inhibe el crecimiento de las bacterias o las destruye.

Anticatarral: Plantas que curan y eliminan los síntomas del catarro (mucosa) (viburno americano, raíz de bardana, hisopo, regaliz, uva de Oregón, otras).

Anticimóticas: Plantas que se usan para destruir o detener la acción fermentativa de organismos bacterianos (que producen enfermedades). (Cáscaras y hojas de nuez negra, clavos, ajo, gordolobo).

Anticuerpo: Proteína producida por el cuerpo para luchar contra los antígenos mediante la creación de una respuesta inmune.

Antidepresivo: Alivia los síntomas de la depresión (hierba de san Juan).

Antídoto: Sustancia que neutraliza o contrarresta los efectos de un veneno.

Antiemético: Disminuye la náusea y evita o alivia los vómitos (jengibre de Jamaica, pimienta de Cayena, hinojo).

Antiepiléptico: Ayuda a aliviar los ataques.

Antiescorbútico: Ayuda a prevenir o corregir el escorbuto (vitamina C). (Zarzaparrilla, amor del hortelano, acederilla).

Antiescrofulosos: Hierbas usadas para curar la escrófula (afección tuberculosa de los ganglios linfáticos). (Agrimonia, lirio, diente de león, flores de saúco, trébol rojo).

Antiespasmódico: Alivia los espasmos de los músculos voluntarios e involuntarios y alivia la irritabilidad nerviosa. (Lechuga silvestre, lobelia, escutelaria).

Antiflogístico: Alivia la inflamación (chaparral, pamplina, consuelda).

Antifúngicos: Destruyen o impiden el crecimiento de los hongos.

Antigalactogogo: Previene o disminuye la secreción de la leche.

Antígeno: Cualquier sustancia extraña que cuando se introduce en el cuerpo provoca la formación de anticuerpos.

Antihelmínticos: Ayudan a destruir y disipar parásitos (incluyendo vermicidas y vermífugos) (persicaria bistorta, ajenjo, nogal negro).

Antihemorrágico: Detiene el sangrado y las hemorragias (pimienta de Cayena, raíz de persicaria, avellana de bruja).

Antihidrópicos: Plantas utilizadas para eliminar el exceso de fluidos corporales o la hidropesía (agracejo, cardo santo, celidonia, espino).

Antihistamínico: Neutraliza los efectos de la histamina en una respuesta alérgica.

Antiinflamatorio: Contrarresta o disminuye la inflamación o sus efectos. Tiene propicdades constrictivas vasculares.

Antilíticos: Hierbas usadas para prevenir la formación de piedras en los riñones y la vejiga (grama, helenio, vara de oro, eupatoria púrpura).

Antimicrobiano: Destruye o previene el crecimiento de microorganismos.

Antineoplásicos: Impiden el desarrollo, crecimiento o proliferación de células malignas.

Antioxidante: Un agente que previene los radicales libres o el daño oxidativo de las células y los tejidos del cuerpo. Un grupo de sustancias llamadas proantocianidinas (semilla de uva y corteza de pino marítimo) que, al igual que las vitaminas A, C, E y betacaroteno, son todas antioxidantes.

Antiparasitarias: Planta que matan o destruyen a los animales y vegetales que están en el cuerpo.

Antiparasitario: Exterminador de parásitos (cáscara de nuez negra, semillas de calabaza, liquen usnea).

Antiperiódico: Alivia la fiebre de tipo palúdico y los escalofríos; previene las recurrencias regulares (celidonia, angélica, sello de oro).

Antipirético: Reduce la fiebre.

Antirreumáticos: Hierbas que se usan para prevenir, aliviar y curar el reumatismo (angélica, sauce negro, cohosh azul, rusco).

Antisépticos: Ayudan a prevenir el crecimiento de microbios y debilita su actividad mientras que está en contacto con ellos. Ayuda a oponerse a la sepsis. (Buchú, hojas de bardana, manzanilla, cayena, equinácea).

Antisifilíticos: Hierbas utilizadas para aliviar y curar la sífilis u otras enfermedades venéreas (sello de oro, baya de enebro, kava kava, uva de Oregón).

Antitóxico: Neutraliza un veneno sistémico (alfalfa, clorofila).

Antitrombótico: Previene la formación de coágulos de sangre.

Antitusígeno: Previene o alivia la tos.

Antivenenos: Plantas usadas como antídotos para venenos de animales, vegetales y minerales (llantén, poleo americano, chaparral).

Antiviral: Inhibe un virus (lapacho rosado, equinácea, cáscara de nuez negra).

Antraquinonas: Purgantes en acción. Aparecen como glucósidos (vinculados con un azúcar). Su acción estimula la peristalsis; conocidas por ser utilizadas como colorantes naturales, flavonas y flavonoides.

Ántrax: Infección dolorosa de la piel y los tejidos subcutáneos con producción y secreción de pus y tejido muerto, similar a un forúnculo pero más severa y con una formación múltiple del seno; generalmente causada por una acumulación de toxicidad en la que está presente el *Staphylococcus aureus*.

Aperiente: Un laxante suave o ligero (espino, cáscara sagrada, lino de Nueva Zelanda).

Aperitivo: Una sustancia que estimula el apetito.

Aromáticos: Fragancia fuerte. Ayuda a estimular la mucosa gastrointestinal ayudando en la digestión y la expulsión de gas desde el estómago y los intestinos. (Anís, hinojo, menta).

Áscaris: Lombriz intestinal (también llamada gusano de fauces y anguílula) que se encuentra en el intestino delgado causando dolores tipo cólico y diarrea, especialmente en los niños.

Ascitis: Acumulación excesiva de líquido seroso en la cavidad peritoneal.

Astenia: Falta o pérdida de fuerza, que implica de forma general el sistema muscular.

Astringente: Reafirma los tejidos y los órganos; reduce las descargas y las secreciones. Actúa sobre la albúmina. Afecta a la limpieza y desintoxicación de los tejidos. (Agrimonia, licipio, cola de caballo, corteza de roble blanco, hamamelis).

Atónica: Sin tensión o tono normal.

Atrofia: Una pérdida de masa; una disminución del tamaño de un órgano o tejido; la degeneración de las células, los tejidos, las glándulas, etcétera.

Autoinmune: Un proceso en el cual se desarrollan anticuerpos contra los propios tejidos del cuerpo. Este proceso es una respuesta natural a las células anómalas del cuerpo. Esto crea una respuesta inmunitaria para la eliminación de esa célula y así el cuerpo pueda reemplazarla.

Autónomo: Independiente y espontáneo.

Ayurvédico: Un sistema tradicional de medicina de la India; literalmente significa «ciencia de la vida». Fitoterapia del este de la India.

Azúcar en la sangre: El azúcar en forma de glucosa presente en la sangre. (Normalmente de 60 a 100 miligramos/100 mililitros de sangre. Sin embargo, el azúcar en la sangre puede aumentar después de una comida a 150 miligramos/100 mililitros de sangre. Esto puede variar).

Azúcares: (complejos) dos o más moléculas de azúcares simples unidas entre sí (por ejemplo, maltosa, dextrosa, sacarosa, etcétera).

Azúcares: (simples) azúcar en su forma biológica más simple.

Azúcares complejos: Donde dos o más azúcares simples (glucosa, fructosa o galactosa) se combinan. Los almidones y azúcares artificiales son un buen ejemplo de azúcares complejos (dextrosa, maltosa, sacarosa, etcétera). Los azúcares complejos conducen a la sobreproducción de moco y ácido carbónico, que congestionan y acidifican el cuerpo.

Bactericida: Destruye las bacterias.

Balsámico: Plantas que mitigan, calman y curan las partes inflamadas (hojas de aguacate, abeto balsámico, zarzamarilla salvaje).

Basófilos: 1. Células del sistema inmune involucradas en la respuesta inmune inflamatoria. Los basófilos liberan histamina y otras sustancias químicas (que dilatan los vasos sanguíneos para lograrlo); 2. También se encuentran en el lóbulo anterior de la hipófisis. Estas células producen corticotropina, la sustancia que estimula la corteza suprarrenal para secretar la hormona cortical suprarrenal; 3. Un tipo de glóbulo blanco (leucocito) caracterizado por la posesión de gránulos gruesos que se tiñen intensamente con colorantes básicos.

Bentonita: Arcilla volcánica conocida por sus propiedades absorbentes. Utilizada en nutrición por su absorción de elementos tóxicos.

Bilirrubina: El producto de la descomposición de la molécula de la «hemoglobina» de los glóbulos rojos.

Bilis: Una sustancia amarga, de color amarillo, que se libera a través del hígado a intestino para la digestión de las grasas y la alcalinización de HCL (ácido clorhídrico) y otros ácidos del estómago.

Bioflavonoides: Flavonoides biológicamente activos que son esenciales para la estabilidad y la absorción de la vitamina C. Son muy conocidos por su efecto de fortalecimiento sobre los capilares sanguíneos y aunque técnicamente no son vitaminas, a veces se refieren a ellos como vitamina P.

Bolo: Un supositorio a base de hierbas que se inyecta en el recto o la vagina con fines curativos.

Bromelina: Enzima digestiva que se puede encontrar en la piña.

Bronquiolo: Una de las subdivisiones más pequeñas de los tubos bronquiales.

Calefacientes: Se utilizan externamente para causar una sensación de calor mediante el aumento de la circulación capilar (pimienta de Cayena).

Calmante: Relajante, acción sedante.

Calmantes dentales: Plantas utilizadas localmente para aliviar el dolor de un filamento del nervio expuesto en los dientes (dolor de muelas). (Escobón, cayeput, jengibre, aceite de clavo).

Calostro: Un líquido transparente, rico en anticuerpos y nutrientes, se produce en las mamas como la primera «leche». El calostro estimula y construye el sistema inmune del bebé.

Canal alimentario (o tracto gastrointestinal): Tubo digestivo desde la boca al ano, incluyendo la cavidad bucal, la faringe, el esófago, el estómago, el intestino delgado y el intestino grueso y el recto.

Cándida: Hongo de tipo levadura que provoca exudados con aspecto de almidón. Puede crecer prolíficamente a través del sistema linfático.

Carbohidrato complejo: 1. Un carbohidrato que contiene varios azúcares naturales unidos (glucosa y fructosa). Para el cuerpo, éstos son excesivamente difíciles de descomponer. El consumo excesivo conduce a la acidosis mediante la creación de excesivo ácido carbónico, que es un subproducto de la descomposición del azúcar; 2. Los carbohidratos de los almidones y la fibra son carbohidratos complejos; también se llaman polisacáridos; 3. Requiere de esteroides suprarrenales para metabolizar.

Carbohidratos: 1. Glucosa, fructosa, almidón, celulosa, etcétera. También son formas de hidratos de carbono las gomas y los mucílagos utilizados para la energía adicional de la celulosa almacenada como ATP o glucógeno; 2. Constituyentes basados en carbono usados como combustibles (energía) por el cuerpo.

Carbohidratos simples: Un tipo de carbohidrato que, debido a su estructura química básica, es rápidamente digerido y absorbido por el torrente sanguíneo. Por ejemplo: glucosa, galactosa y fructosa.

Carcinógeno: Una sustancia que produce cáncer.

Cardíaco: Se refiere al corazón y sus acciones. Plantas o sustancias que ayudan a estimular y tonificar el corazón. *(Véase:* Cordiales).

Cardiovascular: Relacionado con el corazón y los vasos sanguíneos.

Carminativo: Que favorece la expulsión de los gases intestinales, el dolor y la distensión; promueve la peristalsis (poleo, levístico, mirra).

Catabólico: 1. Rotura o fase destructiva del metabolismo; 2. Incluye la digestión y todos los procesos utilizados para descomponer sustancias complejas en otras más simples, para que puedan utilizarse; 3. La energía se libera generalmente durante este proceso. (Por ejemplo: la glucosa se cataboliza en agua, dióxido de carbono y energía).

Cataplasma: Otro nombre para un emplaste.

Cataplasma: Una mezcla hierbas que se aplica por vía externa (tópica) sobre una herida, quemadura, tumor, forúnculo, etcétera.

Catarro: Una secreción de moco de las mucosas, como resultado de inflamación, ácidos o irritantes (proteínas extrañas). Esto hace especial referencia a las vías respiratorias de la cabeza y la garganta. (Por ejemplo: fiebre del heno, rinitis, gripe, bronquitis, faringitis, asma). La leche y los azúcares refinados crean un exceso de producción de secreción mucosa, congestionando diversos tejidos del cuerpo.

Catártico: Laxante fuerte que provoca una rápida evacuación de los intestinos (eléboro negro, raíz de culver, hojas de cassia).

Catiónico: 1. Estado de flujo y ruptura por el que los nutrientes y elementos se dispersan sistémicamente; similar a catabólico; 2. En referencia a la alcalinización.

Cáusticos: Plantas que queman o destruyen los tejidos vivos (jugo de celidonia, jugo de castaña de cajú, hierba de anémona amarilla).

Cefálicos: Plantas que están curando particularmente las afecciones y enfermedades cerebrales (salvia roja, romero, ruda común, ortiga, baya de enebro).

Células B: Un glóbulo blanco especializado del sistema inmune que produce anticuerpos. Son los «marines» de tus células inmunes.

Células basales: Las células originales, primarias, que constituyen el cuerpo.

Células beta: Las células del páncreas que fabrican insulina.

Células de Kupffer: Alrededor del 50 por 100 de los macrófagos se encuentran en el hígado, como las células de Kupffer.

Células epiteliales: Las células que recubren toda la superficie del cuerpo y que constituyen el revestimiento interno de la mayor parte de los órganos.

Células escamosas: Una célula plana, escamosa y epitelial.

Células NK: *(natural killer)* células asesinas naturales.

Células T: Glóbulos blancos que pertenecen al sistema inmunitario. Comienzan como células B, viajan a la glándula timo y maduran hasta convertirse en células T. Las células T realizan una respuesta inmune condicional.

Cimicífuga: Significa «para ahuyentar a los insectos», neutraliza las mordeduras de serpiente de cascabel y las picaduras de escorpión. (Llantén, cohosh negro, borraja, betónica).

Cistitis: Inflamación de la vejiga urinaria.

Citocinas: Mensajeros químicos que están involucrados en la regulación de casi todos los sistemas del cuerpo y son importantes en el control local y sistémico de la respuesta inflamatoria.

Citotóxica: Una sustancia tóxica para las células.

Clorofila: Pigmento «verde» de las plantas; utilizada en nutrición para absorber las toxinas y como vulnerario; se puede tomar como un suplemento, como fuente de magnesio y oligoelementos. Tiene fuertes propiedades desintoxicantes; extrae el moco y los metales pesados del cuerpo.

Coenzima: Una molécula que trabaja con una enzima para permitir que la enzima realice su función en el cuerpo. Las coenzimas son necesarias en la utilización de vitaminas y minerales. Las vitaminas se consideran coenzimas ya que intervienen en la capacidad de una enzima para actuar.

Colagogo: Estimula el flujo y la descarga de la bilis del hígado al intestino (remolacha, cionanto, mandrágora).

Colesterol: Una sustancia cristalina que es soluble en grasas; producida por todos los vertebrados. Es un constituyente necesario de las membranas celulares y facilita el transporte y la absorción de los ácidos grasos. Puede ser sintetizado en el hígado y es un constituyente normal de la bilis. Es importante en el metabolismo, ya que sirve como procesador de varias hormonas esteroideas. El exceso de colesterol es, potencialmente, una gran amenaza para la salud. Esto ocurre en la acidosis (inflamación) donde se observa la debilidad de la corteza suprarrenal.

Colitis: Inflamación del colon.

Complejo proteínico: Complemento de proteínas para la dieta que contiene los ocho aminoácidos esenciales. Tiene como base la carne, para complementar las carencias de una dieta vegetal.

Compresa: Paño de tejido aplicado bajo presión a una zona de la piel y que se mantiene en su lugar.

Compuestos: 1. Una sustancia compuesta por dos o más unidades o partes combinadas en proporciones definidas por peso y por tener propiedades específicas propias. Todos los organismos vivos están formados por compuestos y son de dos tipos, orgánicos e inorgánicos; 2. Se compone de más de una parte.

Compuestos fenólicos: El fenol y sus compuestos son una parte importante de muchos extractos naturales. Estos compuestos fenólicos son antisépticos, antiinflamatorios, antiespasmódicos y calman el dolor, entre otras acciones.

Los compuestos fenólicos combinados con azúcar pueden formar glucósidos.

Condimentos: Hierbas que se usan para sazonar o dar sabor a los alimentos (cilantro, perejil, albahaca dulce, salvia, romero).

Congestión: 1. La presencia de una cantidad excesiva de sangre o fluido en un órgano o tejido; 2. En salud natural, la congestión se refiere a la acumulación de moco, ácidos, toxinas, sustancias químicas, metales pesados, parásitos y similares. Conduce a la hinchazón nodal, masas y formación de tumores.

Constringentes: Astringentes.

Convalecencia: El período de recuperación (o inmovilidad) después de una enfermedad o una operación.

Convulsivantes: Que causan convulsiones.

Cordiales: Plantas que combinan propiedades estimulantes digestivas y cardíacas (angostura, borraja, genciana).

Correctivas (correctoras): Plantas que se utilizan para disminuir o modificar la severidad de la acción de otras plantas, especialmente catárticas o purgantes. Algunas correctivas son: poleo americano, hojas de laurel y cáscara sagrada.

Cosméticos: Plantas que son reconstituyentes de la piel y se utilizan para mejorar la tez y embellecer la piel (agar-agar, abeto balsámico, consuelda).

Craneosacral: En relación al cráneo y el sacro.

Crónica: 1. Un avanzado estado de hipoactividad de los tejidos, los órganos y las glándulas; 2. La etapa anterior a la degeneración y el cáncer.

Crucíferas: Significa «en forma de cruz». Se utiliza para referirse a un grupo de verduras (como brócoli, coles de Bruselas, repollo, coliflor, nabos y nabicol) que tienen flores en forma de cruz y que contienen sustancias que han demostrado prevenir el cáncer de colon.

Cultígeno: Un organismo o planta originariamente salvaje que ha sido modificada para cultivarla, como el ajo.

Cumarinas: (constituyentes aromáticos) factores anticoagulación en dosis pequeñas y usados como raticidas en dosis altas.

Debilidad: Disminución de la tonicidad en funciones u órganos del cuerpo.

Decocción: Tés preparados hirviendo extractos naturales (hierbas) con agua durante un período determinado de tiempo, seguido por presión o filtrado; generalmente ingerido como un té.

Degeneración: Deterioro de una estructura o función de cualquier parte del cuerpo basada en la disminución de sus células u otras estructuras. Opuesto a la regeneración.

Demencia: Senilidad; pérdida de la función mental.

Depresores cardíacos: Plantas que disminuyen o enlentecen la acción del corazón (raíz de sanguinaria, licipio, raíz de phytolacca).

Depresores: Sedantes.

Depurativos: Limpian o purifican la sangre facilitando las funciones de eliminación (cardo santo, lirio, diente de león).

Dermatitis: Enfermedad de la piel con granos o ampollas como herpes, tiña o eczema.

Dermatomicosis: Infección de la piel causada por hongos.

Desecantes: Plantas que son capaces de secar las superficies mediante la absorción de humedad (agar-agar, sargazo vejigoso en polvo, almidón de maíz, malvavisco, polvo de olmo americano).

Deshidratación: Pérdida excesiva de agua del cuerpo provocada principalmente por la acidosis.

Desinfectantes: Plantas que eliminan o destruyen las propiedades nocivas de la materia orgánica en descomposición y, de este modo, evitan la propagación o la transferencia de materia tóxica o infección (cáscara/hojas de nuez negra, cayeput, mirra ruda, gayuba).

Desintoxicante: Elimina toxinas.

Desintoxicar: 1. Para eliminar la toxicidad de una sustancia; 2. Tratamiento de una sobredosis tóxica por medicinas, pero sobre todo del estado tóxico producido por el abuso de drogas o alcoholismo agudo.

Desobstruyentes: Ayudan a eliminar las obstrucciones del cuerpo (agracejo, rusco, llantén).

Desodorantes: Plantas que eliminan los malos olores (zarzamora, clorofila, equinácea).

Detergente: Limpieza de heridas, úlceras o de la propia piel (planta de amaranto, raíz amarga, phytolacca).

Detoxificación: Proceso de limpieza y alcalinización del cuerpo. La eliminación de obstrucciones (por ejemplo, ácidos, mucosas, parásitos, productos químicos, minerales, metales, pensamientos y emociones) que bloquean la energía y el correcto funcionamiento de las células y el individuo. Un requisito necesario para recuperar una salud óptima.

Diaforético: Provoca la transpiración y aumenta la eliminación a través de la piel (centaurea menor, tusilago, sasafrás).

Diastólica: El segundo número en una lectura de la presión arterial. La presión que queda en el corazón y las arterias cuando el corazón se relaja entre dos contracciones. Es la presión en tus «tubos» (sistema vascular).

Digestantes: Contienen sustancias (es decir, fermentos, ácidos, enzimas y amargos) que ayudan a la digestión de los alimentos (cilantro, salvia, canela).

Digestión: El proceso por el cual los alimentos se descomponen mecánicamente y químicamente en el tracto gastrointestinal y se convierten en formas absorbibles o en sus formas más simples.

Diluyentes: Plantas que diluyen las secreciones y excreciones (semilla de lino).

Discinesia: Defecto en el movimiento voluntario.

Dismenorrea: Menstruación dolorosa o difícil (chamaelirium, bola de nieve, raíz de ñame silvestre, frambueso rojo).

Disnea: Sensación de dificultad en la respiración, a menudo, asociada a la enfermedad pulmonar o cardíaca. También es un signo de congestión y acidosis.

Dispepsia: Indigestión imperfecta o dolorosa; no es una enfermedad en sí, sino un síntoma de otras enfermedades o trastornos.

Diuréticos: Promueven la actividad de los riñones y la vejiga y el aumento de la micción a través de la excreción de agua. (Tanaceto, gayuba, raíz de piedra, diente de león).

Divertículos: Protuberancias en forma de saco, herniaciones saculares de la pared del colon causadas por retenciones y debilidades de la pared intestinal.

Doctrina de firmas: Teoría de que la apariencia de una planta indica sus propiedades inherentes.

Dopamina: Un neurotransmisor producido en la médula de las glándulas suprarrenales. Se usa para tratar la hipotensión y la enfermedad de Parkinson.

Drásticas: Plantas que son extremadamente catárticas que producen peristaltismo violento, heces acuosas y mucho dolor cólico (aceite de ricino, graciola, nabo del diablo, rojo y blanco).

EPOC: Enfermedad pulmonar obstructiva crónica.

Edema: Retención de líquido en los tejidos (hinchazón). Consecuencia de la acidosis. Esfuerzo del cuerpo para alcalinizar.

Electrólitos: sales solubles disueltas en los fluidos del cuerpo. Los electrólitos son la forma en la que mayoría de los minerales circulan por el cuerpo. Son capaces de conducir impulsos eléctricos (incluye sales de sodio y potasio). Los electrólitos o sales se consideran las partículas de carga positiva (iones positivos que tienen menos electrones). Facilitan y llevan cargas eléctricas mejor que los iones negativos, que tienen más electrones dominando a la cantidad de protones. Se llaman cationes y crean un medio alcalino.

Elementos: En química, una sustancia que no se puede dividir en diferentes partes por procesos químicos ordinarios. Existen elementos en estado libre y combinado. Se han identificado más de 100. Los elementos que se encuentran en el cuerpo humano incluyen oxígeno, aluminio, carbono, cobalto, hidrógeno, nitrógeno, calcio, fósforo, potasio, azufre, sodio, cloro, magnesio, hierro, flúor, yodo, cobre, manganeso y zinc.

Eliminación: 1. Excreción de productos de desecho por la piel, los riñones y los intestinos; 2. También se refiere a la eliminación de dióxido de carbono de los pulmones.

Emenagogo: ayuda a promover y regular la menstruación (palmito silvestre, chamaelirium, ortiga).

Emético: Induce el vómito (mostaza negra, raíz de sanguinaria, muérdago).

Emoliente: Calma, suaviza y protege la piel y alivia la mucosa irritada.

Emoliente: Suaviza, protege y nutre las membranas irritadas y los tejidos inflamados.

Emulsificación: Es el primer paso en la digestión de las grasas.

Emulsión: Una combinación de dos líquidos que no se mezclan entre sí, tales como el aceite y el agua; una sustancia se divide en pequeñas gotas y se suspende dentro de la otra.

Endorfinas: Opiáceos naturales producidos en el cerebro que funcionan como los analgésicos naturales del cuerpo; también tienen un efecto calmante sobre los músculos y los tejidos del cuerpo.

Enervar: Privar de fuerza, vigor, etcétera; para debilitar física y mentalmente.

Enteritis: Inflamación del intestino delgado.

Enterorragia: Hemorragia del intestino.

Enuresis: Micción involuntaria.

Enzima: Un catalizador orgánico producido por las células vivas, pero que son capaces de actuar independientemente. Las enzimas son proteínas complejas que son capaces de inducir cambios químicos en otras sustancias sin cambiar ellas mismas. Las enzimas están presentes en los jugos digestivos, donde actúan sobre sustancias alimenticias, haciendo que se descompongan en compuestos más simples. Son capaces de acelerar la velocidad de las reacciones químicas.

Epidermis: La capa más externa de la piel.

Epigástrica: Región media superior del abdomen.

Epinefrina: Conocida como adrenalina, es un neurotransmisor secretado por la médula adrenal en respuesta a la estimulación del sistema nervioso simpático. Los niveles bajos causan algunas de las expresiones fisiológicas de miedo y ansiedad y se han encontrado en exceso en algunos trastornos de ansiedad. También es producida por tejidos distintos de las glándulas suprarrenales. Es responsable del síndrome de respuesta o huida.

Escorbútico: Sobre o afectado por el escorbuto.

Escrófula: Variedad de adenitis tuberculosa.

Esencial: Un término para los nutrientes necesarios para la construcción y reparación que no se puede fabricar por el cuerpo y que, por lo tanto, debe ser suministrado en la dieta. En la actualidad, existen al menos cuarenta y dos nutrientes esenciales conocidos. (Hay muchas opiniones diferentes sobre lo que verdaderamente es «esencial» y lo que es creado por el propio organismo como un efecto secundario natural del metabolismo).

Espasmolítico: Que tiende a controlar los espasmos. *(Véase: antiespasmódico).*

Específicas: Hierbas que tienen una influencia curativa directa sobre ciertas deficiencias de un tejido concreto.

Espermatorrea: Frecuente, y anormal, pérdida involuntaria de semen sin orgasmo.

Espondilosis: Inmovilidad anormal y fijación de las articulaciones vertebrales.

Esteroideas: Hormonas derivadas de lípidos y producidas por la corteza suprarrenal y las glándulas sexuales. Tienen una amplia gama de efectos. Los esteroides pueden actuar como antiinflamatorios y afectar a la reproducción, así como al anabolismo y catabolismo sistémicos. Los esteroides sistémicos se producen en las glándulas suprarrenales. Los esteroides reproductivos se producen en las gónadas.

Estimulación: Acción irritante sobre músculos, nervios y terminaciones nerviosas sensoriales mediante la cual se provoca la actividad de una parte.

Estimulantes cardíacos: Plantas utilizadas para aumentar y dar mayor poder a la acción del corazón (menta de lobo, pimienta de Cayena, hierba de orinar).

Estimulantes celulares: Plantas que estimulan la curación rápida y la regeneración del cuerpo (células). (Aloe vera, consuelda, helenio, palmito silvestre).

Estimulantes: Plantas que aumentan la actividad funcional y la energía del cuerpo (fortalece el metabolismo y la circulación). (Consuelda, tepopote [efedra], matricaria, ginseng, fresno espinoso, trébol rojo, romero, ajenjo, milenrama).

Estípticos: Ayudan a la detención del sangrado a través de una acción fuertemente astringente. También contraen los vasos sanguíneos (nogal, consuelda, llantén, ortiga).

Estomacales: Contribuyen al fortalecimiento de las funciones del estómago. Ayudan a estimular la digestión, el apetito y alivian la indigestión.

Estornutatorias: Plantas irritantes para las mucosas de los conductos nasales, que provocan estornudos (betónica, árbol de la cera, Cayena, tármica).

Estornutatorias (mucolíticos): Plantas que aumentan las secreciones de los senos paranasales (raíz de sanguinaria, rábano picante, jengibre).

Estrogénica: Una sustancia que afecta las funciones sexuales femeninas.

Estrógeno: Hormona femenina (esteroidea) responsable de estimular el desarrollo y el mantenimiento de los caracteres sexuales secundarios femeninos. Propiedades de vasodilatador agresivo y formador de ácido.

Evacuantes: Remedios que evacuan; se aplica sobre todo a purgantes.

Excitomotores: Hierbas que aumentan los reflejos motores y la actividad de la médula.

Exocrino: Un término aplicado a las glándulas cuya secreción alcanza la superficie epitelial, ya sea directamente o a través de un conducto. Opuesto al sistema endocrino.

Exoftálmico: Protrusión del globo ocular.

Expectorante: Promueve la secreción de flema y moco de los pulmones y la garganta (gordolobo, raíz roja, pulmonaria).

Extracto: Una preparación en la que las propiedades de una hierba se extraen con disolventes, calor u otros procesos.

Exudación uretral: La secreción mucosa en la orina de la uretra, en casos de gonorrea crónica.

Fagocitosis: La destrucción de bacterias (microorganismos) o partículas a través de la ingestión y digestión por un fagocito (una célula inmune).

Febrífugo: Reduce la fiebre (árbol de nieve, hierba santa, tanaceto).

Fermentación: La descomposición oxidativa de sustancias complejas a través de la acción de enzimas o fermentos, producida por microorganismos; bacterias, mohos y levaduras son los principales grupos de organismos involucrados en la fermentación.

Fibra: La parte no digerible de la materia vegetal. La fibra es un componente importante de una dieta saludable ya que es capaz de fijar las toxinas y expulsarlas del cuerpo. Actúa como una escoba eléctrica intestinal.

Fístula: Comunicación anormal (similar a un tubo) entre dos órganos internos o de un órgano a la superficie del cuerpo.

Fitoquímico: Cualquiera de las muchas sustancias presentes en frutas y verduras que tienen diversas propiedades promotoras de la salud. Los fitoquímicos parecen proteger contra ciertos tipos de cáncer. La mayoría los componentes de las plantas podrían llamarse fitoquímicos.

Flavina: Uno de los pigmentos naturales solubles en agua que se producen en la leche, levaduras, bacterias y algunas plantas.

Flavonoidial y flavones glucósidos: Los glucósidos tienen un efecto de amplio espectro en el cuerpo. Además, cada glucósido tiene su propio efecto individual. Algunos son antiespasmódicos, diuréticos, aumentan la circulación y actúan sobre el tejido cardíaco. Los complejos flavonoides, conocidos como bioflavonoides, son esenciales para la absorción de la vitamina C y la absorción del calcio (en la naturaleza, todos se presentan juntos). Algunos flavonoides glucósidos (bioflavonoides) incluyen hesperidina, rutina y vitamina P.

Flora intestinal: Las bacterias «amistosas» y otros microorganismos normalmente presentan en los intestinos que son esenciales para la digestión y el metabolismo de diferentes nutrientes y productos alimentarios.

Galactagogo: Promueve la secreción de la leche (semillas de anís, hinojo, verbena).

Galactófugo: Hierbas que disminuyen o detienen la secreción de leche (arándano, canela, geranio).

Ganglios linfáticos: Órganos situados en los vasos linfáticos que actúan como filtros, capturan y eliminan materiales extraños. También forman los linfocitos, que son las células inmunes que desarrollan la capacidad para buscar y destruir agentes extraños específicos. Los ganglios linfáticos son como tanques sépticos que sostienen y neutralizan las toxinas y proteínas extrañas a través de las células inmunes o enzimas.

Gastralgia: Dolor en el estómago.

Gastritis: Inflamación de la mucosa del estómago.

Gastroenteritis: Inflamación del revestimiento mucoso del estómago y el tracto intestinal.

Giardia: Género de protozoos flagelados, algunos de los cuales son parásitos, que se encuentran en el tracto intestinal de los seres humanos y los animales domésticos; se transmiten por la ingestión de quistes en las aguas fecales contaminadas y en los alimentos; interfiere la absorción de grasas; el agua hirviendo los inactiva.

Glándula: Órgano o tejido que secreta una sustancia que actúa sobre distintas partes del cuerpo.

Glándula paratiroidea: Situada en la parte posterior de la glándula tiroides, segrega una hormona, la parathormona, que regula el metabolismo del calcio y el fósforo. Indirectamente afecta la irritabilidad muscular. Las debilidades incluyen hipoparatiroidismo o hiperparatiroidismo.

Glándula pineal: Una glándula endocrina en el cerebro, en forma de piña. La glándula pineal sintetiza la melatonina. La melatonina se inhibe cuando la luz incide en la retina. Esta pequeña glándula está considerada por muchos como la glándula espiritual. Uno de los asientos o las puertas para el espíritu en el mundo físico.

Glándula pituitaria: Un cuerpo pequeño, redondeado y gris conectado a la base del cerebro que secreta hormonas que regulan la tiroides, las glándulas suprarrenales y otros órganos endocrinos. A menudo se la conoce como la «glándula maestra» del cuerpo y segrega una serie de hormonas que regulan muchos procesos corporales, incluyendo el crecimiento, la reproducción y diversas actividades metabólicas.

Glándula tiroides: La más grande de las glándulas endocrinas; está situada en el cuello. Esta glándula produce hormonas, principalmente tiroxina. Una hormona llamada calcitonina también se produce en la tiroides y es de vital importancia en la utilización del calcio. La función principal de las hormonas tiroideas es regular el metabolismo para la producción de calor y energía en los tejidos corporales. Cuando se hipertrofia, la glándula tiroides se denomina bocio. Las hormonas tiroideas aumentan la tasa metabólica e indirectamente influyen en el crecimiento y la nutrición.

Glándulas suprarrenales: Un par de glándulas de forma triangular que se asientan en la parte superior de cada riñón. Son de secreción interna y sus efectos son similares a los del sistema nervioso simpático; aumentan el uso de la energía de los hidratos de carbono. Además, regulan el metabolismo de los carbohidratos y la grasa y el equilibrio de sal/agua, así como de las hormonas esteroideas. Son la fuente de neurotransmisores tales como la epinefrina (adrenalina) y de esteroides como el cortisol, el estrógeno y la progesterona, entre otros.

Glóbulos blancos: Unas células de la sangre que funcionan en la lucha contra la infección y en la reparación de heridas. Más conocidos como células inmunes, de las que existen muchos tipos.

Glóbulos rojos: Células sanguíneas que contienen el pigmento rojo hemoglobina y transportan oxígeno y dióxido de carbono por el torrente sanguíneo.

Glucógeno: Un polisacárido (carbohidrato complejo), que es la principal forma en la que la glucosa se almacena en el cuerpo, sobre todo en el hígado y los músculos. Se convierte de nuevo en glucosa según sea necesaria para suministrar energía al cuerpo.

Glucosa: Un azúcar simple que es la principal fuente de energía de las células del cuerpo.

Glucósidos cardíacos (similares a las saponinas): Se descubrieron en 1785 en la planta dedalera. Su acción sobre el tejido cardíaco ha sido establecida muy bien. Los glucósidos cardíacos están formados por una combinación de aglicone esteroideo y un azúcar (el azúcar regula su biodisponibilidad). Los glucósidos cardíacos aumentan la fuerza, potencia y fortaleza del músculo del corazón sin mayor demanda de oxígeno.

Gluten: Albúmina vegetal, una proteína presente en el trigo, el centeno, la cebada y la avena.

Gota: Inflamación de las articulaciones. Puede afectar a cualquier articulación, pero la gota comienza generalmente en la rodilla o el pie.

Grasa insaturada: Cualquier grasa que es líquida a temperatura ambiente. Las grasas insaturadas provienen de fuentes vegetales y son buenas fuentes de ácidos grasos esenciales. (Aceite de linaza, aceite de girasol, aceite de cártamo y aceite de onagra).

Grasa saturada: 1. Una grasa que es sólida a temperatura ambiente. La mayoría de las grasas saturadas son de origen animal, excepto unas pocas, como el aceite de coco y el aceite de palma, que provienen de las plantas; 2. Ácidos grasos completamente saturados.

Grasa soluble: Capaz de disolverse en los mismos disolventes orgánicos como grasas y aceites. No soluble en agua.

Grasas: 1. Tejido adiposo del cuerpo, que sirve como una reserva de energía; 2. Grasa, aceite; 3. En química, éster de triglicéridos de ácidos grasos; uno de los componentes de un grupo de compuestos orgánicos estrechamente asociados en la naturaleza con los fosfátidos, cerebrósidos y esteroles. El término lípido se aplica, en general, a las grasas o sustancia parecidas. Las grasas son insolubles en agua pero solubles en cloroformo, benceno y otros disolventes de grasa. Las grasas son hidrolizadas por la acción de ácidos, álcalis, lipasas (enzimas de separación de grasas) y vapor sobrecalentado.

Hemáticas: Plantas ricas en hierro y manganeso y que aumentan y enriquecen los corpúsculos rojos de la sangre. (Agrimonia, cuasia, diente de león).

Hemiplejía: Parálisis de una mitad del cuerpo.

Hemoglobina: El pigmento rojo de la sangre que transporta el oxígeno desde los pulmones a los tejidos del cuerpo. La hemoglobina es una proteína conjugada de hemo (que es un portador de hierro) y globina (que es una proteína simple).

Hemolítica: 1. Una sustancia que destruye los glóbulos rojos de la sangre; 2. Relacionada con la destrucción de los glóbulos rojos.

Hemostático: Detiene el flujo de la sangre; tipo de astringente que detiene el sangrado o hemorragia.

Hepáticas: Hierbas que se usan para fortalecer, tonificar y estimular las funciones secretoras del hígado, causando un aumento del flujo de la bilis (sello de oro, diente de león, cardo mariano, uva de Oregón).

Herpáticas: Hierbas que curan erupciones y enfermedades de descamación de la piel, como la tiña. (Corteza de espino, pamplina, amor de hortelano, consuelda).

Hidragoga: Promueve la evacuación de líquidos (sudoríficos, purgantes, diuréticos).

Hidropesía: Edema del espacio intercelular o en una cavidad corporal.

Hiperclorhidria: Exceso de ácido clorhídrico en la secreción gástrica (producción excesiva de ácido gástrico).

Hiperglucemia: Una concentración anormal de azúcar en la sangre.

Hiperhidrosis: Cantidad anormal de sudoración.

Hipertensión: Presión arterial alta. Generalmente, se define como la presión de reposo normal en 140/90.

Hipertensión: Tensión alta crónica, a menudo, causada por el estrés.

Hipertensivo: Utilizado para aumentar la presión arterial.

Hipertiroidismo: (tiroides hiperactiva) condición causada por la secreción excesiva de las glándulas tiroides, lo que aumenta la tasa del metabolismo basal, provocando mayor demanda de alimentos para apoyar esta actividad metabólica. Signos y síntomas: bocio, temblor fino de los dedos extendidos y de la lengua, mayor nerviosismo, pérdida de peso, actividad intestinal alterada, intolerancia al calor, sudoración excesiva, aumento del ritmo cardíaco. Los depósitos de yodo inorgánico, los medicamentos, las sustancias químicas y la congestión crean la acidosis y la estimulación de esta glándula. El hipertiroidismo siempre conduce al hipotiroidismo o el debilitamiento de la glándula tiroides.

Hipnóticos: Potentes tónicos nerviosos, relajantes y sedantes, que inducen al sueño (lechuga silvestre, flor de la pasión, valeriana).

Hipoactivo: 1. *Hipo* en griego significa «debajo de», «por debajo» o «bajo»; 2. Glándula u órgano de baja actividad.

Hipoglucemia: anormalmente bajo el nivel de glucosa en la sangre; «bajada azúcar en la sangre».

Hipotálamo: La zona del cerebro que contiene neurosecreciones que son de importancia en el control de ciertas actividades metabólicas, tales como el mantenimiento del equilibrio del agua, el azúcar y el metabolismo de las grasas, la regulación de la temperatura corporal, la liberación y la inhibición de las hormonas, y la respuesta de hambre. Alberga la glándula pituitaria y es considerado el «interruptor maestro del panel de control».

Hipotensores: Se usan para reducir la presión arterial.

Hipotiroidismo: Una afección debida a la deficiencia de la secreción de la tiroides, lo que resulta en un metabolismo basal bajo. Los síntomas pueden incluir obesidad o dificultad para perder peso, sequedad de la piel y el cabello, presión arterial baja, pulso lento, lentitud de las funciones, actividad muscular reducida y depresión.

Histamina: una sustancia química liberada por el sistema inmunitario que actúa sobre diversos tejidos del cuerpo. Tiene el efecto de constricción de la musculatura lisa bronquial y de dilatación de los capilares sanguíneos, lo que permite que el líquido se escape de diversos tejidos, y aumente la secreción de ácido en el estómago.

Homeostasis: Equilibrio del medio interno.

Hongos: Tipo de organismos que incluyen levaduras, mohos y hongos. Una especie de hongos, como la *Candida albicans,* es capaz de causar una enfermedad grave en huéspedes inmunodeprimidos.

Hormonas corticosteroideas: Grupo de hormonas producido por las glándulas suprarrenales que controlan el uso por el cuerpo de los nutrientes y la eliminación de sales y agua por la orina. Utilizadas en procesos inflamatorios.

Hormonas: Mensajeros químicos liberados por las glándulas del sistema endocrino. Son liberadas directamente en el torrente sanguíneo y llevadas a los tejidos sobre los que actúan. Las hormonas se dividen en dos categorías: proteínas y esteroides. Todas las hormonas son extremadamente potentes. Son eficaces en cantidades muy pequeñas.

Iatrogénica: Literalmente, «el médico inducido». Este término se puede aplicar a cualquier dolencia, enfermedad u otro suceso adverso que resulta del tratamiento médico.

Ictericia: Una enfermedad causada por la elevación de la bilirrubina en el cuerpo y caracterizada por una coloración amarillenta de la piel.

In vitro: Fuera de un cuerpo vivo, en un entorno artificial, como un laboratorio (por ejemplo, en tubos de ensayo).

In vivo: En un cuerpo vivo de un animal, planta o ser humano, fuera de un entorno controlado o de laboratorio.

Incontinencia: La incapacidad para controlar la micción o defecación.

Indolente: Perezoso; causando poco o ningún dolor, tardan en sanar.

Infección: Invasión de los tejidos del cuerpo por organismos que causan enfermedades como virus, protozoos, hongos o bacterias.

Inferior: Más abajo.

Inflamación: 1. Reacción de los tejidos a una lesión; 2. La inflamación no es infección. Es una reacción del sistema inmunitario de tu cuerpo a un compuesto ácido o lesión de los tejidos. La sucesión de los cambios que se producen en los tejidos vivos cuando se dañan de alguna manera. La zona inflamada se somete a un cambio continuo, ya que el cuerpo empieza el proceso de reparación para sanar y reemplazar el tejido dañado; 3. La inflamación es un proceso conservador modificado por lo que produce la reacción, pero no debe confundirse con infección; las dos son afecciones relativamente diferentes, aunque una puede surgir de la otra. La acidosis es una de las mayores causas de la inflamación. La inflamación es contrarrestada por el organismo con esteroides, colesterol, electrólitos y antioxidantes.

Infusión: Un té de hierbas.

Inmunoestimulante: Un agente que estimula el sistema inmune de manera inespecífica.

Insecticidas: Plantas que se utilizan para destruir o repeler insectos (cáscaras y hojas de nogal negro, cohosh negro, ruda, cuasia).

Insulina: Una hormona producida por el páncreas que regula el metabolismo de la glucosa (azúcar) en el cuerpo. Actúa como un portador a través de las paredes de la membrana de la célula.

Intercostal: Entre las costillas.

Interferón: 1. Una proteína producida por las células en respuesta a la infección viral que previene la reproducción viral y es capaz de proteger a las células no infectadas de la infección viral. Incluye alfa, beta y gamma; 2. Un grupo de proteínas liberadas por los glóbulos blancos que combaten un virus; 3. Una potente sustancia que mejora el sistema inmunitario que producen las células del cuerpo para luchar contra la infección viral y el cáncer.

Interleucina: Un tipo de citocina que permite la comunicación entre los leucocitos y otras células activas en la inflamación o en la inmunorespuesta transmitida por las células. El resultado es una respuesta máxima a un microorganismo o a otro antígeno extraño.

Intersticial: Colocado o que se encuentra entre y alrededor de las células (espacios dentro de un órgano o tejido).

Intracelular: Dentro de las células.

Irritantes: Hierbas que producen un mayor o menor grado de excitación vascular cuando se aplica a la superficie de la piel o epidermis (cáscara sagrada, resina de kava, ortiga, raíz de piedra).

Laxantes: Purgantes suaves. Estimulan los movimientos intestinales.

Lesiones: Un área circunscrita de tejidos patológicamente alterados.

Levadura: Un tipo de hongo unicelular. Ciertos tipos de levadura pueden causar infección, comúnmente en la boca, la vagina o el tracto gastrointestinal. Las infecciones por levadura incluyen la vaginitis y la candidiasis. La candidiasis es una afección relacionada con un crecimiento excesivo de levadura *Candida albicans*.

Linfa: Fluido contenido en los vasos linfáticos que fluye a través del sistema linfático para ser devuelto a la sangre. La linfa es a las células inmunes lo que el suero de la sangre es a los glóbulos rojos. La linfa se limpia a sí misma a través de los riñones, el colon y la piel.

Linfocito: Un tipo de glóbulo blanco que se encuentra en la linfa, la sangre y otros tejidos especializados, tales como la médula ósea y las amígdalas.

Existen varias categorías de linfocitos, designados como linfocitos B, linfocitos T y linfocitos nulos (o no B, no T). Estas células son componentes cruciales del sistema inmunitario.

Lípidos: Un grupo de grasas o sustancias grasas caracterizadas por su insolubilidad en el agua y su solubilidad en disolventes grasos tales como el alcohol, el éter y el cloroformo. El término es descriptivo más que un nombre químico como proteínas o hidratos de carbono. Incluye grasas verdaderas (ésteres de ácidos grasos y glicerol); lipoides (fosfolípidos, cerebrósidos, ceras); y esteroles (colesterol, ergosterol).

Lipotrópicos: Promueven el flujo de lípidos para y desde el hígado.

Litotrípticos: Disuelven o descargan la solidificación biliar y urinaria (como cálculos renales). Ayuda a disolver los cálculos del cuerpo. (Raíz amarga, raíz de rusco, amor de hortelano).

Los linfocitos B: Son los principales responsables de la producción de anticuerpos, mientras que los linfocitos T están implicados en el ataque directo contra la invasión de organismos. Es la célula T-helper, un subtipo de linfocito T, que es la principal célula infectada y destruida por el virus de inmunodeficiencia humana (VIH), el virus que causa el sida (generado por el hombre).

Macrófagos: 1. Un monocito que ha dejado la circulación y se ha instalado y madurado en un tejido; 2. Junto con los neutrófilos, los macrófagos son las principales células fagocíticas del sistema inmune. Tienen la capacidad de reconocer e ingerir los antígenos extraños a través de receptores en la superficie de sus membranas celulares; estos antígenos son destruidos después por los lisosomas. Su colocación en los tejidos linfoides periféricos permite a los macrófagos servir como los principales carroñeros de la sangre, limpiándola de células anormales o viejas y de detritos celulares así como de organismos patógenos; 3. También cumplen un papel vital en el procesamiento de los antígenos y para presentarles a las células T, activando la respuesta inmune específica. También liberan numerosos mediadores químicos que intervienen en las defensas del cuerpo, incluyendo la interleuquina-1 y complemento.

Maduración: Plantas que estimulan la maduración o madurez (llevando a un punto crítico) de tumores, forúnculos, úlceras, ántrax, etcétera. (Corteza de arándano, raíz de bardana, llantén, acedera amarilla).

Mala absorción: Nutricionalmente, una incapacidad para absorber los nutrientes desde el tracto intestinal hacia el torrente sanguíneo. Principalmente debido a retenciones, inflamación y mala digestión pancreática.

Medicina holística: Una forma de terapia encaminada al tratamiento de la persona (mente, cuerpo y espíritu), no sólo a la parte o partes en las que se producen los síntomas.

Menorragia: Sangrado excesivo durante la menstruación.

Meridianos: En medicina china, las específicas vías de flujo de energía en el cuerpo. Los catorce canales del cuerpo a través del cual circula *qi* (energía universal o fuerza de Dios).

Metabolismo: Los procesos físicos y químicos necesarios para mantener la vida, incluyendo la producción de energía celular, la síntesis de sustancias biológicas importantes y la degradación de distintos compuestos.

Metales pesados: Elementos metálicos cuya gravedad específica (una medida de masa en comparación con la masa de agua o hidrógeno) es mayor de 5,0. Algunos metales pesados, como el arsénico, el cadmio, el plomo y el mercurio, son extremadamente tóxicos.

Midriático: Dilata (agranda) la pupila (belladona, coca, escopolia).

Minerales: 1. Un elemento inorgánico o compuesto (especialmente uno que es sólido) que sucede en la naturaleza. (Inorgánicos, no de origen animal o vegetal); 2. Una sustancia inorgánica que el cuerpo requiere en pequeñas cantidades.

Miorelajantes: Plantas que disminuyen el movimiento muscular por la acción sobre los centros espinales *(véase también:* tónico nervioso y antiespasmódico) (madera de eucalipto, lobelia, phytolacca).

Mióticas: Hierbas que causan contracción de los músculos ciliares del ojo (hace la pupila más pequeña). (Nuez de arena, jaborandi).

Moco: Un líquido viscoso segregado por las membranas mucosas y las glándulas, que consiste en mucina, leucocitos, sales inorgánicas, agua y células epiteliales. Este moco actúa de manera protectora y también es desintoxicante.

Molécula: 1. La cantidad más pequeña en que puede dividirse una sustancia sin perder sus características; 2. Una combinación química de dos o más átomos que forman una sustancia química específica.

Monocitos: Glóbulos blancos que son una de las primeras líneas de defensa en el proceso inflamatorio.

Monoplejía: Parálisis de una sola extremidad.

Mortmorillonita: Arcilla del lago utilizada en la alimentación como fuente de oligoelementos minerales.

Mucílagos: Hierbas que tienen una sustancia vegetal (fibra soluble) viscosa, la mucilaginosa. Alivian la inflamación de las membranas mucosas y los tejidos (fucus, consuela, onagra, malvavisco)

Narcóticos: Deprime el sistema nervioso central, aliviando así el dolor y fomentando de sueño (belladona, coca, grindelia).

Nauseantes: Plantas que producen náuseas o ganas de vomitar cuando se toma en grandes dosis (similares a los eméticos). (Lobelia, cuasia, verbena).

Nefritis: Inflamación del riñón (licipio, raíz de culver, castaño de Indias).

Nervine: Un tónico para los nervios. Ayuda a aliviar dolor y regular el sistema nervioso. También fortalece la actividad funcional del sistema nervioso. Puede ser estimulante o sedante. (Escutelaria, lobelia, valeriana).

Neurastenia: Debilidad nerviosa severa; agotamiento nervioso.

Neuromuscular: En relación a los nervios y los músculos.

Neuropatía: Un complejo de síntomas causados por anormalidades en los nervios motores o sensoriales. Los síntomas pueden incluir hormigueo o entumecimiento, especialmente en las manos o los pies, seguido de debilidad muscular gradual, progresiva.

Neuróticos: Actúan sobre el sistema nervioso.

Neurotransmisor: 1. Una sustancia química que transmite los impulsos nerviosos de una célula nerviosa a otra (incluye acetilcolina, dopamina, ácido gamma-aminobutírico, epinefrina, norepinefrina y serotonina); 2. Sustancias que transmiten impulsos nerviosos al cerebro.

Neutrófilos: Son responsables de gran parte de la protección del cuerpo contra la infección. Juegan un rol principal en la inflamación, son fácilmente atraídos por antígenos extraños (quimiotaxis) y los destruyen por fagocitosis.

Noradrenalina: Un neurotransmisor producido por la médula suprarrenal, propiedades químicas y farmacológicas similares a la epinefrina, pero es principalmente un vasoconstrictor y tiene poco efecto en el gasto cardíaco.

Nutracéuticos: 1. Un alimento o nutriente o suplemento diseñados o usados para un beneficio clínico o terapéutico; 2. Usando el principio activo de una planta, se puede conseguir una fórmula de alta potencia.

Nutrientes: Sustancias que el cuerpo necesita para mantener la vida y la salud.

Nutritivo: Aumenta el peso y la densidad; nutre el cuerpo. Ayuda a suministrar material para la reconstrucción del tejido.

Oftálmica: Curación de los trastornos y enfermedades de los ojos (arándano, eufrasia, malvavisco).

Oligoelementos: Minerales requeridos por el organismo en cantidades muy pequeñas.

Osteomelitis: Inflamación del hueso, especialmente la médula.

Osteoporosis: Un trastorno en el que los minerales drenan los huesos, haciéndolos progresivamente más porosos y frágiles. Consecuencia de la acidosis e hipotiroidismo.

Ovarios: 1. Situados en la cavidad pélvica femenina; responsables del desarrollo de las características sexuales; algunos efectos sobre el crecimiento; 2. Producen el óvulo (huevo) y secretan hormonas femeninas: estrógeno y progesterona.

Oxidación: Una reacción química en la que el oxígeno reacciona con otra sustancia, lo que resulta en una transformación química. Muchas reacciones de oxidación resultan de algún tipo de deterioro o descomposición.

Oxitocina: Hormona pituitaria que estimula las contracciones uterinas (para inducir y ayudar en el parto) y la producción de leche.

Oxiuros: Género de parásitos intestinales nematodos que incluye a los oxiuros (también llamados lombriz intestinal y enterobius).

Páncreas: Órgano exocrino y endocrino, secreta enzimas (amilasa, lipasa) que ayudan en la digestión de los alimentos en el intestino delgado; también produce hormonas (glucagón, insulina) que, al ser absorbido por el torrente sanguíneo, ayuda a regular el metabolismo de los carbohidratos mediante el control de los niveles de azúcar en la sangre.

Parásito: Un organismo que vive y se alimenta de las deficiencias y toxicidad de otro organismo, conocido como el huésped, sin contribuir a la supervivencia del huésped. Dentro del cuerpo humano, los parásitos pueden invadir las células debilitadas o vivir en un sistema linfático tóxico.

Parturiente: Estimula las contracciones uterinas que inducirán y ayudarán a inducir el parto (clematítide, cohosh negro y azul, ruda).

Patógeno: Un microorganismo o sustancia (proteína extraña) capaz de producir una respuesta inmunitaria; creando cambios patológicos.

Pectoral: Curación de los problemas en la zona broncopulmonar.

Pepsina: La principal enzima del jugo gástrico (estómago), que convierte las proteínas en proteosas y peptonas. La forman las células de las glándulas gástricas y produce su actividad máxima en un pH de 1,25 a 2,25.

Peristalsis: Contracción en forma de onda progresiva de la musculatura lisa del tracto digestivo o los músculos del colon que mueven los subproductos de los alimentos y expulsan los desechos.

Peristálticas: Plantas que estimulan y aumentan el peristaltismo o contracciones musculares (como en los intestinos). (Aloe, cáscara sagrada, aceite de oliva, polvo de ruibarbo de Turquía).

Petequias: Hematomas puntiformes.

pH: (potencial de hidrógeno) una escala utilizada para medir la acidez o la alcalinidad relativa de las sustancias. La escala va de 0 a 14, siendo considerado 7 como neutro. Por debajo de 7 indica más ácido, por encima de 7 indica más alcalino.

Pielitis: Inflamación de la pelvis y los cálices del riñón.

Placa: Una masa de grasa, fibrosa, que contiene colesterol presente en el revestimiento de las arterias y otros tejidos. La acumulación de placa en las arterias es la causa principal de las oclusiones cardiovasculares, provocando accidentes cerebrovasculares y ataques cardíacos. Los depósitos de placa en los dientes pueden enfermar las encías. La enfermedad de Alzheimer se asocia con la acumulación de placa en el tejido cerebral provocando una falta de nutrición en las células.

Plaquetas: Redondas, discos ovales que se encuentran en la sangre de los vertebrados. Son fragmentos de megacariocitos, células grandes que se encuentran en la médula ósea. Las plaquetas juegan un papel importante en la coagulación de la sangre, la hemostasia y la formación de trombos de sangre.

Porta: Gran vena a través de la cual la sangre llega al hígado.

Posterior: Hacia la parte posterior o caudal; opuesto a la parte anterior. En los seres humanos, parte dorsal. Situada detrás, viene después.

Presión arterial: La fuerza que ejerce la sangre cuando presiona a través de las paredes de los vasos sanguíneos y contra ellos. *(Véase:* sístole y diástole).

Principios amargos: Llamados así por sus propiedades amargas. Estas propiedades amargas estimulan las secreciones digestivas a lo largo del tracto gastrointestinal, al tiempo que estimulan la vesícula biliar y el hígado (secreción biliar). Los principios amargos se dividen en varias categorías con algunos pertenecientes a los terpenos e iridoides. La investigación ha demostrado que algunos amargos tienen actividades antibióticas, antifúngicas y antitumorales.

Profilácticos: Agentes que protegen de la enfermedad.

Progesterona: 1. Un esteroide antiinflamatorio; 2. Ayuda en el crecimiento y el desarrollo de los órganos reproductores femeninos y de las características sexuales secundarias; 3. Causa el crecimiento y la maduración del endometrio del útero durante el ciclo menstrual. A veces se usa para tratar trastornos menstruales y problemas de la menopausia.

Prostaglandinas: Sustancias químicas similares a las hormonas que se producen en el cuerpo a partir de ácidos grasos esenciales y que tienen efectos importantes en muchos órganos. Influyen en la secreción de hormonas y enzimas y son importantes en la regulación de la respuesta inflamatoria, la presión arterial y el tiempo de coagulación de la sangre.

Protectores: Plantas que sirven como protectoras para las partes desgastadas, inflamadas o lesionadas cuando se aplican localmente a una superficie (acadia, aceite de ricino, linaza, malvavisco).

Proteínas: Complejos orgánicos nitrogenados formados por combinaciones diferentes de aminoácidos. Las proteínas son elementos básicos de todos los tejidos animales y vegetales. Las sustancias biológicas como las hormonas y las enzimas también están compuestas de proteínas. El cuerpo sintetiza las proteínas específicas que necesita para el crecimiento, la reparación y otras funciones. Los aminoácidos se extraen de las proteínas de la dieta o fabricados a partir de otros aminoácidos. Las proteínas también sirven como portadores (por ejemplo, hemoglobina, insulina, etcétera).

Prurito: Picazón severa.

Pungentes: Hierbas que causan un pinchazo agudo, sensación acre y penetrante de los órganos sensoriales (pimienta negra, cardamomo, pimienta de Cayena, mostaza).

Purgante: Una sustancia que promueve la evacuación enérgica de los intestinos; generalmente se usa para aliviar el estreñimiento severo.

Putrefacción: 1. Descomposición y podredumbre; 2. Descomposición de materia animal, especialmente proteínas asociadas a productos malolientes y tóxicos como la tomaína, el mercaptanos y el sulfuro de hidrógeno, causada por cierta clase de bacterias y hongos. También, el proceso de descomponer compuestos de proteínas por podredumbre.

Qi o Ch'i: En chino, el concepto de fuerza de la vida; energía vital.

Quimo: La mezcla de los alimentos parcialmente digeridos y las secreciones digestivas se encuentra en el estómago y el intestino delgado durante la digestión de una comida. Es una masa multicolor, gruesa, pero casi líquida.

Quiste: Una protuberancia anormal o inflamación, lleno de líquido o material semisólido «caseoso» en cualquier órgano o tejido del cuerpo, causado por acidosis, moco y, a menudo, por alteraciones hormonales.

Radicales libres: Un grupo de átomos que son químicamente muy reactivos porque tienen al menos un electrón desparejado. Dado que se unen tan fácilmente con otros compuestos, los radicales libres pueden atacar las células y causar mucho daño al cuerpo. Se forman en las grasas calentadas y en los aceites como consecuencia de la exposición a la radiación atmosférica y a los contaminantes ambientales, entre otras cosas. (Un ser humano ingiere más de 125 kilos de productos químicos al año. ¡Habla sobre los radicales libres!).

Refrigerante: Reduce la temperatura corporal y alivia la sed (agracejo, borraja, raíz de grama, pamplina).

Regeneración: Reconstrucción y fortalecimiento del cuerpo. Requiere un medio alcalino con nutrientes eléctricamente «vivos».

Relajante: Tiende a relajar y aliviar la tensión, sobre todo la tensión muscular.

Resolutivas: Plantas que disipan o resuelven (disuelven) tumores y crecimientos anormales (árbol de la cera, pamplian, tusilago, raíz de bardana).

Resolventes: Ayudan a promover la resolución o disipación, o los crecimientos patológicos (pamplina, saúco, cardo mariano, hierba de san Juan).

Restaurador: Un agente que es eficaz en la recuperación de la salud y la fuerza; restaura la actividad fisiológica normal (raíz de astrágalo, ginseng y sello de oro).

Revulsivas: Plantas que, en aplicación local, causan irritación y terapéuticamente alivian el dolor en otra parte más profunda (fresno espinoso, ruda, lobelia).

Rinitis: Inflamación de la mucosa nasal.

Riñones: Un par de órganos que se asientan en la parte posterior de la cavidad abdominal que forman la orina filtrando el plasma de la sangre. En cada riñón, hay más de un millón de pequeñas unidades de filtración (llamadas glomérulos), que extraen el exceso de agua y los desechos químicos de la sangre y los transforman en orina. Son los principales reguladores del agua y los electrólitos y mantienen el contenido ácido-base de la sangre y de los fluidos corporales. Los riñones son uno de los cuatro órganos eliminadores del cuerpo. La falta de eliminación adecuada se traduce por un estancamiento del sistema linfático.

Rizoma: Un tallo subterráneo, a menudo rastrero.

Rubefaciente: En aplicación local, estimula la dilatación capilar (con aflujo de sangre a partir de tejidos y órganos más profundos y, de este modo, alivia la congestión y la inflamación), que causa enrojecimiento de la piel (nuez negra, Cayena, clavo, ortiga, rábano picante, sasafrás, jengibre jamaicano).

Saponinas: Importantes compuestos de las plantas por sus propiedades anti-inflamatorias y expectorantes. Las saponinas se han utilizado en la síntesis de la cortisona y, en algunos casos, de las hormonas sexuales.

Sedante: Calma o tranquiliza al disminuir la actividad funcional.

Septicemia: Presencia de bacterias patógenas en la sangre; envenenamiento de la sangre.

Serotonina: Un neurotransmisor que se encuentra principalmente en el cerebro; se considera esencial para la relajación, el sueño y la concentración.

Sialogogo: Estimula la secreción y el flujo de la saliva (lirio, corteza de saúco ruibarbo de Turquía).

Síndrome: Un grupo de signos y síntomas que ocurren juntos con un patrón característico de una particular «enfermedad» o una afección anormal relacionada con un efecto específico.

Sinérgica: La acción simultánea de dos o más sustancias cuyo efecto combinado es mayor que la suma de cada una trabajando sola.

Sistema endocrino: El sistema de glándulas que secretan hormonas, esteroides y neurotransmisores directamente en el torrente sanguíneo. Incluyen la hipófisis, la tiroides, el timo y las glándulas suprarrenales, así como el páncreas, los ovarios y los testículos.

Sistema hormonal: Consiste en una serie de tejidos, glándulas y células. Las glándulas producen sustancias químicas (hormonas) que son vertidas directamente al torrente sanguíneo. Estos productos químicos son liberados directamente al torrente sanguíneo (a través de las glándulas endocrinas) o a través de tubos llamados conductos (glándulas exocrinas). Las hormonas estimulan otras células u órganos. Regulan muchas de las actividades del cuerpo, incluyendo el crecimiento, el desarrollo y la homeostasis. Puede haber hasta 100 hormonas en el cuerpo humano, pero no todas han sido determinadas. Las principales glándulas exocrinas están asociadas al sistema digestivo. Las principales glándulas endocrinas secretoras de hormonas en el cuerpo son la tiroides, las suprarrenales y la hipófisis, la pineal, la paratiroides y el páncreas (el páncreas es tanto exocrino como endocrino). Hay dos glándulas sexuales endocrinas: los ovarios en las hembras y los testículos en los machos.

Sistema linfático: Este sistema incluye todas las estructuras involucradas en el transporte de la linfa desde los tejidos hasta el torrente sanguíneo. Incluye los capilares linfáticos, los lacteales, los ganglios linfáticos, los vasos linfáticos y los principales conductos linfáticos (conducto torácico y vena linfática derecha).

Sistema muscular (esquelético) voluntario: Músculos en el cuerpo que responden al control consciente del cerebro, es decir, los músculos se contraen o se relajan, en función de los mensajes químicos que reciben desde el cerebro. Generalmente, estos músculos parecen estriados o rayados cuando se observan con un microscopio. Se unen a los huesos mediante tendones.

Sistema nervioso autónomo: Parte del sistema nervioso que controla los movimientos corporales involuntarios. Regula la función de las glándulas, especialmente las glándulas salivales, gástricas y sudoríparas y la médula suprarrenal, el tejido muscular liso y el corazón. El sistema nervioso autónomo puede actuar sobre los tejidos para reducir o retardar la actividad o para iniciar su función.

Sistema nervioso parasimpático: Parte del sistema nervioso autónomo que actúa normalmente como un equilibrio para el sistema simpático cuando la crisis ha pasado o en situaciones no estresantes. Produce constricción de las pupilas, disminución de la frecuencia cardíaca y la constricción de los bronquios. También estimula la formación y liberación de la orina y la actividad del tracto digestivo. Por ejemplo, la saliva fluye más fácilmente y aumenta su cantidad y fluidez.

Sistema nervioso simpático: Parte del sistema nervioso autónomo que tiende a actuar como un acelerador para los órganos vitales para responder a una situación de estrés. El simpático actúa en situaciones de estrés, tales como el enfado o el miedo y el cuerpo responde con lucha o huida, y con actividades más sencillas tales como la reducción de la digestión. Las neuronas simpáticas liberan el neurotransmisor norepinefrina.

Sistemas del cuerpo humano: Catorce en total; nueve sistemas principales. Son: circulatorio, digestivo, eliminativo (intestinal, linfático, urinario, tegumentario e inmunológico), glandular, muscular, nervioso, reproductivo, respiratorio y esquelético.

Sistémico: Relacionado con todo el cuerpo o que afecta a éste en su conjunto.

Sistólico: El período de mayor presión en el sistema vascular arterial afectado directamente por la médula suprarrenal y la liberación del neurotransmisor.

Solución: Un líquido o un gas que contiene una o más sustancias (solutos). El líquido donde se disuelven las sustancias se llama disolvente y la sustancia disuelta, soluto.

Somático: Relacionado con las células no reproductivas o con los tejidos.

Somníferos: Soporíferos.

Soporíferos: Hierbas que inducen a un sueño relajante (hierba gatera, lúpulo, pasiflora, valeriana).

Sorbefacientes: Provocan absorción.

Subcostal: Debajo de las costillas.

Subproducto: Un producto secundario o derivado.

Sudoríficos: Estimulan la producción y secreción del sudor.

Suero: La porción líquida de la sangre.

Superior: Más arriba.

Sustituto: Una planta que puede reemplazar aceptablemente a otra hierba. *(Véase: adulterante).*

Taninos: Sustancias en las plantas que poseen propiedades astringentes. Los taninos se unen y actúan sobre diferentes productos químicos y proteínas para formar la protección de la piel y las membranas mucosas. Los taninos son conocidos por reducir la diarrea, la hemorragia interna, la inflamación, las quemaduras y estimular la cicatrización de las heridas. Los taninos actúan sobre afecciones infecciosas.

Tejido conectivo: El tipo de tejido que realiza la función de proporcionar apoyo, estructura y cemento celular al cuerpo.

Tejido muscular liso: *(Muscularis mucesae)* también conocido como el sistema muscular involuntario (visceral, liso). Éstos son los músculos del estómago y los intestinos, las paredes de las arterias y venas y otros lugares del cuerpo. Responden de forma automática, sin control consciente (aunque una persona tenga control parcial sobre algunos de estos músculos). Por lo general, son lisos, no estriados, especialmente los músculos del intestino.

Tenia: Cualquiera de los diferentes gusanos en forma de cinta que infestan los intestinos de los invertebrados, incluyendo los seres humanos. Pueden crecer desde 6 a 9 metros de largo.

Teniafugas y teniacidas: Hierbas que expulsan (teniafugas) o matan tenias (teniacidas) en el tracto intestinal (aceite de ricino, semillas de pepino, helecho macho, semillas de calabaza).

Terapias herbales: La utilización de combinaciones de hierbas con fines curativos o de limpieza. Pueden utilizarse hierbas en tinturas, comprimidos, cápsulas o extractos, así como en baños, cataplasmas, infusiones, etcétera.

Testículos: Situados en el escroto masculino. Una glándula endocrina específica de género para el desarrollo de las características sexuales; algunos efectos sobre el crecimiento.

Testosterona: Un andrógeno que se produce en los testículos. La testosterona es una hormona, de tipo esteroidea, producida en la corteza suprarrenal de hombres y mujeres; responsable de la producción de espermatozoides y del desarrollo de los caracteres sexuales secundarios en los hombres.

Timo: Órgano situado por encima del corazón, en el medio del esternón; importante en el desarrollo de la respuesta inmune. Es esencial para la maduración de las células T.

Tinnitus: Zumbido o tintineo en el oído que no procede de ninguna fuente externa.

Tintura: Una preparación hecha remojando (maceración) una hierba en una cantidad especificada de alcohol de cereales para extraer sus propiedades.

Tiña del cuero cabelludo: Enfermedad micótica del cuero cabelludo.

Tónico amargo: Plantas amargas que, en pequeñas cantidades, estimulan la digestión y función hepática. También ayudan a regular el fuego/la inflamación del cuerpo. (Angostura, agracejo, genciana).

Tónicos: Estimulan la nutrición y el sistema tonal, la energía y el vigor. Mejoran la totalidad del sistema (angélica, centaura menor, consuelda, manzanilla de Castilla, trébol rojo, sanícula, consuelda menor, ortiga, milenrama).

Toxemia: 1. Una condición tóxica del cuerpo que aparece por el consumo de carne, productos lácteos, azúcares refinados, dulces, refrescos, cereales, medicamentos químicos, vacunas, drogas, etcétera. Fumar tabaco o marihuana también se suma a la toxicidad sistémica; 2. Una situación de acidosis.

Toxicidad: La cualidad de ser venenoso. Las reacciones de toxicidad en el cuerpo alteran las funciones corporales o dañan las células, por ello, deterioran la salud. *(Véase también:* Toxemia.)

Toxina: Una sustancia venenosa de origen animal o vegetal.

Triglicéridos: Un compuesto que consta de tres ácidos grasos más glicerol. Son la forma en que la grasa se almacena en el cuerpo y son el principal tipo de lípidos de la dieta. Estas grasas almacenadas se utilizan, si es necesario, para aportar energía adicional al cuerpo. Actúan como baterías, almacenando energía hasta que se necesite.

Uremia: 1. Afección tóxica asociada a insuficiencia renal producida por la retención en la sangre de sustancias nitrogenadas normalmente excretadas por los riñones; 2. Reflejo de consumo con alto valor proteico o del desgaste de los tejidos.

Utilización: La capacidad del cuerpo para utilizar un nutriente o combustible. La mayor o menor utilización depende de las hormonas, esteroides o neurotransmisores. El consumo y la absorción no es utilización.

Vasoconstrictor: Un agente que reduce el calibre de los vasos sanguíneos, restringiendo el flujo de la sangre a través de ellos.

Vasodepresor/vasodilatador: Disminuye la presión arterial por dilatación (ensanchamiento) de los vasos sanguíneos.

Vellosidades: Pequeñas formaciones filamentosas presentes en ciertas superficies membranosas que actúan como mecanismos de filtrado (se encuentran en los pulmones, intestinos, etcétera).

Vermicidas: Hierbas que matan las lombrices intestinales.

Vermífugas: Hierbas que provocan la expulsión de lombrices intestinales y tenias o que las repelen.

Vesicantes: Agentes que causan la formación de ampollas, tales como la hiedra venenosa, el roble o el zumaque.

Virus de Epstein-Barr: Virus que causa la mononucleosis infecciosa y está asociado al linfoma de Burkitt y al cáncer nasofaríngeo.

Vitalidad: 1. Lo que distingue a los seres vivientes de los seres inertes; 2. Animación, acción; 3. Condición de estar vivo; 4. Un estado de salud vigorosa.

Vitamina: Cualquiera de un grupo de sustancias orgánicas además de proteínas, carbohidratos, grasas, minerales y sales orgánicas que son esenciales para el metabolismo normal, el crecimiento y desarrollo del cuerpo.

Vulnerario: Ayuda en la cicatrización de las heridas, protegiendo contra la infección y estimulando el crecimiento celular (agrimonia, abeto balsámico, sargazo vejigoso, amor de hortelano, consuelda, sáuco, ruda).

Yeyuno: la segunda parte del intestino (del duodeno al íleon). Tiene aproximadamente, dos metros y medio de largo y representa las dos quintas partes del intestino delgado.

APÉNDICE H
Prefijos y sufijos

a-	sin, no
ab-	separación, no
-able	capacidad o posibilidad
acu-	significa oído
ac-	relativo a
acro-	más alto o más extremo
acu-	oído
ad-	implica proximidad
aden-	glándula, ganglio
-al	relativo a otro, distinto
-algia	dolor
ambi-, ambo-	ambos
an-	sin, no
ana-	atrás, contra, hacia, sobre, de nuevo
angio-	vaso sanguíneo
ante-	delante
anti-	frente a, contra
artr-	articulación
-ary	"de" o relativo "a"
-asis	condición, estado de
auto-	él mismo, propio
bi-	dos, dos veces
bio-	vida
-blasto-	germen, inicio

braqui-	branquias
bradi-	lentitud
burso-	bolsa
carcin-	cáncer
cardio-	corazón
cata-	hacia abajo, debajo, contra
-cele	hueco, hernia, tumor
cefal	cabeza
col	bilis
cholecyst	vesícula biliar
condr-	cartílago
-cida	que mata, extermina, elimina
-cilia-	apéndice, motil
circum-	alrededor de
-clast-	romper
co-	con, juntos
com-, con-	con, juntos
contra-	en contra, opuesto
-crino	secretar
cripto-	oculto
cisto-	vejiga, quiste
-cite, cito-	célula
de-	privación o negación
derm-	piel
di-	duplicación, el doble
dia-	a través
dis-	dificultad
e-, ec-	fuera
ecto-	fuera
-ectomia	eliminar, cortar, extirpar
-edem-	hinchazón, inflamación, aumento
em-	en medicina variante "en"
-emia	sangre
ent-	dentro
endo-	dentro
entero-	intestino

epi-	sobre, encima, después
eritro-	rojo
eu-	bien, bueno
ex-	fuera, lejos de, más allá, privación
exo-	fuera, de fuera
extra-	fuera, en adición
-aferent-	que transmite, transporte
-fistul-	tubo
flex, felct	flexionar, doblar
-form	formar, tener forma de
gastro-	estómago
-genesis	origen
gloss-	lengua
glico	azúcar, dulce
-grama	electrocardiograma
-grafía	radiografía
hem-	sangre
hemi-	medio, mitad
hepato-	relacionado con el hígado
hetero-	diferente, opuesto
hist-	tejido
homeo-	igual a, semejante
hidro-	agua, húmedo
hiper-	por encima de, sobre, más de lo normal, excesivo
hipo-	por debajo, deficiencia
-ia	expresa estado
-iatra	foniatra
-id	expresa estado
im-	negación
in-	en, dentro o negación
infero-	externo, por debajo de
infra-	debajo de
inter-	entre, en medio
intra-	dentro de
-ism	condición, estado
iso-	igual

-itis	inflamación del tejido u órgano
kerato-	córnea del ojo
kin-, cin-	movimiento, acción
leuco-	blanco, brillante
-liga-	unido, envuelto
lip-	grasa
-logia	estudio de
-lisis	disolución
macro-	grande
mal-	malo, anormal
malaco-	blando
mast-	relacionado con el pezón o la mama
megal	grande
melan-	negro
meso-	medio
meta-	más allá, después, transformación
micro-	pequeño
mito-	hilo, filamento
mono-	único, solo
-morf-	forma
multi-	muchos
mielo-	médula
mio-	músculo
narco-	entumecimiento, letargo, estupor
neo-	nuevo
nefro-	relativo al riñón
neuro-	nervio o que tiene relación con las neuronas
oculo-	ojo
odonto-	diente
-oide	parecido, semejante
oligo-	poca cantidad
-ologia	estudio de
-oma	tumor
-op-	ver
oftalm-	ojo
onco-	tumor, masa

orto-	significa recto, regular, normal
-orio	relativo a
-oso	abundante, calidad o estado
-osis	afección de
osteo-	hueso
oto-	oído
-ovo	huevo
para-	cerca de, junto a, en comparación de, fuera de
-pato	enfermedad
-pect-	pecho, torso, tórax
-penia	deficiencia, disminución
per-	por, a través
peri-	alrededor
fago-	comer
-fas-	hablar, decir
-filo	gustar, querer
fleb-	vena
-fobia-	miedo
-plas/plasia	formación de nuevas células
-plati	plano, aumentar
-plegia	paralizar, pérdida de fuerza
-plexo	entretejer, red
-pnea	respirar
pneumo-	aire, pulmón
pod-	en relación con el pie
poli-	muchos
post-	después de, detrás de
pre-, pro	ante, delante
procto-	ano, recto
pseudo-	falso
psico-	alma, mente
-ptosis	caída o movimiento descendiente
pulmon-	pulmón
pio-	pus
re-	detrás de, de nuevo, contrario
reni	que tiene relación con el riñón

retro	hacia atrás
-rragia	brotar, romper
-reo	significa corriente, flujo
-rupt	ruptura, interrupción, corte
sarco-	significa carne
esclero-	significa duro
escoli-	curvado
-scopo	objetivo a mirar
-sect	cortar o dividir
semi-	medio, mitad
sept-	tabique, valla
-sin	con, junto con
somato-	cuerpo
somni-	sueño
esplen-	bazo
-stasis	detención, estancamiento
esteno-	estrecho
steto-	pecho
-stoma	abertura
sub-	debajo, inferior
super-	superioridad o exceso
supra-	encima, sobre
sim-, sin-	con, junto con
taqui-	rápido
tele-	fin, lejos
term-	calor
torac-	en relación con el tórax
trombo-	coágulo, trombo
-tomo	corte, sección, segmento
toxi-	veneno
-tract	tensar, extraer
trans-	a través de, a la otra parte de
tri-	tres
-trof	nutrición, alimento
-trofia	alimentación, aumento de volumen
-tropic	cambio, influencia

-urea	orina
utero-	útero
vaso-	vaso
vene-, vena-	vena
-vesic-	vesícula
-vulso	sacudidas violentas
-viscer-	entraña, interno

Bibliografía

AIHARA, H.: *Acid & Alkaline.* California: George Ohsawa, Macrobiotic Foundation, 1986.

ALEXANDER, J.: *Blatant Raw Foodist Propaganda!* California: Blue Dolphin Publishing, 1990.

AMBER, R.: *Color Therapy.* Nuevo México: Aurora Press, 1983.

ANDERSON, M.: *Colour Healing.* Nueva York: Harper & Row Publishers, 1975.

ANDREWS, T.: *How to Heal with Color.* Minnesota: Llewellyn Publications, 1992.

ARLIN, S.; DINI, A. y WOLFE, D.: *Nature's First Law: The Raw Food Diet.* California: Maul Brothers Publishing, 2.ª edición, 1997.

ARLIN, S.: *Raw Power! Building Strength and Muscle Naturally.* California: Maul Brothers Publishing; 2.ª edición, 2000.

BALZ, R.: *The Healing Power of Essential Oils.* Wisconsin: Lotus Light Press, 1.ª edición, 1996.

BENSKY, D. y BAROLET, R.: *Chinese Herbal Medicine: Formulas and Strategies.* Washington: Eastland Press, Inc., 1990.

BETHEL, M.: *Healing Power of Herbs.* California: Melvin Powers, Wilshire Book Co., 1968.

BLUNT, W. y RAPHAEL S.: *The Illustrated Herbal.* Nueva York: W. W. Norton & Company, 1979.

BOXER, A. y BACK, P.: *The Herb Book. A Complete Guide to Culinary Herbs.* Nueva Jersey: Thunder Bay Press, 1994.

BRAGG, P. y BRAGG, P.: *The Miracle of Fasting.* Health Science, 3.ª edición, 1999.

BRENNAN, B. A.: *Hands of Light.* Nueva York: Bantam Books, 1987.

Brown, D.: *New Encyclopedia of Herbs and Their Uses.* Nueva York: Dorling Kindersley Publishing, 1995.

Brown, D. J.: *Herbal Prescriptions for Better Health.* California: Prima Publishing, 1996.

Carrington, H.: *The Natural Food of Man.* California: Health Research, 1963.

Christopher, J. R.: *School of Natural Healing.* Utah: Christopher Publications, 1996.

Cohen, R.: *Milk. The Deadly Poison.* Nueva Jersey: Argus Publishing, Inc., 1998.

Copen, B.: *A Rainbow of Health.* England: Academic Publications, 1974.

Culpeper, N.: *Culpeper's Color Herbal.* Massachusetts: Storey Books, 1997.

—: *Culpeper's Complete Herbal and English Physician.* Reino Unido: FoulSham & Co., Ltd., 1995.

Deoul, K.: *Cancer Cover-Up (Genocide).* Maryland: Cassandra Books, 2001.

Dodt, C. K.: *The Essential Oils Book: Creating Personal Blends for Mind and Body.* Vermont: Storey Communications, Inc., 1996.

Douglass, W. C.: *Milk of Human Kindness Is Not Pasteurized.* Georgia: Last Laugh Publishers, 1985.

Dubelle, L.: *Proper Food Combining Works. Living Testimony.* Colorado: Nutri Books, Corp., 1987.

Dubin, D.: *Rapid Interpretation of EKG's.* Florida: Cover Publishing Co., 6.ª edición, 2000.

Ehret's, A.: *Mucusless Diet Healing System.* Benedict Lust Publications, Inc., 2001.

—: *Rational Fasting.* Benedict Lust Publications, Inc., 2001.

—: *The Definite Cure of Chronic Constipation.* Benedict Lust Publications, Inc., 2002.

Elias, T. S. y Dykeman, P. A.: *Edible Wild Plants.* Benedict Lust Publications, Inc., 1990.

Fathman, G. y Fathman, D.: *Live Foods: Nature's Perfect System of Human Nutrition.* Nueva York: Cancer Care Inc., 1986.

Feeney, M. K.: *The Cardiac Rhythms: A Systematic Approach to Interpretation.* Pensilvania: W. B. Saunders Co., 3.ª edición, 1997.

Foster, S.: *Herbal Renaissance.* Utah: Gibb Smith Publisher, edición revisada, 1993.

FOSTER, S. y CHONGXI, Y.: *Herbal Emissaries: Bringing Chinese Herbs to the West*. Vermont: Healing Art Press, 1992.

FRATKIN, J.: *Chinese Herbal Patent Formulas. A Practical Guide*. Colorado: Shya Publications, 1985.

GAEDDERT, A.: *Chinese Herbs in the Western Clinic*. California: Get Well Foundation, 1998.

GLADSTAR, R.: *Herbal Healing for Women*. Nueva York: Fireside Simon and Schuster Inc., 1993.

GLASBY, J. S.: *Dictionary of Plants Containing Secondary Metabolites*. Pensilvania: Taylor and Francis Inc., 1991.

GRAUER, K.: *A Practical Guide to ECG Interpretation*. Year Book Medical Pub., 2.ª edición, 1998.

GRIFFIN, L.: *Please Doctor, I'd Rather Do It Myself... With Herbs!* Utah: Hawkes Publishing, Inc., 1979.

GURUDAS: *Flower Essences and Vibrational Healing*. California: Cassandra Press, 2.ª edición, 1989.

HARBORNE, J. B.; BAXTER, H. y MOSS, G. P.: *Phytochemical Dictionary: A Handbook of Bioactive Compounds from Plants*. Pensilvania: Taylor and Francis, 2.ª edición, 1999.

HEINERMAN, J.: *Medical Doctor's Guide to Herbs*. Utah: Woodland Publishing, 1987.

HEY, B.: *The Illustrated Guide to Herbs*. Nueva Jersey: New Horizon Press.

HOBBS, C.: *Ginkgo: Elixir of Youth*. California: Botanica Press, 1990.

—: *Handbook for Herbal Healing*. Culinary Arts Ltd., 1994.

—: *Milk Thistle. The Liver Herb*. California: Botanica Press, 2.ª edición, 1993.

HOFFMANN, D.: *The New Holistic Herbal*. Massachusetts: Element Book Ltd., 3.ª edición, 1991.

HOLMES, P.: *Jade Remedies: A Chinese Herbal Reference for the West* (Vol. I). Colorado: Snow Lotus Press, Inc., 1997.

HOROWITZ, L. G.: *Emerging Viruses, Aids & Ebola, Nature, Accident or Intentional?* Massachusetts: Tetrahedron, Inc., 1998.

HOTEMA, H.: *Long Life in Florida*. Health Research, reimpresión, 1962.

HUNT, R.: *The Seven Keys to Color Healing*. Nueva York: HarperCollins, 1989.

JENSEN, B.: *Beyond Basic Health*. CA: Bernard Jensen, 1988.

—: *Developing a New Heart Through Nutrition and a New Lifestyle.* California: Bernard Jensen, 1995.

—: *Doctor-Patient Handbook.* California: Bernard Jensen Enterprises, 1978.

—: *Goat Milk Magic.* California: Bernard Jensen, 1994.

—: *Herbs: Wonder Healers.* California: Bernard Jensen, 1992.

—: *Iridology: The Science and Practice in the Healing Arts* (Vol. II). California: Bernard Jensen Enterprises, 1982.

—: *Iridology Simplified.* California: Bernard Jensen, 1980.

—: *What is Iridology?* Ilustrado. California: Bernard Jensen, 1984.

KATZ, M. y KATZ, G.: *Gifts of the Gemstone Masters.* Oregón: Gemisphere, 1989.

KEVILLE, K.: *Herbs for Health and Healing.* Pensilvania: Rodale Press, Inc., 1996.

KLOSS, J.: *Back to Eden.* Benedict Lust Publications, Inc., 1981.

KROEGER, H.: *Parasites. The Enemy Within.* Colorado: Hanna Kroger, 1991.

KULVINSKAS, V.: *Life in the 21st Century.* Iowa: 21st Century Publications, 1981.

—: *Love Your Body or How To Be A Live Food Love.* Iowa: 21st Century Publications, 1972.

—: *Survival Into the 21ˢᵗ Century.* Iowa: 21st Century Publications, 1975.

L'ORANGE, D.: *Herbal Healing Secrets of the Orient.* Nueva Jersey: Prentice Hall, 1998.

LIBERMAN, J.: *Light. Medicine of the Future.* Nuevo México: Bear and Company, 1992.

LOPEZ, D. A.; WILLIAMS, R. M. y MIEHLKE M.: *Enzymes. The Fountain of Life.* Germany: The Neville Press, Inc., 1994.

LU, H. C.: *Chinese System of Food Cures. Prevention and Remedies.* Nueva York: Sterling Publishing Co., Inc., 1986.

MAUSETH, J. D.: *Botany: An Introduction to Plant Biology.* Massachusetts: Jones & Barlett Pub., 3.ª edición, 2003.

McBEAN, E.: *The Poisoned Needle.* Health Research, reimpresión, 1993.

McDANIEL, T. C.: *Disease Reprieve.* Pensilvania: Xlibris Corporation, 1.ª edición, 1999.

MEYER, C.: *The Herbalist.* Illinois: Meyer-books, 1986.

MILLER, N. Z.: *Vaccines: Are They Really Safe and Effective? (A Parents Guide to Childhood Shots).* Nuevo México: New Atlantean Press, edición revisada y actualizada, 2002.

Monte, T.: *World Medicine. The East West Guide to Healing Your Body.* Nueva York: G.P. Putnam's Sons, 1993.

Murray, M. T.: *Natural Alternatives for Weight Loss.* Nueva York: William Morrow and Company, Inc., 1996.

Meyer, J. E.: *The Old Herb Doctor.* Illinois: Meyerbooks, 2.ª edición, 1984.

Olsen, C.: *Australian Tea Tree Oil Guide.* Wisconsin: Lotus Press, 3.ª edición, 1998.

Parachin, V.: *365 Good Reasons To Be A Vegetarian.* Nueva York: Avery Penguin Putnam, 1997.

PDR for Herbal Medicines. Nueva Jersey: Medical Economics Co., 2.ª edición, 2000.

Pedersen, M.: *Nutritional Herbology: A Reference Guide to Herbs.* Indiana: Wendell W. Whitman Co., 3.ª edición, 1998.

Pizzorno, J.: *Total Wellness.* California: Prima Publishing, 1996.

Rector, L.: *Renewing Female Balance.* California: Healthy Healing Publications, Inc., 4.ª edición. 1997.

—: *Renewing Male Health and Energy.* California: Healthy Healing Publications, Inc., 2.ª edición, 1997.

Royal, P. C.: *Herbally Yours.* Utah: Sound Nutrition, 3.ª edición, 1982.

Sandman, A.: *A-Z of Natural Remedies.* Nueva York: Longmeadow Press, 1995.

Sanecki, K. N.: *The Book of Herbs.* Nueva Jersey: Quantum Books Ltd., 1996.

Santillo, H.: *Food Enzymes: The Missing Link to Radiant Health.* Arizona: Hohm Press; 2ª edición, 1993.

—: *Natural Healing with Herbs.* Arizona: Hohm Press, 1991.

Scalzo, R.: *Naturopathic Handbook of Herbal Formulas. A Practical and Concise Herb User's Guide.* Colorado: Kivaki Press, 3.ª edición, 1994.

Schauenberg, P. y Paris, F.: *Guide to Medicinal Plants.* Connecticut: Keats Publishing, Inc., reimpresión, 1990.

Shelton, H. M.: *Food Combining Made Easy.* Ontario: Willow Publishing, 1982.

Swahn, J. O.: *The Lore of Spices.* Minnesota: Stoeger Publishing Company, 2002.

Tenney, L.: *Today's Herbal Health.* Utah: Woodland Publishing, 5.ª edición, 2000.

THIE, J.: *Touch for Health*. California: Devorss and Co., Publishers, 1979.

THOMAS, L.: *10 Essential Herbs*. Arizona: Hohm Press, 2.ª edición, 1995.

TIERRA, M.: *Planetary Herbology*. Wisconsin: Lotus Press, 1987.

—: *The Way of Herbs*. Nueva York: Pocket Books; edición revisada, 1998.

TILDEN, J. H.: *Toxemia: The Basic Cause of Disease*. Florida: Nat'l Health Assoc, 1974.

TOMPKINS, P. y BIRD, C.: *The Secret Life of Plants*. Nueva York: Harper-Collins, 1989.

TWITCHELL, P.: *Herbs: the Magic Healer*. California: Eckankar, 1971.

WALKER, N. W.: *Colon Health: The Key to a Vibrant Life*. Tennessee: Associated Publishers Group, 2.ª edición, 1997.

—: *Water Can Undermine Your Health*. Arizona: Norwalk Press, 1996.

—: *Become Younger*. Arizona: Norwalk Press, 2.ª edición, 1995.

—: *The Vegetarian Guide to Diet and Salad*. Longman Trade/Caroline House, edición revisada, 1995.

—: *Fresh Vegetable and Fruit Juices: What's Missing in Your Body?* Longman Trade/Caroline House, 1995.

—: *Pure and Simple: Natural Weight Control*. Arizona: Norwalk Press, 1981.

—: *The Natural Way to Vibrant Health*. Longman Trade/Caroline House, 1995.

WEISS, R. F.: *Herbal Medicine*. Nueva York: Thieme Medical Pub., 2.ª edición, 2001.

WERBACH, M. R. y MURRAY, M. T.: *Botanical Influences on Illness. A Sourcebook of Clinical Research*. California: Third Line Press, 2.ª edición, 2000.

WIGMORE, A.: *The Hippocrates Diet and Health Program*. Nueva Jersey: Avery Penguin Putnam, 1984.

—: *The Wheatgrass Book*. Nueva Jersey: Avery Penguin Putnam, 1984.

WOLFE, D.: *The Sunfood Diet Success System*. California: Maul Brother's Publishing, 3.ª edición, 2000.

Los libros sobre alimentos crudos están disponibles en:

Nature's First Law
1475 North Cuyamaca Street
El Cajon, CA 92020
www.naturesfirstlaw.com
1-800-205-2350

Índice analítico

acidosis 22, 45, 49, 55, 58, 61, 63, 71, 80, 87, 88, 89, 91, 102, 109, 115, 116, 124, 125, 131, 144, 163, 165, 166, 175, 177, 179, 187, 197, 200, 201, 203, 204, 205, 208, 239, 243, 246, 247, 256, 257, 261, 272, 276, 293, 294, 295, 306, 308, 309, 311, 312, 313, 318, 323, 325, 326, 330, 338, 352, 353, 356, 366, 367, 394, 467, 469, 472, 508, 568, 570, 571, 573, 574, 576, 577, 580, 581, 584, 590, 591, 592, 593, 598, 600, 602, 603, 611, 612, 617, 619, 624

ácido úrico 157, 165, 198, 201, 242, 590, 591

actitud 22, 333

acupuntura 311, 505, 506

aditivos alimentarios 220

ADN (ácido desoxirribonucleico) 149

agripalma 400, 445

agua 38, 44, 48, 52, 54, 58, 60, 79, 87, 95, 96, 100, 112, 113, 121, 123, 125, 127, 128, 137, 139, 141, 145, 148, 149, 150, 151, 152, 153, 154, 156, 157, 159, 161, 162, 165, 171, 173, 178, 191, 216, 217, 219, 220, 221, 228, 229, 231, 256, 257, 282, 294, 313, 314, 322, 325, 326, 333, 339, 340, 341, 344, 345, 347, 348, 355, 356, 357, 362, 375, 376, 387, 389, 390, 391, 394, 398, 399, 402, 413, 428, 438, 439, 440, 442, 444, 445, 446, 447, 448, 449, 450, 452, 480, 481, 484, 485, 486, 488, 489, 490, 491, 495, 516, 522, 523, 554, 561, 562, 592, 598, 601, 602, 603, 604, 607, 608, 609, 610, 611, 612, 614, 615, 620, 629

agua destilada 229, 231, 325, 344, 348, 362, 387, 389, 398, 399, 484, 485, 486, 489, 491

Ajenjo 400, 450, 468

ajo 139, 148, 153, 159, 160, 207, 390,

401, 441, 454, 455, 489, 490, 548, 549, 591, 594, 601

alanina aminotransferasa (ALT) 573

albúmina 57, 61, 72, 143, 164, 291, 571, 572, 596

alcalinización 46, 53, 116, 140, 154, 170, 176, 177, 178, 179, 186, 197, 200, 257, 258, 283, 306, 307, 312, 316, 362, 414, 425, 440, 446, 523, 526, 577, 597, 599, 602

alcalinizante 52, 54, 58, 163, 317, 326, 402, 412, 419, 429, 462, 467, 478

alcalino/equilibrio ácido, *véase también* pH 32, 34, 37, 39, 49, 50, 51, 54, 55, 57, 60, 102, 139, 140, 141, 142, 143, 144, 145, 148, 151, 152, 153, 155, 158, 159, 160, 161, 171, 173, 174, 175, 177, 178, 192, 197, 241, 242, 247, 253, 268, 317, 319, 381, 386, 478, 514, 568, 570, 604, 618, 620

álcalis 174, 317

alcaloides 33, 169, 170, 172, 207, 394, 592

alcoholes 169, 589

alcohol isopropílico 222

alergias 65, 144, 145, 159, 190, 208, 219, 225, 247, 302, 382, 420, 509, 511, 576

alfalfa 135, 143, 245, 330, 356, 379, 535, 595

alimentos 5, 150, 158, 159, 183, 211, 222, 263, 290, 364, 365, 399, 473, 508, 548, 551

alimentos cocinados, *véase también* alimentos crudos 112, 113, 129, 130, 184, 309, 326, 328, 333, 339, 343, 377, 523

alimentos crudos 7, 11, 17, 19, 20, 21, 112, 130, 166, 167, 180, 183, 184, 186, 190, 200, 201, 205, 206, 231, 258, 264, 268, 269, 280, 281, 284, 285, 314, 318, 322, 327, 328, 330, 331, 333, 343, 345,

fruta 17, 18, 21, 27, 29, 115, 123, 126, 166, 167, 168, 181, 183, 184, 187, 192, 205, 218, 245, 268, 269, 272, 276, 280, 308, 313, 314, 316, 322, 325, 330, 337, 339, 340, 343, 344, 345, 346, 347, 348, 349, 357, 359, 360, 363, 364, 366, 368, 369, 370, 371, 373, 374, 375, 376, 377, 378, 379, 384, 387, 389, 417, 426, 446, 465, 484, 491, 526, 531, 532, 550, 552

frutos secos 17, 27, 29, 123, 126, 133, 134, 135, 139, 141, 142, 143, 144, 151, 153, 154, 166, 181, 184, 187, 197, 198, 205, 222, 277, 343, 360, 367, 370, 371, 376, 388, 532, 548, 550, 551, 552

fuentes naturales o hierbas, productos de 13

función hepática 127

fundus 103

G

galactosa 117, 278, 597, 598

ganglios linfáticos 21, 38, 60, 62, 63, 75, 76, 77, 100, 155, 192, 198, 252, 266, 293, 301, 310, 319, 410, 412, 422, 424, 509, 594, 607, 622

garra del diablo 171, 423

gastritis 50, 243, 299, 377, 426, 429, 451

gayuba 602, 603

genciana 171, 327, 355, 451, 592, 601, 624

ginkgo biloba 398, 591

ginseng siberiano 438, 440, 443, 448, 456, 464

Glándula paratiroidea 608

glándula pineal 39, 84, 456, 516, 608

glándulas endocrinas 54, 82, 83, 88, 92, 94, 194, 207, 223, 230, 262, 268, 280, 306, 330, 339, 395, 415, 419, 430, 434, 436, 509, 511, 512, 608, 621

glándulas salivales 37, 42, 51, 82, 96, 101, 454, 622

glándulas suprarrenales 86, 95, 96, 133, 290, 454, 455, 457, 459, 462, 463, 464, 466, 467, 468, 517, 608

glándulas, *véase también* glándulas específicas 20, 21, 22, 25, 35, 36, 37, 39, 40, 41, 42, 45, 46, 47, 48, 51, 53, 54, 59, 61, 66, 68, 79, 81, 82, 83, 84, 85, 86, 87, 88, 89, 90, 91, 92, 93, 94, 95, 96, 97, 101, 102, 103, 108, 109, 111, 124, 125, 134, 135, 143, 163, 164, 171, 177, 186, 192, 193, 194, 199, 200, 206, 207, 208, 223, 230, 238, 239, 240, 255, 256, 258, 260, 261, 262, 265, 268, 269, 270, 274, 275, 276, 278, 280, 281, 282, 287, 288, 289, 290, 294, 295, 296, 306, 310, 312, 317, 325, 327, 328, 329, 330, 338, 339, 340, 344, 350, 351, 378, 379, 381, 394, 395, 397, 400, 402, 415, 416, 419, 421, 422, 426, 430, 432, 434, 435, 436, 437, 438, 441, 443, 445, 452, 453, 454, 456, 459, 463, 464, 469, 476, 482, 496, 506, 509, 510, 511, 512, 518, 577, 580, 582, 591, 592, 593, 596, 601, 603, 605, 606, 608, 611, 612, 615, 617, 621, 622

glándula timo 64, 85, 86, 414, 599

glicerol 33, 54, 55, 121, 122, 125, 256, 581, 614, 624

glicógeno 51, 56, 57

glicoproteínas 72

globulinas gamma 72

glóbulos blancos (WBC) 36, 38, 43, 48, 49, 50, 68, 69, 74, 75, 76, 77, 86, 129, 264, 318, 325, 358, 566, 569, 574, 575, 590, 613

glóbulos rojos 35, 48, 49, 50, 57, 64, 107, 133, 134, 144, 148, 151, 153, 154, 164, 255, 278, 424, 431, 435, 454, 510, 565, 569, 576, 577, 578, 579, 592, 597, 610, 613 glucosa 43, 44, 56, 57, 69, 85, 87, 90, 94, 95, 96, 101, 114, 115, 116, 117, 118, 125, 126, 144, 145, 152, 154, 161, 180, 249, 265, 271, 272, 273, 274, 276, 277, 278, 344, 567, 577, 582, 583, 596, 597, 598, 609, 611, 613

glucosa/fructosa, utilización de la 57, 583

glucósidos 169, 170, 595, 601, 607, 609

Gotu Kola 440

grano corto, arroz integral de 391

granos 117, 138, 142, 148, 149, 150, 154, 155, 156, 157, 159, 165, 198, 270, 283, 379, 385, 386, 480, 481, 587, 602

Grasas (lípidos) 120

grasas saturadas 278, 609

guacamole 385

guía de recursos 20, 21, 207, 296, 322, 330, 341, 353, 436, 437, 453, 483, 529

gusanos 193, 198, 248, 249, 253, 292, 324, 352, 400, 405, 410, 418, 512, 623

H

hábitos saludables 284, 475, 476, 524

helonias 415

hematocrito (HCT) 578

hemoglobina 49, 50, 57, 64, 122, 133, 139, 151, 154, 159, 204, 291, 424, 431, 565, 569, 572, 576, 577, 578, 579, 597, 609, 610, 619

Hemoglobina corpuscular media (HCM) 565

hepatitis B, vacuna 212, 213

herbívoros 24, 172, 191, 205, 363, 376

herbología 397, 521

herpes 50, 250, 252, 323, 440, 449, 512, 602

hidrógeno (H) 17, 31, 41, 49, 50, 80, 104, 112, 113, 119, 120, 121, 137, 163, 168, 172, 173, 174, 176, 196, 231, 241, 242, 383, 478, 591, 604, 615, 618, 619

hidroterapia 11, 522, 523, 525, 562, 563

hiedra venenosa 331, 336, 522, 625

hierba de orinar 606

Hierbas chinas 539, 540

Hierro (Fe) 154

hígado 21, 34, 36, 37, 38, 39, 42, 51, 52, 55, 56, 57, 58, 59, 61, 62, 77, 81, 88, 90, 91, 101, 114, 115, 124, 128, 135, 143, 148, 149, 150, 152, 154, 155, 156, 157, 158, 160, 161, 162, 163, 164, 165, 166, 170, 175, 182, 184, 197, 199, 202, 203, 204, 207, 212, 217, 219, 223, 224, 225, 226, 227, 228, 231, 239, 240, 253, 254, 255, 256, 257, 266, 271, 273, 280, 283, 284, 285, 291, 295, 312, 324, 327, 343, 345, 356, 368, 379, 395, 401, 404, 405, 406, 408, 409, 410, 411, 412, 416, 417, 418, 422, 424, 427, 431, 433, 436, 439, 442, 450, 452, 453, 454, 455, 458, 459, 460, 461, 475, 484, 487, 496, 509, 510, 511, 512, 566, 568, 571, 572, 573, 574, 577, 578, 579, 580, 581, 583, 584, 589, 597, 599, 600, 609, 610, 614, 618, 629

hinchazón 67, 68, 157, 163, 179, 257, 318, 352, 356, 601, 603

hipertensión. *véase también* presión sanguínea 86, 141, 146, 150, 204, 206, 224, 425, 426, 430, 438, 441, 452, 482, 525

hipertiroidismo, *véase también* tiroides, funcionamiento 85, 125, 447, 503, 504, 511, 576, 578, 580, 581, 611

hipotálamo 83, 90, 275, 325, 509, 582

hipotiroidismo, *véase también* tiroides, funcionamiento 83, 85, 87, 278, 281, 283, 447, 503, 508, 568, 573, 580, 581, 582, 611, 617

histamina 75, 326, 595, 597

homeopatía 209, 522

hongos 38, 86, 135, 152, 193, 207, 242, 247, 249, 283, 341, 395, 398, 401, 405,

isoprenoides 172

istmo 103

J

jabones naturales 543

jengibre 324, 327, 398, 444, 451, 489, 490, 594, 598, 606, 621

Jensen, Bernard 7, 11, 19, 82, 183, 349, 377, 378, 523, 638

judías 145, 160, 318, 359, 390

jugo de manzana 168, 327, 364, 379, 385, 387, 388, 483, 484, 489

jugo pancreático 54, 55

jugos gástricos 24, 26, 51, 120, 125, 163, 164, 198, 241, 433

K

kinesiología 14, 513, 525, 582

L

lactasa 117, 191

lácteos 16, 34, 39, 63, 65, 84, 100, 117, 150, 190, 191, 192, 193, 194, 198, 205, 240, 242, 253, 261, 270, 281, 283, 300, 309, 314, 318, 343, 351, 365, 369, 471, 513, 624

lactosa 53, 117, 191, 278

lapacho rosado 448, 591, 595

laringe 104, 105, 106, 472

leche 62, 65, 73, 95, 117, 118, 189, 190, 191, 192, 193, 194, 252, 309, 364, 383, 387, 389, 391, 405, 417, 571, 590, 594, 598, 599, 607, 617

leche de almendras 387

Lenguaje corporal 238, 287

lesiones de la médula espinal 15, 16, 181, 314, 373, 374, 421, 425, 438, 440

leucocitos 48, 49, 68, 566, 574, 575, 613, 615

leucocitosis 439, 472, 574

leucopenia 472, 574

Leucotrienos 69

levadura 152, 193, 222, 226, 249, 283, 449, 450, 598, 613

licipio (lycopus smericsnus) 596, 602, 616

lieberkuhns 53

lima 347, 348, 364

limonada, ayuno de 347

limpieza en seco 229, 231

Linfocitos 63, 70, 71, 75, 566, 569, 575

linfoma 625

lipasa 55, 58, 125, 128, 617

lípidos, *véase* grasas 34, 42, 49, 120, 154, 170, 175, 200, 204, 256, 257, 258, 313, 382, 403, 406, 416, 426, 439, 484, 567, 569, 579, 580, 581, 592, 605, 614, 624

líquido linfático 60, 61, 62

lisosomas 43, 614

lisozima 68

litio (Li) 155

lobelia 329, 341, 425, 487, 490, 594, 615, 616, 620

lóbulos 56, 84, 85, 100, 102, 104, 479

los sistemas del cuerpo 600

luz solar 481, 482

M

macrófagos, *véase también* monocitos 36, 39, 43, 49, 56, 61, 62, 64, 67, 68, 69, 70, 71, 72, 74, 76, 77, 264, 422, 458, 578, 599, 614

magnesio, fosfato de 164

magnesio (Mg) 143

maltasa 53, 117

maltodextrina 225

maltosa 51, 55, 117, 126, 274, 276, 278, 596, 597

malvavisco 321, 322, 326, 327, 328, 355, 452, 602, 616, 619

manganeso (Mn) 155

marcadores tumorales 566, 586

masaje 505, 524

Índice